Cirurgia a *Laser* de Femtossegundo em Oftalmologia

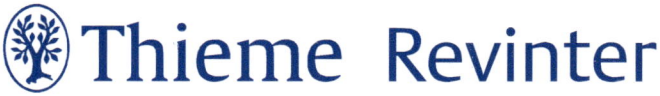

Cirurgia a *Laser* de Femtossegundo em Oftalmologia

H. Burkhard Dick, MD
Full Clinical Professor and Chairman
Ruhr University Eye Hospital
Bochum, Germany

Ronald D. Gerste, MD
Ophthalmologist, Historian, and Science Writer
North Potomac, Maryland

Tim Schultz, MD, FEBO
Ophthalmologist
University Eye Hospital Bochum
Bochum, Germany

Thieme
Rio de Janeiro • Stuttgart • New York • Delhi

**Dados Internacionais de
Catalogação na Publicação (CIP)**

D547c

Dick, H. Burkhard
 Cirurgia a *Laser* de Femtossegundo em Oftalmologia / H. Burkhard Dick, Ronald D. Gerste & Tim Schultz, tradução de Vilma Ribeiro de Souza Varga et al. – 1. Ed. – Rio de Janeiro – RJ: Thieme Revinter Publicações, 2021.

 226 p.: il; 21 x 28 cm.
 Título Original: *Femtosecond Laser Surgery in Ophthalmology*
 Inclui Índice Remissivo e Bibliografia.
 ISBN 978-65-5572-068-6
 eISBN 978-65-5572-069-3

 1. Oftalmologia. 2. Laser de Femtossegundo. I. Gerste, Ronald D. II. Schultz, Tim. III. Título.

CDD: 617.7
CDU: 617.7

Tradução:
VILMA RIBEIRO DE SOUZA VARGA (Caps. 0 a 6)
Médica e Tradutora Especializada na Área da Saúde, SP
EDIANEZ CHIMELLO (Caps. 7 a 12)
Tradutora Especializada na Área da Saúde, SP
RENATA SCAVONE (Caps. 13 a 18)
Tradutora Especializada na Área da Saúde, SP
MARINA BOSCATO (Caps. 19 a 24)
Tradutora Especializada na Área da Saúde, SP
ANGELA NISHIKAKU (Caps. 25 a 29)
Tradutora Especializada na Área da Saúde, SP

Revisão Técnica:
RUY RAFAEL MIORIM
Graduação em Medicina pela Universidade Federal de Ciências da Saúde de Porto Alegre (UFCSPA)
Residência Médica em Oftalmologia pelo Hospital Santa Casa de Porto Alegre (ISCMPA) e Universidade Federal de Ciências da Saúde de Porto Alegre (UFCSPA)
Fellowship em Córnea e Cirurgia Refrativa pelo Banco de Olhos de Sorocaba (BOS)
Preceptor da Residência Médica de Oftalmologia da Universidade Federal de Ciências da Saúde de Porto Alegre (UFCSPA)

Título original:
Femtosecond Laser Surgery in Ophthalmology
Copyright © 2018 by Thieme Medical Publishers, Inc.
ISBN 978-1-62623-236-5

© 2021 Thieme. All rights reserved.

Thieme Revinter Publicações Ltda.
Rua do Matoso, 170
Rio de Janeiro, RJ
CEP 20270-135, Brasil
http://www.ThiemeRevinter.com.br

Thieme USA
http://www.thieme.com

Design de Capa: © Thieme
Créditos Imagem da Capa: Figuras 12-10, 15-02 e 19-02

Impresso no Brasil por Forma Certa Gráfica Digital Ltda.
5 4 3 2 1
ISBN 978-65-5572-068-6

Também disponível como eBook:
eISBN 978-65-5572-069-3

Nota: O conhecimento médico está em constante evolução. À medida que a pesquisa e a experiência clínica ampliam o nosso saber, pode ser necessário alterar os métodos de tratamento e medicação. Os autores e editores deste material consultaram fontes tidas como confiáveis, a fim de fornecer informações completas e de acordo com os padrões aceitos no momento da publicação. No entanto, em vista da possibilidade de erro humano por parte dos autores, dos editores ou da casa editorial que traz à luz este trabalho, ou ainda de alterações no conhecimento médico, nem os autores, nem os editores, nem a casa editorial, nem qualquer outra parte que se tenha envolvido na elaboração deste material garantem que as informações aqui contidas sejam totalmente precisas ou completas; tampouco se responsabilizam por quaisquer erros ou omissões ou pelos resultados obtidos em consequência do uso de tais informações. É aconselhável que os leitores confirmem em outras fontes as informações aqui contidas. Sugere-se, por exemplo, que verifiquem a bula de cada medicamento que pretendam administrar, a fim de certificar-se de que as informações contidas nesta publicação são precisas e de que não houve mudanças na dose recomendada ou nas contraindicações. Esta recomendação é especialmente importante no caso de medicamentos novos ou pouco utilizados. Alguns dos nomes de produtos, patentes e design a que nos referimos neste livro são, na verdade, marcas registradas ou nomes protegidos pela legislação referente à propriedade intelectual, ainda que nem sempre o texto faça menção específica a esse fato. Portanto, a ocorrência de um nome sem a designação de sua propriedade não deve ser interpretada como uma indicação, por parte da editora, de que ele se encontra em domínio público.

Todos os direitos reservados. Nenhuma parte desta publicação poderá ser reproduzida ou transmitida por nenhum meio, impresso, eletrônico ou mecânico, incluindo fotocópia, gravação ou qualquer outro tipo de sistema de armazenamento e transmissão de informação, sem prévia autorização por escrito.

Para Astrid, por todo o tempo
HBD

Para Jacqueline
RDG

Para Merita
TS

Sumário

Sumário de Vídeos ix

Prólogo xi

Prefácio xiii

Colaboradores xv

1 Fundamentos da Tecnologia de Femtossegundo 1
   Georg Schüle

2 O Advento do *Laser* de Femtossegundo em Medicina e Oftalmologia 11
   Joshua R. Ford ▪ Liliana Werner

3 Ceratomileuse *In Situ* Assistida por *Laser* de Femtossegundo (LASIK) 20
   Ioannis G. Pallikaris ▪ Onurcan Sahin

4 Cirurgia Refrativa *All-in-One* a *Laser* de Femtossegundo 23
   Marcus Blum ▪ Walter Sekundo

5 Dicas em Cirurgia de Ceratomileuse *In Situ* Assistida por *Laser* (LASIK) 29
   Urs Vossmerbaeumer

6 Ceratomileuse *In Situ* Assistida por *Laser* de Femtossegundo – Resultados Clínicos 36
   Craig S. Schallhorn ▪ Steven C. Schallhorn

7 Ceratomileuse *In Situ* com *Laser* de Femtossegundo: Complicações e Tratamento 44
   J. Bradley Randleman ▪ Heather M. Weissman

8 O Futuro da Ceratomileuse *In Situ* com *Laser* de Femtossegundo *versus* Outros
   Desenvolvimentos Tecnológicos 51
   Peter Wu ▪ Clare Kelliher ▪ Joelle Hallak ▪ Dimitri Azar

9 Ceratoplastia com *Laser* de Femtossegundo: Lamelar Anterior e Posterior 58
   Soosan Jacob ▪ Amar Agarwal

10 Ceratoplastia com *Laser* de Femtossegundo: Penetrante com Diferentes Perfis de Corte 62
   Nilufer Yesilirmak ▪ Juan F. Battle ▪ Zachary Davis ▪ Sonia H. Yoo

11 Correção de Astigmatismo com *Laser* de Femtossegundo 73
   Sperl Philipp ▪ Kraker Hannes ▪ Günther Grabner

12 Por que *Laser* de Femtossegundo para Anéis Intracorneais? 75
   Efekan Coskunseven ▪ Ioannis G. Pallikaris ▪ Onurcan Sahin

13 Novas Aplicações Inovadoras da Tecnologia de *Laser* de Femtossegundo 88
   Jorge L. Alio ▪ Alfredo Vega ▪ Maria A. Amesty

14 Utilização de *Laser* na CXL: *Excimer Laser* e Cirurgia Refrativa Combinada à Reticulação de Córnea,
   Femto-LASIK Combinada à CXL 97
   Anastasios John Kanellopoulos

15 O *Laser* de Femtossegundo no Tratamento Cirúrgico da Presbiopia na Córnea: Opções e Limitações 102
Alois K. Dexl ▪ Sarah Moussa ▪ Günther Grabner

16 O *Laser* de Femtossegundo no Tratamento Cirúrgico da Presbiopia no Cristalino: Opções e Limitações 109
Mateusz M. Kecik ▪ Ronald R. Krueger

17 Aspectos Básicos da Cirurgia de Catarata com *Laser* de Femtossegundo 118
H. Burkhard Dick

18 Cirurgia de Catarata com *Laser* de Femtossegundo: Configuração e Infraestrutura 123
Timothy V. Roberts

19 Etapas Cruciais I: Capsulotomia 129
Mark Cherny

20 Etapas Cruciais II: Fragmentação da Lente 142
Sumitra S. Khandelwal ▪ Douglas D. Koch

21 Etapas Cruciais III: Incisão da Córnea, Principal e Lateral 146
Rozina Noristani ▪ Tim Schultz ▪ Burkhard Dick

22 Capsulotomia Posterior, Saco na Lente e Técnicas de Evolução 154
H. Burkhard Dick ▪ Tim Schultz ▪ Ronald D. Gerste

23 Cirurgia Pediátrica de Catarata com *Laser* de Femtossegundo 162
Ronald D. Gerste ▪ Tim Schultz ▪ H. Burkhard Dick

24 Cirurgia de Catarata Assistida por *Laser* de Femtossegundo em Comorbidades Oculares 167
Surendra Basti ▪ Rushi K. Talati

25 A Ascensão da Lente Intraocular com Aplicação do *Laser* de Femtossegundo 178
Samuel Masket

26 Incorporando o *Laser* de Femtossegundo na Prática Clínica Diária 182
Stephen Slade ▪ Bennett Walton

27 *Laser* de Femtossegundo e Segmento Posterior 186
Dilraj S. Grewal

28 Armadilhas: Complicações Induzidas pelo *Laser* de Femtossegundo 191
Gerd U. Auffarth ▪ Hyeck-Soo Son ▪ Branka Gavrilovic

29 *Laser* de Femtossegundo: Direções Futuras 198
Wendell John Scott

Índice Remissivo 203

Sumário de Vídeos

Vídeo	QR Code	Vídeo URL
Vídeo 4.1 Tratamento SMILE para Correção de Miopia *Suphi Taneri ▪ Merita Schojai ▪ Tim Schultz ▪ H. Burkhard Dick*		https://www.thieme.de/de/q.htm?p=opn/cs/19/5/9339978-4e0cbf38
Vídeo 5.1 Etapas Básicas de LASIK *Suphi Taneri ▪ Merita Schojai ▪ Tim Schultz ▪ H. Burkard Dick*		https://www.thieme.de/de/q.htm?p=opn/cs/19/5/9339979-b8f47602
Vídeo 20.1 Vantagens do Tratamento com *Laser* de Femtossegundo em Catarata Brunescente *Merita Schojai ▪ Tim Schultz ▪ H. Burkhard Dick*		https://www.thieme.de/de/q.htm?p=opn/cs/19/5/9339973-b2756682
Vídeo 22.1 Capsulotomia Posterior Primária por *Laser* para Prevenir Opacificação da Cápsula Posterior *Merita Schojai ▪ Tim Schultz ▪ H. Burkhard Dick*		https://www.thieme.de/de/q.htm?p=opn/cs/19/5/9339975-4295357a
Vídeo 22.2 Minicapsulotomia para Aliviar Pressão em Catarata Branca Intumescente *Merita Schojai ▪ Tim Schultz ▪ H. Burkhard Dick*		https://www.thieme.de/de/q.htm?p=opn/cs/19/5/9339977-1986261d
Vídeo 23.1 Cirurgia de Catarata Assistida por *Laser* de Femtossegundo em Pediatria *Merita Schojai ▪ Tim Schultz ▪ H. Burkard Dick*		https://www.thieme.de/de/q.htm?p=opn/cs/19/5/9339974-f5c1fd92
Vídeo 24.1 Aumento Mecânico da Pupila para Permitir Tratamento com *Laser* em Casos com Pupila Pequena *Merita Schojai ▪ Tim Schultz ▪ H. Burkhard Dick*		https://www.thieme.de/de/q.htm?p=opn/cs/19/5/9339976-63e8488a

Prólogo

Na década passada, as aplicações do *Laser* de Femtossegundo à cirurgia do segmento anterior se expandiram exponencialmente. Penso no *Laser* de Femtossegundo como um bisturi refinadamente preciso que pode ser direcionado para cortar qualquer tecido transparente. Pode ser focalizado manualmente ou, mais comumente, sob o controle de um sistema de imagens, como a Tomografia de Coerência Óptica para dirigir um sistema de orientação computadorizado.

Todo oftalmologista, que tenha realizado uma capsulotomia YAG *Laser*, compreende os princípios gerais de como funciona o *Laser* de Femtossegundo. Com ambos, uma quantidade de energia significativa é focalizada em um espaço minúsculo, resultando em ruptura óptica. Uma nuvem com expansão rápida de elétrons livres é liberada, gerando um choque acústico que resulta em fotorruptura do tecido em torno. Conquanto sejam geradas temperaturas muito altas no centro do foco, ocorrem em área tão pequena, que não se produz fotocoagulação do tecido em torno. É como deixar cair no tecido uma carga minúscula com profundidade precisamente focalizada. Pode ser gerada uma bolha de gás, o que também pode ajudar a dissecar o tecido ao longo de planos lamelares, como na córnea.

Tanto o Yag *Laser* como o *Laser* de Femtossegundo usam luz infravermelha em um comprimento de onda próximo de 1.053 nanômetros. A diferença entre o bem conhecido Yag *Laser* e o *Laser* de Femtossegundo mais recente é a duração do pulso. A ruptura óptica com o Yag *Laser* ocorre acima de 1 bilionésimo de segundo, enquanto que a do *Laser* de Femtossegundo dura um milhão de vezes menos, ou 1 quadrilionésimo de segundo. Colocando isso em perspectiva, um Femtossegundo está para um segundo, assim como um segundo está para 32 milhões de anos. A luz viaja apenas 0,3 mícron em um Femtossegundo. Esse foco muito fino da fotorruptura permite cortes muito precisos e mínimo dano colateral do tecido. Há uma resposta de cicatrização clássica depois da cirurgia com *Laser* de Femtossegundo, mas quando se utilizam energias mais baixas e *spots* justos, essa resposta de cicatrização pode ser minimizada, criando interfaces muito homogêneas e reduzindo a formação de cicatrizes e de *haze* que acompanha uma incisão típica em qualquer tecido.

A mágica do ciclo de inovação, em que mentes talentosas e inquisitivas são fertilizadas com significativo capital, tem sido ativa no campo do *Laser* de Femtossegundo há 25 anos, desde o início da década de 1990, quando Ron Kurtz, MD, investigou pela primeira vez seu potencial na Universidade de Michigan. Como sempre ocorre, a tecnologia e suas aplicações se têm expandido exponencialmente. O *Laser* de Femtossegundo tem revolucionado a cirurgia refrativa da córnea, com seu retalho preciso melhorando a habilidade em LASIK e tornando acurada a criação de lentículas em SMILE. Os cirurgiões de córnea também a têm aplicado a todos os tipos de ceratoplastia e até encontrou um papel no *Cross-Linking* de Colágeno e em tatuagem da córnea para aplicação intraestromal de corantes. Os recém-aprovados *Inlays* para presbiopia exigem interface muito lisa, criadas melhor com um *Laser* de Femtossegundo. Os cirurgiões de catarata têm aprendido a fazer incisões delicadas, inclusive incisões penetrantes e relaxantes intraestromais da córnea para tratamento de astigmatismo, hipermetropia e miopia. É possível criar uma capsulorrexe moldada, centrada e com o tamanho quase perfeito, bem como realizar amolecimento e fragmentação nucleares no paciente com catarata de rotina ou complexa. É possível até a capsulotomia posterior intraoperatória, permitindo o desenvolvimento de novas lentes intraoculares inovadoras que podem ficar mais centralizadas com menos inclinação. Os cirurgiões de glaucoma também têm aplicado o *Laser* de Femtossegundo, e pode-se tornar a esclera transitoriamente transparente com soluções hipertônicas. Ainda melhor, as incisões radiais de relaxamento no cristalino mostram-se promissoras em melhorar a acomodação natural, e a potência de uma lente intraocular acrílica pode ser modificada depois da cirurgia com aplicação de *Laser* de Femtossegundo.

Naturalmente, há desafios técnicos e complicações em potencial, e os cirurgiões que desejam aplicar essa tecnologia avançada para benefício de seus pacientes exigem informações de qualidade atualizadas continuamente das principais autoridades no campo. Para nosso grande benefício, um líder mundial na aplicação clínica dos *Lasers* de Femtossegundo, Burkhard Dick, MD, fez-se acompanhar de um grupo destacado de autores que criam o livro *Cirurgia com Laser de Femtossegundo em Oftalmologia*. Este livro é abrangente, atualizado e digno de confiança. Incentivo todo cirurgião do segmento anterior que deseje aplicar *Lasers* de Femtossegundo em seu serviço a adquirir este livro, a fazer a leitura cuidadosa e a mantê-lo à mão para pronta referência.

Richard L. Lindstrom, MD

Prefácio

*L*aser. Difícil existir algum outro termo que estimule tanto as fantasias dos pacientes como uma luz amplificada, termo que tem um cheiro de ficção científica e parece oferecer tudo que qualquer indivíduo que busque ajuda médica possa desejar: precisão, segurança, chance boa ou até absoluta de cura e, acima de tudo, sem dor. A confiança do leigo nos poderes benignos de um feixe de luz avermelhado, esverdeado ou fantasticamente colorido de algum outro modo é quase ilimitada e quase não há disciplina médica em que não se ouça, no consultório, a pergunta em frequência quase diária: "Mas, doutor, você pode fazer isso com um *laser*, não pode?"

Muito bom. Para muitas indicações, a resposta é afirmativa. Desde que um *laser* (de rubi) foi empregado pela primeira vez, em 1962, para remover tatuagens não desejadas e logo igualmente marcas congênitas e finalmente melanomas pelo dermatologista, Leon Goldman, essa tecnologia foi introduzida e tem sido enriquecida em grau sem precedentes em muitas especialidades, da dermatologia à urologia e, acima de tudo, em oftalmologia. Os *lasers* estão sendo usados para tratar várias patologias; a terapia moderna do segmento posterior seria inimaginável sem eles.

Uma verdadeira revolução, contudo, ocorreu no segmento anterior. O *Laser* de Femtossegundo emergiu como verdadeiro divisor de águas, primeiramente, em cirurgia refrativa na córnea, onde foi introduzido para criação de retalho durante LASIK e depois, de 2008 em diante, em cirurgia de catarata. No mundo industrializado, a cirurgia de catarata é o procedimento invasivo mais frequentemente realizado, muito além da implantação de próteses de quadril e joelho, bem como da remoção de apêndices inflamados e cálculos biliares. Somente o número de dentes extraídos poderia, em alguns países, exceder o número de lentes intraoculares implantadas. É de conhecimento comum atualmente: a cirurgia de catarata sempre é uma cirurgia refrativa. O *Laser* de Femtossegundo promete precisão insuperável, particularmente ao criar capsulotomias; parece ser seguro e, talvez, algumas vezes, mais seguro (como parecem indicar estudos sobre a perda de células endoteliais) do que a facoemulsificação convencional – e, por falar em faco, poderia tornar supérflua a aplicação de ultrassom em muitos casos.

O que é verdadeiramente fascinante sobre a cirurgia de catarata assistida por *Laser* de Femtossegundo (LCS)? Temos uma abordagem genuína aberta a todos. É uma tecnologia que beneficia virtualmente a todos em razão de sua alta precisão, segurança e resultados excelentes nas mãos de um cirurgião experiente. Os pacientes convencionalmente considerados "problemáticos" agora são tratados com sucesso como aqueles com cataratas intumescentes, com patologias da córnea e com patologias peculiares, como a síndrome de Marfan.

O *Laser* de Femtossegundo, em oftalmologia, é certamente uma obra em progresso. Cientistas e clínicos desenvolvem novas aplicações, coletam dados e compartilham experiências. Quase duas décadas depois da introdução dessa tecnologia em *laser* na cirurgia refrativa da córnea e menos de uma década depois da primeira cirurgia para catarata usando o *Laser* de Femtossegundo, já se tem claro um panorama extenso sobre sua posição em oftalmologia, sobre as chances que oferece e os desafios que representa.

Nós, editores, fomos incrivelmente privilegiados por trabalharmos com especialistas nos diferentes campos que cobrem este livro, da física básica à refrativa, bem como a terapia da córnea para diferentes aspectos da cirurgia de catarata a *laser*. Alguns deles são verdadeiros pioneiros, tendo sido os primeiros no mundo a realizar o que aqui descrevem a vocês, leitores. Somos gratos a todos esses colaboradores destacados, assim como aos profissionais de publicação da Thieme. Os méritos deste livro são deles; as falhas são nossas. Que este livro seja útil a nossos leitores em sua prática diária e, ao final, beneficiar aqueles que todos nós – clínicos, cientistas, autores e editores – têm como alvo de interesse: nossos pacientes.

H. Burkhard Dick, MD, PhD
Ronald D. Gerste, MD, PhD
Tim Schultz, MD
Nova Iorque, NY – Bochum, Alemanha – Washington, DC,
Primavera de 2017

Colaboradores

Amar Agarwal, MBBS, MS, FRCS, FRCOphth
Professor and Chairman of Ophthalmology
Dr. Agarwal's Eye Hospital Limited
Chennai, India

Jorge L. Alio, MD, PhD, FEBOphth
Professor and Chairman of Ophthalmology
Miguel Hernandez University
Alicante, Spain

María A. Amesty, MD, PhD
Ophthalmologist
Oculoplastic Department
Vissum Corporation
Alicante, Spain

Gerd U. Auffarth, MD, PhD
Professor and Chairman
Department of Ophthalmology
University of Heidelberg
Heidelberg, Germany

Dimitri Azar, MD, MBA
Executive Dean and Professor
University of Illinois
Chicago, Illinois

Surendra Basti, MD
Professor of Ophthalmology
Northwestern University Feinberg School of Medicine
Chicago, Illinois

Juan F. Battle, MD
Ophthalmologist
Bascom Palmer Eye Institute
Miami, Florida

Marcus Blum, MD
Ophthalmologist
Helios Klinkum Erfurt
Erfurt, Germany

Mark Cherny, MD
Opthalmologist
Catatact Clinic of Victoria
Caulfield, Australia

Efekan Coskunseven, MD
Ophthalmologist
Dunyagoz Hospital Group
Istanbul, Turkey

Zachary Davis, MS
Ophthalmologist
Florida International University
Centerport, New York

Alois K. Dexl, MD
Ophthalmologist
Neumarkt Eye Institute
Neumarkt am Wallersee, Austria

H. Burkhard Dick, MD
Director
University Eye Clinic
Chair of Ophthalmology
University of Bochum
Bochum, Germany

Joshua R. Ford, MD
Ophthalmologist
Department of Ophthalmology
Tulane University
New Orleans, Louisiana

Branka Gavrilovic
Research Assistant
Department of Ophthalmology
University of Heidelberg
Heidelberg, Germany

Ronald D. Gerste, MD
Ophthalmologist, Historian, and Science Writer
North Potomac, Maryland

Günther Grabner
Professor of Ophthalmology
University Eye Clinic
Paracelsus Medical University
Salzburg, Austria

Dilraj Singh Grewal, MD
Associate Professor
Duke Eye center, Department of Ophthalmology
Duke University
Durham, North Carolina

Joelle Hallak, MS, PHD
Assistant Professor and Executive Director
Ophthalmic Clinical Trials and Translational Center
Department of Ophthalmology and Visual Science
University of Illinois
Chicago, Illinois

Soosan Jacob, MS, FRCS, DNB
Director and Chief
Dr. Agarwal's Refractive and Cornea Foundation
Senior Consultant, Cataract, and Glaucoma Services
Dr. Agarwal's Group of Eye Hospitals
Chennai, India

Anastasios John Kanellopoulos, MD
Professor of Ophthalmology
Laservision.gr Eye Institute
Athens, Greece

Mateusz Mariusz Kecik, MD
Hopitaux Universitaires De Geneve – Clinique D'ophtalmologie
Cleveland Clinic- Cole Eye institute
Acacias, Switzerland

Clare Kelliher, MD
Ophthalmologist
The Krieger Eye Institute
Philadelphia, Pennsylvania

Sumitra S. Khanelwal, MD
Ophthalmologist
Baylor College of Medicine
Cullen Eye Institute
Houston, Texas

Ronald R. Krueger, MD, MSE
Professor of Ophthalmology
Cleveland Clinic Lesner College of Medicine
Western Reserve University
Cole Eye Institute
Cleveland, Ohio

Douglas D. Koch, MD
Professor and Allen, Mosbacher, and Law Chair in Ophthalmology
Cullen Institute
Baylor College of Medicine
Houston, Texas

Samuel Masket, MD
Clinical Professor
David Geffen School of Medicine
UCLA, Stein Eye Institute
Los Angeles, California

Sarah Moussa, MD
Ophthalmologist
Paracelsus Medical University
Salzburg, Austria

Rozina Noristani, MD
Ophthalmologist
University Eye Hospital Bochum
Bochum Germany

Ioannis G. Pallikaris, MD, PhD
Ophthalmologist
Dunyagoz Hospital Group
Istanbul, Turkey

J. Bradley Randleman, MD
Professor of Ophthalmology
Keck School of Medicine of USC
USC Roski Eye Institute
Los Angeles, California

Timothy V. Roberts, MBBS, MMed, FRANZCO, FRACS, GAICD
Ophthalmologist
University of Sydney
Sydney, Australia

Onurcan Sahin, Mr-BSc, MSc
Dunyagoz Hospital Group
Instanbul, Turkey

Craig S. Schallhorn, MD
Ophthalmologist
Naval Medical Center San Diego
San Diego, California

Steven C. Schallhorn, MD
Ophthalmologist
University of California San Francisco
San Francisco, California

Merita Schojai, MD
Ophthalmologist
University Eye Hospital Bochum
Bochum, Germany

Tim Schultz, MD, FEBO
Ophthalmologist
University Eye Hospital Bochum
Bochum, Germany

Wendell Scott, MD
Ophthalmologist
Mercy Eye Specialists
Springfield, Missouri

Georg Schüle, PhD
Senior Associate Research Fellow
Abbot Medical Optics
Sunnyvale, California

Walter Sekundo, MD
Professor
University Eye Hospital
Marbug, Germany

Stephen G. Slade, MD
Ophthalmologist
Slade & Baker Vision
Houston, TX

Huek-Soo Son, MD
Ophthalmologist
Department of Ophthalmology
University of Heidelberg
Heidelberg, Germany

Rushi K. Talati, MD, MBA
Research Assistant
Department of Ophthalmology, Northwestern University
Feinberg School of Medicine
Chicago, Illinois

Suphi Taneri, MD
Ophthalmologist
University Eye Hospital Bochum
Bochum, Germany

William B. Trattler, MD
Ophthalmologist
University of Miami Hospital
Miami, Florida

Alfredo Vega, MD, PhD
Ophthalmologist
Vissum Cornea Department
Alicante, Spain

Urs Vossmerbaeumer, MD, PD, MSc, FEBO, DIU
Head, Division of Cataract and Refractive Surgery
Department of Ophthalmology
University of Mainz, Germany
Mainz, Germany

O. Bennett Walton IV, MD, MBA
Ophthalmologist
Slade & Baker Vision
Houston, Texas
Atlanta, Georgia

Heather M. Weissman, MD
Ophthalmologist
Atlanta Ophthalmology Associates
Atlanta, Georgia

Liliana Werner, MD, PRD
Associate Professor of Ophthalmology and Visual Sciences
PRD A. Moran Eye Center
University of Utah
Salt Lake City, Utah

Peter Wei- Ju Wu, MD
Ophthalmologist
Cornea and External Disease
Kaiser Permanente
Sacramento, California

Nilufer Yesilirmak, MD
Ophthalmologist
Bascom Palmer Eye Institute
Miami, Florida

Sonia H. Yoo, MD
Professor of Ophthalmology
Bascom Palmer Eye Institute
University of Miami Miller School of Medicine
Miami, Florida

Cirurgia a *Laser* de Femtossegundo em Oftalmologia

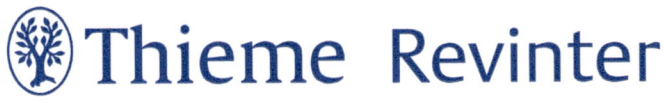

1 Fundamentos da Tecnologia de Femtossegundo

Georg Schüle

Resumo

Em razão da transparência óptica do olho, os *lasers* são amplamente usados em oftalmologia. Os *lasers* de femtossegundo, em particular, permitem cortes de tecido muito precisos e encontraram sua aplicação na cirurgia de córnea, bem como na cirurgia no cristalino.

Palavras-chave: Interação *laser*-tecido, *laser* de femtossegundo, formação do plasma, bolha de cavitação

1.1 Interação *Laser*-Tecido

Pouco tempo depois da demonstração prática do *laser*, suas propriedades particulares encontraram uso na medicina. A primeira aplicação médica foi em oftalmologia, sendo o olho o único órgão opticamente transparente do corpo humano. O conhecimento e a utilização da interação básica *laser*-tecido são essenciais para moldar os parâmetros do *laser* a exigências específicas da necessidade médica. Em geral, há quatro mecanismos de interação *laser*-tecido fundamentalmente diferentes. Eles variam, dependendo da duração da exposição à luz (duração do pulso de *laser*), bem como da irradiância, que é a energia por unidade de área oferecida. A ▶ Figura 1.1 dá a visão geral.

Essas quatro interações diferentes são aplicáveis aos efeitos gerais do tecido fotoinduzido e podem ser geradas com outras fontes luminosas, contanto que se mantenham as condições limites da irradiância, bem como da duração do pulso.

1.1.1 Efeitos Fotoquímicos

Iniciar com tempos de exposição de segundos longos ou mais, bem como interação fotoquímica com baixa irradiância, é o mecanismo de interação. Isto é tipicamente usado juntamente com comprimentos de onda UV (ultravioleta), dado que a energia em fóton único precisa ser alta o suficiente para causar interação direta com o tecido. A energia do fóton é absorvida diretamente, levando a alterações fotoquímicas de ligações moleculares. A energia das ligações moleculares varia de 3 a 9 eV (elétron-volt). Isto é igual à energia de fótons únicos com comprimento de onda de 410 a 138 nm. Exemplos típicos de efeitos fotoquímicos são as queimaduras solares na pele, em que a luz UV do sol com baixa irradiância, juntamente com exposições longas, leva ao eritema. Em oftalmologia, o *cross-linking*[1] da córnea utiliza interação fotoquímica usando luz de LED (diodo emissor de luz) de UV de vários mW/cm² juntamente com um fotossintetizador para obter uma reação química e com o efeito tecidual desejado. Entretanto, também a terapia fotodinâmica para o tratamento de neovascularização[2] é mais um exemplo que utiliza um comprimento de onda de *laser* vermelho para induzir alterações fotoquímicas.

1.1.2 Fotocoagulação

A fotocoagulação[3] se refere ao aquecimento e modificação térmica do tecido decorrente da absorção linear da luz incidente. São necessárias durações de exposições na faixa de segundos descendo a submilissegundos, juntamente com níveis de irradiância baixos na faixa de 10 W/cm². O aquecimento induzido pelo *laser* levará à desnaturação de proteínas do tecido induzida pela temperatura. Os principais absorvedores de luz do tecido são a água (região infravermelha), melanina (absorvedor de banda larga) e a hemoglobina (picos espectrais distintos na faixa visível), bem como a absorção geral das proteínas no extremo UV. Dependendo do cromóforo-alvo selecionado, podem ser selecionados comprimentos de onda específicos para obter a profundidade de absorção óptica desejada e, com isso, a localização de profundidade específica desejada do calor gerado. Um fator importante é a taxa em que a energia do *laser* será absorvida pelo tecido. Isto permitirá

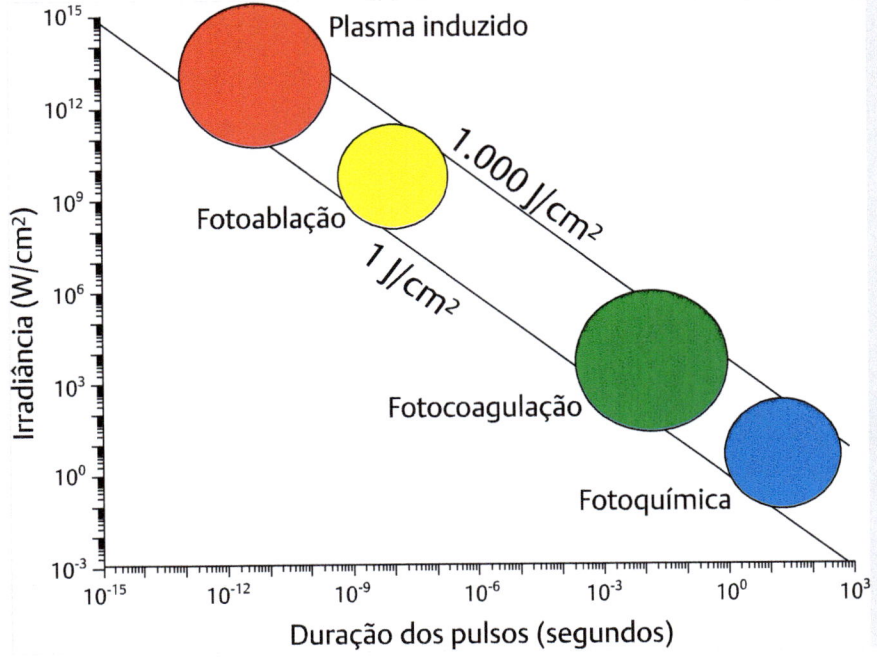

Figura 1.1 Visão geral dos mecanismos básicos de interação *laser*-tecido em função da duração dos pulsos aplicados. Os tamanhos dos círculos ilustram as possíveis faixas dos parâmetros, mas não devem ser vistas como fronteiras inflexíveis exclusivas dos parâmetros.

o controle da propagação lateral do calor e, com isso, definir a extensão da desnaturação além da área iluminada. Exemplos de fotocoagulação são a fotocoagulação da retina, trabeculoplastia com *laser* de argônio[4] e ceratoplastia térmica a *laser*.[5]

1.1.3 Fotoablação

Refere-se ao mecanismo de fotoablação quando a duração do pulso do *laser* é mais curto ou ficar dentro do tempo de relaxamento térmico T_r do tecido irradiado. O tempo de relaxamento térmico T_r é o tempo necessário para que a temperatura de pico se difunda ao longo da distância da profundidade de penetração óptica μ_a da luz do *laser*. É assim definido:

$$T_r = \frac{\mu_a^2}{4\kappa},$$

onde κ é a difusividade térmica do tecido.

Um caso especial de fotoablação é a ablação com *excimer* para ceratectomia fotorrefrativa (PRK).[6] O *laser* com um comprimento de onda de 193 nm e energia de fóton único de 6,4 eV leva a uma fotodecomposição de moléculas únicas. No entanto, adicionalmente, a estrutura desintegrada é ejetada, o que é impulsionado pela energia cinética fornecida pelos fótons absorvidos. O fato de que a profundidade de ablação com pulso único é mais profunda do que apenas a profundidade de penetração óptica é bom indicador de que a espalação mecânica também seja fator contribuinte. Em níveis moderados de irradiância, isso levará ao aquecimento localizado e à expansão térmica do tecido e à geração de forças mecânicas decorrente da expansão térmica do tecido aquecido, em comparação ao não aquecido. Esses gradientes de força levarão a uma ablação mecânica do tecido. Isso leva a uma ablação altamente precisa da estrutura do tecido com mínimo dano do tecido adjacente. É por isso que é usada em PRK e LASIK (ceratomileuse *in situ* assistida por *laser*).

1.2 Ablação Induzida por Plasma

As três interações do *laser*-tecido previamente descritas — fotoquímica, fotocoagulação e fotoablação — dependem estritamente da absorção linear da luz do *laser* por um cromóforo intrínseco do tecido. Se o tecido for transparente, não será obtido efeito. Essa é a diferença clara da ablação induzida por plasma, em que a luz do *laser* gera seu próprio absorvedor localizado por absorção não linear. Essa absorção não linear é um processo em múltiplas etapas.

1.2.1 Formação do Plasma

O processo de formação do plasma de *laser* consiste essencialmente na geração de elétrons quase livres por causa de um inter-relacionamento de fotoionização e ionização por avalanche.[7] Isso é ilustrado na ▶ Fig. 1.2. A disponibilidade de altos picos de energia dos *lasers* de nanossegundo indo a femtossegundo, combinada à focalização justa, permite densidade de fótons com intensidade suficiente para bombear os elétrons de valência à banda de condução. A energia mínima de 6,5 eV para obter um elétron de valência para a banda de condução exige a absorção simultânea de múltiplos fótons ao mesmo tempo, dado que a energia de um fóton de 1.064 nm é de apenas 1,7 eV. Para esse comprimento de onda, é necessária a absorção simultânea de mais de seis fótons. Uma vez na banda de valência, o elétron agora livre absorverá mais fótons até que chegue à energia crítica de aproximadamente 1,5 vez a energia da banda de valência, e a absorção *bremsstrahlung** inversa levará à redução da energia, mas, ao mesmo tempo, a ionização de impacto bombeará um segundo elétron para a banda de condução. Agora dois elétrons livres estão disponíveis, o que novamente absorverá fótons que serão bombeados até a energia crítica. Isso continuará enquanto houver elétrons disponíveis e ocorrerá uma reação em cadeia por avalanche até que tantos elétrons estejam disponíveis, que, na densidade crítica, forme-se um plasma. Uma vez formado o plasma, a probabilidade de absorção de outros fótons é extremamente alta. Em decorrência da alta densidade de fótons, o *laser* gerou seu próprio absorvedor até em um meio transparente (▶ Fig. 1.2).

Essa reação em cascata assegura que a geração do plasma se inicie no local com a mais alta densidade de fótons, o foco do *laser*. A energia do pulso necessária para chegar à formação do limiar do plasma depende da duração do pulso, bem como do tamanho do foco do *laser*. Para *lasers* de nanossegundo, o limiar tipicamente está na faixa de milijoules (mJ) — como usado na capsulotomia posterior[8] — e se reduz a dezenas de microjoules (µJ) para picossegundo e submicrojoules para os pulsos do *laser* de femtossegundo usado na cirurgia refrativa da córnea.[9]

1.2.2 Ondas de Choque e Bolhas de Cavitação

Depois que o pulso do *laser* termina, o plasma começa a transferir sua energia absorvida ao tecido. Como o foco é a fonte de calor altamente localizada, e a condução do calor é lenta, em comparação

---

*N.T.: Radiação produzida quando cargas elétricas sofrem desaceleração.

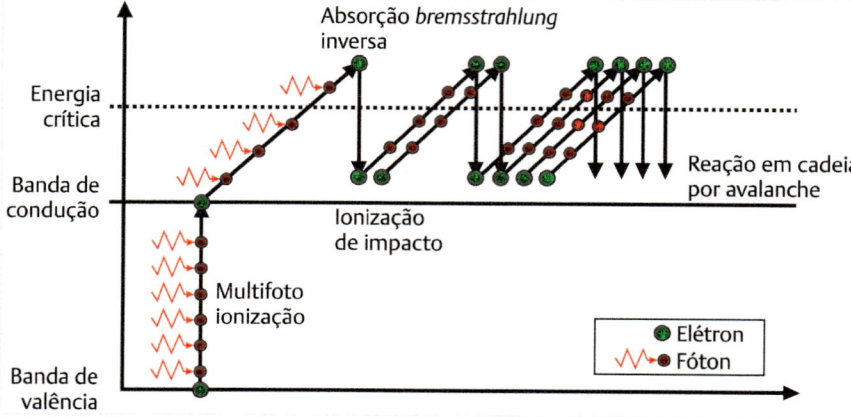

Figura 1.2 Ilustração da reação em cascata da ionização de múltiplos fótons, que leva à formação do plasma.

Fundamentos da Tecnologia de Femtossegundo

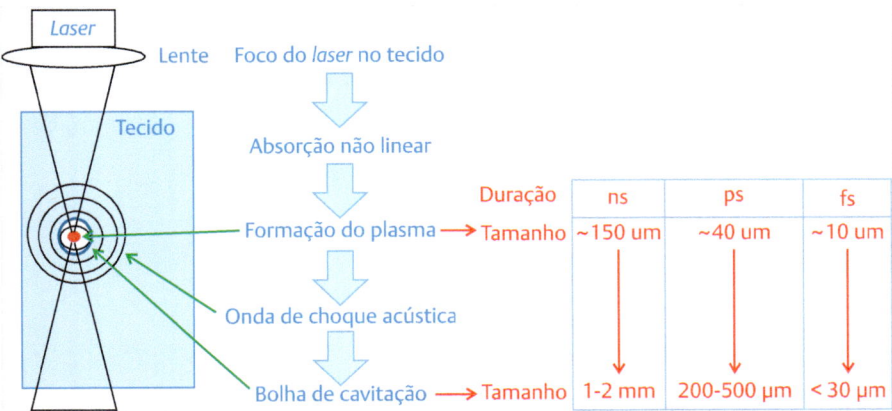

Figura 1.3 Ilustração da cascata de eventos causada por cortes induzidos pelo plasma, bem como dimensões associadas do plasma e da bolha de cavitação para diferentes durações de pulso de *laser*.

à duração do pulso do *laser*, todo o calor fica altamente localizado, o que resulta em superaquecimento do tecido. Adicionalmente, o plasma se expande em velocidades supersônicas, o que resulta na emissão de ondas de choque de alta pressão. As ondas de choque com altas forças de tensão além da força tênsil do tecido levam à formação de bolhas de cavitação. O tamanho da bolha de cavitação depende fortemente da energia armazenada no plasma. Como a energia limiar do plasma varia de mJ para pulsos ns a sub-μJ para pulsos fs, o tamanho da bolha de cavitação também varia grandemente. Para *laser* ns, o tamanho da bolha associada é de 1 a 2 mm (em 1 mJ) e se reduz para 200 a 500 μm para ps, descendo a menos de 30 μm para pulsos de *laser* fs. É importante observar que o tamanho da bolha de cavitação, e não o tamanho do plasma, tipicamente limita a precisão do efeito induzido pelo *laser*.

A sequência de eventos, bem como as dimensões geradas para as durações de pulsos diferentes, está ilustrada na ▶ Figura 1.3.

Dependendo da necessidade de precisão da aplicação específica, pode-se escolher um *laser* que tenha bolhas de cavitação pequenas o suficiente para atender à necessidade médica. A ruptura do tecido com esses pulsos curtos possibilita que se façam cortes finos e altamente localizados sem dano colateral ao tecido adjacente. Adicionalmente, a bolha de cavitação pode auxiliar ainda mais na separação do tecido, clivando estruturas dispostas em camadas, como se vê no tecido da córnea. Causar *spots* adjacentes no tecido gera um corte, e mover o foco de maneira planar gera um corte planar. Se um sistema for configurado para mover o foco do *laser* em todas as três dimensões, o sistema pode criar cortes daquela forma. A fim de manter o tempo de incisão dentro do limite, são desejáveis os sistemas de *laser* com taxa alta de repetições.

A capsulotomia posterior[8] usando um *laser* ns é feita manualmente e, com isso, são emitidos apenas pulsos únicos do *laser*. Os modernos *lasers* fs operam na taxa de repetição de 100 kHz até vários MHz com múltiplos milhões de pulsos aplicados para o processamento.

1.3 Considerações Sobre os Sistemas

1.3.1 Segurança do *Laser*

Há muitas limitações técnicas que podem limitar a velocidade de um sistema, mas superando-se tais desafios técnicos, o que traz a limitação final é a segurança do *laser*. É importante perceber que nem toda a energia do *laser* é absorvida no foco mesmo no caso ideal, e uma parte ainda é transmitida ao tecido por trás da estrutura-alvo. Igualmente, existe a chance de que a luz do *laser* tenha de ser transmitida por tecido que cause dispersão e não se consiga obter o foco bom o suficiente para gerar um plasma em primeiro lugar. Nesse caso, toda a luz será transmitida ao tecido por trás da estrutura-alvo. Para aplicações oftálmicas, os limites de segurança da retina, bem como da córnea, são os mais relevantes. Os limites são estabelecidos por ISO 15004, IEC 60825 e ANSI Z136, e todos os sistemas precisam estar de acordo com eles.

1.3.2 Abertura Numérica

Além da duração do pulso, o tamanho do *spot* do foco também tem importante papel porque afeta não apenas a energia do limiar do plasma e, com isso, o tamanho da cavitação e a precisão do efeito, mas também a proporção da imagem do *spot* focal. Essas são as variáveis que se precisa considerar e otimizar para cada aplicação. O parâmetro que define o tamanho do *spot* do *laser* é a abertura numérica (NA) dos sistemas ópticos. Esse é um número adimensional que caracteriza o ângulo sobre o qual a óptica focaliza a luz. A **NA** é assim definida:

$$NA = n \times \operatorname{sen}\theta,$$

em que **n** é o índice refrativo do meio em que o *laser* é focalizado, e θ é a metade do ângulo do cone máximo de luz. Para a luz do *laser*, o tamanho do foco do *laser* pode ser aproximado, como:

$$D \cong \frac{2 \times \lambda}{NA \times \pi^i},$$

em que λ é o comprimento de onda do *laser*, e **D** é o tamanho do *spot* do foco do *laser*, representando o diâmetro em que a intensidade do *laser* é reduzida a 13,5% de sua intensidade máxima.

A extensão axial do foco é denominada intervalo de Rayleigh **b**. Este representa o comprimento axial do foco em que a intensidade diminui a 50%. Pode ser assim calculado:

$$b = \frac{\pi \times D^2}{2 \times \lambda},$$

Para uma fonte de *laser* de 1 μm (abrangendo quase todos os *lasers* fs), as dimensões reais para **D** e **b** são mostradas na ▶ Figura 1.4.

1.3.3 Proporção da Imagem do Raio

Pode-se gerar uma proporção da imagem do raio altamente diferente variando a NA. A ▶ Figura 1.5 mostra a proporção da imagem calculada em função da NA, bem como uma representação gráfica das formas do raio. Podem-se gerar raios

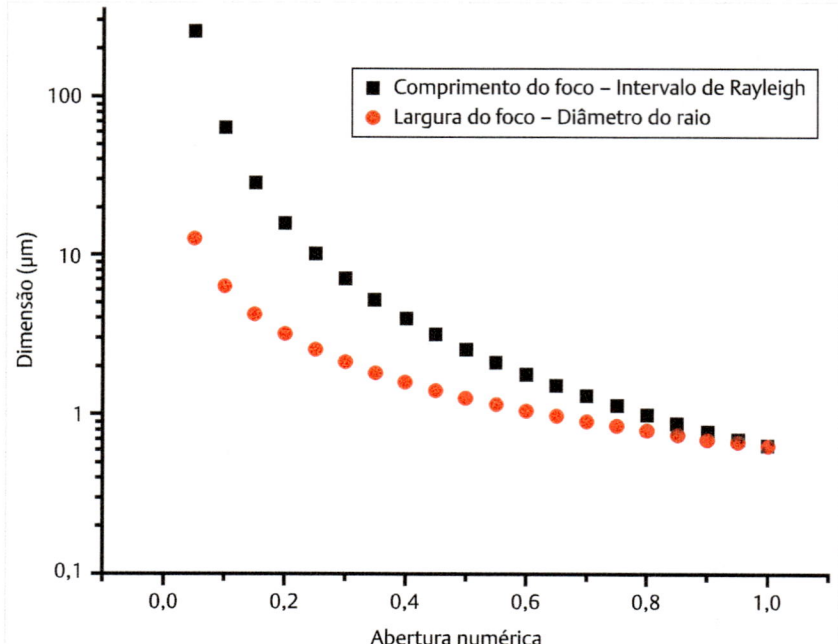

Figura 1.4 Diâmetro do *spot* do *laser* e intervalo de Rayleigh com relação a diferentes aberturas numéricas, pressupondo-se uma fonte de *laser* com um comprimento de onda de 1 μm.

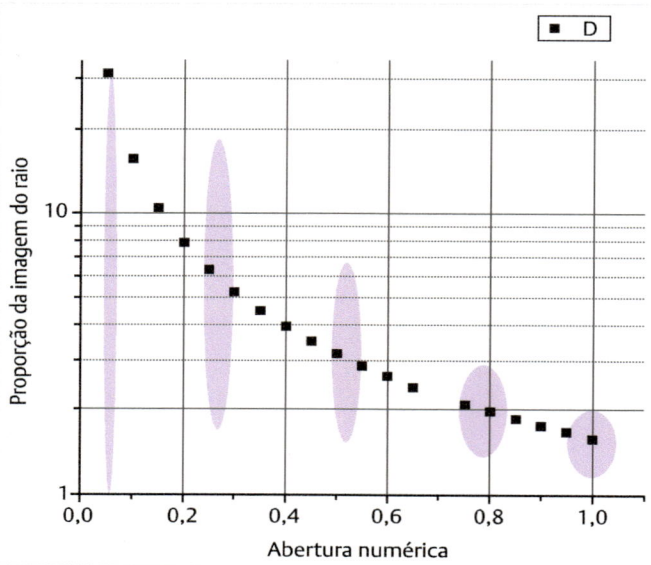

Figura 1.5 Proporção da imagem do raio para aberturas numéricas diferentes, bem como uma representação gráfica. Raios altamente alongados com proporção de imagem de 30 para menos até ser gerada uma proporção praticamente esférica.

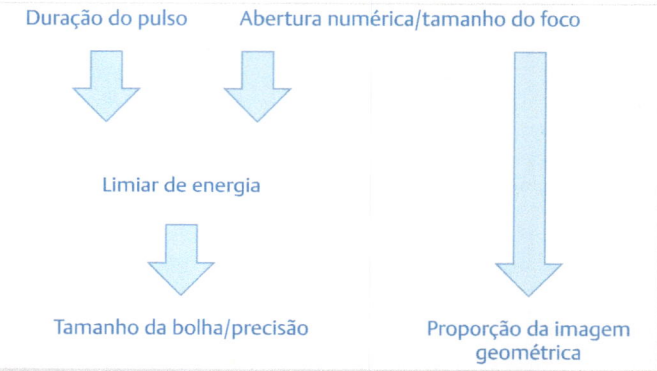

Figura 1.6 Aspectos que afetam a precisão e aspectos geométricos na ablação induzida por plasma.

altamente alongados com proporção da imagem de 30, bem como formas de raios quase esféricas com proporção da imagem de aproximadamente 1.

O diâmetro do foco do *laser* é inversamente proporcional à NA e, assim sendo, a fluência do *laser* é proporcional a $1/NA^2$. Pode-se ter um cálculo aproximado, nas escalas de limiar de cavitação, com $1/NA^2$. Além da duração do pulso do *laser*, a NA óptica é o segundo aspecto importante na definição do limiar do plasma e, portanto, da precisão dos cortes e também da proporção da imagem geométrica do efeito. Isso é ilustrado na ▶ Figura 1.6.

1.3.4 Acessibilidade Geométrica

A ▶ Figura 1.7 ilustra dois exemplos de NA alta e baixa e demonstra as trocas entre a demanda de alta precisão e também as limitações do acesso geométrico. Para aplicações na córnea, é necessária alta precisão, e até um NA grande ainda permite pleno acesso à córnea inteira, enquanto o acesso ao cristalino seria muito limitado. No entanto, é preferível uma NA baixa para o cristalino, pois deixa acesso sem obstrução à maior parte do cristalino, e também a proporção da imagem mais longa da geometria do foco sustenta a necessidade de um tratamento volumétrico completo do volume do cristalino.

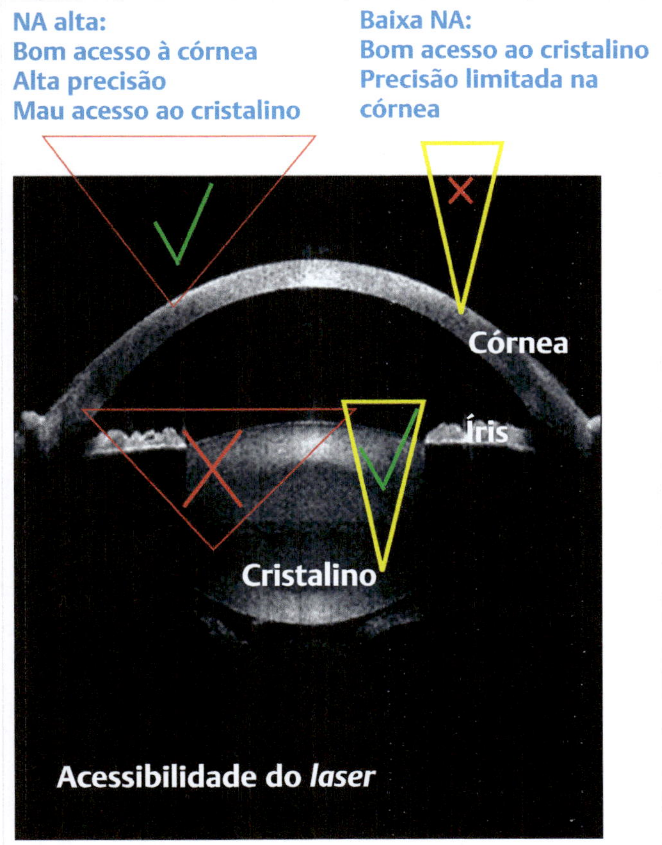

Figura 1.7 Ilustração das limitações geométricas de diferentes NAs no olho.

NA alta:
Bom acesso à córnea
Alta precisão
Mau acesso ao cristalino

Baixa NA:
Bom acesso ao cristalino
Precisão limitada na córnea

Acessibilidade do *laser*

1.3.5 Razão de Strehl

Além da NA, outro importante parâmetro do desenho é a razão de Strehl, que se trata de medida da qualidade do foco. Foi originalmente proposta por Karl Strehl, em 1895. É definida como a razão da intensidade mais alta do foco aberrado para a intensidade máxima alcançável, usando um sistema óptico ideal. Um sistema óptico perfeito teria uma razão de Strehl de 1. Como a absorção não linear do *laser* de femtossegundo depende muito da irradiância (W/cm^2), fica claro que as aberrações ópticas levam a uma intensidade de pico mais baixa no foco do *laser*. Isso exigirá uma energia mais alta para chegar ao limiar de formação do plasma. Por exemplo, uma razão de Strehl de 0,25 exigiria um aumento de quatro vezes do limiar de formação do plasma, pois a irradiância máxima do foco do *laser* é reduzida em um fator de 4. Portanto, todas as objetivas do *laser* precisam ser cuidadosamente desenhadas para chegar perto da razão de Strehl de 1 em todo o volume-alvo da objetiva.

Essa exigência de óptica livre de aberrações se mantém verdadeira para todas as áreas-alvo abordadas com o *laser* de femtossegundo. Para sistemas de retalhos de córnea,[9] a aplanação anterior do tecido da córnea para uma interface planar ou curva do paciente ainda pode ser considerada uma interface óptica muito uniforme. Podem-se obter razões de Strehl confiáveis, se a curvatura da superfície da interface for a mesma para todos os olhos. Diferentemente disso, é difícil ter uma superfície bem definida na córnea posterior, se o tecido ali for forçado a assumir a forma de uma superfície de interface anterior fixa. Em razão do estresse induzido que a aplanação gera, formam-se dobras de córnea posterior orientadas aleatoriamente. Essas dobras tornam impossível gerar boa razão de Strehl por causa da geometria desigual da superfície. Por essa razão, os modernos sistemas para cirurgia de catarata com *laser* de femtossegundo têm uma interface de imersão em água ou um sistema que permita um acoplamento delicado, que elimine a possibilidade de dobras posteriores da córnea. Somente isso permitirá uma boa razão de Strehl contínua para o tratamento do cristalino.

Pelo resumo anteriormente feito, seria possível concluir que, para aplicações de cortes na córnea, a NA mais alta possível seria a melhor para obter precisão máxima. Teoricamente, isso é verdade, mas a regra prática da engenharia óptica é que a complexidade do sistema óptico é quadruplicada quando se duplica a NA. Especialmente, o grande campo cirúrgico necessário para a criação de um retalho de córnea de 9 mm torna quase impossível gerar NA extremamente altas de 0,8 ou 1. Objetivas do microscópio com NA alta geram somente um campo de visualização de algumas centenas de micrômetros para manter sua complexidade de lente óptica sob controle.

Para cada aplicação oftálmica específica, é preciso não apenas definir claramente a área de trabalho, o volume-alvo e a necessidade de precisão, mas também reconhecer a realidade de engenharia óptica para encontrar a solução do parâmetro de desenho ideal para a necessidade clínica específica.

1.4 *Laser*

A palavra *LASER* é um acrônimo de sua descrição técnica de amplificação da luz por emissão estimulada de radiação (**l**ight **a**mplification by **s**timulated **e**mission of **r**adiation). A teoria básica foi postulada, na década de 1920, por Townes e Schawlow, mas levou mais 40 anos para ser demonstrada pela primeira vez por Maiman, em 1960.[10] Atualmente, suas capacidades peculiares encontraram amplo uso em todas as áreas da vida diária.

Como implica o acrônimo *laser*, o princípio básico do *laser* depende da "emissão estimulada" de fótons, processo este pelo qual o fóton que chega em um comprimento de onda específico interage com um elétron excitado orbitando em torno de um núcleo de átomo. Um fóton é uma partícula elementar, o *quantum* de todas as formas de radiação eletromagnética, inclusive da luz. O fóton que chega faz que o elétron excitado caia para um nível de energia mais baixo e libere sua energia, gerando um novo fóton, que tem o mesmo comprimento de onda e direcionalidade que o fóton que chega. Esse processo é chamado emissão estimulada. Como inicialmente estava presente apenas um fóton, mas dois foram finalmente emitidos, a luz foi realmente amplificada em fator de 2. Para manter esse processo contínuo, há a necessidade de muitos mais elétrons excitados no meio do *laser* e de um mecanismo de *feedback* para utilizar inteiramente a direcionalidade da luz amplificada.

Todos os *lasers* funcionam por esse princípio. Os parágrafos a seguir detalharão cada aspecto participante da geração da luz *laser*.

1.4.1 Excitação do Meio de *Laser*, Emissão Espontânea e Estimulada

Átomos ou moléculas têm ampla variedade de níveis distintos de energia disponíveis como parte de sua estrutura orbital. Como ilustra a ▶ Figura 1.8, os elétrons podem ser transferidos de seu estado de base (E_1) para seu estado excitado (E_2) por vários mecanismos. Para a maioria dos *lasers*, usa-se estimulação óptica, mas também é possível excitação elétrica ou química. Na estimulação

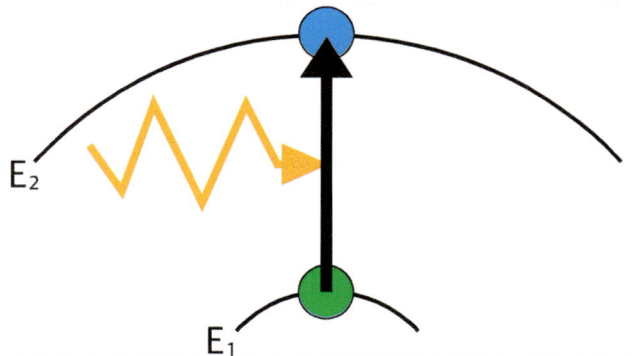

Figura 1.8 Exemplo de absorção estimulada de um fóton por um elétron, elevando o elétron de seu nível de energia de base E_1 ao nível excitado E_2.

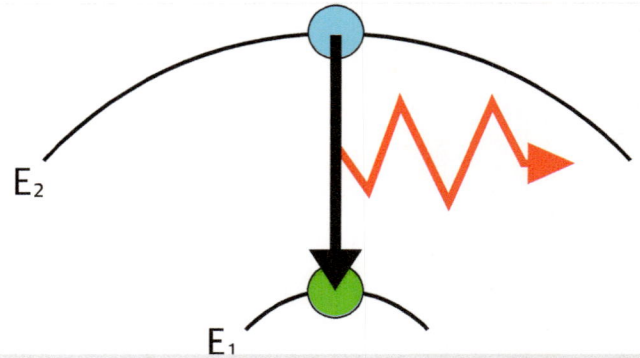

Figura 1.9 Emissão espontânea de um fóton por transferência do elétron de seu estado E_2 excitado ao nível de base E_1.

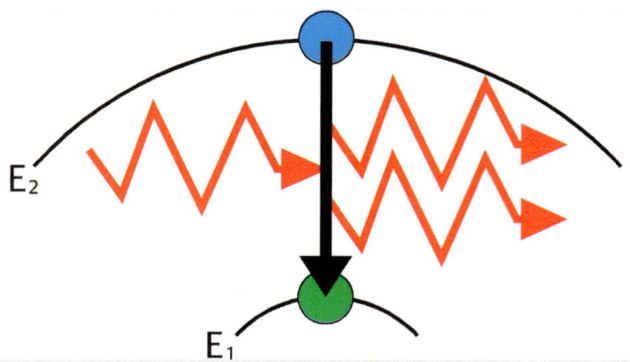

Figura 1.10 Emissão estimulada de um fóton, expondo o elétron excitado a um fóton com a mesma energia que a diferença entre o estado E_2 excitado e o nível de base E_1. Foram gerados dois fótons, sendo o fóton inicial amplificado.

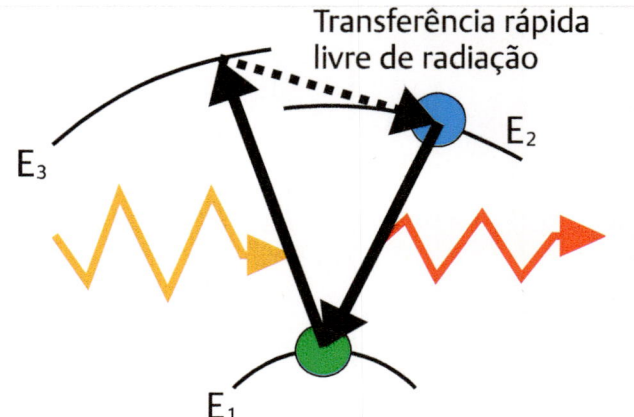

Figura 1.11 Exemplo de um sistema de *laser* em três níveis em que o elétron é bombeado de seu estado de base inicial E_1 ao estado mais alto E_3 e depois transferido para o estado mais baixo E_2 por uma transferência livre de radiação. A partir daí, pode sofrer depleção com a emissão de um fóton. Em vista da transferência rápida, pode acumular-se uma densidade mais alta de elétrons no estado E_2, em comparação ao nível de base E_1.

óptica, usa-se um fóton com um comprimento de onda mais curto para bombear o elétron de seu estado de base energético inferior a um estado energético mais alto. Isso tem muito mais probabilidade de acontecer se a energia (e, portanto, o comprimento de onda) da bomba de fótons corresponder ao nível de energia de que o elétron precisa. Isso é denominado absorção estimulada.

O elétron excitado naturalmente tem a tendência de voltar ao seu estado de base e de emitir a energia como fóton. Esse efeito é chamado emissão espontânea e é retratado na ▶ Figura 1.9. O tempo de vida médio depende do meio de *laser* e não pode ser controlado externamente. Essa emissão espontânea é tipicamente o ponto de partida para a ação real do *laser*.

Uma vez excitado, o elétron é exposto a um fóton com a mesma energia que a diferença de energia disponível, a emissão estimulada gera um segundo fóton com exatamente a mesma energia, bem como a mesma direção que o fóton incidente (▶ Fig. 1.10). Uma vez amplificada a luz, ficam disponíveis dois fótons idênticos para interagir com outros elétrons excitados e amplificar ainda mais no mesmo comprimento de onda, bem como na mesma direção de fóton. Essa amplificação da luz é a parte essencial do princípio do uso de *lasers*.

Torna-se evidente que o uso do *laser* realmente tem a necessidade de alta densidade de elétrons **E_2** excitados, bem como baixa densidade de elétrons **E_1** no estado de base disponíveis. A luz só pode ser amplificada se mais elétrons excitados estiverem disponíveis, porque, de outro modo, a luz incidente só consegue ser absorvida pelo meio. O equilíbrio térmico levará a uma densidade mais baixa de elétrons excitados e a um número mais alto de elétrons no estado de base. Para obter um efeito ativo do *laser*, é preciso inverter o nível de energia por bombeamento ativo de elétrons para o estado excitado em uma taxa mais alta do que a transição natural de volta ao estado de base.

Praticamente, o meio *laser* precisa de mais do que apenas os dois estados de energia, já que para um meio com dois níveis, a probabilidade de absorção e emissão de fótons seria apenas a mesma. Portanto, tipicamente, usam-se três ou quatro níveis de energia para a ação do *laser* (▶ Fig. 1.11). Os sistemas de *laser* em três níveis são caracterizados por transições rápidas livres de radiação do nível do estado excitado **E_3** ao nível de ação do *laser* **E_2**. Aqui, é importante que o nível ativo de uso do *laser* **E_2** tem um tempo de vida mais longo do que o tempo de transição rápido de **E_3** para **E_2**. A população mais alta de níveis de *laser* ativo, em comparação aos níveis de base, também é chamada de inversão de população (▶ Fig. 1.11).

O *laser* em quatro níveis (▶ Fig. 1.12) tem a vantagem de duas transições rápidas, uma a partir do nível de bombeamento

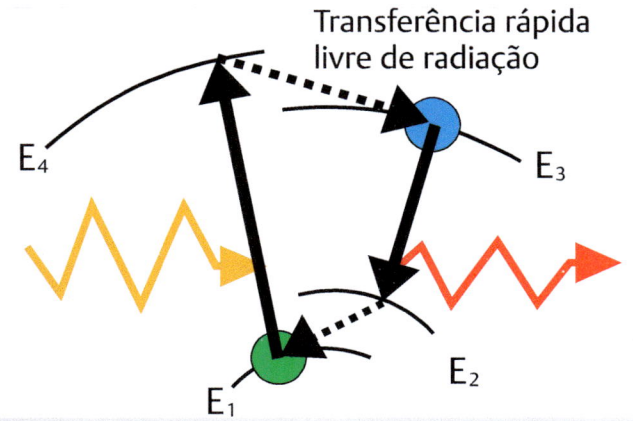

Figura 1.12 Exemplo de um sistema de *laser* em quatro níveis em que o elétron é bombeado de seu estado de base inicial E_1 ao estado alto E_4 e, depois transferido para o estado E_3 de ação ativa do *laser* por uma transferência rápida livre de radiação. A partir daí, pode sofrer depleção com a emissão de um fóton para o estado mais baixo de ação do *laser* E_2. Então, uma transferência rápida adicional causa depleção desse estado inferior para estado de base. Em razão das duas transferências rápidas, pode-se obter uma inversão de população alta.

Tabela 1.1 Lista de modos operacionais dos *lasers*

Modo de operação	Duração do pulso	Expoente	Mecanismo
CW	Milissegundos	1-10^3	Liga-desliga, obturador
Corrida livre	Microssegundos	10^{-6}	Modulação da bomba
q-*switched*	Nanossegundos	10^{-9}	Comutação interna na cavidade
Modo travado	Pico e femtossegundos	10^{-12}–10^{-15}	Modos com *laser* travado

superior E_4 ao *laser* ativo superior E_3 e a outro do nível de ação inferior do *laser* E_2 para o estado de base E_1. Sendo assim o nível de *laser* mais baixo E_2 fica próximo do vazio quase todas as vezes. Com as exigências específicas dos níveis de energia *laser* com longo tempo de vida E_3, bem como a necessidade de níveis de transição sem emissão rápida ($E_4 \to E_3$ e $E_2 \to E_1$), a seleção de materiais de *laser* ativos fica um tanto limitada, e apenas comprimentos de onda específicos podem ser facilmente gerados.

Um *laser* precisa ter meios para fornecer um *feedback* óptico através do meio do *laser* para fazer uso da direcionalidade da amplificação da emissão estimulada. Tipicamente, escolhe-se um ressonador óptico (cavidade do *laser*), em que a luz do *laser* pode circular e passar o meio de ganho bombeado múltiplas vezes para ganhar intensidade. Uma abordagem simples consiste em dois espelhos paralelos — um inteiramente reflexivo e um parcialmente reflexivo, que atua como acoplador de saída com um cristal de *laser* excitado no meio (▶ Fig. 1.13). O ponto de partida é fornecido pela emissão espontânea e depois é amplificado pelo meio *laser* bombeado.

1.4.2 Modos de Operação do *Laser*

Os *lasers* tipicamente ainda são divididos em diferentes categorias, dependendo da duração do tempo de operação – duração do pulso do *laser*. Os *lasers* com durações de pulsos na faixa de milissegundos (10^{-3} segundo) ou mais, como o *laser* de fotocoagulação da retina, são chamados *lasers* de onda contínua (CW). A duração dos seus pulsos é tipicamente modulada apenas ligando-se e desligando-se o *laser* ou por meio de um obturador externo. Para durações de pulsos mais curtas do que isso, usam-se *lasers* com uma lâmpada de *flash* com fonte de bomba de *laser*. Em razão da duração temporal do *flash* como bomba, esses *lasers* emitem luz na duração de milissegundo a microssegundo (10^{-6} segundo). Esses *lasers* são chamados *lasers* "**de corrida livre**", pois emitem luz (que "corre livremente") exatamente enquanto seu material de *laser* é bombeado com a luz de *flash*. Para obter durações de pulsos mais curtas na faixa de microssegundo ou nanossegundo (10^{-9} segundo), o bombeamento da lâmpada de *flash* e os tempos de comutação mecânica são lentos demais para terem efeito. Pode-se fazer a transição para *lasers* com interruptores internos na cavidade. Estes tipicamente modulam a qualidade do ressonador óptico interno do *laser* e, portanto, são chamados *lasers* comutados pela qualidade (q-*switched*) e produzem durações de pulsos na faixa de nanossegundo. O comutar de qualidade interno na cavidade suprime o processo de emissão estimulada na cavidade do *laser* e, desse modo, acumulam-se cada vez mais elétrons excitados. Uma vez que o comutador de qualidade seja desligado, um pulso gigante de toda a energia acumulada é liberado. Um exemplo típico é o *laser* para tratamento de opacificação da cápsula posterior depois de cirurgia de catarata.[8]

Para chegar a pulsos ainda mais breves, na faixa de pico ou femtossegundo, é preciso **travar no modo o** *laser*. Esse método de operação permite a geração dos pulsos mais curtos possíveis. Esse é o *laser* de escolha em se querendo operar no esquema de interação *laser*-tecido induzido pelo plasma, juntamente com precisão especialmente alta, dado que essa tecnologia *laser* permite a geração de plasma de *laser* em energias de pulso baixas e, portanto, bolhas de cavitação pequenas.

A ▶ Tabela 1.1 e a ▶ Figura 1.14 resumem as diferentes modalidades de operações de *laser*, bem como os mecanismos típicos usados para obter a duração desejada dos pulsos.

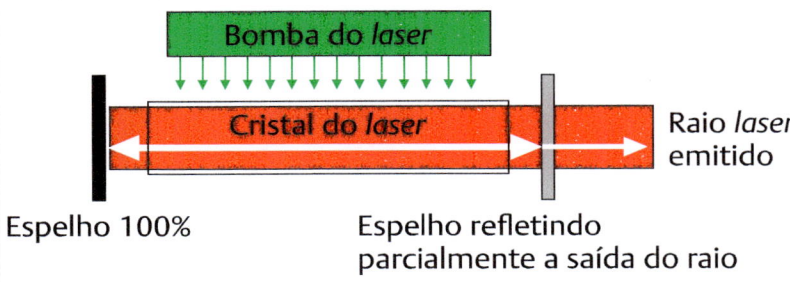

Figura 1.13 Exemplo de uma cavidade de *laser* simples com um espelho cheio e outro parcial que atua como acoplador de saída do raio.

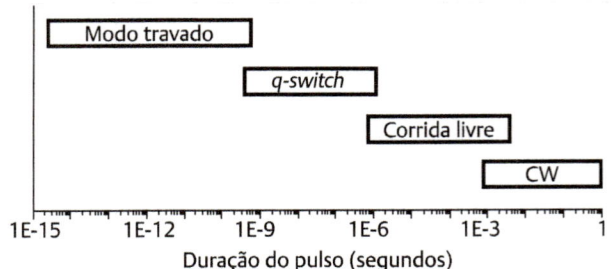

Figura 1.14 Durações dos pulsos obtidos com diferentes modos de operação do *laser*.

Um aspecto importante a perceber é que a diferença na duração de pulsos retratada para os diferentes métodos de operação aqui cobre 15 ordens de magnitude, o que é um tanto abstrato para se entender inteiramente. Para conseguir melhores conhecimentos, pode-se olhar para o comprimento geométrico do pulso do *laser* no espaço. À medida que a luz caminha aproximadamente 300.000.000 m/s, um pulso de *laser* de 1 segundo tem o comprimento geométrico de 300.000 km e, sendo assim, corresponde a 7,5 vezes a circunferência da terra. No entanto, um pulso de *laser* de 100-fs tem o comprimento geométrico de aproximadamente 30 μm, cerca de metade do diâmetro de um cabelo humano.

Essa vasta diferença na duração dos pulsos possibilita cobrir uma imensa diferença de energia máxima que esses *lasers* geram. A energia total de um pulso de *laser* **E** é definida como a potência **W** do pulso durante a emissão vezes a duração do pulso **t**. Isso é graficamente ilustrado na ▶ Figura 1.15.

Em fórmula, isso é assim resumido:

$$E = W \times t$$

Para a mesma energia de pulso, a potência do pulso é inversamente proporcional à duração do pulso.

$$\frac{E}{t} = W$$

Desse modo, obtêm-se imensas diferenças na potência dos pulsos variando a duração do pulso. Como exemplo, um pulso de *laser* de CW de 1 segundo com potência de 1 W tem a energia de 1 J, enquanto um *laser* de nanossegundo (10^{-9} segundo) com a mesma energia de pulso tem uma potência máxima de 1 GW (10^9 W), cerca da produtividade de potência média de uma usina de energia nuclear. O *laser* emite esse máximo apenas por um tempo extremamente curto, em comparação à usina de energia nuclear, que emite essa potência continuamente. Essa potência de pico extremamente alta disponível em curtos *lasers* pulsados permite seu uso para fenômenos físicos não lineares, como se usa para a geração de cortes por *laser* em oftalmologia. *Lasers* de femtossegundo fornecem os pulsos mais curtos possíveis, são de especial interesse porque fornecem a mais alta potência máxima à disposição.

1.4.3 Travamento do Modo *Laser* de Femtossegundo

Para obter pulsos ainda mais curtos, é preciso sincronizar um pulso que quica para trás e para frente entre os espelhos do *laser* em uma cavidade do *laser*. Para conseguir isso de maneira estável, é preciso travar as fases de modos de *laser* discretamente diferentes (luz com diferentes comprimentos de onda) de maneira que todos se sobreponham na geração de apenas um pulso. Como os "modos" do *laser* estão "travados" em seu comportamento de fase relativo, essa classe de *lasers* é chamada "modo travado" e é necessária para obter durações de pulsos na duração de pulsos de picossegundo (10^{-12} segundo) a femtossegundo (10^{-15} segundo). Isso é ilustrado na ▶ Figura 1.16, onde se pode visualizar como o pulso resultante pode ser abreviado pela somação de diferentes modos de *laser*, que estão em fase relativa entre si. O primeiro gráfico tem apenas 2 modos de *laser*, enquanto os gráficos seguintes aumentam para 4, 10 e depois 100 modos. Fica visualmente bem óbvio como o pulso resultante é abreviado, bem como o pico aumenta por causa da disponibilidade dos modos mais altos (▶ Fig. 1.16).

Atualmente, há vários métodos diferentes para obter travamento de modo do *laser*. O objetivo de todas as técnicas de trava-

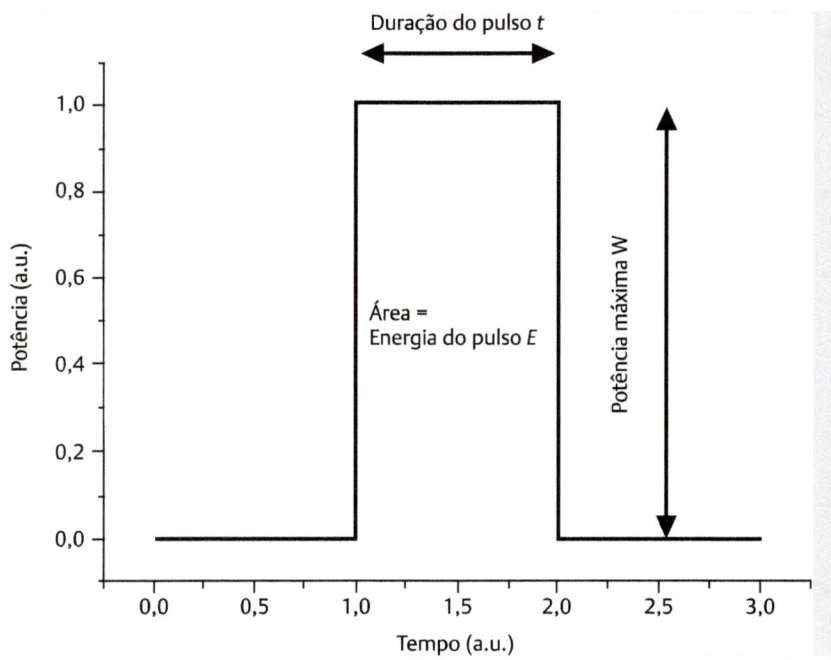

Figura 1.15 Ilustração da potência máxima e da energia do pulso.

Fundamentos da Tecnologia de Femtossegundo

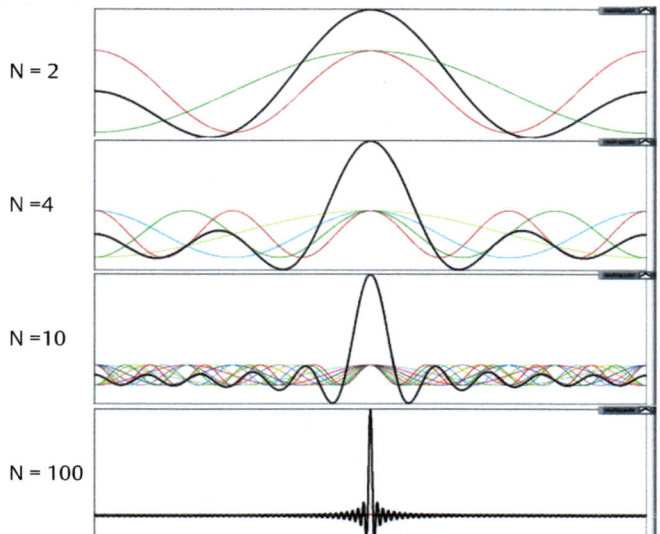

Figura 1.16 Somação de diferentes números de modos de *laser* em uma cavidade. Os exemplos são para 2, 4, 10 e 100 modos. A linha negra representa o pulso somado ou todos os modos representados. Quanto mais modos são acoplados e somados, mais breve se torna o pulso.

mento do *laser* é amplificar preferencialmente altas intensidades de pico na cavidade do *laser*, ao mesmo tempo rejeitando pulsos com intensidade mais baixa. Isso permite que o *laser* gere pulsos curtos, já que estes contêm as mais altas intensidades máximas. O modo travamento pode ser obtido por técnicas ativas ou passivas. Para a maioria dos *lasers* industriais, utiliza-se o travamento no modo passivo. As técnicas de travamento no modo passivo comuns são o travamento do modo lente de Kerr, espelho absorvedor saturável semicondutor (SESAM – *semiconductor saturable absorber mirror*) e nanoestruturas de carbono grafeno.

1.4.4 Tipos de *Lasers* de Femtossegundo

Os *lasers* que geram pulsos de *laser* de femtossegundo tipicamente geram energias de pulso muito baixas em razão das limitações dos desenhos do *laser* ou de seus componentes ópticos. O *laser* que gera os pulsos de *laser* fs é tipicamente denominado "*laser* de semente". A produção de energia dos *lasers* de semente está na faixa de picojoules – ordens de magnitude baixas demais para uma aplicação direta. É preciso amplificar esses pulsos para levá-los a um nível de energia utilizável para efeitos de cortes induzidos por plasma. Aqui, listamos os três desenhos típicos usados em sistemas de *laser* oftálmico. Todos os desenhos têm vantagens e desvantagens, que precisam ser cuidadosamente consideradas ao selecionar um tipo de *laser*. A chave, em todos os tipos de *lasers*, é atenuar as intensidades dos altos picos associados a pulsos de alta energia. De igual modo, são possíveis combinações das diferentes tecnologias. Embora a tendência, nos modernos *lasers* de femtossegundo, seja em direção ao uso de *lasers* de fibra, ainda é necessário considerar que todas as tecnologias têm vantagens e desvantagens, e um claro vitorioso tecnológico depende dos parâmetros necessários para a aplicação específica.

Amplificador Regenerativo

Os amplificadores regenerativos são construídos usando componentes ópticos tradicionais, como os espelhos, lentes, grades e cristais de *laser*. A ▶ Figura 1.17 mostra os blocos de construção esquemática de um amplificador regenerativo. Os *lasers* de sementes geram pulsos de *laser* de 100 a 200 fs com taxa de repetição alta de 30 a 80 MHz. Para ser usados, a taxa de repetição é reduzida por um apanhador de pulsos até a taxa necessária de 100 a 200 kHz e, adicionalmente, a duração dos pulsos é temporariamente alongada por um fator entre 1.000 e 100 a 200 ps, efetivamente reduzindo as intensidades máximas e, desse modo, minimizando efeitos não lineares. Depois disso, os pulsos são guiados ao estágio de amplificação do *laser*. O ganho do pulso de *laser* e amplificação em uma única passagem do amplificador é muito limitado, portanto, o pulso do *laser* precisa passar pelo amplificador algumas centenas de vezes para ser amplificado em um fato de 1.000. Isso significa que um comutador de luz rápida precisa fazer parte do amplificador para permitir que o pulso seja comutado para dentro, bem como para fora do amplificador. Os pulsos de *laser* são comprimidos de volta à duração do pulso de 300 a 600 fs (▶ Fig. 1.17).

Laser de Fibra

Como o nome implica, os *lasers* de fibra são construídos principalmente usando componentes de fibra, mas também incluem subsistemas ópticos tradicionais, quando necessário. De modo geral, o *layout* do sistema de *laser* de fibra é bem semelhante ao do amplificador regenerativo. A ▶ Figura 1.18 mostra os blocos de construção esquemática de um *laser* de fibra. As diferenças são que o *laser* de sementes é seguido por um pré-amplificador, que eleva a energia de pulso muito baixa do semeador de fibra. Depois de captar os pulsos e alongar a fibra, a luz do *laser* faz uma única passagem através do estágio do amplificador e atravessa um compressor óptico de volume. Embora a ideia seja ter a luz do *laser* intrinsecamente ligada pela fibra do *laser*, as não linearidades do estágio principal de amplificação precisam ser

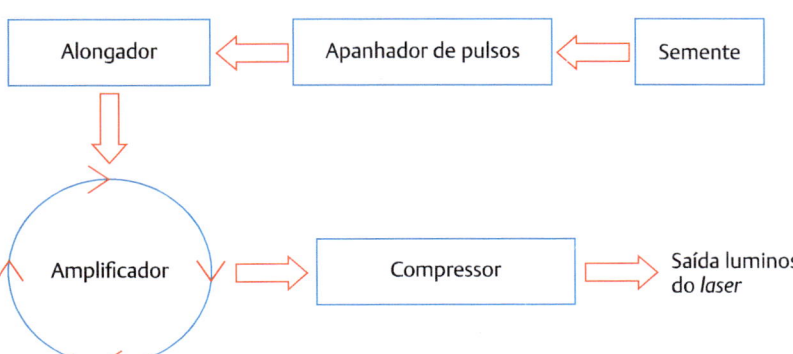

Figura 1.17 Blocos de construção esquemática de um amplificador regenerativo.

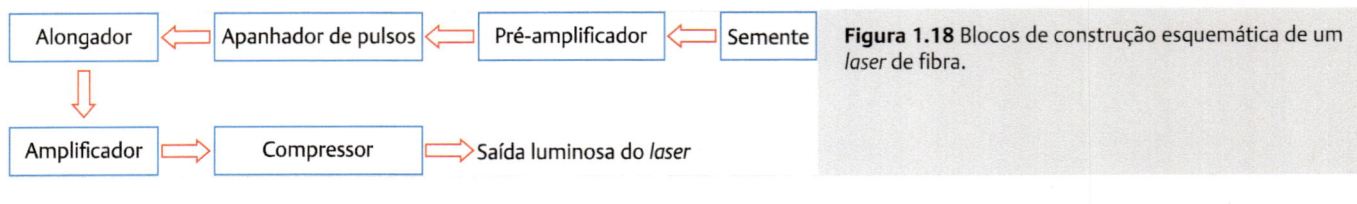

Figura 1.18 Blocos de construção esquemática de um *laser* de fibra.

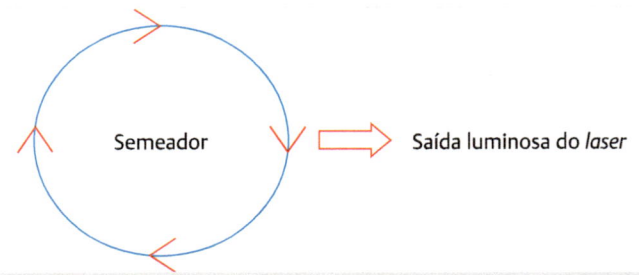

Figura 1.19 Ilustração do conceito de um *laser* de femtossegundo com cavidade esvaziada.

cuidadosamente atenuadas para se obter uma forma de pulso boa e limpa. Se assim não for, o compressor não conseguirá obter toda a energia comprimida de volta junta em um pulso curto (▶ Fig. 1.18).

Laser com Cavidade Esvaziada

Em aplicações nas quais seja necessária taxa de repetição alta e baixa energia de pulso, o *laser* de cavidade esvaziada também é uma opção viável. Essa tecnologia combina as capacidades de comutação rápida de um amplificador regenerador com o ganho intrínseco do *laser* semeador (▶ Fig. 1.19). O pulso do *laser* é mantido dentro do *laser* de semente por múltiplas viagens inteiras e, desse modo, passa pelo cristal de ganho do *laser* muitas vezes. Isso amplifica os pulsos do *laser* já no interior da semente e também reduz a taxa de repetição. Podem-se gerar energias de pulso até 200 nJ.

Embora as diferentes tecnologias de *laser* de femtossegundo sejam aqui descritas como conceitos separados, também podem ser combinadas em sistemas híbridos e se pode selecionar o melhor aspecto possível de cada tecnologia.

Referências

[1] Wollensak G, Spoerl E, Seiler T. Riboflavin/ultraviolet-a-induced collagen crosslinking for the treatment of keratoconus. Am J Ophthalmol. 2003;135(5):620-627
[2] Photodynamic therapy of subfoveal choroidal neovascularization in agerelated macular degeneration with verteporfin: one-year results of 2 randomized clinical trials–TAP report. Treatment of age-related macular degeneration with photodynamic therapy (TAP) Study Group. Arch Ophthalmol. 1999;117(10):1329
[3] Palanker D, Blumenkranz MS. Retinal laser therapy: biophysical basis and applications. In: Ryan SJ, Schachat AP, Wilkinson CP, Hinton DR, Sadda SR, Wiedemann P, eds. Retina. 5th ed. Vol 3. St. Louis, MO: Mosby Inc.; 2012
[4] Thomas JV, Simmons RJ, Belcher CD, III. Argon laser trabeculoplasty in the presurgical glaucoma patient. Ophthalmology. 1982;89(3):187-197
[5] Koch DD, Abarca A, Villarreal R, et al. Hyperopia correction by noncontact holmium:YAG laser thermal keratoplasty. Clinical study with two-year follow-up. Ophthalmology. 1996; 103(5):731-740
[6] Munnerlyn CR, Koons SJ, Marshall J. Photorefractive keratectomy: a technique for laser refractive surgery. J Cataract Refract Surg. 1988;14(1):46-52
[7] Vogel AOH. Optical breakdown in water and ocular media and its use for intraocular photodisruption. Maastricht: Shaker; 2001
[8] Keates RH, Steinert RF, Puliafito CA, Maxwell SK. Long-term follow-up of Nd:YAG laser posterior capsulotomy. J Am Intraocul Implant Soc. 1984;10(2):164-168
[9] Juhasz T, Loesel FH, Kurtz RM, Horvath C, Bille JF, Mourou G. Corneal refractive surgery with femtosecond lasers. IEEE J Sel Top Quantum Electron. 1999;5(4):902-910
[10] Maiman TH. Stimulated optical radiation in ruby. Nature. 1960;187:493-494

2 O Advento do *Laser* de Femtossegundo em Medicina e Oftalmologia

Joshua R. Ford ▪ *Liliana Werner*

Resumo

Os *lasers* foram usados inicialmente na oftalmologia, na década de 1960, para realizar fotocoagulação da retina. O advento de modalidades mais modernas e sofisticadas capazes de oferecer pulsos mais curtos e mais precisos mais tarde permitiu que os oftalmologistas tratassem vários tipos de glaucoma e doenças refrativas. O *laser* de femtossegundo (FSL), introduzido pela primeira vez na oftalmologia, na década de 1990, é um desenvolvimento incrivelmente promissor cujo potencial justifica maior exploração. Estudos do modo travamento, durante as décadas de 1960 e início da década de 1970, investigações de amplificação de pulsos gorjeados, durante a década de 1980, o desenvolvimento do *laser* de Ti:safira e a descoberta do modo de travamento em lente de Kerr, no final da década de 1980, todos culminam na produção do primeiro FSL. Esse *laser* aplica um raio *laser* pulsátil altamente focado a um tecido-alvo, gerando plasma que consiste em elétrons livres e moléculas ionizados que se expandem e colapsam rapidamente, resultando em microcavitações e ondas de choque acústico que separam e causam incisão no tecido-alvo. O FSL emprega tempos de pulso ultrarrápidos de 10^{-15} s, permitindo que quantidades menores de energia sejam usadas, ao mesmo tempo mantendo uma produção de energia semelhante, poupando tecidos delicados adjacentes de dano colateral. Embora primeiramente aplicado à ceratomileuse *in situ* assistida por *laser* (LASIK), no início dos anos 2000, a FSL tem sido usada em cirurgia de catarata, e múltiplas investigações na década passada mostraram que a extensão da FSL a procedimentos para glaucoma e da retina seja promissora. O FSL também tem sido aplicado a múltiplos domínios médicos, como será brevemente descrito aqui. Neste capítulo, discutimos como o FSL evoluiu e aprimorou o tratamento da doença oftálmica.

Palavras-chave: Femtossegundo, *laser*, IntraLase, LensAR, VICTUS, LenSx, Catalys, FEMTEC, Visumax

2.1 Introdução

Os *lasers* ocupam um domínio particular na oftalmologia, especificamente, e na medicina, em geral, dadas suas aplicações em diagnóstico e no tratamento de várias doenças e em estados mórbidos. Historicamente, os *lasers* foram usados pela primeira vez em um contexto oftálmico há mais de 50 anos para criar lesões na retina nos olhos de coelhos, pavimentando o caminho para os pesquisadores elucidarem os princípios da fotocoagulação da retina – que ainda hoje é usada para tratar uma grande quantidade de patologias maculorretinianas. No decorrer de anos de tentativas e erros, as aplicações da tecnologia *laser* se expandiu imensamente. Atualmente, os *lasers* têm um papel significativo nos planos de tratamento em várias disciplinas oftálmicas. Quando se visualiza historicamente, pode-se argumentar que as narrativas do desenvolvimento do *laser* e do progresso na oftalmologia são inseparáveis e deliciosamente sinérgicas. Desde o *laser* de rubi, o primeiro construído, na década de 1960, à nossa mais moderna joia – o *laser* de femtossegundo (FSL) – fica claro que os avanços do *laser* levaram a técnicas inovadoras para tratar as doenças oculares, e que novos desenvolvimentos voltados para as patologias oculares levaram ao aprimoramento das tecnologias a *laser* existentes. A história de como o FSL veio a existir ilustra muito bem esse ponto, particularmente quando justaposta contra o pano de fundo maior de como, ao longo da história, os seres humanos tentaram aproveitar (ou, mais recentemente, criar) luz a fim de explorar seus benefícios terapêuticos. Neste capítulo, discutimos como o FSL foi mais tarde introduzido em medicina e oftalmologia e como evoluiu e aprimorou o tratamento da doença oftálmica.

2.2 Conceitos Básicos

Vale a pena revisitar termos simples sobre como um *laser* funciona. A amplificação da luz por emissão estimulada de radiação, ou *LASER*, para abreviar, descreve qualquer dispositivo que crie e amplifique um raio de luz focado e estreito. A configuração de um *laser* inclui um meio de ganho – geralmente um cristal (estado sólido), como um rubi, ou um gás ou líquido – dentro de uma cavidade óptica altamente reflexiva consistindo em dois espelhos (um dos quais parcialmente transparente), bem como uma fonte luminosa para "bombear opticamente" ou excitar átomos a estados de quanta de energia mais altos. A luz é refletida dos espelhos e quica para trás e para frente dentro do meio, de tal modo que os átomos ou moléculas do meio atinjam um estado de energia mais alto, que também é denominado "inversão da população". Os fótons emitidos durante a degradação dos átomos no estado excitado quicam para trás e para frente e estimulam fótons idênticos a fazerem o mesmo, criando uma súbita explosão de luz coerente, à medida que os átomos descarregam uma reação em cadeia rápida. A luz então sai do meio através do espelho parcialmente transparente e se projeta a um alvo. Embora inicialmente usados para tratar lesões na retina, na década de 1960, os *lasers* finalmente transcenderam múltiplas disciplinas oftálmicas e encontraram uso em cirurgia, refrativa, de catarata e de glaucoma, na década de 1970 e até agora.[1]

2.3 O Desenvolvimento do *Laser* de Femtossegundo

O desenvolvimento do FSL começou com vários estudos de travamento do modo na comunidade de física teórica e experimental, durante a década de 1960 e início da década de 1970. Investigações adicionais na amplificação de pulsos gorjeados (CPA), durante a década de 1980, bem como o desenvolvimento do *laser* de Ti:safira e a descoberta do travamento do modo em lente de Kerr, no final da década de 1980, culminaram na produção de um *laser* capaz de operar no regime de femtossegundos.

O travamento de modo para *lasers* foi identificado em trabalhos escritos por DiDomenico e Hargrove *et al.*, na década de 1960.[2,3] Conquanto o travamento de modo seja tecnicamente complexo, e uma descrição de seus sustentáculos mecânicos em quanta esteja além do objetivo deste texto, o conceito, resumidamente, baseia-se no fato de que a luz do *laser* não é única, em frequência ou comprimento de onda puro. Diferentemente, a luz do *laser* é emitida ao longo de uma largura de banda ou faixa de frequências determinada primariamente pela composição do meio de ganho. Se cada modo do *laser* operar com uma fase fixa entre ele e os outros modos, periodicamente os modos interferirão construtivamente entre si e produzirão um pulso de luz intenso. Um número maior de modos oscilando em fase entre si abrevia a duração do pulso. Estender esse princípio a sistemas de *laser* permitiu que os pesquisadores obtivessem pulsos e picossegundos e subpicossegundos.

Pesquisadores, nas décadas de 1960 e 1970, ficaram embasbacados com sua incapacidade de produzir potências máximas de pulsos de intensidades que excedessem gigawatts/cm^2, dado que tais pulsos de alta potência causavam sérios danos ao meio de ganho. Strickland e Mourou reconheceram o potencial da CPA – primeiramente aplicado a radares, na década de 1960, para aumentar sua potência – para aumentar grandemente a potência dos pulsos de *laser* e, assim, trouxeram a CPA a *lasers*, na década de 1980. Na CPA, um pulso de *laser* ultracurto é alongado no tempo antes de ser introduzido no meio de ganho usando um par de grades. O componente com baixa frequência se desloca em uma via mais curta do que o componente de alta frequência, de tal modo que o pulso é "esticado", e sua intensidade é reduzida. O pulso é, então, introduzido seguramente pelo meio de ganho, amplificado e, então, recomprimido de volta à largura de pulso original, alcançando ordens de magnitude de potência de pico mais altas do que os *lasers* poderiam gerar antes da CPA, não tendo efeitos deletérios ao próprio *laser*.[4]

A demonstração de Moulton dos cristais de safira dopados com titânio na qualidade dos *lasers*, em meados da década de 1980, representou mais um avanço oportuno no desenvolvimento do FSL. Em alguns anos, Sibbett e associados usaram o sistema Ti:safira e um conceito de travamento de modo da lente de Kerr para produzir pulsos de femtossegundo subcentesimais.[5] Através desse processo, curtos pulsos ópticos se propagam por um meio não linear, como Ti:safira, resultando em um número significativamente grande de modos, oscilando em sincronia entre si para gerar pulsos no esquema de femtossegundos, de modo semelhante ao que descrevemos anteriormente. O FSL nasceu assim.

2.4 *Laser* de Femtossegundo em Medicina

O FSL tem múltiplas aplicações em medicina, incluindo realização de imagens e manipulação nanocirúrgica nos níveis celular e subcelular,[6] intervenções neurocirúrgicas e cardiovasculares[7,8,9] e procedimentos odontológicos[10] entre outros. No nível molecular, os pulsos de femtossegundos têm sido usados para elucidar os mecanismos de separação cromossômica durante a divisão celular para induzir dano do DNA altamente localizado, medir as propriedades biofísicas do citoesqueleto e das mitocôndrias e estimular ondas de cálcio em células vivas.[6]

É importante, contudo, que o FSL, algum dia, possa estender-se ao tratamento de doenças neurológicas. Em um estudo, os pesquisadores usaram o FSL para realizar axotomia muito precisa em *Caernorhabditis elegans* para estudar regeneração nervosa.[11] Os pesquisadores cortaram axônios para comprometer o movimento retrógrado do verme e mostraram que esses axônios se regeneraram funcionalmente em 24 horas depois da cirurgia, pois os vermes recuperaram o movimento retrógrado. Além disso, pesquisadores de Cornell injetaram localmente 4-aminopiridina (fármaco indutor de crises convulsivas) no tecido cortical do rato e interromperam a propagação focal das crises com o uso de incisões precisas e controladas com FSL sem romper a funcionalidade neural normal.[7]

A FSL também pode beneficiar os pacientes com doença cardiovascular, dada sua promessa de reduzir a reestenose em *stents* revestidos e de permitir a fabricação de plataformas de microvasos.[8,9] Os pesquisadores usaram padronização assistida por *laser*

Tabela 2.1 Aplicações do *Laser* de Femtossegundo em Medicina

Campo	Uso
Biologia molecular e celular	• Elucidação dos mecanismos de separação cromossômica durante a divisão celular • Indução altamente localizada de dano do DNA • Medida das propriedades biofísicas do citoesqueleto e das mitocôndrias
Neurologia	• Axotomia e regeneração nervosa (sob investigação) • Suspensão de crises focais (sob investigação)
Cardiologia	• Prevenção de reestenose de *stent* (sob investigação) • Sustentação de microvasos (sob investigação)
Odontologia	• Ablação de implante dentário

para modificar a superfície do *stent*, permitindo o controle das interações célula-superfície, que têm papel importante na reestenose. Eles observaram que a proliferação de miofibroblastos diminuiu significativamente nas amostras tratadas com *laser*, em comparação às não tratadas, sugerindo que o FSL possa ser usado para modificar superfícies de *stents* para prevenir ou pelo menos reduzir a reestenose.[9] As aplicações do FSL em medicina são mostradas na ▶ Tabela 2.1.

2.5 Introdução do *Laser* de Femtossegundo em Oftalmologia

O FSL representa importante mudança de paradigma. Foi introduzido pela primeira vez na prática da oftalmologia, em 2001, como meio de criar um retalho de córnea durante ceratomileuse *in situ* assistida por *laser* (LASIK). Desde então, encontraram-se outros usos para ele entre múltiplos domínios da oftalmologia. O FSL aplica um raio *laser* pulsátil altamente focado a um tecido-alvo, gerando plasma que consiste em elétrons livres e moléculas ionizadas que rapidamente se expandem e colapsam, resultando em microcavitações e ondas de choque acústico que separam e fazem incisão no tecido-alvo. O FSL emprega tempos de pulso ultrarrápidos de 10^{-15} s, permitindo que quantidades menores de energia sejam usadas, ao mesmo tempo mantendo emissão de potência semelhante, assim poupando tecidos adjacentes delicados de um dano colateral. Além disso, a luz de 1.053 nm de comprimento de onda não é absorvida por tecidos opticamente claros em baixas densidades de potência e não é afetada pela ampliação da córnea, permitindo um *spot* precisamente focado de 3 μm (microimplante) na câmara anterior, acurado para a faixa dentro de 5 μm. Em grau limitado, o FSL também é capaz de atravessar meios opticamente nebulosos, como a córnea edemaciada e até a esclera perilímbica relativamente translúcida.[1]

Passou-se pouco menos de uma década até que o FSL se traduzisse de investigação experimental em início a uma aplicação significativa em oftalmologia. Percebendo que os sistemas de *laser* de nanossegundo clinicamente à disposição, na década de 1990, exigiam grandes energias de pulso para obterem ruptura óptica, levando a efeitos teciduais não controlados e indesejáveis, Tibor Juhasz e Ron Kurtz, da Universidade de Michigan, decidiram explorar como *lasers* capazes de gerar pulsos de *laser* ainda mais curtos beneficiariam a realização de procedimentos de córnea minimamente invasivos e altamente localizados. Uma doação da National Science Foundation e do Estado de Michigan possibilitou que eles construíssem o protótipo do sistema de *laser* de Nd:vidro em estado sólido que produzia pulsos de 500 fs em um comprimento de onda de 1,06 μm. Eles demonstraram a criação de um retalho, ceratomileuse, correção visual intraestromal com seu protótipo e observaram precisão sem paralelo e falta de dano colateral tecidual, o que previamente não havia sido conseguido com os *lasers* de nanossegundo.[12,13]

Juhasz e Kurtz imediatamente reconheceram seu potencial para efetuar uma mudança de paradigma na oftalmologia. Eles prosseguiram e encontraram a IntraLase Corp com a intenção de melhorar o procedimento LASIK e outros procedimentos refrativos. Eles abordaram William Link, que previamente havia fundado a American Optics and Chiron Vision. Link convenceu os dois a se mudarem para Irvine, Califórnia, um lugar que ele sentia ser mais receptivo para companhias do tipo *start-up*, como a IntraLase. A Food and Drug Administration (FDA) aprovou a IntraLase para cirurgia de córnea lamelar, em 2000, e depois se tornou comercialmente disponível para retalhos de LASIK, em 2001. Conquanto o sistema inicialmente operasse em uma frequência de 6 kHz e depois 10 kHz, a IntraLase rapidamente melhorou seu FSL para reduzir os tempos dos procedimentos e para melhorar os resultados, bem como a facilidade do uso. Eles introduziram um modelo de 15 kHz, em 2003, seguido pelo modelo de 30 kHz, em 2005, e o modelo de 60 kHz, em 2006. O tempo de criação do retalho com o modelo de 60 kHz rivalizou com o do microcerátomo mecânico e foi ainda melhorado com o novo IntraLase de quinta geração de 150 kHz, que cria um retalho em menos de 10 segundos e pode cortar ampla variedade de formas geométricas, profundidades, diâmetros, configurações de feridas, tamanhos de *spots* e separação de *spots*. A Advanced Medical Optics (AMO) comprou a IntraLase, em 2007, e aquela foi posteriormente adquirida por Abbott Labs, em 2009.[13,14]

Kurtz deixou a IntraLase antes que a companhia fosse vendida à AMO e fundou LenSx *Lasers*, em 2008, com a intenção de aprimorar a cirurgia de catarata com o FSL. Apoiado por investidores de risco, Kurtz construiu o sistema LenSx, que opera em uma frequência de 50 kHz e se combina a tomografia de coerência óptica (OCT) com domínio espectral 3D para possibilitar a cirurgia de catarata guiada por imagem. Stephen Slade realizou a primeira cirurgia de catarata com *laser* em 50 olhos consecutivos com LenSx, em 2010, e observou uma centralização da capsulotomia anterior essencialmente perfeita. LenSx recebeu aprovação da FDA nos Estados Unidos, bem como aprovação da CE (Comunidade Europeia) para incisões da córnea e arqueadas, capsulotomias anteriores, fragmentação do cristalino e formação de retalho da córnea. Em um movimento para sustentar sua linha de produção e abrir caminho para ela no cobiçado mercado da cirurgia de catarata-FSL, a Alcon entrou em acordo para adquirir LenSx.[13,14]

O empreendedor Randy Frey fundou a Lasersoft Vision, em 2004 e, mais tarde, passou a fazer parte da equipe da investidora de risco Aisling Capital. Juntos, desenvolveram um FSL de 80 kHz. chamado LensAR, inicialmente para tratar presbiopia usando pulsos de femtossegundos para restaurar a força e a flexibilidade do cristalino natural. No entanto, os consultores médicos de Frey observaram que o *laser* se adaptava melhor a remover material lenticular, o que eles sentiram poder ser útil durante casos complicados de catarata de alto grau. Desse modo, a empresa mudou seu nome para LensAR, em 2007, e reconcentrou seus esforços em cirurgia de catarata. Os resultados clínicos iniciais mostraram que as capsulotomias anteriores criadas por LensAR eram regulares e bem centralizadas, que a visão dos pacientes se recuperava rapidamente depois da cirurgia e que era necessária menor energia de ultrassom durante a facoemulsificação da catarata de alto grau. Em maio de 2010, a FDA liberou a LensAR para criar capsulotomias anteriores e, menos de um ano mais tarde, a realizar fragmentação do cristalino. A LensAR também tem aprovações da FDA e da CE para incisões da córnea e arqueadas.[13,14]

Os fundadores de outra empresa, a OptiMedica, sentiram-se mais intrigados pelas possíveis extensões do FSL às cirurgias de glaucoma e de retina e, assim, desenvolveram Catalys, que era um esforço nos bastidores. Depois que os investidores viram o potencial da capsulotomia anterior com FSL, contudo, a OptiMedica vendeu seus ativos de retina e glaucoma, em 2010, e começou a se concentrar em cirurgias de catarata. Operando em 120 kHz, o Catalys tem uma OCT de domínio espectral 3D que possibilita a cirurgia de catarata guiada por imagens e atualmente tem aprovação da FDA e da CE para incisões de córnea e arqueadas, capsulotomias anteriores e fragmentação do cristalino.[13,14]

Um FSL revelado mais recentemente, VICTUS, introduzido por Tecnolas, em 2011, no encontro da European Society of Cataract and Refractive Surgery (ESCRS), é o primeiro FSL capaz de realizar tanto cirurgia de catarata como refrativa em plataforma única, operando em 80 kHz durante procedimentos para catarata e em 160 kHz durante cirurgias refrativas. O VICTUS apresenta OCT de domínio espectral 3D para melhorar o planejamento e a monitoração cirúrgica e atualmente tem aprovações da FDA e da CE para incisões na córnea e arqueadas, capsulotomias anteriores, fragmentação do cristalino e criação de retalhos na córnea. A Tecnolas entrou em acordo de copromoção com a Bausch e Lomb, em 2011, incluindo uma opção para a Bausch e Lomb comprar a companhia caso o *laser* atendesse a certos marcos fundamentais. Desde então, ambas as companhias têm alavancado sua experiência em cirurgias combinadas de catarata e refrativas para promover o VICTUS.[13,14]

Outros sistemas de FSL no mercado dos EUA incluem Tecnolas FEMTEC, Ziemer Femto LDV e Zeiss VisuMax. O FEMTEC opera em 40 ou 80 kHz e tem aprovação da FDA para criação de retalho da córnea e para uso em cirurgia de catarata. Um estudo recente com 36 meses de acompanhamento e envolvendo 20 olhos que receberam cortes com anel intraestromal demonstrou melhora na visão para perto não corrigido, sugerindo que FEMTEC seja útil no tratamento da presbiopia.[15] Femto LDV, desenvolvido por Ziemer, em 2005 e comercializado originalmente como DaVinci até que sua marca se tornou um problema, distingue-se por ser o mais rápido FSL aprovado nos Estados Unidos, tendo uma taxa de pulso na faixa de mega-hertz. Esse FSL foi aprovado para criação de retalho de LASIK e tem sido usado para criar *pockets* para *inlays*, para criar incisões circulares em túnel para segmentos de anéis intraestromais e para realizar ceratoplastia lamelar. Outro FSL, o Zeiss VisuMax, tem aprovação da CE para extração de lentícula com femtossegundo (FLEx) na Europa.[16] Tanto a FLEx como a extração de lentícula com pequena incisão (SMILE) são procedimentos refrativos envolvendo ablação intraestromal e, uma vez que investigação extensa comprove sua segurança, eficácia e estabilidade no longo prazo, poderiam se tornar competidores diretos da LASIK. As aplicações do FSL em oftalmologia são mostradas na ▶ Tabela 2.2.

2.5.1 *Laser* de Femtossegundo na Cirurgia da Córnea e Refrativa

O FSL é mais comumente usado para criar retalhos em LASIK. Durante esse procedimento, o cirurgião acopla o olho do paciente a uma anel de aspiração com baixa pressão para alinhar o globo e deixar a córnea plana, depois do que dispara pulsos de FSL ao estroma da córnea em uma profundidade predeterminada e em padrão de raster ou espiral para criar o corte lamelar e depois em padrão circular periférico para criar cortes laterais verticais. Em comparação à LASIK baseada em microcerátomo, LASIK baseada em FSL reduz a incidência de complicações do retalho; dá

Tabela 2.2 Aplicações do *Laser* de Femtossegundo em Oftalmologia

Campo	Uso
Cirurgia da córnea e refrativa	• Retalhos de LASIK • Ceratoplastia lamelar anterior • Cortes de ceratoplastia penetrantes • Botões lamelares posteriores de doador, como em DLEK e DSAEK • Túneis para INTACS • Retalhos para incrustações lenticulares na córnea • Incisões arqueadas em ceratotomia astigmática • Cortes em córneas de receptor para implantação de ceratoprótese permanente • Biópsias de córnea para diagnóstico • Procedimentos de ablação intraestromais (FLEx e SMILE)
Cirurgia de catarata	• Incisões de córnea claras • Capsulotomias • Fragmentação do cristalino • Incisões de relaxamento do limbo
Tecnologia de lentes intraoculares	• Ajuste pós-operatório não invasivo da potência de lentes intraoculares
Cirurgia de glaucoma	• Formação de tratos fistulosos através da rede trabecular • Criação de retalhos esclerais com espessura parcial • Combinação de cirurgia de catarata assistida por FSL e procedimentos MIGS e inserções de dispositivos de *stents*
Cirurgia da retina	• Possíveis aplicações em diagnóstico e cirúrgicas em patologias da retina (sob investigação)

Abreviações: DLEK, ceratoplastia endotelial lamelar profunda; DSAEK, ceratoplastia automatizada por desnudamento endotelial de Descemet; FLEx, extração de lentícula por femtossegundo; FSL, *laser* de femtossegundo; LASIK, ceratomileuse assistida por *laser in situ*; MIGS, cirurgia microinvasiva para glaucoma; SMILE, extração de lentícula com incisão pequena.

aos cirurgiões mais opções com referência ao diâmetro e espessura do retalho; melhora a precisão, a segurança do retalho e a previsibilidade da espessura; e não tem partes móveis. Ajustar os parâmetros do FSL permite que os cirurgiões realizem ceratoplastia lamelar anterior e produzam cortes de ceratoplastia penetrantes com junções enxerto-hospedeiro modelados, botões lamelares posteriores do doador em ceratoplastia endotelial lamelar profunda (DLEK) e ceratoplastia automatizada por desnudamento endotelial de Descemet (DSAEK) túneis para inserção de anel intracórneos (Intacs), retalhos para *inlays* na córnea, incisões arqueadas na ceratotomia astigmática e cortes em córneas receptoras para implantação de ceratoprótese permanente.[17,18]

Estudos animais e humanos sobre ceratoplastia lamelar anterior assistida por FSL mostram-se promissores, assim como investigações em bancos de olhos e modelos animais sobre técnicas de dissecção lamelar posterior assistida por FSL. Estudos histológicos iniciais sobre técnicas lamelares posteriores demonstraram a capacidade do *laser* de produzir cortes lamelares homogêneos com bordas de trefinação retas; mas estudos subsequentes por microscopia eletrônica revelaram irregularidades da textura da superfície lamelar que se pensou terem sido causadas por dispersão e atenuação do *laser* no estroma profundo. As investigações adicionais em andamento em bancos de olhos incluem cortes por FSL de botões de córnea posterior de doadores para DSAEK; extração por FSL de tecido da córnea de doador e aplicação de tecido de doador em córnea de receptor durante ceratoplastia penetrante; e criação de bolsos de córnea por FSL-microcerátomo para facilitar a inserção de ceratoprótese de biopolímero em córneas de bancos de olhos. Como tais procedimentos estão sendo submetidos à investigação preliminar, problemas de segurança associados e complicações não são conhecidos por enquanto. Outra aplicação intrigante do FSL, de acordo com uma publicação, é que tem sido usado para biópsias de córnea diagnósticas em suspeita de ceratite infecciosa.[17,18]

O FSL se presta bem a tratar ceratocone e miopia (até –3,5 D), facilitando a colocação intraestromal de implantes de polimetil-metacrilato (PMMA) e para tratar astigmatismo depois de ceratoplastia penetrante (PKP) ou cirurgia de catarata. Sabe-se que a criação de túnel por FSL para implantes intraestromais de PMMA é mais fácil, mais precisa e previsível, tem menor probabilidade de perfurar a córnea e resulta em melhores resultados visuais, em comparação à espátula mecânica convencional. Além disso, a correção de alto astigmatismo após PKP ou a cirurgia de catarata por meio de ceratotomia arqueada assistida por laser e/ou ressecção em cunha é mais fácil, mais precisa e traz menos risco de perfuração da córnea do que o método da lâmina de diamante à mão livre.[17,18]

Novos procedimentos de ablação intraestromal que se tornaram possíveis pelo FSL (FLEx e SMILE) podem revolucionar a cirurgia refrativa e tornar obsoleta a LASIK. Sekundo desenvolveu a FLEx, em 2008, após a introdução do VisuMax FSL, em 2007. Esse procedimento envolve um único FSL – opostamente a dois *lasers* na LASIK – que corta uma lentícula precisa de tecido completamente contida no estroma da córnea, bem como um retalho de córnea para extração da lentícula. Um estudo com acompanhamento de 5 anos indica que a FLEx oferece benefícios refrativos seguros e estáveis em longo prazo para pacientes míopes e astigmáticos. Uma técnica mais recente (SMILE) também envolve corte de uma lentícula intraestromal, mas esse procedimento não exige um retalho de córnea para extração. Dado que a lentícula é extraída por meio de uma incisão periférica, SMILE é menos invasiva e, em comparação à LASIK, promete melhorar a estabilidade biomecânica da córnea e evitar as complicações pós-operatórias associadas aos retalhos. De acordo com uma revisão, SMILE produziu um perfil de eficácia, previsibilidade e segurança semelhante ao da LASIK, embora ainda não tenha sido inteiramente estabelecida a melhora de estabilidade mecânica, de reação inflamatória pós-operatória e do olho seco.[19] A FLEx foi aprovada na Europa, mas tanto FLEx quanto SMILE têm ainda pendente sua aprovação pela FDA.

2.5.2 *Laser* de Femtossegundo em Cirurgia de Catarata

Assim como se fez para LASIK e outros procedimentos refrativos, o FSL pode oferecer a acurácia e precisão necessárias durante cirurgia de catarata para melhorar ainda mais os atuais resultados clínicos. Até aqui, os sistemas de FSL são construídos para realizar incisões claras na córnea (CCIs), capsulotomias, fragmentação do cristalino e incisões relaxantes límbicas (LRIs) (▶ Fig. 2.1 e ▶ Fig. 2.2).

A atual cirurgia de catarata compreende CCIs criadas manualmente com lâminas ultra-afiadas. No entanto, apenas 72% dos cirurgiões de catarata nos EUA realizam CCIs, pois aumentam o risco de vazamento da ferida e endoftalmite após extração da catarata. Masket demonstrou que o FSL pode atenuar o aumento do risco de endoftalmite associada à CCI em estudo com olhos de cadáver, dado que as incisões na córnea feitas pelo FSL mostraram maior estabilidade arquitetônica e reprodutibilidade. Em estudo recente envolvendo 60 pacientes randomizados para receber CCI

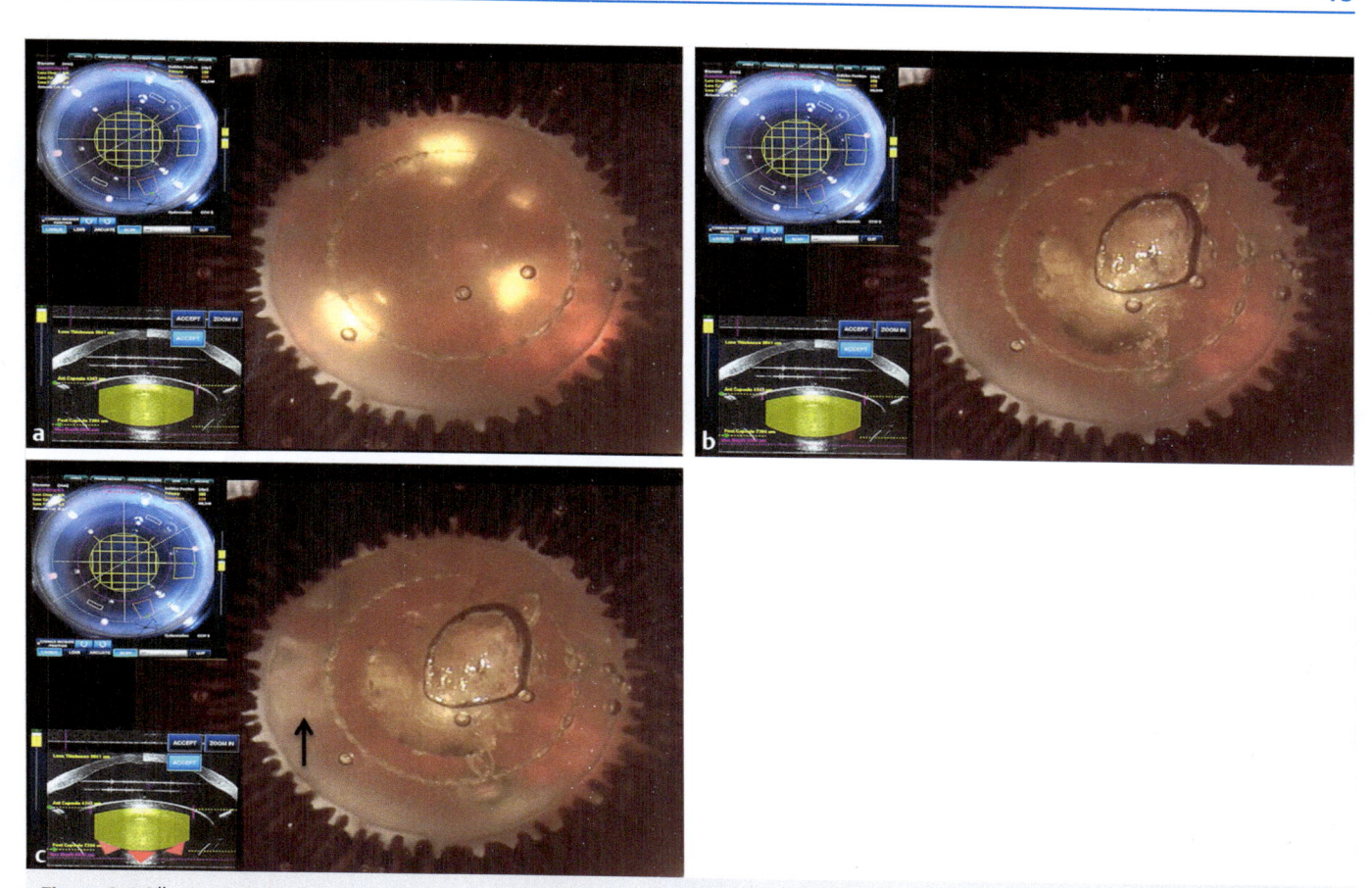

Figura 2.1 Olho preparado de acordo com a técnica de Miyake-Apple (visualização posterior do segmento anterior) e submetido à cirurgia para catarata com um *laser* de femtossegundo. (**a**) Capsulotomia anterior. (**b**) Fragmentação do núcleo com um padrão em grade. (**c**) Incisão da córnea (*seta*). (Reproduzida com permissão da Amercian Society of Cataract and Refractive Surgery (ASCRS), San Diego, CA, abril de 2015.)

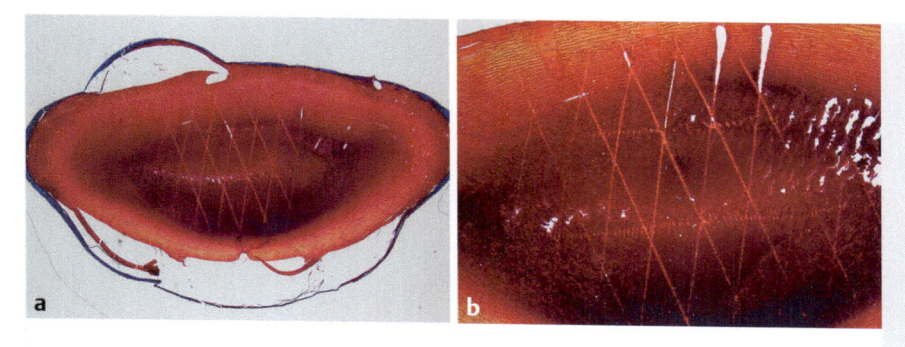

Figura 2.2 Cortes histológicos do cristalino do mesmo olho que na ▶ Figura 2.1 (**a**, **b**, **c**); coloração tricrômica de Masson; ampliação x 20 e x 100) respectivamente, mostrando o padrão de grade preciso aplicado ao núcleo pelo *laser* de femtossegundo. Houve uma zona de segurança posteriormente, sem ruptura da cápsula posterior nem do córtex posterior. Observou-se formação de gás anterior e posteriormente. (Reproduzida com permissão de Mamalis N, Werner L, Farukhi MA, Kramer GD, MacLean K. Fun with femtosecond lasers. Vídeo apresentado na American Society of Cataract and Refractive Surgery (ASCRS), San Diego, CA, abril de 2015.)

por FSL ou CCI manual, o procedimento com FSL resultou em perda mais baixa de células endoteliais centrais, menor aumento da espessura da córnea no local da incisão e melhor morfologia do túnel, em comparação à técnica manual.[14]

O posicionamento ideal da lente intraocular (LIO) e a realização do procedimento dependem do tamanho da capsulorrexe, que, em si, depende da habilidade do cirurgião e de fatores relacionados com o paciente, como dilatação da pupila e profundidade da câmara anterior. Pequena capsulorrexe pode causar fibrose da cápsula anterior e do desvio hipermetrope da LIO, enquanto a capsulorrexe grande demais pode levar a aumento das taxas de inclinação da LIO, descentralização, miopia pós-operatória e opacificação da cápsula posterior. Múltiplos estudos *in vivo* e *in vitro* indicam que as capsulotomias criadas por FSL oferecem resultados refrativos mais estáveis com menos inclinação e descentralização da LIO do que a capsulorrexe curvilínea contínua padrão. Um estudo usando Catalys mostrou ainda que o FSL em particular pode produzir capsulotomias mais precisas, acuradas e reprodutíveis do que a técnica manual. No entanto, existe controvérsia na comunidade de catarata quanto a se o FSL aumenta a taxa de lacerações capsulares anteriores e degradações da integridade da capsulotomia.[14]

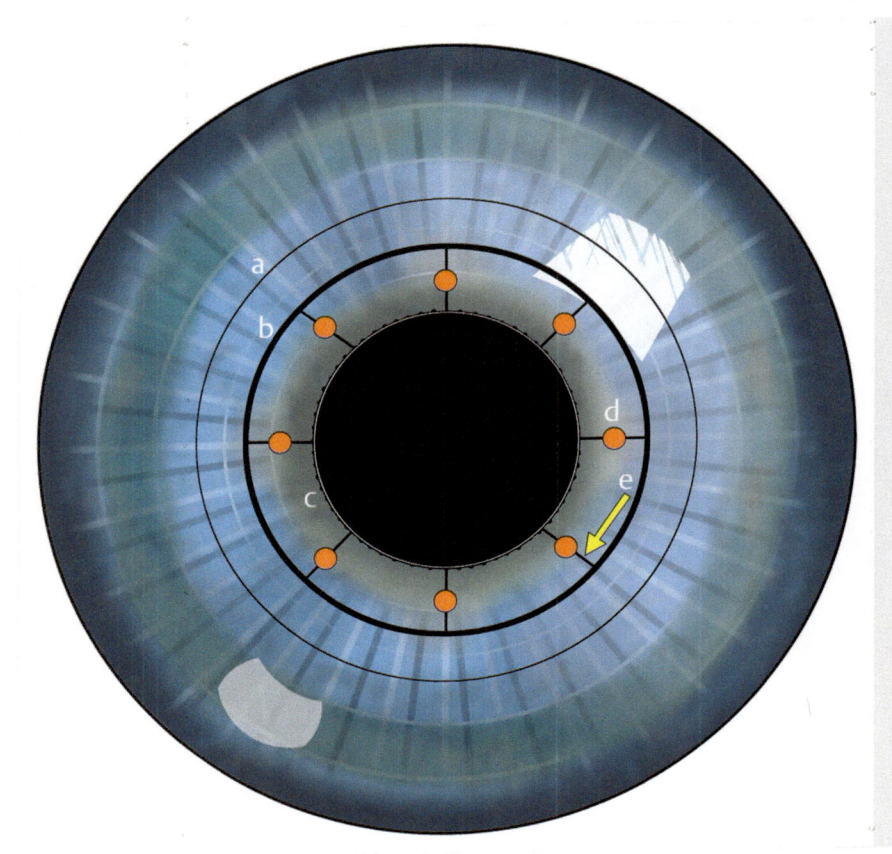

Figura 2.3 Desenho de tentativa de um óptico passível de ajuste pós-operatório da potência com o uso de *laser* de femtossegundo. A LIO (**a**) consiste em anéis concêntricos (**b,c**) conectando os membros (**e**). Regiões localizadas dos bolsos de material absorvente de calor (**d**) são colocadas nos membros que fazem a conexão. (Adaptada de Ford J, Werner L, Mamalis N. Adustable intraocular lens power technology. J Cataract Refract Surg 2014; 40:1205-1223.)

O FSL também pode limitar os riscos operatórios em casos complexos, particularmente aqueles envolvendo catarata hipermadura e/ou zônulas soltas. Segmentando o núcleo e amolecendo a catarata antes da facoemulsificação, os cirurgiões podem saltar as difíceis etapas de escultura e corte que frequentemente levam a complicações. O amolecimento preventivo da catarata reduz a quantidade de energia de ultrassom necessária para fragmentar o cristalino, bem como o volume de líquido que entra e sai do olho durante a facoemulsificação, diminuindo o risco de complicações na cápsula e de lesão endotelial da córnea.[14]

Após cirurgia de catarata, podem-se usar LRIs para corrigir astigmatismo pós-operatório tornando mais plano o eixo mais agudo da córnea. O uso de LRIs tem sido limitado porque existe preocupação com perfuração da câmara anterior e variabilidade dos resultados, pois um mau alinhamento do eixo de 5 graus pode resultar em redução de 17% do efeito da incisão. A LRI assistida por FSL pode ajudar nisso, visto que incisões refrativas podem ser controladas com um sistema computadorizado guiado por imagens e não dependem da habilidade ou experiência de um cirurgião.[14]

2.5.3 *Laser* de Femtossegundo no Ajuste Pós-Operatório Não Invasivo da Potência de Lente Intraocular

Os Laboratórios Alcon patentearam uma LIO passível de ajuste da potência com o FSL no pós-operatório.[20] Pela patente da Alcon, o desenho de tentativa da LIO consiste em uma óptica contendo microestrutura interna com dois anéis concêntricos conectados por membros, a qual pode ter regiões ou bolsos localizados de material absorvente de calor ou corante. A aplicação do *laser* pulsátil aos bolsos absorventes de calor causa encolhimento do material, aumentando a tensão entre os anéis interno e externo. Diferentemente, os membros conjugados podem ser separados com a aplicação do *laser*, resultando em alívio da tensão entre os anéis concêntricos na LIO (▶ Fig. 2.3, ▶ Fig. 2.4, ▶ Fig. 2.5). A Alcon alega que sua lente pode ser remodelada a qualquer momento no pós-operatório e acoplada à aberrometria de frente de onda para fornecer resultados refrativos excelentes, mas não publicaram dados sobre essa tecnologia peculiar até a escrita deste texto.

Ding *et al.* publicaram sobre as consequências ópticas de focalizar um FSL com taxa de repetição alta e baixa energia de pulso em tecidos biológicos claros.[21] Grades foram colocadas por micromáquinas no estroma, e o córtex de córneas e o cristalino de gato levemente fixados foram removidos. A inscrição das grades nesses tecidos induziu pequenas, mas significativas e persistentes, alterações do índice refrativo com baixa perda de dispersão, fenômeno denominado modelagem do índice refrativo intratecidual (IRIS).[21] Com base no mesmo princípio já mencionado, o FSL também tem sido usado para induzir mudanças do índice refrativo em polímeros de hidrogel à base de silicone ou não e em polímeros de hidrogel dopados com corante.[22] Perfect Lens LLC (uma companhia irmã da Aaren Scientific) patenteou uma técnica que usa IRIS para construir uma lente no braço hidrófobo e para fazer alterações refrativas pós-operatórias da LIO. Resumindo, o FLS bombardeia seletivamente os elétrons de uma camada fina de 50 μm de material imerso na LIO e altera a forma tridimensional da camada do material, assim mudando precisamente seu índice refrativo e induzindo ajustes da potência dióptrica (Bille JF. Generation and in situ modification of customized IOLs. Trabalho apresentado na ASCRS, San Diego, Califórnia, março de 2011).

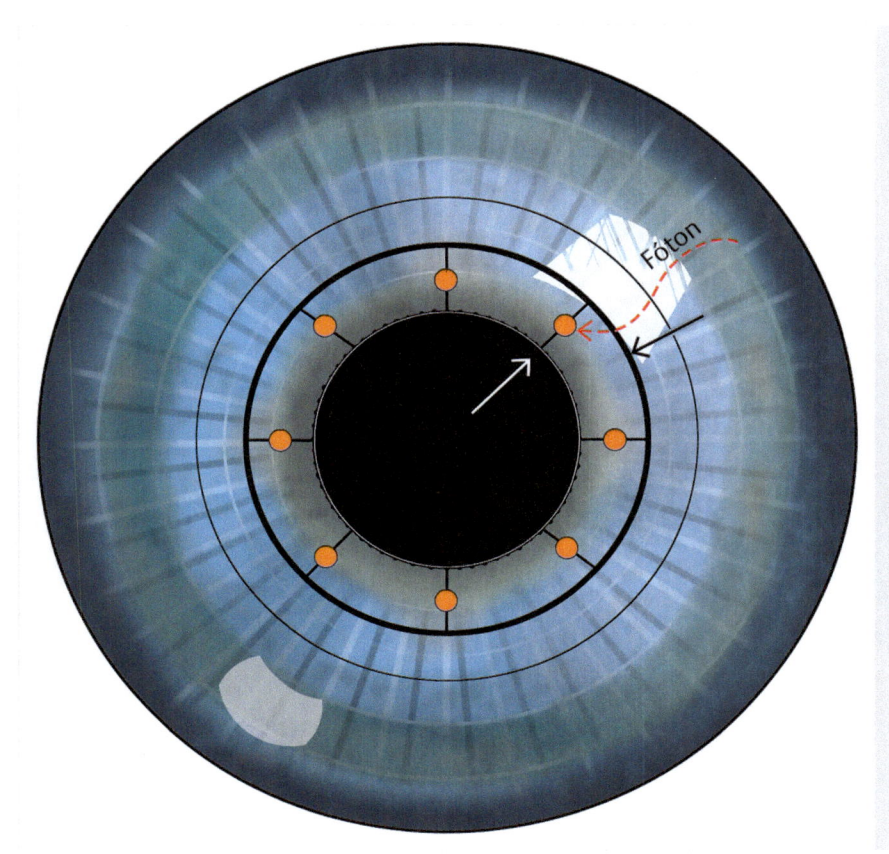

Figura 2.4 Esquema retratando a aplicação de um fóton produzida por um *laser* de femtossegundo ao material absorvível de calor, resultando em tensão entre os anéis concêntricos da LIO. (Adaptada de Ford J, Werner L, Mamalis N. Adjustable intraocular lens power technology. J Cataract Refract Surg 2014; 40:1205-1223.)

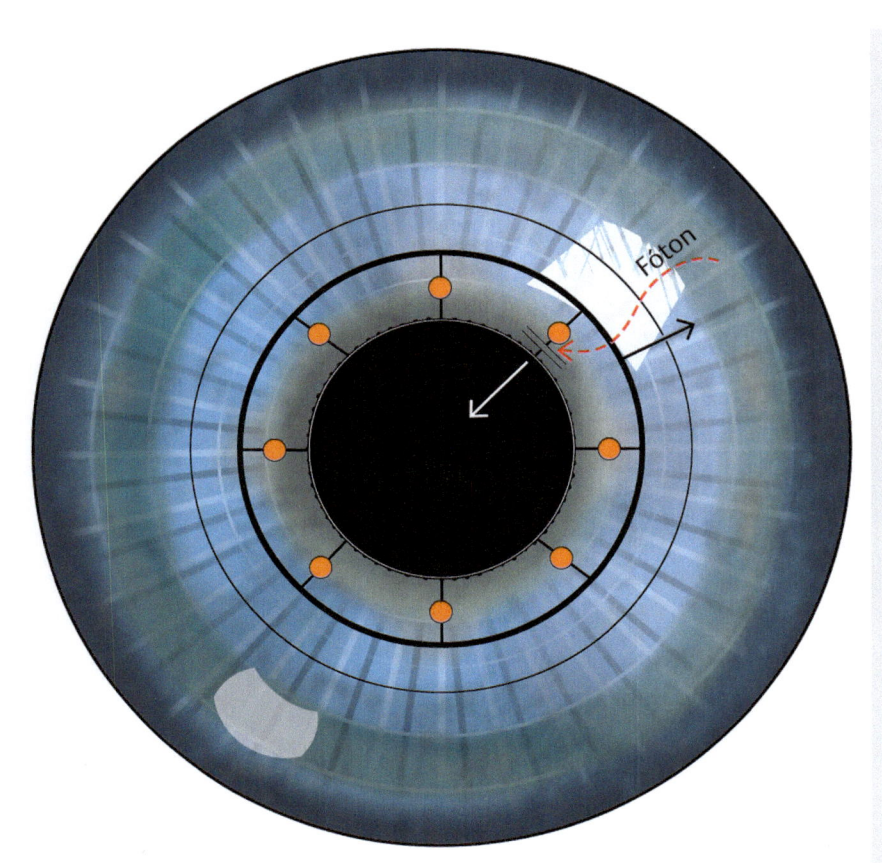

Figura 2.5 Esquema retratando a aplicação de um fóton produzida por um *laser* de femtossegundo aos membros de conexão, resultando em alívio da tensão entre os anéis concêntricos da LIO. (Adaptada de Ford J, Werner L, Mamalis N. Adjustable intraocular lens power technology. J Cataract Refract Surg 2014;40:1205-1223.)

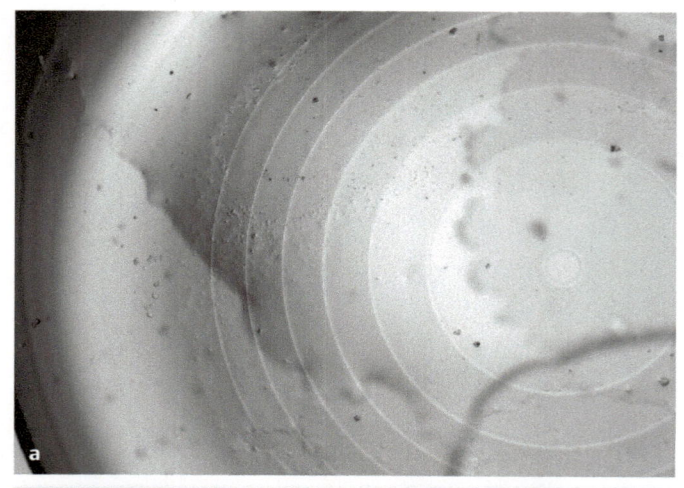

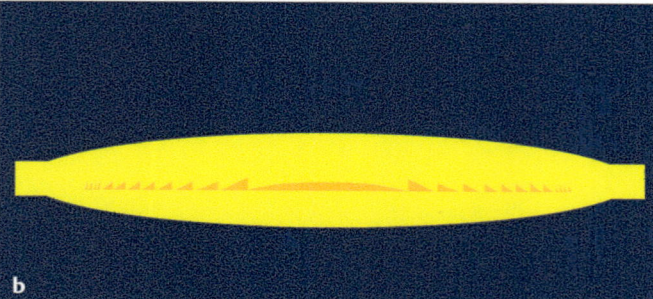

Figura 2.6 Padrões de microgrades aplicados pelo *laser* de femtossegundo a um óptico de LIO. (**a**) Padrão visto de ponto anterior. (**b**) Padrão aplicado a uma camada fina de material emblocado no óptico da LIO; projeção lateral. (Reproduzida com permissão de Ford J, Werner L, Mamalis N. Adjustable intraocular lens power technology. J Cataract Refract Surg 2014; 40:1205-1223.)

Usando um FSL comercial de dois fótons e 500 mW com um modulador acústico-óptico, Perfect Lens tratou uma lente com 1 mm de diâmetro (potência inicial de 1,6 D) que foi incorporada a um botão de acrílico hidrófobo. Eles empregaram várias técnicas de invólucro de fases para efetuar várias dioptrias de alteração refrativa no material. O invólucro de fases é um processo em que a superfície da lente é dividida em zonas difrativas concêntricas, e a potência total da lente é uma somação da potência de cada zona difrativa. Por exemplo, camada única da lente com 50 μm em dispositivo óptico de 6,0 mm fornece até 5 D de correção, de modo que quatro camadas devem fornecer 20 D em tese. Ajustar as zonas difrativas ao longo de eixo único e mudar as alturas relativas e perfis das zonas refrativas podem oferecer correções astigmáticas e asféricas respectivamente (▶ Fig. 2.6). Usando um modulador acústico-óptico, estima-se que o tempo total de tratamento *in vivo* fique em torno de 20 a 60 segundos com essa tecnologia potencialmente revolucionária.

2.5.4 Possíveis Aplicações do *Laser* de Femtossegundo em Cirurgia de Glaucoma e da Retina

Até aqui em oftalmologia, o FSL tem sido usado predominantemente para procedimentos refrativos e de catarata. Investigações recentes, contudo, têm lançado luz sobre como o FSL pode alterar os panoramas da cirurgia de glaucoma e de retina. Futuros cirurgiões podem usar essa tecnologia para formar tratos fistulosos através da rede trabecular (RT) e para criar retalhos de esclera em espessura parcial, tudo isso para melhorar a facilidade do efluxo aquoso. À luz de recentes tentativas de misturar os campos de cirurgia de catarata e de glaucoma, outra nova perspectiva envolve combinar procedimentos de cirurgia de catarata assistida por FSL e de cirurgia de glaucoma microinvasiva (MIGS) e inserções de *stents*.[23] Estudos *in vitro* em retinas porcinas também indicam que o FSL pode ter implicações diagnósticas e cirúrgicas sobre as patologias de retina décadas no futuro.

Toyran publicou um estudo *ex vivo*, em 2005, no qual criou canais de ablação de espessura total através da RT humana sem produzir dano colateral, como o exame histopatológico mostra, e deduziu que esses tratos fistulosos poderiam permitir acesso direto ao seio venoso da esclera e melhorar o efluxo aquoso. Em trabalho subsequente, Nakamura direcionou a energia do *laser* por meio de goniolente para o ângulo da câmera anterior de olhos enucleados intactos humanos e de babuíno, produzindo lesões distintas por *laser* sem evidência de dano ao tecido adjacentes e imagens de alta ampliação. Embora Nakamura não chegasse ao canal justacanalicular nesse estudo, a possibilidade de fazê-lo justifica maior investigação, pois adaptações de sua técnica poderiam oferecer uma abordagem minimamente invasiva do glaucoma na ocasião da cirurgia de catarata por *laser*.[23]

Investigações em modelos animais adicionais sugerem que os cirurgiões possam reduzir a pressão intraocular por meio de esclerectomias criadas por FSL. Em 2007, Bahar usou IntraLase para formar retalhos esclerais profundos de espessura parcial em olhos de cadáveres humanos e, depois de remover o retalho profundo, observou o humor aquoso sendo coado pela janela de Descemet exposta. Em outra investigação, Chai desenvolveu um modelo 3D para predizer saída de humor aquoso pelos canais esclerais com espessura parcial criados por FSL. Depois da modelagem de reduções da pressão intraocular de 67% a 81%, ele aplicou pulsos de FSL à esclera do olho de coelhos e observou dramáticos aumentos da facilidade de saída de humor aquoso pelos canais criados. Chai, mais tarde, criou canais de drenagem escleral semelhantes com dimensões variáveis e observou redução da pressão intraocular em todos os olhos de coelho tratados. A extensão da redução da pressão intraocular dependeu das dimensões do canal criado, implicando que futuros cirurgiões de glaucoma possam usar modelos semelhantes ao de Chai para criar túneis esclerais que ofereçam reduções previsíveis da pressão intraocular.[23]

Investigadores também propõem combinar cirurgia de catarata assistida por FSL com procedimentos MIGS e dispositivos, como iStent, Trabectome e endociclofotocoagulação. Uma extensão da combinação é que os cirurgiões poderiam criar micro-orifícios na RT para permitir que o humor aquoso se desvie da RT doente e se dirija ao seio venoso da esclera concomitantemente à realização da cirurgia de catarata. No entanto, por mais animadora que essa perspectiva seja, a combinação de cirurgia de catarata e glaucoma assistidas por FSL ainda não foi publicada na literatura.

Existe pouquíssima literatura sobre aplicações do FSL a diagnóstico e a procedimentos cirúrgicos na retina, mas dois estudos devem acender o interesse dos oftalmologistas. Em uma investigação *in vitro*, Hild fez imagens detalhadas da retina e realizou cirurgia na retina em olhos porcinos com dois *lasers* de Ti:safira em luz próxima ao infravermelho, empregando uma técnica chamada microscopia multifóton com varredura a *laser* (MLSM) – que acopla um FSL com microscópio modificado com varredura a *laser* invertida. Ele aplicou um raio *laser* focalizado com alta potência (acima de 80 mW) para criar lesões na camada de fibras nervosas em forma linear distinta com larguras inferiores a 5 μm, observando que áreas de dano colateral em torno ficaram restritas a menos de 1 μm. Potências de irradiância abaixo de 2 mW, contudo, forneceram imagens detalhadas da camada de fibras nervosas, camada de células ganglionares e da camada plexiforme interna em profundidades de tecido de até 80 μm e com uma resolução abaixo de 1 μm/pixel.[24] No outro estudo, pesquisadores inseriram suturas de poliamida e pelos humanos nas luzes vasculares de veias retinianas porcinas *in vitro* e submeteram esses espécimes a MLSM e à microscopia eletrônica. Eles detectaram cortes regulares do *laser* nas suturas e pelos na microscopia a *laser* e eletrônica sem evidências de dano à parede vascular em torno.[25] Em conjunto, essas investigações sugerem que o FSL se preste a imagens de alta resolução de várias estruturas da retina e à cirurgia da retina, mas isso provavelmente levará décadas para se traduzir à prática clínica.

Em resumo, desde sua calorosa recepção há quase 15 anos, o FSL tem realizado vários procedimentos na córnea e catarata e tem o potencial para realizar diagnóstico e procedimentos no glaucoma e na retina mais ou menos na próxima década. Será interessante testemunhar como o FSL mudará paradigmas na medicina em geral e alterará a paisagem da oftalmologia para a próxima geração de cirurgiões oftálmicos.

Referências

[1] Trikha S, Turnbull AM, Morris RJ, Anderson DF, Hossain P. The journey to femtosecond laser-assisted cataract surgery: new beginnings or a false dawn? Eye (Lond). 2013;27(4):461-473
[2] DiDomenico M. Small-signal analysis of internal (coupling type) modulation of lasers. J Appl Phys. 1964;35:2870
[3] Hargrove L, Fork R, Pollack M. Locking of He-Ne laser modes induced by synchronous intracavity modulation. Appl Phys Lett. 1964;5:4
[4] Strickland D, Mourou G. Compression of amplified chirped optical pulses. Opt Commun. 1985;56(3):219-221
[5] Sibbett W, Lagatsky AA, Brown CT. The development and application of femtosecond laser systems. Opt Express. 2012;20(7):6989-7001
[6] Vogel A, Noack J, Huttman G, et al. Mechanisms of femtosecond laser nanosurgery of cells and tissues. Appl Phys B. 2005;81(8):1015-1047
[7] Fetcho R. Sub-surface, Femtosecond Laser Incisions as a Therapy for Partial Epilepsy [honors thesis]. 2012. Available at: http://courses2.cit.cornell.edu/schafferlab/wp-content/uploads/Fetcho-Robert-Honors-Thesis.pdf. Accessed June 26, 2015
[8] Wang HW, Cheng CW, Li CW, Wu PH, Wang GJ. Hollow three-dimensional endothelialized microvessel networks based on femtosecond laser ablation. Biomed Microdevices. 2013;15(5):879-885
[9] Oberringer M, Akman E, Lee J, et al. Reduced myofibroblast differentiation on femtosecond laser treated 316LS stainless steel. Mater Sci Eng C. 2013;33(2):901-908
[10] Kabas AS, Ersoy T, Gülsoy M, Akturk S. Femtosecond laser etching of dental enamel for bracket bonding. J Biomed Opt. 2013;18(9):098003
[11] Yanik MF, Cinar H, Cinar HN, Chisholm AD, Jin Y, Ben-Yakar A. Neurosurgery: functional regeneration after laser axotomy. Nature. 2004;432(7019):822
[12] Juhasz T, Loesel F, Kurtz R, Horvath C, Bille J, Mourou G. Corneal refractive surgery with femtosecond lasers. IEEE J Sel Top Quantum Electron. 1999;5(4):902-910
[13] Arons I. The development of femtosecond lasers for cataract surgery. 2011. Available at: http://irvaronsjournal.blogspot.com/2011/03/development-offemtosecond-lasers-for.html Accessed May 9, 2015
[14] Donaldson KE, Braga-Mele R, Cabot F, et al. ASCRS Refractive Cataract Surgery Subcommittee. Femtosecond laser-assisted cataract surgery. J Cataract Refract Surg. 2013;39(11):1753-1763
[15] Khoramnia R, Fitting A, Rabsilber TM, Thomas BC, Auffarth GU, Holzer MP. Intrastromal femtosecond laser surgical compensation of presbyopia with six intrastromal ring cuts: 3-year results. Br J Ophthalmol. 2015;99(2):170-176
[16] Blum M, Flach A, Kunert KS, Sekundo W. Five-year results of refractive lenticule extraction. J Cataract Refract Surg. 2014;40(9):1425-1429
[17] Mian SI, Shtein RM. Femtosecond laser-assisted corneal surgery. Curr Opin Ophthalmol. 2007;18(4):295-299
[18] Kullman G, Pineda R, II. Alternative applications of the femtosecond laser in ophthalmology. Semin Ophthalmol. 2010;25(5)(-)(6):256-264
[19] Moshirfar M, McCaughey MV, Reinstein DZ, Shah R, Santiago-Caban L, Fenzl CR. Small-incision lenticule extraction. J Cataract Refract Surg. 2015;41(3):652-665
[20] Ford J, Werner L, Mamalis N. Adjustable intraocular lens power technology. J Cataract Refract Surg. 2014;40(7):1205-1223
[21] Ding L, Knox WH, Bühren J, Nagy LJ, Huxlin KR. Intratissue refractive index shaping (IRIS) of the cornea and lens using a low-pulse-energy femtosecond laser oscillator. Invest Ophthalmol Vis Sci. 2008;49(12):5332-5339
[22] Ding L, Blackwell R, Kunzler JF, Knox WH. Large refractive index change in silicone-based and non-silicone-based hydrogel polymers induced by femtosecond laser micro-machining. Opt Express. 2006;14(24):11901-11909
[23] Seibold L, Kahook M. Potential applications for femtosecond lasers in glaucoma. 2012. Available at: http://glaucomatoday.com/2012/04/potentialapplications-for-femtosecond-lasers-in-glaucoma. Accessed May 9, 2015
[24] Hild M, Krause M, Riemann I, et al. Femtosecond laser-assisted retinal imaging and ablation: experimental pilot study. Curr Eye Res. 2008;33(4):351-363
[25] Toropygin S, Krause M, Riemann I, et al. In vitro noncontact intravascular femtosecond laser surgery in models of branch retinal vein occlusion. Curr Eye Res. 2008;33(3):277-283

3 Ceratomileuse *In Situ* Assistida por *Laser* de Femtossegundo (LASIK)

Ioannis G. Pallikaris ▪ *Onurcan Sahin*

Resumo

A avaliação da cirurgia refrativa na córnea tem sido um grande desafio para cirurgiões e cientistas. Foram desenvolvidas várias técnicas e tecnologias desde a aplicação pela primeira vez da ceratoplastia refrativa. As complicações e deficiências das técnicas e novas tecnologias sempre têm motivado os cientistas à pesquisa de melhores alternativas. A jornada da cirurgia refrativa na córnea da era da ceratoplastia refrativa à era de femtossegundo LASIK é descrita historicamente neste capítulo.

Palavras-chave: História, femtossegundo LASIK, excimer, ceratectomia fotorrefrativa, *laser*, cerátomo

3.1 História da LASIK

A correção cirúrgica de erros refrativos no olho humano tem sido um grande desafio desde a introdução da ceratoplastia refrativa por Barraquer.[1] Desde então, o desenvolvimento de cada nova tecnologia ajudou os cientistas e cirurgiões a compreenderem a deficiência dos atuais procedimentos e os motiva a criarem nova e melhor técnica e tecnologias. Embora tenham sido criados vários procedimentos avançados, ocorreram complicações relacionadas com os novos procedimentos. As exigências para superar as complicações existentes e novas motivaram a evolução da cirurgia refrativa, desde o início da década de 1950 até os nossos dias.

O desenvolvimento do *excimer* (dímeros excitados de gases inertes) *laser* abriu uma nova e ampla área na cirurgia refrativa na córnea, embora Houtermans tivesse descrito o *excimer* sem limites, em 1960.[2] A discussão dos *excimer lasers* remonta a 1938.[3] O primeiro *excimer laser* comercial (1976) foi usado em várias áreas de aplicação, como *micromachining* ou processamento de material.[4,5] O uso de *excimer laser* em tecido foi sugerido pela primeira vez por Ruderman, em 1979.[4] O primeiro uso de *excimer lasers* em oftalmologia se deu em ceratotomia radial (RK) por Trokel e Srinivasan. Os *excimer lasers* foram usados para fazer cortes radiais precisos na córnea, em lugar de usar lâminas de diamante ou aço. As aplicações foram realizadas em olhos de coelhos albinos e macacos. Depois de ensaios clínicos com esses animais, a Food and Drug Administration (FDA) aprovou o primeiro ensaio clínico com humanos para uma aplicação de *eximer laser* de fluoreto de argônio (ArF) de 193 nm.[6,7,8,9] A primeira cirurgia refrativa na córnea foi realizada e publicada por Trokel *et al.*, em 1983.[6,10] Achados dos ensaios clínicos e de estudos comparativos[8] mostraram que o uso de *excimer lasers* poderia oferecer melhores resultados, ao mesmo tempo evitando a maioria das outras complicações sérias.[11]

3.1.1 Ceratectomia Fotorrefrativa

O avanço do uso da tecnologia com *excimer laser* criou uma técnica alternativa para cirurgia refrativa. O conceito era modificar as propriedades refrativas da córnea central pela remoção de tecidos estromais superficiais usando um *excimer laser*. Essa aplicação foi chamada ceratectomia fotorrefrativa (PRK) e foi aplicada pela primeira vez por Seiler *et al.*, em 1988.[12] Vários estudos foram inscritos para determinar a eficácia, previsibilidade e segurança da PRK.[10,12,13,14,15] A FDA dos Estados Unidos aprovou a Summit Technology para PRK por *excimer laser*, em 1995.[16]

Houve muitas vantagens da PRK sobre a RK. A PRK foi uma técnica minimamente invasiva e ofereceu alta precisão na cirurgia, que foi simples para os cirurgiões e pacientes. A PRK podia criar uma superfície da córnea lisa, e o processo fotoquímico podia ser controlado para fazer incisão tecidual em uma profundidade precisa e com acurácia de submícron.[8] O dano térmico,[17] mecânico[18] e actínico[19] do tecido adjacente foi desprezível.[20]

Outros estudos sobre resultados pós-operatórios da PRK revelaram várias complicações, como *haze* na córnea, regressão, demora da reabilitação visual, imprevisibilidade (acima de 6 D) e halos relacionados com as cirurgias PRK.[11,12,20,21,22,23,24,25]

3.1.2 LASIK

A fim de superar as complicações da cirurgia PRK, Pallikaris *et al.* desenvolveram uma nova técnica cirúrgica, que é chamada "ceratomileuse *in situ* a *laser*" (LASIK). O objetivo era a criação de um retalho de córnea com dissecção lamelar por um microcerátomo especialmente desenhado. Os primeiros ensaios clínicos foram realizados em coelhos albinos a fim de demonstrar a prova do conceito. O objetivo do procedimento foi manter a integridade das camadas anteriores da córnea e superar as complicações da cirurgia PRK. Os primeiros resultados foram promissores e publicados, em 1990.[26]

Os primeiros estudos clínicos foram realizados em olhos humanos cegos por Pallikaris *et al.* A fim de criar o retalho de córnea com 300 μm, usou-se o microcerátomo BKS 1.000 (Barraquer-Krumeich-Swinger) com anel de aspiração especialmente desenhado (Polytech, Darmstadt, Alemanha). Depois da aplicação do *excimer laser* (Arf 193 nm), aplicava-se uma lente de contato gelatinosa (sem uso de sutura ou bioadesivos). Os resultados pós-operatórios imediatos foram promissores, e os achados foram publicados, em 1991.[27]

Os primeiros três sistemas aprovados pela FDA para cirurgias LASIK são Kremer Excimer Laser System (Lasersight Technologies, Inc.), SVS Apex Plus Excimer Laser Workstation (Summit Technology, Inc.) e VISX Excimer Laser System Model C "Star" (AMO Manufacturing USA, LLC).[28,29,30]

Reabilitação rápida, ausência de dor pós-operatória, estabilização pós-operatória da acuidade visual mais rapidamente e menos *haze* na córnea foram vantagens reveladas da técnica LASIK, em comparação à PRK.[31,32,33,34,35,36] LASIK foi considerada como o procedimento mais avançado. A necessidade de equipamento avançado adicional, um tempo de cirurgia mais longo, não ser aplicável a córneas finas e pacientes com a síndrome do olho seco no pré-operatório foram considerados desvantagens de LASIK, em comparação à PRK.

Embora os resultados gerais de LASIK estivessem indicando sucesso, relataram-se várias complicações importantes intra e pós-operatórias. A maioria das complicações intraoperatórias estava relacionada com os microcerátomos. Essas complicações incluíram passagens incompletas, retalhos finos, *buttonholes* e retalhos livres.[33] Também se relatou perfuração da câmara anterior.[32] Síndrome do olho seco, aberrações induzidas pelo retalho[33,34,36,37,38] e, mais importante, ectasia da córnea[39,40,41] foram complicações pós-operatórias de LASIK.

Os riscos de ectasia e de aberrações induzidas pelo retalho criaram a demanda de uma melhora da técnica LASIK. Embora a ablação de superfície avançada (Epi-Lasik,[42,43,44,45] LASEK,[46,47,48] PRK MMC[49,50,51]) fosse sugerida, os resultados dessas aplicações pressionaram a demanda das aplicações de LASIK de retalho fino. Desse modo, desenvolveram-se microcerátomos mais avançados a fim de criar um retalho mais fino, previsível e reproduzível.

3.1.3 Femtossegundo LASIK

Juhasz, em colaboração com Kurtz e Kruger, trabalharam em *lasers* ultrarrápidos (picossegundos e femtossegundos) para criação de retalhos de córnea para a cirurgia LASIK. No final da década de 1990, publicaram-se os primeiros estudos em olhos de animais e humanos.[52,53,54,55,56,57,58,59,60] O primeiro *laser* de femtossegundo aprovado pela FDA para cirurgia refrativa foi o IntraLase, em 2000.[61]

O uso de cirurgias com *excimer laser* assistido por *laser* de femtossegundo criou significativas vantagens com relação às tecnologias anteriores.[54,62,63,64,65,66,67,68]

As mais importantes vantagens intraoperatórias dos *lasers* de femtossegundo declaradas foram a diminuição da energia necessária para a incisão dos tecidos, mínimo dano térmico dos tecidos em torno, processo sem contato, aspiração suficiente, melhor centralização, espessura acurada e previsível do retalho, melhor arquitetura do retalho e menos complicações relacionadas com o retalho.

As principais vantagens pós-operatórias dos *lasers* de femtossegundo com relação aos microcerátomos mecânicos foram a ausência de dor, recuperação visual rápida, ausência de opacificações do cristalino, risco de infecção minimizado, mínimas aberrações induzidas, menos incidência de olho seco, menos incidência de recobrimento epitelial e minimização dos riscos de ectasia da córnea.

Os *lasers* de femtossegundo também tiveram algumas desvantagens quando comparados aos métodos prévios. Eram dispositivos grandes e caros. Além disso, precisavam de um custo extra para operação (anel de aspiração descartável) e manutenção. Do ponto de vista médico, a elevação do retalho para reoperações e retalhos ultrafinos para córneas com cicatrizes foram mais difíceis para retalhos criados pelos *lasers* de femtossegundo.

Os efeitos colaterais dos lasers de femtossegundo poderiam ser descritos como camada de bolhas opaca, síndrome transitória de sensibilidade à luz e microirregularidades. A maioria das síndromes transitórias de sensibilidade à luz se resolveu com um tratamento prolongado com esteroides.

3.2 Femtossegundo LASIK Hoje

Hoje, a cirurgia LASIK assistida por *laser* de femtossegundo é uma das técnicas mais comumente usadas em cirurgia refrativa da córnea. Embora houvesse vários dispositivos avançados criados para diagnóstico/criação de retalho/remodelamento da córnea, o princípio da operação não mudou.

Desenvolvimentos das medidas pré e pós-operatórias são outro ponto importante no campo das cirurgias femtossegundo LASIK. O desenvolvimento de dispositivos, como os paquímetros, topógrafos da córnea e aberrômetros de frente de onda, deu aos cientistas a oportunidade de avaliar melhor os pacientes no pré e pós-operatório. Desse modo, a avaliação das técnicas e dispositivos ajudou os médicos e os desenvolvedores a melhorarem as aplicações.

A cirurgia femtossegundo LASIK tem duas superfícies finais: aquela criada pelo femtossegundo (parte posterior do retalho), e a outra, criada pelo *excimer laser* (parte anterior do estroma). Parece que essas duas superfícies não têm a mesma qualidade de homogeneidade. A melhor solução será uma superfície de femtossegundo com qualidade de *excimer*.

3.2.1 *Lasers* de Femtossegundo Disponíveis no Mercado

- IntraLase FS (Abbott Medical Optics).
- VisuMax Femtosecond System (Carl Zeiss Meditec).
- Femto LDV (Ziemer Group).
- Wavelight FS200 (Alcon).
- Plataforma de *Laser* de Femtossegundo VICTUS (Bausch & Lomb).

3.2.2 *Excimer Lasers* Disponíveis no Mercado

- STAR S4 IRTM Excimer Laser System.
- Wavelight EX500 Excimer Laser.
- MEL 90 Excimer Laser.
- AMARIS 750S.

Referências

[1] Ji B. Queratoplastia Refrativa. Estud Inf Oftal Inst. 1949;10:2-10
[2] Houtermans FG. Über Maser-Wirkung im optischen Spektralgebiet und die Möglichkeit absolut negativer Absorption für einige Fälle von Molekülspektren (Licht-Lawine). Helv Phys Acta. 1960;33:933
[3] Finkelnburg W. Kontinuierliche Spektren. Vol 21. Berlin: Springer-Verlag; 1938
[4] Ruderman W. Excimer lasers in photochemistry. Laser Focus. 1979;15:68-69
[5] Rhodes C. Excimer lasers. In: Topics in Applied Physics. Vol. 30. Berlin: Springer-Verlag; 1979
[6] Trokel SL, Srinivasan R, Braren B. Excimer laser surgery of the cornea. Am J Ophthalmol. 1983;96(6):710-715
[7] Puliafito CA, Steinert RF, Deutsch TF, Hillenkamp F, Dehm EJ, Adler CM. Excimer laser ablation of the cornea and lens. Experimental studies. Ophthalmology. 1985;92(6):741-748
[8] Marshall J, Trokel S, Rothery S, Krueger RR. A comparative study of corneal incisions induced by diamond and steel knives and two ultraviolet radiations from an excimer laser. Br J Ophthalmol. 1986;70(7):482-501
[9] L'Esperance FA, Jr, Taylor DM, Del Pero RA, et al. Human excimer laser corneal surgery: preliminary report. Trans Am Ophthalmol Soc. 1988;86:208-275
[10] Waring GO, III. Development of a system for excimer laser corneal surgery. Trans Am Ophthalmol Soc. 1989;87(9):854-983
[11] Taylor DM, L'Esperance FA, Jr, Del Pero RA, et al. Human excimer laser lamellar keratectomy. A clinical study. Ophthalmology. 1989;96(5):654-664
[12] Seiler T, Bende T, Wollensak J, Trokel S. Excimer laser keratectomy for correction of astigmatism. Am J Ophthalmol. 1988;105(2):117-124
[13] Tuft SJ, Zabel RW, Marshall J. Corneal repair following keratectomy. A comparison between conventional surgery and laser photoablation. Invest Ophthalmol Vis Sci. 1989;30(8):1769-1777
[14] McDonald MB, Kaufman HE, Frantz JM, Shofner S, Salmeron B, Klyce SD. Excimer laser ablation in a human eye. Case report. Arch Ophthalmol. 1989;107(5):641-642
[15] Del Pero RA, Gigstad JE, Roberts AD, et al. A refractive and histopathologic study of excimer laser keratectomy in primates. Am J Ophthalmol. 1990;109(4):419-429
[16] FDA. Excimed(TM) UV200LA Laser System; 1995
[17] Valderrama GL, Fredin LG, Berry MJ, Dempsey BP, Harpole GM. Temperature distributions in laser-irradiated tissues. Proceedings of SPIE 1427, Laser-Tissue Interaction II, 200 (June 1, 1991)
[18] Fantes FE, Hanna KD, Waring GO, Pouliquen Y, Thompson KP, Savoldelli M. Wound healing after excimer laser keratomileusis (photorefractive keratotomy) in monkeys. Arch Ophthalmol. 1990;108(5):665-675
[19] Hanson DL, DeLeo VA. Long wave ultraviolet radiation stimulates arachidonic acid release and cyclooxygenase activity in mammalian cells in culture. Photochem Photobiol. 1989;49(4):423-430
[20] Seiler T, McDonnell PJ. Excimer laser photorefractive keratectomy. Surv Ophthalmol. 1995;40(2):89-118

[21] Seiler T, Derse M, Pham T. Repeated excimer laser treatment after photorefractive keratectomy. Arch Ophthalmol. 1992;110(9):1230–1233
[22] Taylor HR, West SK. The clinical grading of lens opacities. Aust N Z J Ophthalmol. 1989;17(1):81-86
[23] Pallikaris IG, Papatzanaki ME, Siganos DS, Tsilimbaris MK. A corneal flap technique for laser in situ keratomileusis. Human studies. Arch Ophthalmol. 1991;109(12):1699-1702
[24] Wu WC, Stark WJ, Green WR. Corneal wound healing after 193-nm excimer laser keratectomy. Arch Ophthalmol. 1991;109(10):1426-1432
[25] Marshall J, Trokel SL, Rothery S, Krueger RR. Long-term healing of the central cornea after photorefractive keratectomy using an excimer laser. Ophthalmology. 1988;95(10):1411-1421
[26] Pallikaris IG, Papatzanaki ME, Stathi EZ, Frenschock O, Georgiadis A. Laser in situ keratomileusis. Lasers Surg Med. 1990;10(5):463-468
[27] Pallikaris IG, Papatzanaki ME, Siganos DS, Tsilimbaris MK. A corneal flap technique for laser in situ keratomileusis. Human studies. Arch Ophthalmol (Chicago, Ill 1960). 1991;109(12):1699-1702
[28] FDA. Kremer Laser System; 1998
[29] FDA. SVS Apex Plus Excimer LaserWorkstation; 1999
[30] FDA. VISX Excimer Laser System Model C Star; 1999
[31] Kanellopoulos AJ, Pallikaris IG, Donnenfeld ED, Detorakis S, Koufala K, Perry HD. Comparison of corneal sensation following photorefractive keratectomy and laser in situ keratomileusis. J Cataract Refract Surg. 1997;23(1):34–38
[32] Pallikaris IG, Siganos DS. Laser in situ keratomileusis to treat myopia: early experience. J Cataract Refract Surg. 1997;23(1):39-49
[33] Gimbel HV, Penno EE, van Westenbrugge JA, Ferensowicz M, Furlong MT. Incidence and management of intraoperative and early postoperative complications in 1000 consecutive laser in situ keratomileusis cases. Ophthalmology. 1998;105(10):1839–1847, discussion 1847-1848
[34] Durrie DS, Kezirian GM. Femtosecond laser versus mechanical keratome flaps in wavefront-guided laser in situ keratomileusis: prospective contralateral eye study. J Cataract Refract Surg. 2005;31(1):120-126
[35] Raoof-Daneshvar D, Shtein RM. Femtosecond Lasers in Ophthalmology. US Ophthalmic Rev. 2013;06(01):38-41
[36] Pallikaris IG, Kymionis GD, Panagopoulou SI, Siganos CS, Theodorakis MA, Pallikaris AI. Induced optical aberrations following formation of a laser in situ keratomileusis flap. J Cataract Refract Surg. 2002;28(10):1737-1741
[37] Kymionis GD, Tsiklis NS, Astyrakakis N, Pallikaris AI, Panagopoulou SI, Pallikaris IG. Eleven-year follow-up of laser in situ keratomileusis. J Cataract Refract Surg. 2007;33(2):191-196
[38] Randleman JB, Woodward M, Lynn MJ, Stulting RD. Risk assessment for ectasia after corneal refractive surgery. Ophthalmology. 2008;115(1):37-50
[39] Roberts C. The cornea is not a piece of plastic. J Refract Surg. 2000;16(4):407-413
[40] Pallikaris IG, Kymionis GD, Astyrakakis NI. Corneal ectasia induced by laser in situ keratomileusis. J Cataract Refract Surg. 2001;27(11):1796-1802
[41] Vesaluoma M, Pérez-Santonja J, Petroll WM, Linna T, Alió J, Tervo T. Corneal stromal changes induced by myopic LASIK. Invest Ophthalmol Vis Sci. 2000;41(2):369-376
[42] Pallikaris IG, Katsanevaki VJ, Kalyvianaki MI, Naoumidi II. Advances in subepithelial excimer refractive surgery techniques: Epi-LASIK. Curr Opin Ophthalmol. 2003;14(4):207-212
[43] Pallikaris IG, Naoumidi II, Kalyvianaki MI, Katsanevaki VJ. Epi-LASIK: comparative histological evaluation of mechanical and alcohol-assisted epithelial separation. J Cataract Refract Surg. 2003;29(8):1496-1501
[44] Pallikaris IG, Kalyvianaki MI, Katsanevaki VJ, Ginis HS. Epi-LASIK: preliminar clinical results of an alternative surface ablation procedure. J Cataract Refract Surg. 2005;31(5):879-885
[45] Katsanevaki VJ, Kalyvianaki MI, Kavroulaki DS, Pallikaris IG. One-year clinical results after epi-LASIK for myopia. Ophthalmology. 2007;114(6):1111-1117
[46] Lee JB, Seong GJ, Lee JH, Seo KY, Lee YG, Kim EK. Comparison of laser epithelial keratomileusis and photorefractive keratectomy for low to moderate myopia. J Cataract Refract Surg. 2001;27(4):565-570
[47] Scerrati E. Laser in situ keratomileusis vs. laser epithelial keratomileusis (LASIK vs. LASEK). J Refract Surg. 2001;17(2) Suppl:S219-S221
[48] Azar DT, Ang RT, Lee JB, et al. Laser subepithelial keratomileusis: eléctron microscopy and visual outcomes of flap photorefractive keratectomy. Curr Opin Ophthalmol. 2001;12(4):323-328
[49] Lai Y-H, Wang H-Z, Lin C-P, Chang S-J. Mitomycin C alters corneal stromal wound healing and corneal haze in rabbits after argon-fluoride excimer laser photorefractive keratectomy. J Ocul Pharmacol Ther. 2004;20(2):129-138
[50] Lee DH, Chung HS, Jeon YC, Boo SD, Yoon YD, Kim JG. Photorefractive keratectomy with intraoperative mitomycin-C application. J Cataract Refract Surg. 2005;31(12):2293-2298
[51] Torres RM, Merayo-Lloves J, Daya SM, et al. Presence of mitomycin-C in the anterior chamber after photorefractive keratectomy. J Cataract Refract Surg. 2006;32(1):67-71
[52] Kautek W, Mitterer S, Kruger J, Husinsky W, Grabner G. Femtosecond-pulse laser ablation of human corneas. Appl Phys, A Solids Surf. 1994;58(5):513-518
[53] Kurtz RM, Horvath C, Liu HH, Krueger RR, Juhasz T. Lamellar refractive surgery with scanned intrastromal picosecond and femtosecond laser pulses in animal eyes. J Refract Surg. 1998;14(5):541-548
[54] Krueger RR, Marchi V, Gualano A, Juhasz T, Speaker M, Suárez C. Clinical analysis of the neodymium:YLF picosecond laser as a microkeratome for laser in situ keratomileusis. Partially Sighted Eye Study. J Cataract Refract Surg. 1998;24(11):1434-1440
[55] Krueger RR, Juhasz T, Gualano A, Marchi V. The picosecond laser for nonmechanical laser in situ keratomileusis. J Refract Surg. 1998;14(4):467-469
[56] Sletten KR, Yen KG, Sayegh S, et al. An in vivo model of femtosecond laser intrastromal refractive surgery. Ophthalmic Surg Lasers. 1999;30(9):742-749
[57] Juhasz T, Loesel FH, Kurtz RM, Horvath C, Bille JF, Mourou G. Corneal refractive surgery with femtosecond lasers. IEEE J Sel Top Quantum Electron. 1999;5(4):902-910
[58] Loesel FH, Kurtz RM, Horvath C, et al. Ultraprecise medical applications with ultrafast lasers: corneal surgery with femtosecond lasers. In: Altshuler GB, Andersson-Engels S, Birngruber R, et al., eds. BiOS Europe '98. International Society for Optics and Photonics; 1999:86-93
[59] Juhasz T, Djotyan G, Loesel FH, et al. Applications of femtosecond lasers in corneal surgery. Laser Phys. 2000;10(2):495-500
[60] Spooner GJR, Juhasz T, Traub IR, et al. New developments in ophthalmic applications of ultrafast lasers. In: Proceedings of SPIE 3934, Society of Photo-Optical Instrumentation Engineers (2000) < /conf >
[61] < unknown > FDA. Intralase 600C Laser Keratome; 2000
[62] Kezirian GM, Stonecipher KG. Comparison of the IntraLase femtosecond laser and mechanical keratomes for laser in situ keratomileusis. J Cataract Refract Surg. 2004;30(4):804-811
[63] Flanagan GW, Binder PS. Precision of flap measurements for laser in situ keratomileusis in 4428 eyes. J Refract Surg. 2003;19(2):113-123
[64] Vogel A, Schweiger P, Frieser A, Asiyo MN, Birngruber R. Intraocular Nd:YAG laser surgery: laser-tissue interaction, damage range, and reduction of collateral effects. IEEE J Quantum Electron. 1990;26(12):2240-2260
[65] Sugar A. Ultrafast (femtosecond) laser refractive surgery. Curr Opin Ophthalmol. 2002;13(4):246–249
[66] Ahn H, Kim J-K, Kim CK, et al. Comparison of laser in situ keratomileusis flaps created by 3 femtosecond lasers and a microkeratome. J Cataract Refract Surg. 2011;37(2):349-357
[67] Agarwal A, Agarwal A, Agarwal T, Bagmar A, Agarwal S. Laser in situ keratomileusis for residual myopia after primary LASIK. J Cataract Refract Surg. 2001;27(7):1013-1017
[68] Ozdamar A, Aras C, Bahçecioğlu H, Sener B. Secondary laser in situ keratomileusis 1 year after primary LASIK for high myopia. J Cataract Refract Surg. 1999;25(3):383-388

4 Cirurgia Refrativa *All-in-One* a *Laser* de Femtossegundo

Marcus Blum ▪ Walter Sekundo

Resumo

A Extração de Lentícula Refrativa foi desenvolvida como técnica de cirurgia refrativa a *laser* de femtossegundo minimamente invasiva. Durante o procedimento, o *laser* de femtossegundo corta uma lentícula dentro do estroma da córnea, a qual é removida por uma incisão lateral. Os autores descrevem o desenvolvimento dessa técnica e demonstram a cirurgia passo a passo.

Palavras-chave: Extração de lentícula refrativa de femtossegundo, extração de lentícula com incisão pequena, técnica cirúrgica, resultados clínicos, segurança, resultados de longo prazo, indicações

4.1 Introdução

Por muitos anos, alguns sistemas sofisticados de *excimer laser* foram disponibilizados para realização de ceratomileuse *in situ* assistida por *laser* (LASIK), uma operação refrativa amplamente usada na córnea humana, com uma acurácia muito alta.[1] Pouco tempo depois do milênio, foi introduzido o *laser* de femtossegundo na cirurgia refrativa. No entanto, essa tecnologia foi usada primeiramente apenas para criar o retalho da córnea e, desse modo, para assumir o lugar do microcerátomo.[2,3] O corte refrativo em si ainda era realizado com o *excimer laser* de 193 nm.[4,5] Uma parte substancial das complicações, por exemplo, olhos secos e desequilíbrio da biomecânica da córnea, causadas pela cirurgia LASIK ou depois dela, parece estar ligada à criação do retalho, independentemente do método de corte do retalho. As técnicas descritas neste capítulo têm o potencial de funcionar sem elevação de um retalho. Depois de uma série de experimentos no laboratório e em modelos animais, bem como depois de alguns tratamentos iniciais com olhos cegos, a correção refrativa da córnea usando exclusivamente um protótipo do *laser* de femtossegundo VisuMax (Carl Zeiss Meditec, AG, Jena, Alemanha) se tornou realidade. Durante o encontro anual de 2006 da American Academy of Ophthalmology (AAO), apresentamos os primeiros casos submetidos a um novo procedimento refrativo independente do *excimer laser*, um procedimento desde então conhecido como extração de lentícula com femtossegundo (FLEx). Ao realizar FLEx, o retalho e a lentícula refrativa são cortados em um procedimento em "uma etapa" pelo *laser* de femtossegundo.[6] Essa técnica é descrita adiante no capítulo.[7,8,9] FLEx veio a ser apenas uma etapa em direção ao desenvolvimento de uma técnica que se tornou possível por contínuos aperfeiçoamentos no desempenho cirúrgico, configurações de energia e tecnologia *laser*. O retalho é menor, mas semelhante àquele para femtossegundo LASIK. Já não é necessário elevar o retalho, e esse procedimento pode ser realizado por meio de pequena incisão. Essa nova técnica é chamada *extração de lentícula com pequena incisão* ou *SMILE*. A parte superior da córnea que não tem de ser mais elevada é chamada *capuz* (em vez de retalho). Os resultados desse procedimento minimamente invasivo foram publicados pela primeira vez por nosso grupo, em 2011.[10] As vantagens em potencial dessa técnica refinada têm incentivado alguns grupos internacionais a empregarem o *laser* de femtossegundo de 500 kHz recém-desenvolvido para extração de lentícula refrativa (ReLEx). Para evitar confusão, os procedimentos unicamente com laser de femtossegundo foram patenteados pelo fabricante do laser VisMax como ReLEx, com duas técnicas possíveis: ReLEx FLEx e ReLEx SMILE. Enquanto isso, SMILE se tornou termo bem conhecido, o que, em nossa opinião, permanecerá independentemente do fabricante do *laser*. O rápido aumento de dados clínicos disponíveis levou a uma discussão contínua sobre as vantagens e desvantagens de ReLEx FLEx. Agora descrevemos essa técnica em seus diferentes estágios de desenvolvimento e suas atuais aplicações clínicas.

4.2 Técnicas Cirúrgicas de Extração de Lentícula Refrativa

4.2.1 Extração de Lentícula por Femtossegundo

Técnica Cirúrgica

O tratamento por ReLEx é realizado sob anestesia tópica usando três gotas de tetracloreto de oxibuprocaína sem conservantes (p. ex., Conjucain EDO; Bausch & Lomb, Berlim, Alemanha) aplicadas 2 a 3 minutos antes da cirurgia. Depois da colocação de campos estéreis e inserção do espéculo palpebral, o paciente, em sua maca de tratamento, é posicionado sob o *laser* de femtossegundo VisuMax. O olho é acoplado à interface usando aspiração leve. O paciente fixa uma luz-alvo interna para centralização; ele/ela continua a observar a luz-alvo piscante mesmo quando a aspiração está sendo aplicada (▶ Fig. 4.1a). O cirurgião observa o processo de acoplamento através do microscópio cirúrgico e controla o processo inteiro usando um *joystick*. O *laser* de femtossegundo VisuMax produz pulsos de luz ultracurtos em uma taxa de repetição de 500 kHz com uma energia de pulso típica de 100 a 160 nJ que é focalizada em uma profundidade precisa no tecido da córnea. Desenvolve-se um estado de plasma com ruptura óptica e se forma pequena bolha de gás no plano de clivagem. É criada uma série de bolhas de maneira espiral com distância de *spot* típica de 3 a 5 μm, resultando em clivagem dos planos teciduais. O *laser* de femtossegundo corta as superfícies da lentícula na seguinte ordem: posterior (centrífuga; ▶ Fig. 4.1b), anterior (centrípeta) e lateral. Pode-se criar a dobradiça em qualquer posição; geralmente é feita em uma localização nasal ou superior (▶ Fig. 4.1c). A dobradiça geralmente é um tanto mais larga do que na LASIK, a que não há ablação com *excimer laser*. Insere-se espátula fina sob o retalho perto da dobradiça (▶ Fig. 4.1e); o retalho é aberto e rebatido (▶ Fig. 4.1d). A lentícula refrativa é subsequente presa com um fórceps de Blum e extraída (▶ Fig. 4.1f). A seguir, o retalho é reposicionado, e a interface, irrigada (▶ Fig. 4.1g). O olho será tratado depois da cirurgia com o mesmo esteroide e gotas de colírio de antibiótico empregados depois da LASIK.

Resultados

Os primeiro olhos operados com essa técnica não obtiveram a acurácia refrativa da LASIK, e a reabilitação visual, em geral, levou mais tempo. Mas depois de algumas centenas de tratamentos, foi obtida precisão semelhante à da LASIK por causa de uma análise minuciosa dos dados disponíveis. Foram feitos progressos significativos em razão da otimização dos parâmetros do *laser*, bem como por alteração das direções de varredura. Atualmente, estão publicados resultados de 5 anos dos olhos inicialmente tratados com essa técnica; a estabilidade da refração pós-operatória é convincente[9] (▶ Fig. 4.2).

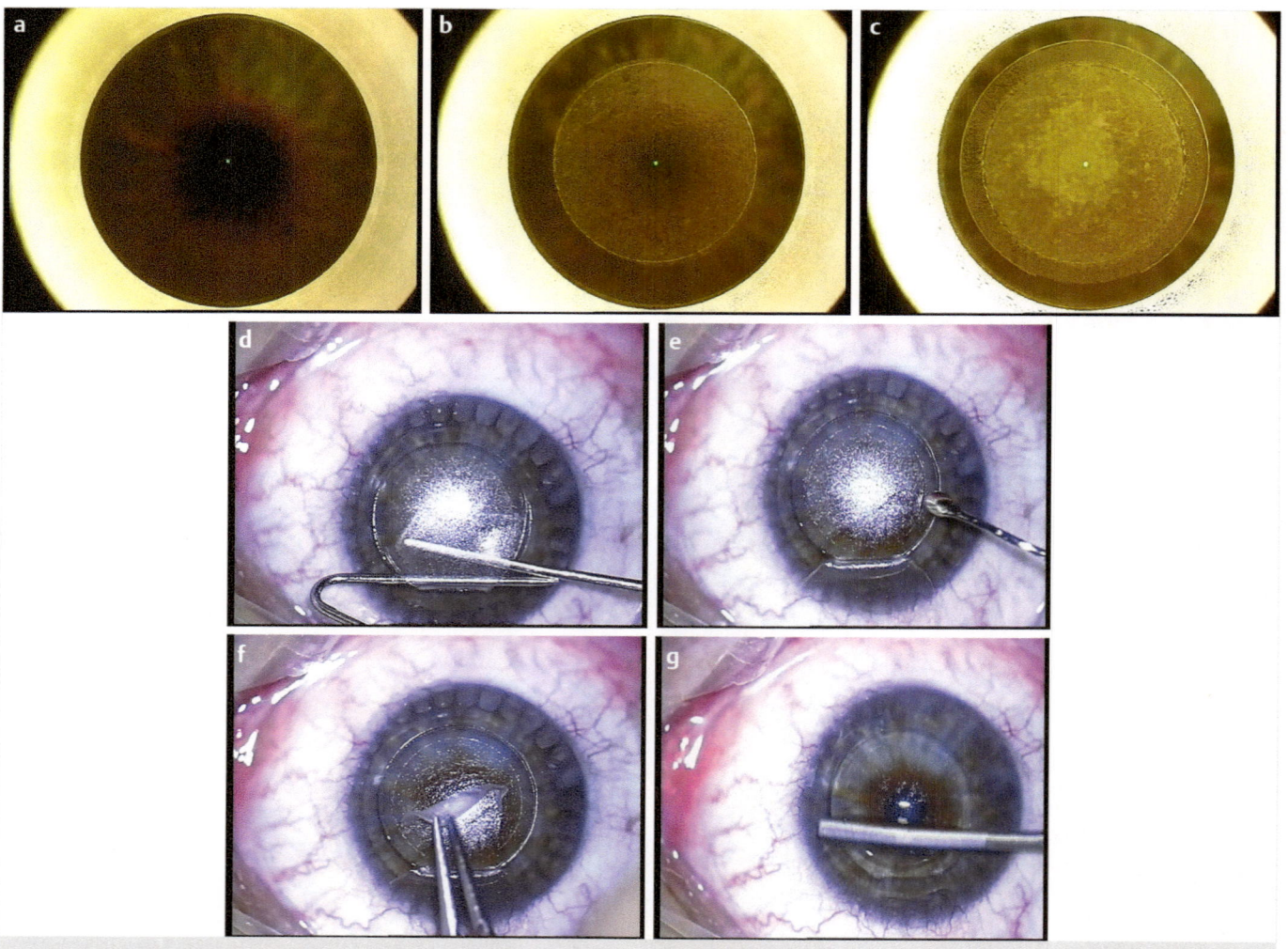

Figura 4.1 (**a**) Transcurso da extração de lentícula por femtossegundo (FLEx). Enquanto o paciente fixa o olhar, ativa-se a aspiração por luz. Observe a nasalização mínima do centro da pupila, o que é típico de uma centralização no eixo óptico (ângulo Kappa). (**b**) Corte assistido por *laser* de femtossegundo (Fs) do lado posterior da lentícula, bem como de sua borda. (**c**) Corte assistido por *laser* Fs no lado anterior da lentícula. O corte é continuado até a superfície da córnea (corte de retalho). (**d**) Elevação do recorte. (**e**) Escavação da borda da lentícula. (**f**) Extração da lentícula. (**g**) Reposicionamento do retalho enquanto se irriga a interface.

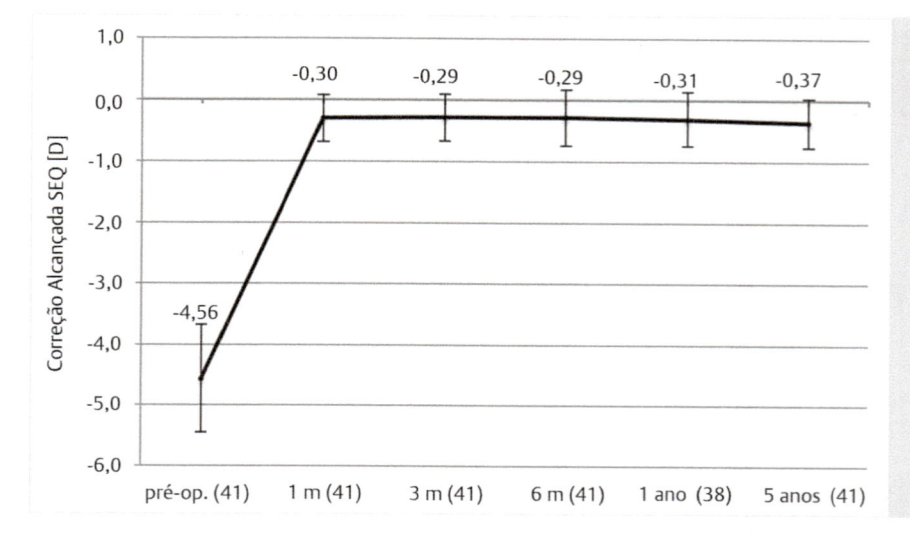

Figura 4.2 Estabilidade refrativa no longo prazo (5 anos) depois do procedimento de extração de lentícula por femtossegundo (FLEx) (n = 36 olhos).

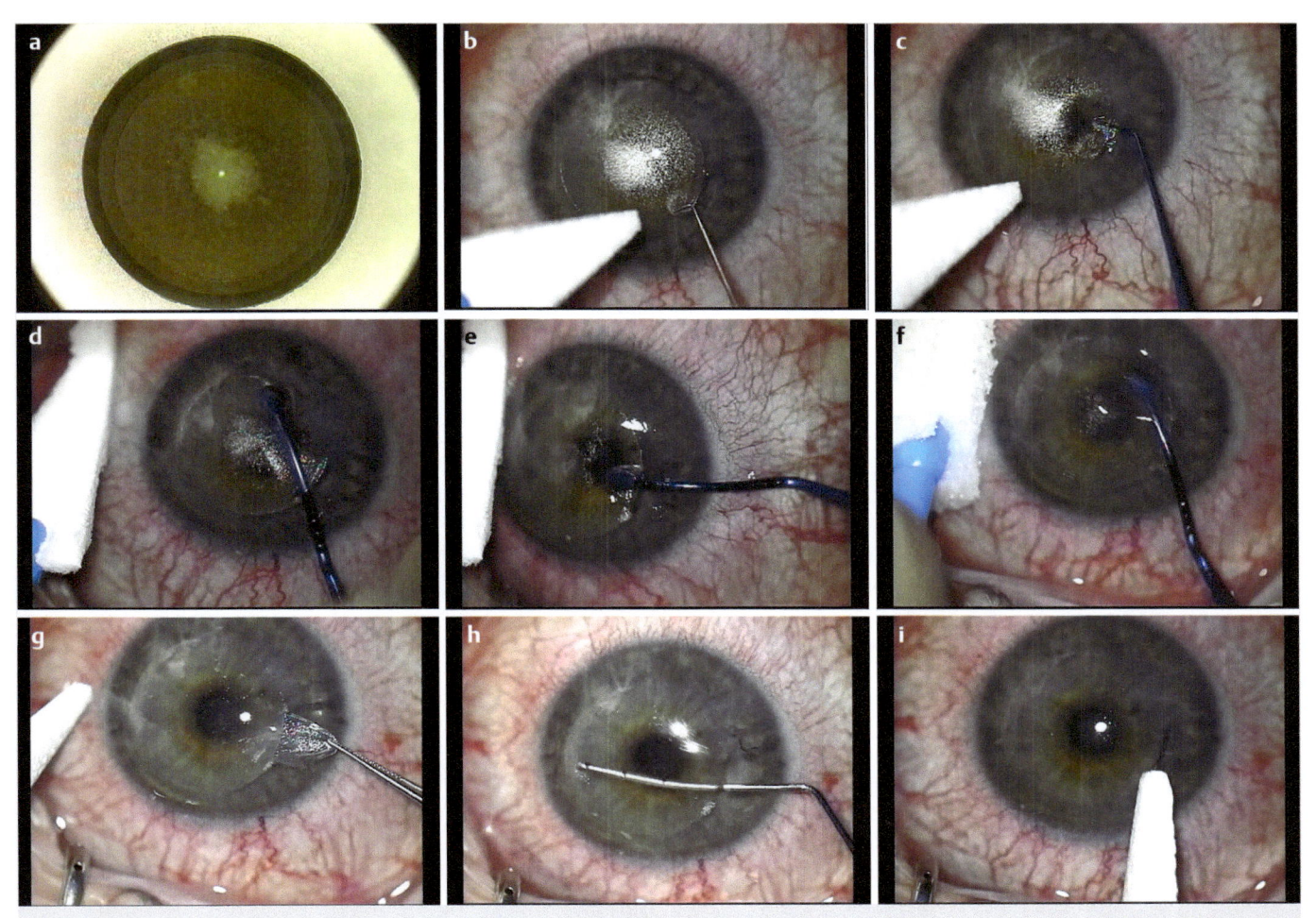

Figura 4.3 Transcurso esquemático da extração de lentícula com incisão pequena (SMILE). (**a**) Corte assistido por *laser* de femtossegundo dos dois planos lenticulares, bem como corte lateral de 2,4 mm (aqui, olho direito). (**b**) Definição do nível de entrada entre o capuz no lado posterior e a superfície da lentícula usando manipulador curvo. (**c**) Acesso ao nível mais profundo (parte posterior da lentícula) é conduzido na outra extremidade da incisão. (**d**) Pontes de tecido em níveis mais altos são separadas usando o dissector para SMILE de Chansue. (**e**) Exercendo pressão localizada, o dissector de Chansue é introduzido na área preparada antecipadamente. (**f**) Preparação do plano profundo. (**g**) Extração da lentícula inteira usando o fórceps de McPherson (modificado por Blum). (**h**) Irrigação do bolso intraestromal. (**i**) Readaptação da borda incisional usando uma esponja para LASIK com forma triangular, seguindo-se estiramento do capuz, se absolutamente necessário.

As técnicas FLEx têm sido aplicadas não apenas em olhos com astigmatismo míope, mas também em cirurgia refrativa para corrigir hipermetropia. Conquanto em uma primeira série de pacientes se pudesse provar que a ReLEx seja procedimento exequível e efetivo para tratamento de hipermetropia, a estabilidade dos resultados refrativos deixaram muito a desejar. A refração no grupo (47 olhos de 26 pacientes) não foi estável e, em média, a diferença de equivalente esférico (ΔSEQ) foi de -0,08 D por mês do mês 3 ao 6, e de 0,02 D por mês do mês 6 ao 9.[11] Modificando-se a geometria da lentícula, tornou-se possível uma estabilidade significativamente melhor ao longo de alguns meses de pós-operatório.[11,12]

4.2.2 Extração de Lentícula com Incisão Pequena

Técnica Cirúrgica

Quando realizamos as primeiras operações SMILE, fazíamos duas incisões opostas de um comprimento de arco de 80 graus, criando um túnel em potencial. Isso foi feito para impedir a indução de astigmatismo irregular. Depois que se tornou evidente que a profundidade rasa da incisão não levaria ao astigmatismo, uma dessas incisões deixou de ser realizada, e o tamanho da incisão diminuiu continuamente. Hoje, a maioria dos cirurgiões faz apenas uma incisão em forma de arco de 2 ou 3 mm, a qual serve como acesso ao "bolso" contendo a lentícula refrativa a ser removida. Insere-se uma espátula fina (p. ex., dissector de Chansue) pelo corte lateral sobre o teto da lentícula refrativa, dissecando esse plano seguido pelo fundo da lentícula. Esta é subsequente, presa com um fórceps de McPherson serrado, modificado por Blum, ou um fórceps de descascamento vitreorretiniano modificado, desenhado por Shah e removida (▶ Fig. 4.3**a-g**)[13]. Depois da remoção da lentícula, o espaço intraestromal é irrigado usando-se uma cânula de irrigação LASIK padrão (▶ Fig. 4.3**h**). Exercendo-se leve pressão sobre a incisão inicial, o líquido é drenado (▶ Fig. 4.3**i**).

Essa é uma técnica cirúrgica razoavelmente desafiadora que vem com o risco de perfuração, de deixar remanescentes da lentícula para trás e ou de criar uma via falsa. O esquema pós-operatório geralmente consiste em ofloxacino sem conservantes (Floxal EDO, Bausch & Lomb), dexametasona (Dexa EDO, Bausch & Lomb) e gotas lubrificantes de hialuronato (VisLube; Chemedica) quatro vezes ao dia cada por 1 semana. Depois disso, usa-se apenas colírio lubrificante por até 3 meses conforme a necessidade. Em casos nos quais a dissecção se torna difícil, podem ser dados esteroides leves por um mês.

Resultados

Utilizando a experiência dos estudos iniciais em subsequentes séries de casos, 93% dos olhos tratados ficaram na faixa ± 0,5 D da refração pretendida.[13,14,15] A qualidade da dissecção do *laser* tem melhorado continuamente por refinamento dos parâmetros do *laser*, como a configuração de energia e a distância entre os *spots* do *laser*.[16,17,18] Graças a esses avanços, a estabilidade da correção obtida com extração da lentícula refrativa é melhor do que com LASIK. A precisão dos cortes do *laser* é demonstrada por alguns investigadores, trabalhando independentemente entre si.[19,20] A indução de aberrações de ordem mais alta (HOA) fica dentro da faixa de aproximadamente 0,1 μm (notação de Malacara) e, desse modo, é igual ou melhor do que os sistemas de *excimer laser* de última geração. Isso se deve, em grande escala, à baixa indução de aberrações esféricas, conquanto as vírgulas ocasionalmente possam ser um tanto mais altas.[21] Em razão do aumento insignificante das aberrações esféricas, em geral, não há problemas com halo e cintilação após um procedimento de ReLEx, mesmo nos olhos com erro refrativo pré-operatório relativamente alto.

A satisfação do paciente, em geral, é alta depois de SMILE. Pediu-se a 48 pacientes para responderem a um questionário depois de 6 meses de acompanhamento. Na escala de 0 a 100 (0 = muito ruim; 100 = melhor visão de todos os tempos), a qualidade média da visão foi graduada em 92,3. Todos os pacientes relataram independência completa da correção por óculos. O questionário fez perguntas com relação a cada olho individual tratado. Vinte e cinco pacientes (28,4%) relataram acentuada melhora de sua visão, e 60 pacientes (68,2%) relataram melhora extrema de sua visão. Os olhos restantes tiveram "certa melhora". Ninguém se queixou de piora. Em geral, a pergunta "Você se submeteria novamente à cirurgia?" foi respondida por 93,3% dos pacientes com "Sim". Entre os pacientes, 6,7% responderam "Não tenho certeza" e não houve resposta "Não". No entanto, quando perguntados especificamente, 5,5% tiveram algum problema com visão noturna, e 6,6% com dirigir à noite. Não houve casos de cintilação, mas sete casos (7,7%) sentiram ressecamento que exigiu lubrificação, em comparação a dois casos (2,2%) no pré-operatório.[10]

4.3 Segurança

O registro de segurança da técnica é bom. Em uma das maiores populações de estudo até aqui, Ivarsen *et al.* publicaram as seguintes complicações[22]: 6% de defeitos epiteliais, 1,8% de pequenas lacerações na borda da incisão e uma grande laceração em um único olho (0,06%). Nenhum desses pacientes se queixou de problemas mais tarde. Conquanto se possa admitir um fluxo adequado ao irrigar a interface, todavia, registramos 8,8% de casos de resíduos intraestromais em nossa série.[22] Em 14 olhos (0,8%) ocorreu perda de aspiração durante a cirurgia a *laser*.

Um estudo de Wong *et al.* descreveu perda de aspiração durante extração de lentícula refrativa (ReLEx, FLEx e SMILE) como ocorrência relativamente incomum, tendo uma incidência cumulativa total de 3,2%.[23] As recomendações para lidar com esse tipo de incidente são as seguintes: estágio 1 (corte posterior da lentícula < 10%), reinicie; estágio 2 (corte posterior da lentícula > 10%), mude para LASIK; estágio 3 (corte lateral da lentícula), repita o corte lateral da lentícula e diminua o diâmetro da lentícula 0,2 a 0,4 mm; estágio 4 (corte anterior da lentícula), repita o corte anterior da lentícula; e estágio 5 (corte lateral anterior da lentícula), repita o corte lateral anterior da lentícula e diminua o diâmetro da lentícula 0,2 a 0,4 mm.[23]

Zhao *et al.* publicaram casos de ceratite lamelar difusa em 1,6% de 1.112 olhos submetidos a SMILE.[24] O início geralmente ocorre em 1 a 3 dias do pós-operatório. Os sintomas mais comuns são fotofobia e hiperemia (88%), dor leve (44%) e laceração (33%). Essa incidência é mais baixa do que a publicada depois de LASIK. Uma explicação possível, de acordo com Zhao *et al.*, é que os sistemas de *laser* de femtossegundo de nova geração usam uma frequência de pulsos mais alta e energia de pulso mais baixa para SMILE.[24] Foi publicado anteriormente que um contexto de alta energia de *laser* com fotorruptura a seguir induzisse lesão tecidual e acúmulo de bolhas de gás, resultando em aumento das respostas inflamatórias celulares e em ceratite lamelar difusa. Inflamação leve à moderada tipicamente é tratada com esteroides tópicos intensos e, algumas vezes, com esteroides sistêmicos. Uma reação inflamatória mais grave geralmente é tratada primeiramente irrigando-se a interface e depois usando esteroides tópicos. Os autores recomendam fortemente cuidadoso exame por lâmpada de fenda no primeiro dia pós-operatório, o que é crucial para o diagnóstico precoce e uma intervenção em casos de ceratite lamelar difusa.[24]

Houve *haze* pós-operatória em 8% e infiltrações de menor importância na interface em 0,3% de nossos pacientes. Somente em um desses casos uma complicação realmente afetou a acuidade visual depois de 3 meses. Microestrias foram muito menos frequente, em comparação a FLEx. No entanto, ainda se podem observar algumas microestrias depois de SMILE para miopia em razão do efeito de compressão nas camadas superiores da córnea depois da remoção da lentícula subjacente.

Há um relato de caso na literatura sobre uma parte de uma lentícula que permaneceu na interface, o que subsequentemente levou ao astigmatismo.[23] O efeito colateral não desejado mais frequentemente relatado pelos pacientes é o de alterações temporárias do filme lacrimal. Deve ser acrescentado, contudo, que tanto a coloração puntiforme da córnea quanto a síndrome do olho seco subjetivo são menos comuns em SMILE do que em FLEx e outros procedimentos refrativos de córnea à base de retalhos. Esses achados dão apoio à hipótese de que SMILE reduza a quantidade de fibras nervosas dissecadas.

4.4 Resultados de Longo Prazo

Recentes estudos de longo prazo se concentram menos na segurança dessa nova técnica cirúrgica e mais na estabilidade refrativa ao longo de um tempo prolongado e nas possíveis complicações tardias. A estabilidade, até aqui, provou ser uma vantagem importante das técnicas ReLEx; depois de FLEx, bem como depois de SMILE, observaram-se apenas pequenas regressões nos resultados de 5 anos. A regressão média naqueles 41 olhos foi de apenas 0,07 D. A acuidade visual para longe não corrigida (UDVA) foi de 20/40 ou melhor em todos os olhos[9,24] (▶ Fig. 4.4). Hoje, depois do estabelecimento de nomogramas, a estabilidade da correção obtida com extração de lentícula refrativa é melhor do que com LASIK. Relata-se que, com LASIK, a regressão média, depois de 6 a 7 anos, varie de 0,63 a 0,97 D – em comparação à regressão de 0,07 D em nosso estudo. Pode-se admitir que esses achados reflitam a estabilidade estrutural interna mais alta nas córneas tratadas com SMILE sem retalho. À medida que a extração de lentícula refrativa ganha aceitação com a introdução da técnica SMILE sem retalho, novos estudos abrandarão as preocupações restantes sobre a estabilidade e as complicações tardias.

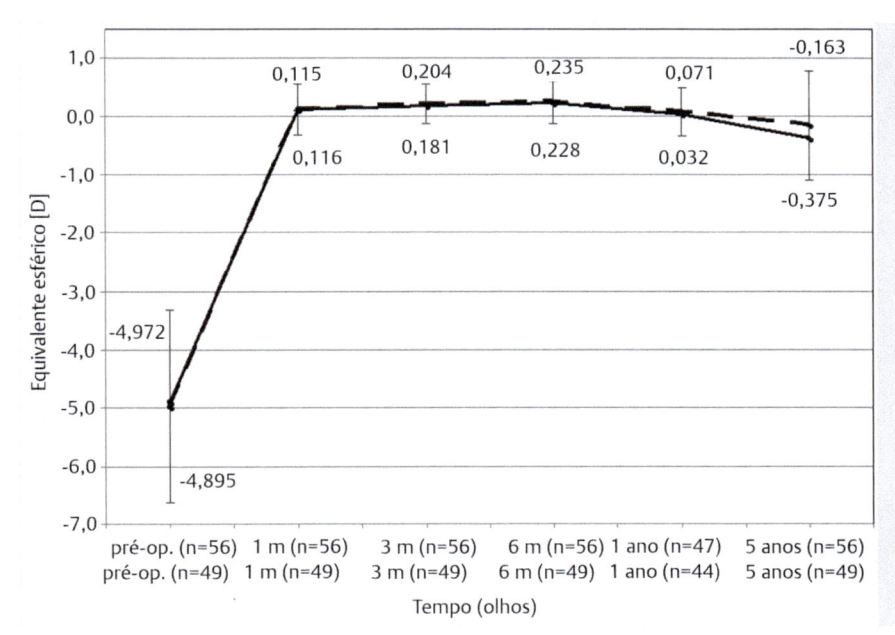

Figura 4.4 Estabilidade refrativa a longo prazo (5 anos) do procedimento de extração de lentícula com incisão pequena (SMILE) (n = 56 olhos).

4.4.1 Trauma Cirúrgico

Alguns estudos têm sido dedicados à questão de as novas técnicas poderem afetar a integridade estrutural da córnea em menor grau do que os métodos refrativos estabelecidos. A córnea é um dos tecidos mais densamente inervados do corpo humano; há consenso amplo de que a desnervação da córnea em decorrência de procedimentos refrativos contribua imensamente para os frequentes problemas de superfície apresentados por muitos pacientes.

Em um estudo de Vestergaard et al., o método SMILE menos invasivo pareceu melhor para poupar os nervos da córnea central do que FLEx e não teve efeito significativo sobre a sensibilidade da córnea.[27] Em outro estudo, a extração de lentícula refrativa levou a significativamente menos indução de aberrações de alta ordem (HOA) e melhor sensibilidade ao contraste mesópica em médio prazo do que a LASIK de femtossegundo otimizada para a frente de onda depois de 1 ano.[21] Portanto, os efeitos colaterais tardios não parecem ser um grande problema.

Não esperamos que os sintomas de olho seco não apareçam depois de SMILE. Alguns estudos, contudo, verificaram significativamente menos comprometimento da superfície após SMILE.[27,28,29,30,31]

4.4.2 Estabilidade da Córnea

Outra vantagem de SMILE poderia ser a melhora – em comparação a outras técnicas refrativas – da estabilidade biomecânica da córnea. Inicialmente postulado em um modelo matemático,[32] esse aumento de estabilidade agora é demonstrado em alguns estudos clínicos.[33,34] A continuação das avaliações clínicas determinará se ablações mais extensas em alta miopia são viáveis sem o risco de ectasia da córnea.[35]

4.4.3 Indicações Atuais

De acordo com as diretrizes da Comissão Alemã em Cirurgia Refrativa (KRC), SMILE é julgada eficiente para miopia entre –3 e –8 D e para a correção de astigmatismo até –5 D. Sob certas circunstâncias, pode-se tratar miopia até –10 D e astigmatismo até –6 D. Cirurgiões com muita experiência na técnica, na verdade, operam olhos com espessura da córnea suficiente em uma faixa entre –1 e –12 D (atualmente a faixa recomendada pelo fabricante). A experiência cirúrgica – isso se aplica a um procedimento desafiador em alto grau, como SMILE – é fator importante, particularmente em olhos com baixa miopia.

Há algumas contraindicações: espessura de córnea abaixo de 480 μm, doença de córnea progressiva crônica e o tipo frustro do ceratocone. Não se deve fazer o tratamento em pacientes com menos de 18 anos, e a espessura do estroma posterior da córnea, depois da remoção da lentícula, não deve cair abaixo de 250 μm. No entanto, o conceito de "estroma posterior remanescente", que deriva de LASIK, tem sido questionado por vários investigadores que recomendam substituí-lo pelo termo "espessura de córnea remanescente", já que o estroma anterior não é enfraquecido na cirurgia SMILE, em comparação aos procedimentos à base de retalhos.

4.5 Questões Abertas

Conquanto os resultados de longo prazo sejam positivos e algumas estudos internacionais revistos por pares tenham demonstrado as vantagens das técnicas ReLEx, algumas dúvidas referentes a esse método cirúrgico minimamente invasivo ainda precisam ser respondidas. Na LASIK, os erros refrativos residuais podem muitas vezes ser corrigidos elevando-se o retalho e repetindo-se a ablação por laser – essa é uma opção ideal que não existe em um método em que não haja um retalho a ser elevado. Atualmente, olhos tratados com SMILE precisariam de uma ablação de superfície suplementar (geralmente com mitomicina C) ou de uma abertura cirúrgica (com laser de femtossegundo ou manualmente) das incisões com corte lateral (o chamado software CIRCLE), assim criando um retalho, para finalidades de aprimoramento do resultado. Outra opção é Femto-LASIK com retalho fino dentro do capuz. No entanto, um novo modo de aperfeiçoamento, a chamada SMILE com cápsulas, foi recentemente proposto pelo Dr. Donato, da França, no Encontro da Sociedade Oftalmológica Francesa. Nesse procedimento, apenas um botão da nova lentícula é cortado, enquanto o plano superior dessa segunda lentícula é ajustado na profundidade da interface antiga.

O corte lateral inicial é reaberto manualmente, e a nova lentícula é dissecada e extraída. Tem havido relatos de subcorreção, especialmente em casos de astigmatismo,[36] o que é atribuído a não se conseguir controlar a ciclorrotação ao iniciar a aspiração. O truque aqui é marcar o eixo horizontal na córnea e reajustar o pacote de tratamento por rotação. Há apenas experiência limitada até aqui no tratamento de hipermetropia.[11,12] Justifica-se a avaliação científica contínua de nossa experiência clínica cada vez maior.

4.6 O Que o Esperar do Futuro

Este novo método tem o potencial para abrir novas e fascinantes abordagens da cirurgia refrativa da córnea. Pode-se imaginar, por exemplo, uma endoceratofaquia por implantação de uma lentícula no bolso/espaço intraestromal.[37] Outro avanço futuro pode acrescentar reversibilidade à técnica por congelamento profundo da lentícula e seu armazenamento para, se necessário, reimplantação em algum momento futuro.[38] Combinar SMILE com outras técnicas corneanas, como o *cross-linking* de córnea, é outra opção. Para o leitor interessado em todos os detalhes da cirurgia SMILE, recomenda-se, como leitura, por exemplo *Small Incision Lenticule Extraction (SMILE): Principles, Techniques, Complication Management, and Future Concepts*, de Sekundo (Ed.) recentemente publicado pela Springer.

Referências

[1] Sekundo W. Refraktive Chirurgie. In: Augustin AJ, ed. Augenheilkunde. Heidelberg: Springer; 2007:823-845
[2] Nordan LT, Slade SG, Baker RN, Suarez C, Juhasz T, Kurtz R. Femtosecond laser flap creation for laser in situ keratomileusis: six-month follow-up of initial U. S. clinical series. J Refract Surg. 2003;19(1):8-14
[3] Durrie DS, Kezirian GM. Femtosecond laser versus mechanical keratome flaps in wavefront-guided laser in situ keratomileusis: prospective contralateral eye study. J Cataract Refract Surg. 2005;31(1):120-126
[4] Binder PS. Flap dimensions created with the IntraLase FS laser. J Cataract Refract Surg. 2004;30(1):26-32
[5] Blum M, Kunert K, Gille A, Sekundo W. LASIK for myopia using the Zeiss VisuMax femtosecond laser and MEL 80 excimer laser. J Refract Surg. 2009;25(4):350-356
[6] Sekundo W, Kunert K, Russmann Ch, et al. First efficacy and safety study of femtosecond lenticule extraction for the correction of myopia: six-month results. J Cataract Refract Surg. 2008;34(9):1513-1520
[7] Blum M, Kunert K, Schröder M, Sekundo W. Femtosecond Lenticule Extraction (FLEX) for the correction of myopia: 6 months results. Graefes Arch Clin Exp Ophthalmol. 2010;248(7):1019-1027
[8] Blum M, Kunert KS, Engelbrecht C, Dawczynski J, Sekundo W. Femtosekunden-Lentikel-Extraktion (FLEx) - Ergebnisse nach 12 Monaten bei myopen Astigmatismus. Klin Monatsbl Augenheilkd. 2010;227(12):961-965
[9] Blum M, Flach A, Kunert KS, Sekundo W. Five-year results of refractive lenticule extraction. J Cataract Refract Surg. 2014;40(9):1425-1429
[10] Sekundo W, Kunert K, Blum M. Small incision corneal refractive surgery using the small incision lenticule extraction (SMILE) procedure for the correction of myopia and myopic astigmatism: results of a 6 month prospective study. Br J Ophthalmol. 2011;95:335-339
[11] Blum M, Kunert KS, Voßmerbäumer U, Sekundo W. Femtosecond lenticule extraction (ReLEx) for correction of hyperopia - first results. Graefes Arch Clin Exp Ophthalmol. 2013;251(1):349-355
[12] Sekundo W, Reinstein DZ, Blum M. Improved lenticule shape for hyperopic Femtosecond lenticule extraction (ReLEx FLEx): a pilot study. Lasers Med Sci. 2016;31(4):659-664
[13] Shah R, Shah S, Sengupta S. Results of small incision lenticule extraction: allin-one femtosecond laser refractive surgery. J Cataract Refract Surg. 2011;37(1):127-137
[14] Hjortdal JO, Vestergaard AH, Ivarsen A, Ragunathan S, Asp S. Predictors for the outcome of small-incision lenticule extraction for Myopia. J Refract Surg. 2012;28(12):865-871
[15] Kamiya K, Shimizu K, Igarashi A, Kobashi H. Visual and refractive outcomes of femtosecond lenticule extraction and small-incision lenticule extraction for myopia. Am J Ophthalmol. 2014;157(1):128-134.e2
[16] Shah R, Shah S. Effect of scanning patterns on the results of femtosecond laser lenticule extraction refractive surgery. J Cataract Refract Surg. 2011;37(9):1636-1647
[17] Kunert KS, Blum M, Duncker GI, Sietmann R, Heichel J. Surface quality of human corneal lenticules after femtosecond laser surgery for myopia comparing different laser parameters. Graefes Arch Clin Exp Ophthalmol. 2011;249(9):1417-1424
[18] Heichel J, Blum M, Duncker GIW, Sietmann R, Kunert KS. Surface quality of porcine corneal lenticules after femtosecond lenticule extraction. Ophthalmic Res. 2011;46(2):107-112
[19] Reinstein DZ, Archer TJ, Gobbe M. Accuracy and reproducibility of cap thickness in small incision lenticule extraction. J Refract Surg. 2013;29(12):810-815
[20] Ozgurhan EB, Agca A, Bozkurt E, et al. Accuracy and precision of cap thickness in small incision lenticule extraction. Clin Ophthalmol. 2013;7:923-926
[21] Sekundo W, Gertnere J, Bertelmann T, Solomatin I. One-year refractive results, contrast sensitivity, high-order aberrations and complications after myopic small-incision lenticule extraction (ReLEx SMILE). Graefes Arch Clin Exp Ophthalmol. 2014;252(5):837-843
[22] Ivarsen A, Asp S, Hjortdal J. Safety and complications of more than 1500 small-incision lenticule extraction procedures. Ophthalmology. 2014;121(4):822-828
[23] Wong CW, Chan C, Tan D, Mehta JS. Incidence and management of suction loss in refractive lenticule extraction. J Cataract Refract Surg 2014;40:2002-2010
[24] Zhao J, He L, Yao P, Shen Y, Zhou Z, Miao H, Wang X, Zhou X. Diffuse lamellar keratitis after small-incision lenticule extraction. J Cataract Refract Surg 2015;41:400-4007
[25] Dong Z, Zhou X. Irregular astigmatism after femtosecond laser refractive lenticule extraction. J Cataract Refract Surg. 2013;39(6):952-954
[26] Blum M, Täubig K, Gruhn C, et al. Five-year results of Small Incision Refractive Lenticule Extraction (ReLEx SMILE). BMJ. 2016; 100(9):1192-1195
[27] Vestergaard AH, Grønbech KT, Grauslund J, Ivarsen AR, Hjortdal JØ. Subbasal nerve morphology, corneal sensation, and tear film evaluation after refractive femtosecond laser lenticule extraction. Graefes Arch Clin Exp Ophthalmol. 2013;251(11):2591-2600
[28] Demirok A, Ozgurhan EB, Agca A, et al. Corneal sensation after corneal refractive surgery with small incision lenticule extraction. Optom Vis Sci. 2013;90(10):1040-1047
[29] Li M, Zhou Z, Shen Y, Knorz MC, Gong L, Zhou X. Comparison of corneal sensation between small incision lenticule extraction (SMILE) and femtosecond laser-assisted LASIK for myopia. J Refract Surg. 2014;30(2):94-100
[30] Mohamed-Noriega K, Riau AK, Lwin NC, Chaurasia SS, Tan DT, Mehta JS. Early corneal nerve damage and recovery following small incision lenticule extraction (SMILE) and laser in situ keratomileusis (LASIK). Invest Ophthalmol Vis Sci. 2014;55(3):1823-1834
[31] Xu Y, Yang Y. Dry eye after small incision lenticule extraction and LASIK for myopia. J Refract Surg. 2014;30(3):186-190
[32] Reinstein DZ, Archer TJ, Randleman JB. Mathematical model to compare the relative tensile strength of the cornea after PRK, LASIK, and small incision lenticule extraction. J Refract Surg. 2013;29(7):454-460
[33] Wu D, Wang Y, Zhang L, Wei S, Tang X. Corneal biomechanical effects: smallincision lenticule extraction versus femtosecond laser-assisted laser in situ keratomileusis. J Cataract Refract Surg. 2014;40(6):954-962
[34] Kamiya K, Shimizu K, Igarashi A, Kobashi H, Sato N, Ishii R. Intraindividual comparison of changes in corneal biomechanical parameters after femtosecond lenticule extraction and small-incision lenticule extraction. J Cataract Refract Surg. 2014;40(6):963-970
[35] Sinha Roy A, Dupps WJ, Jr, Roberts CJ. Comparison of biomechanical effects of small-incision lenticule extraction and laser in situ keratomileusis: finiteelement analysis. J Cataract Refract Surg. 2014;40(6):971-980
[36] Ivarsen A, Hjortdal J. Correction of myopic astigmatism with small incision lenticule extraction. J Refract Surg. 2014;30(4):240-247
[37] Pradhan KR, Reinstein DZ, Carp GI, Archer TJ, Gobbe M, Gurung R. Femtosecond laser-assisted keyhole endokeratophakia: correction of hyperopia by implantation of an allogeneic lenticule obtained by SMILE from a myopic donor. J Refract Surg. 2013;29(11):777-782
[38] Liu H, Zhu W, Jiang AC, Sprecher AJ, Zhou X. Femtosecond laser lenticule transplantation in rabbit cornea: experimental study. J Refract Surg. 2012;28(12):907-911

5 Dicas em Cirurgia de Ceratomileuse *In Situ* Assistida por *Laser* (LASIK)

Urs Vossmerbaeumer

Resumo

Os *lasers* FS fizeram sua estreia como ferramentas na cirurgia do segmento anterior na cirurgia LASIK, revolucionando a segurança do procedimento. O capítulo dá uma introdução aos conceitos de engenharia que definem o instrumento: pulsos ultracurtos de *laser* infravermelho geram ruptura óptica no tecido irradiado. São necessários padrões de varredura computadorizada para criar planos de clivagem na córnea e separar estruturas celulares sem cortar. Tendo tais princípios em mente, o cirurgião pode fazer o melhor uso da tecnologia no procedimento LASIK. O retalho é definido pelo padrão do *laser* FS ainda criado pelo cirurgião no processo de elevação. A ruptura de pontes de tecido residuais é parte central da manipulação cirúrgica. Uma etapa crítica no processo é o acoplamento ótimo do olho ao dispositivo do *laser* FS. A dispersão do ar no plano de clivagem indica o avanço dos efeitos do *laser*; entretanto, também pode impedir subsequentes etapas cirúrgicas em se formando uma camada opaca de bolhas. Uma vantagem primordial da criação de retalho com *laser* FS é a opção de criar bordas anguladas que melhoram grandemente a estabilidade do retalho no pós-operatório, minimizando as complicações associadas ao retalho. O procedimento cirúrgico inteiro do desenho do retalho com *laser* FS, a definição e a manipulação cirúrgica são profundamente diferentes da cirurgia com microcerátomo. O capítulo cobre alguns aspectos centrais relacionados com a cirurgia.

Palavras-chave: Fotorruptura, Ruptura óptica induzida por *laser*, Camadas opacas de bolhas, Padrão de clivagem, Pontes teciduais, Arquitetura do retalho, Bordas do retalho anguladas, Estabilidade do retalho

5.1 Introdução

Quando a ceratomileuse *in situ* assistida por *laser* (LASIK) foi desenvolvida para ser uma aplicação de rotina, na década de 1990, um grande marco técnico para o procedimento foi o desenvolvimento do microcerátomo automatizado.[1] Naquele tempo, os *excimer lasers* já estavam trilhando seu caminho há uma década em cirurgia oftálmica, possibilitando alta previsibilidade e alta precisão de ablação de tecido. De igual modo, a ceratectomia fotorrefrativa com *excimer laser* se havia tornado um procedimento de um grau de automatização até então desconhecido por causa dos mecanismos de controle de padrão computadorizados. No entanto, as desvantagens da ablação de superfície, como a *haze* estromal, tornaram-se óbvias em pacientes com miopia com grau mais alto.

Além disso, a perspectiva de dor prolongada no período pós-operatório desencorajou os candidatos com relação ao procedimento.[2,3,4,5] Por isso, realizar a ablação no estroma da córnea foi reconhecido como preferível, tendo melhor perfil de risco quanto à situação no pós-operatório. No entanto, como a energia da luz ultravioleta emitida pelo *excimer laser* é absorvida na superfície do tecido tratado, isso criou, ao mesmo tempo, a necessidade de um retalho superficial para obter acesso ao estroma da córnea. O microcerátomo mecânico, na ocasião, foi a chave para esse desafio. Um instrumento otimizado para retirar uma fatia fina das camadas superficiais da córnea facilitou a introdução dessa etapa auxiliar na cirurgia refrativa. Conquanto a incidência dos efeitos colaterais previamente conhecidos da ablação de superfície, como a *haze* inflamatória, regredisse, uma grande quantidade de novos riscos apareceu: capuz livre, *buttonhole* e estrias estavam entre os fenômenos que tiveram seu aparecimento no estágio da cirurgia refrativa naquele momento, contribuindo para complicações potencialmente devastadoras em termos da visão dos pacientes.[6] De fato, com a adoção generalizada da técnica LASIK, as complicações relacionadas com o retalho dominariam sobre as complicações relacionadas com a ablação. A inovação na tecnologia digital e o crescimento dos conhecimentos sobre a biomecânica da fotoablação da córnea permitiram a melhora rápida da qualidade dos resultados em procedimentos de correção visual por *laser*. Os microcerátomos não puderam acompanhar o ritmo do progresso, já que seu conceito básico está enraizado em uma lâmina mecânica temporariamente travada sobre o globo ocular.

O advento da tecnologia do *laser* de femtossegundo (FS), por volta da virada do milênio, e sua disponibilidade para microcirurgia ocular marcaram uma reviravolta nesse desafio. Ainda mais que, retrospectivamente, abriu a porta para um novo tipo de procedimento cirúrgico em oftalmologia. Com opções que, intrinsecamente, iam muito além do mero trabalho de criação de um retalho de córnea, ofereceu à fantasia do cirurgião oftálmica uma grande quantidade de novas aplicações para esse tipo de lâminas virtuais. A chance para a ação microcirúrgica extremamente precisa em um tecido sem abertura da integridade da superfície foi rapidamente reconhecida como uma antiga utopia em cirurgia.

5.2 Compreenda os Princípios de Funcionamento de Seu Instrumento

Sob condições naturais, a energia luminosa infravermelha (IV) é absorvida pela córnea e transformada em energia térmica, isto é, aquecimento do tecido. No entanto, o mesmo comprimento de onda, quando oferecido em pulsos ultracurtos de alta energia na faixa do FS, pode-se concentrar e causar um efeito fotodisruptivo.[7] Um material transparente à luz tem seus elétrons associados em uma correlação orbital fixa ao núcleo do átomo. Quando fótons com alta energia colidem com tal material, essa ligação eletrostática dos elétrons no composto atômico é superada, liberando os elétrons carregados negativamente. Isso significa que a energia luminosa em um comprimento de onda naturalmente transmissível é absorvida se oferecida como pulso ultracurto de *laser*. Esse fenômeno é chamado ruptura óptica induzida por *laser* (LIOB).[8] A cascata de elétrons liberados com carga negativa exibe repulsão mútua, causando um movimento centrífugo explosivo (plasma). Desse modo, forma-se uma bolha de cavitação. Ela se expande como onda de choque inicialmente em uma velocidade supersônica até o ponto de igualdade da pressão interna *versus* externa.[9] Essa expansão, que é imediatamente seguida por um colapso, causa a ruptura do material. Fornecendo não apenas um único pulso FS, mas também uma sequência rápida de pulsos, esse efeito separador pode ser utilizado para criar uma linha contígua de separação de tecidos.

Essa observação e os esclarecimentos sobre as leis de tal processo foram a origem dos FS como ferramenta cirúrgica para separação precisa de tecidos. O fenômeno é denominado *acoplamento optoacústico* para descrever tradução da energia eletromagnética em acústica (cinética).[10] Pulsos ultracurtos na faixa de femtossegundos não englobam uma deflexão espacial de átomos e, portanto, não levam a um aquecimento do material. Essa é outra diferença importante com os *lasers* que operam no mesmo comprimento de onda com pulsos na faixa de milissegundos ou microssegundos, que induzem acoplamento térmico, isto é, uma elevação de temperatura no ponto focal de absorção.

A combinação complexa de condições físicas torna o FS um conceito delicado a ser usado como instrumento para separação de tecidos. Na verdade, a física e apenas parte da equação – a outra, igualmente relevante, englobam fisiologia e biologia celular. Se a questão fosse sobre dissecar um material homogêneo com propriedades precisamente definidas, quase estaríamos lá. No entanto, a córnea humana é um tecido composto e com múltiplas camadas, tendo variável elasticidade ao longo de seu perfil. Nos primeiros dias de protótipos de microcerátomos de FS, um dos principais desafios para a aplicabilidade de rotina foi a harmonização dos fatores determinantes: energia por pulso e distribuição espacial e oportuna da sequência de pulsos que formam o padrão de pontos de ruptura para obter uma clivagem de tecido homogênea. A menos que essa equação multifatorial pudesse ser repetitivamente otimizada, veríamos amostras de tecido com pontos isolados de ruptura, mas nada como uma linha contínua de clivagem.

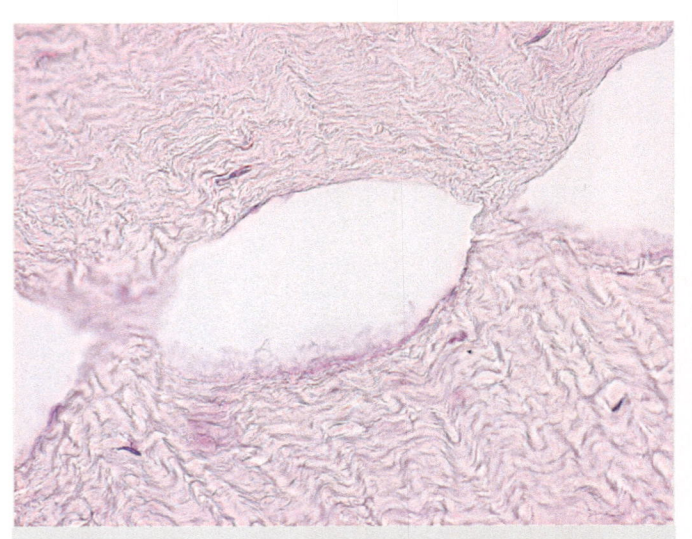

Figura 5.1 Pontes de tecido entre bolhas de efeito único pela ação do *laser* de femtossegundo na córnea. Note a continuidade sem ruptura das lamelas de colágeno nas vizinhanças imediatas dos espaços vazios em que as lamelas de colágeno foram separadas pelo pulso do *laser*. Configuração experimental com o microcerátomo do *laser* de femtossegundo de primeira geração, córnea porcina, coloração HE (hematoxilina-eosina), aumento de 40 ×.

5.3 Os Padrões de Clivagem – Pontes Teciduais

Como nos lembram os parágrafos anteriores sobre a física por trás do instrumento FS, agora podemos dirigir nossa atenção para os detalhes de criar um retalho córneo. Pode ser útil ter em mente o processo de fornecer miríades de minúsculas bolhas de explosão ao separar a lamela anterior de seu leito estromal: mesmo que idealmente possa ser sentido como uma fatia de tecido, há ocasionalmente pontes de tecido que exigem ruptura manual (▶ Fig. 5.1).[11] Você pode encontrar tais pontos de resistência no corte lateral e no plano de clivagem. A razão pode ser as configurações do próprio aparelho de femtossegundo, tendo a córnea ou interface entre a máquina e o paciente.

A menos que as configurações do aparelho de *laser* sejam otimizadas com referência ao espaçamento da linha do *spot* dos pulsos de *laser* e a energia dos pulsos, as pontes teciduais podem ser um desafio comum ao abrir o retalho.[12] Essa causa pode ser reconhecida por um alto grau de resistência ao longo do plano inteiro de clivagem tecidual, isto é, se muita tensão mecânica for necessária para formar e levantar o retalho. Embora um retalho delineado por FS possa não ser manipulado com uma verdadeira fatia, isto é, com zero resistência a seu instrumento, mas apenas arrancando com uma espátula sob o futuro retalho, é a vez de o técnico modificar as configurações. Algumas máquinas são equipadas com um modo especializado que permite modificação independente dos padrões do *laser*, mas ainda lançando mão da experiência e *expertise* do engenheiro em serviço em lugar de repetição em branco, o que é uma etapa sábia. Por algumas razões físicas e matemáticas, as fontes de FS, que é o coração dos dispositivos, não são perfeitamente idênticas entre si. Suas características de emissão de energia variam entre si, bem como ao longo do tempo de vida da fonte de *laser* e também há influências do clima e da pressão do ar na sala de cirurgia, tudo contribuindo para características individuais. De fato, comparar um dispositivo de laser e um piano de cauda tem certa verdade: embora feito em um esquema de mesma construção com os mesmos materiais, não há duas peças que sejam perfeitamente iguais.

Se restarem ilhas sólidas de pontes de tecido depois de um procedimento com *laser* aparentemente correto, verifique a gravação do vídeo no início do procedimento, particularmente no momento de acoplamento do olho do paciente à interface. Minúsculas bolhas de ar presas na película líquida entre o vidro de acoplamento e o epitélio defletem o *laser*, formando um escudo sobre o tecido subjacente e impedindo o efeito disruptivo, pois o pulso do *laser* perde o foco. Isso resulta em um transtorno da integridade tecidual no local das bolhas, isto é, ao abrir o retalho, esses *spots* têm de ser rompidos. É óbvio que tal abordagem na força bruta não é compatível com a intenção de clivagem tecidual do FS, que se orgulha de uma separação sem toque. Para evitar essa complicação, recomenda-se garantir uma lubrificação sólida e homogênea do epitélio da córnea antes de acoplar o vidro. Isso se aplica a interfaces de paciente planas ou curvas, conforme projetado para várias máquinas.

Outra razão para partes de tecido virgem no plano pretendido de separação do *laser* algumas vezes vem do lado do paciente: se o acoplamento for suficiente, mas não perfeito, até mesmo movimentos leves do olho do paciente – ou da cabeça com o olho – podem causar uma excursão mínima da córnea. Isso pode se dar no eixo horizontal ou no vertical.[13] Se a interface do paciente estiver agarrando uma pequena porção da conjuntiva, é possível um minúsculo grau de rotação do olho sem perder a aspiração crítica, o que levaria à interrupção do procedimento. Em um sistema de varredura de fora para dentro, a visualização da luz de fixação do paciente fica borrada, quando a separação do retalho-leito se completa. Se isso resultar em que o paciente tente procurar a luz de fixação, uma sacada mínima pode resultar em uma descompensação mínima do corte lateral contra o leito. Chegar à parte inferior ao retalho com a espátula a partir do corte lateral é algo que encontra resistência sólida. Como evitar isso? A interface curva não deve ser grande demais, a menos que um lobo de conjuntiva esteja preso, tornando a posição potencialmente instável. Ensopar o filme lacrimal da conjuntiva com uma esponja Weck-Cel ou Merocel ajuda a garantir uma boa preensão da peça de acoplamento. De igual modo, garantir anestesia tópica suficiente antes do procedimento evita excessiva produção de lágrimas durante o acoplamento. E por último, mas não menos importante, o paciente deve ser informado antecipadamente à cirurgia sobre as etapas do procedimento, como se sentirá e qual será o aspecto. Entre o acoplamento e o não acoplamento, prova-se útil para o cirurgião e o paciente tranquilizar que o último sobre sua cooperação completa, dizendo-lhe que tudo corre sem problemas como programado.

Finalmente, embora isto seja óbvio e raro, defeito da integridade da córnea até com grau mínimo de opacidade pode ser a causa de separação inconsistente dos tecidos sob FS.[14] Pode haver cicatrizes de corpos estranhos subepiteliais acidentais ou de cirurgia da córnea prévia – reconhecidamente, tais olhos não passarão despercebidos em um procedimento FemtoLASIK. No entanto, se você aplicar marca por carimbo com tinta no epitélio para ter uma referência adicional para correção de astigmatismo, tinta azul pode ser suficiente para promover escudo aos pulsos de *laser* e deixar o tecido na parte inferior sem tratamento.[15,16]

5.4 O Padrão de Clivagem – Ar Indesejável

Discutimos o mecanismo de ação do FS no primeiro tópico; você se lembra do ar? Vamos transformar as bolhas na próxima "dica".

Em um procedimento regular, formam-se bolhas de ar de uma camada no plano de clivagem e se dissipam ao longo dos primeiros minutos depois da finalização. No entanto, em alguns casos, o ar tende a ir montado e cria nuvens no estroma. O efeito é uma opacificação minuciosa da córnea na área afetada e pode levar à separação incompleta dos tecidos. Novamente, as disposições do espaçamento da linha de *spot*, bem como a energia, têm papel nesse problema. Um padrão abertamente denso dos pulsos de *laser* com formação de um excesso de bolhas de ar pode levar ao acúmulo de ar. No entanto, isso não levará a uma camada opaca, a menos que o ar encontre um caminho de propagação entre as camadas estromais. A histoarquitetura da córnea que determina a histerese da córnea, sua elasticidade, espessura, resistência e curvatura tem papel determinante para a formação do fenômeno da camada opaca de bolhas (OBL).[17] O dispositivo de FS IntraLase inclui um "bolso" no padrão de clivagem para minimizar esse problema: na posição da dobradiça, uma linha profunda de separação tecidual é criada para servir como válvula de exaustão.[8,17] Isso foi introduzido em uma versão inicial do *software* da máquina, pois a máquina tem um padrão de varredura de linha que se inicia no "bolso". De igual modo, máquinas mais antigas tinham configurações de energia menos sutis do que as atuais versões do dispositivo. No Wavelight FS 200 *Laser*, cria-se um respiradouro de exaustão na parte traseira da dobradiça com a mesma finalidade (▶ Fig. 5.2).

No entanto, a formação de OBL continua a ser um efeito indesejável frequente – se não uma complicação – na criação do retalho com *laser* de femtossegundo. Estudos recentes relatam taxas variáveis de incidência entre 5% e 48%, dependendo do aparelho de *laser*. Há amplo consenso de todas as análises estatísticas de que a histerese da córnea, a espessura e a resistência possam contribuir como fatores predisponentes à formação de OBL.[18] O cirurgião, contudo, também pode contribuir para a prevenção ou

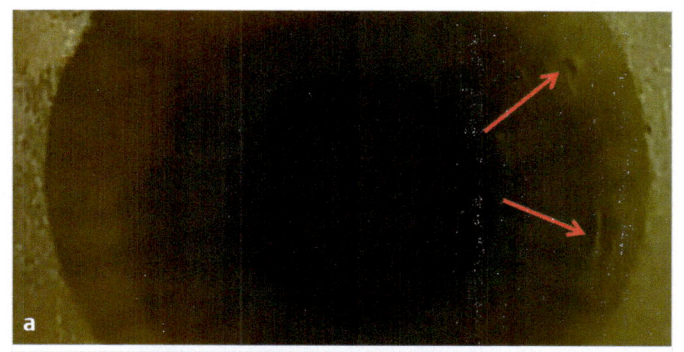

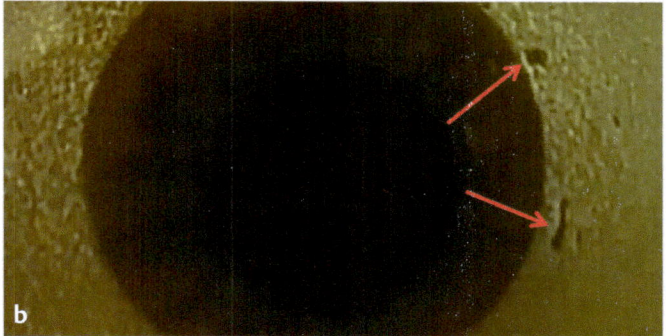

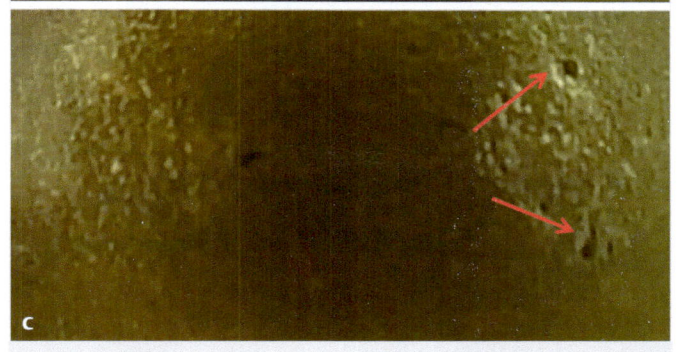

Figura 5.2 (**a**) As setas vermelhas indicam a posição das pequenas bolhas que subsequentemente se mostrarão bloqueando a clivagem regular do tecido pelos pulsos do *laser* de femtossegundo (FS). Na periferia da visualização pelo microscópio está à frente do plano de clivagem visível. (**b**) O padrão dos pulsos de *laser* FS chega à posição das bolhas (*setas vermelhas*). Os espaços vazios são visíveis no padrão regular do ar. (**c**) Ao final do procedimento de *laser* FS, são visíveis interrupções do plano de clivagem nos *spots* das bolhas iniciais (*setas vermelhas*).

formação de uma córnea embaçada. Particularmente em tipos de dispositivos que usam uma interface paciente/máquina curva, em que o acoplamento do olho ao *laser* influencie o risco de formação de OBL. Se for exercida pressão indevida ou se a córnea for muito inclinada for deformada para se encaixar na curvatura da lente de contato, é mais provável o aparecimento de OBL. Ainda mais, se a sucção for aplicada no limbo, isso pode cortar a lamela corneana, levando à formação de OBL circunferencial.

À medida que o ar se dissipa em minutos depois do procedimento com *laser* FS, oferecendo visão clara ao paciente, as OBL são fenômeno transitório. Sendo maior densidade do efeito do ar e menos estruturada do que no nível de feito regular, leva alguns minutos mais para a OBL desaparecer. Para o não iniciado, a OBL pode ter um aspecto dramático à primeira vista; entretanto, a alteração não é permanente. Elas ainda podem causar um problema quando chega o momento da ablação com *excimer laser*. Sistemas de rastreamento visual que asseguram a centralização da ablação são programados para reconhecer a pupila e a íris que não reflitam a luz IV. A última tem particular importância para correção da ciclorrotação. Se a OBL embaçar esse quadro, o aparelho de *excimer laser* pode negar serviço por razões de segurança. Quanto mais central a OBL, maior a probabilidade de tal desequilíbrio do procedimento. Adiar a ablação até que a OBL esteja suficientemente resolvida é a resposta inevitável para esse desafio.[17]

5.5 Arquitetura do Retalho

Voltando ao tempo antes do advento dos FS como instrumentos para criação do retalho, havia algumas questões que se tornaram consistentemente assunto da avaliação crítica referentes ao microcerátomo. Existe um grande número de estudos que investigaram a espessura efetiva e a homogeneidade do retalho.[20,21,22,23,24] Maior reprodutibilidade e melhor homogeneidade da espessura do retalho se tornaram tópico clássico em qualquer anúncio de microcerátomos. A preocupação quase obsessiva de criar não apenas o retalho perfeitamente homogêneo, mas também o mais fino possível, resultou da necessidade de preservar um máximo de espessura do estroma para a ablação. De igual modo, variar a espessura do retalho ao longo de seu perfil foi algo reconhecido como associado à redução da qualidade óptica ao final do tratamento. Essa, de fato, foi uma força propulsora importante por trás do desenvolvimento dos instrumentos de FS para a criação de retalho de córnea.[25] O novo conceito de alinhar uma série de pontos de foco em um plano predefinido prometeu superar as dificuldades de conduzir uma lâmina afiada através de tecido curvo deformado. De fato, desde o começo da era do femtossegundo, houve dois conceitos para a interface competindo entre si, que servem como plano de referência para o foco do *laser*: interface plana (como nos microcerátomos) e curva (semelhante à forma natural da córnea).[25]

Ambos continuam a coexistir no mercado atual sem claras vantagens entre si na criação do retalho. Numerosos estudos tiveram como objetivo demonstrar que a tecnologia FS possibilita melhor homogeneidade da espessura do retalho.[26,27,28,29] Quanto à espessura propriamente dita, o princípio do funcionamento que não envolve ação mecânica imediata no local do plano de clivagem permite minimizar a espessura total do retalho. A busca para tal Ceratomileuse sub-Bowman verdadeira foi promovida pela percepção de que o terço anterior contribui mais para a força mecânica da córnea. As forças mecânicas laterais inevitavelmente ligadas à ação de uma lâmina cortante impedem chegar perto demais da camada de Bowman com o microcerátomo. A reprodutibilidade do nível de clivagem, levada à perfeição com um FS, permitiu trabalhar nas camadas mais anteriores do estroma da córnea. Isso destaca que aprimorar o potencial total de um FS para criação de um retalho implica invariavelmente usar a configuração mais fina possível para o retalho. A principal limitação prática se situa no manejo mecânico do retalho: Com uma espessura média do epitélio em torno de 50 μm, um retalho de 90 μm consistiria em meros 40 μm de estroma da córnea. Tipicamente, as configurações do *software* se ajustam a isso, limitando a espessura mínima do retalho a 90 μm. Além desse limite, pode aumentar o risco de lacerações do retalho.[8]

Outra vantagem, talvez ainda mais valiosa, da tecnologia FS para criação de retalhos é o potencial para criar linhas de clivagem anguladas. Nos dias do microcerátomo mecânico, uma questão importante das complicações pós-operatórias consistia na luxação do retalho.[30] Até mesmo pequenas forças envolviam o risco de desvio lateral do retalho. Esse risco tendia a ser permanente e até anos depois de procedimentos LASIK sem intercorrências, os pacientes apresentariam deposição acidental do retalho após pequeno trauma. Em casos favoráveis, isso causaria diminuição da qualidade visual, entretanto, chegando até a perda de visão imediata. A revisão cirúrgica dependia não apenas da capacidade do cirurgião, mas também da duração e gravidade da situação.[31] Pelo menos parte desse risco se devia ao perímetro do retalho: uma lâmina levada ao longo de uma córnea que se tornou plana faz uma entrada rasa, quase tangencial ao estroma antes de chegar à profundidade pretendida do corte. A vantagem de tal perfil em crescendo é que a borda do retalho se torna (quase) invisível à lâmpada de fenda. A desvantagem, contudo, é que não há barreira mecânica contra desvios laterais ou contra impacto mecânico na borda. A superação dessa restrição pelos *lasers* FS pode ser vista como uma das principais inovações em cirurgia. No início do desenvolvimento dos *lasers* FS para criação de retalhos, reconheceu-se que as características específicas da técnica permitiriam novos padrões de separação de tecidos. De fato, fazer linhas de clivagem em um tecido, o que teria sido inimaginável com lâminas cortantes, foi a verdadeira revolução ocasionada pelo *laser* FS. Uma lâmina pode ser programada para correr ao longo de um vetor em um tecido. A fronteira definitiva para um microcerátomo é deformar o tecido antes do processo de corte para que, ao final, quando o tecido reassumir sua forma natural, a linha de corte resultante não seja reta, mas tenha uma curva rasa. Em vista do princípio de trabalho dos *lasers* FS, que se baseia em focalizar linhas de pulso em um tecido em qualquer dado ponto, o limite agora está apenas no *software* de varredura. Tendo sido isso reconhecido, os *lasers* FS se tornaram um *playground* para cirurgiões de córnea que inventam, daqui em diante, formas jamais vistas de "dissecção" de córnea tanto para a trefinação no transplante, como para criação de retalhos no procedimento LASIK. Com referência à última, a ideia propulsora por trás dos experimentos foi definir um retalho que, finalmente, não se colocaria sobre a córnea, mas invadiria o tecido em volta. Desse modo, a periferia da córnea serviria como moldura em que o retalho afundaria com o reposicionamento ao final do procedimento. Estudos demonstraram uma adesão e estabilidade do retalho superiores para tais retalhos com bordas muito inclinadas.[32,33,34] De igual modo, a incidência de luxações do retalho, tanto precoces como tardias, foi minimizada, tornando essa uma complicação muito rara. De fato, a separação da criação do leito e da definição do que se denomina subsequentemente "corte lateral" foi progresso conceitual importante na aplicação dos *lasers* FS para criação do retalho (▶ Fig. 5.3). A ideia primária de não fazer uma circunferência tangencial, mas angulada, para o retalho se origina não simplesmente na suposta vantagem mecânica, mas também da experiência com as linhas de trefinação na ceratoplastia penetrante: sabe-se que há uma resolução robusta proveniente dos ceratócitos que se estendem pela borda da linha de trefinação. As bordas do retalho feito com microcerátomo não possuem a parte da frente, onde pode ocorrer tal resolução e, assim sendo, torna-se permanentemente vulnerável. A história tem verificado a força desses argumentos até aqui, já que os *lasers* FS se tornaram o padrão ouro para criação de retalhos. Ainda mais, os avanços inovadores na cirurgia refrativa da córnea, como SMILE ou incrustações intracorneanas, dependem inteiramente dessa tecnologia.[35] A pesquisa e desenvolvimento de microcerátomos foram zerados pelas óbvias vantagens do FS. Concluindo, tirar o máximo do *laser* FS para criação de retalhos implica não apenas programar uma espessura de retalho mais sutil, mas também um corte lateral angulado para garantir adesão estável.

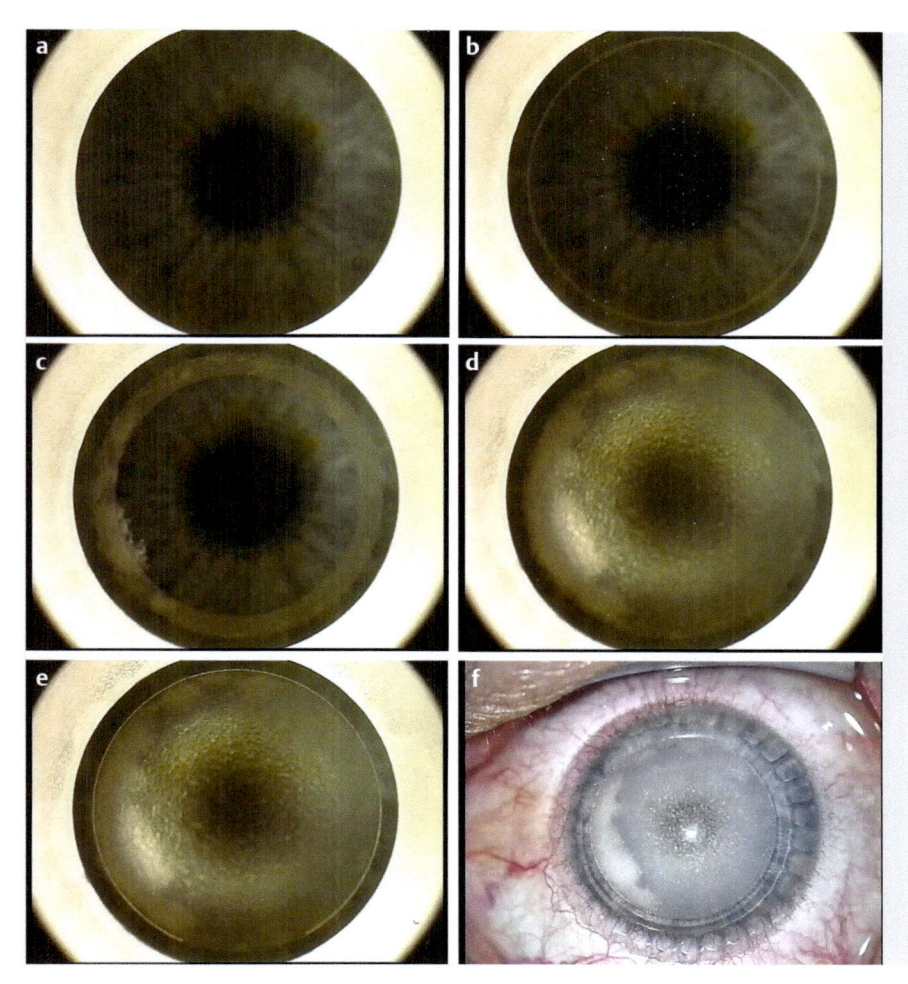

Figura 5.3 (**a**) Visualização através da interface do paciente depois de acoplamento antes do início do procedimento com *laser* FS.
(**b**) No estágio bem inicial do procedimento com *laser* de femtossegundo (FS): padrão espiral de varredura de fora para dentro. (**c**) Aparecimento inicial da camada opaca de bolhas na posição 2-3 h (observe a posição 12 h na parte inferior da imagem). (**d**) Camadas opacas de bolhas (OBL) estendendo-se em torno da circunferência temporal do futuro leito do retalho às 1-6 h.
(**e**) Corte lateral completado, a posição da dobradiça é superior de 11 h à 1 h.
(**f**) Visualização do olho imediatamente depois do procedimento com *laser* FS. Observe a OBL entre 12:30 e 4 h. O padrão serrilhado em torno do limbo resulta da aspiração de canais do dispositivo de acoplamento. Desaparecerão em minutos. O aspecto embaçado na área do futuro retalho é a camada de bolhas de ar, que também desaparecerá em minutos até que o retalho seja elevado. O retalho está perfeitamente centralizado sobre o eixo óptico do olho, o que lhe dá um aspecto excêntrico com relação à córnea como um todo.

5.6 Manuseio do Retalho

Ficamos pensando extensamente nas propriedades físicas dos retalhos de córnea desenhados pelos *lasers* FS, discutimos surpresas e destacamos vantagens particulares para criação do retalho. Agora, novamente é tempo de apresentar algumas observações sobre o manuseio cirúrgico do retalho.

Como já declarado, é preciso ter em mente que não há tal coisa como um corte com o FS. Por isso, o cirurgião, enquanto abre o retalho, é aquele que cria verdadeiramente o retalho – ao longo de limites predefinidos traçados pelo FS. Para chegar a isso, existem duas abordagens: o modo mais comum de iniciar é com traçar com uma espátula fina, embora não muito angulada, uma linha a partir das proximidades da dobradiça ao longo da linha de ruptura epitelial, que marca a extremidade externa do corte lateral. Isso irá percorrer as pontes de tecido até o corte lateral.

Contudo, não é obrigatório completar essa linha por todos os 300 graus aproximados do corte lateral. Na maior parte, alguns graus são suficientes para chegar – como a etapa seguinte – abaixo do retalho desejado. É importante ter certeza de que a espátula esteja verdadeiramente no leito do estroma, não apenas delaminando o epitélio do estroma. Uma vez feita a entrada, uma espátula mais longa, arredondada e sem corte é levada pelo diâmetro do leito, perto da dobradiça e subsequentemente caminhando nesse plano de clivagem predefinido em direção à borda inferior do retalho. É desnecessário dizer que a dobradiça se localiza tipicamente na parte superior na cirurgia com FS. Uma dobradiça nasal é um conceito proveniente da era dos microcerátomos, quando era mais fácil controlar a lâmina oscilante a partir do lado temporal através da córnea.[36] É preciso evitar força indevida ao romper as pontes de tecido, especialmente quando se usam movimentos ondulados da espátula para continuar com as pontes de tecido firmes. Há um risco relevante de laceração da dobradiça nessa situação. Uma abordagem diferente na abertura de um retalho pode ser agarrar a extremidade distante oposta à dobradiça (na posição 6 horas) com um microfórceps e dobrar o retalho de volta, como ao virar a página de um livro. Durante a ablação, é melhor dobrar o retalho sobre si mesmo enquanto virado para trás superiormente a partir da dobradiça. A própria dobradiça é protegida durante a ablação usando-se uma microesponja com tamanho largo, que tem a vantagem de secar simultaneamente uma coleção em potencial do fluido lacrimal na extremidade superior do retalho. Uma vez feita a ablação, o retalho pode ser facilmente recolocado em sua posição natural, pedindo-se ao paciente para olhar levemente para baixo enquanto se desdobra o retalho superiormente e depois para olhar em frente novamente. Essa sequência de movimentos oculares ajuda a recolocar o retalho sem exercer tensão sobre o tecido. Se uma dose minúscula de SSB (solução salina balanceada) fizer o enxague antecipadamente ao longo do leito, o retalho tem ainda mais probabilidade de encontrar sua posição correta, deslizando na película de líquido. Lavagem excessiva sob o retalho é algo a evitar, não apenas por não ser necessário para eliminar detritos, mas também porque levará ao edema imediato do retalho, impedindo o posicionamento e a visão. Consegue-se fazer melhor

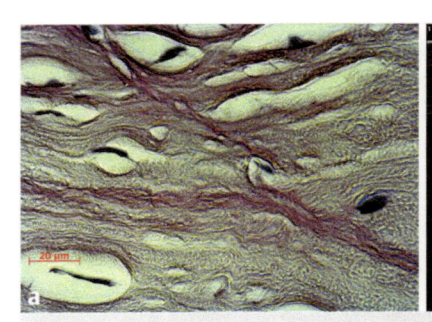

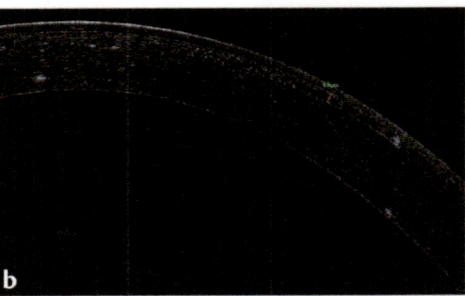

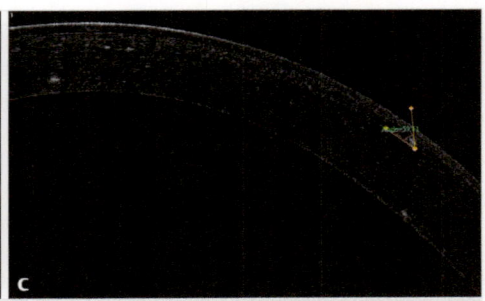

Figura 5.4 (**a**) Histologia de uma borda de retalho nítida. As linhas de ruptura do tecido se reúnem sob um ângulo agudo. Configuração experimental, córnea porcina, coloração em HE (hematoxilina-eosina), aumento de 40×. (**b**) Tomografia de coerência óptica do segmento anterior da periferia de um retalho feito com *laser* de femtossegundo programada para espessura total de 100 μm com um "corte lateral" angulado de 60 graus. A imagem foi feita no retorno pós-operatório de 3 meses do paciente depois de procedimento de LASIK com femtossegundo para miopia sem intercorrências. São claramente visíveis o plano de clivagem no estroma anterior e a borda angulada no perfil do retalho. Observe o aumento relativo da força do sinal na zona mais externa da borda, indicando leve cicatriz no tecido. (**c**) Mesma OCT de antes com quantificação do ângulo efetivo da borda do retalho.

a drenagem do líquido da interface com uma ação contrária de duas esponjas úmidas direcionadas a partir de um ponto de início comum no limbo e seguindo em direção a pontos opostos nas posições 9 e 3 horas na borda do retalho. Isso pode levar um minuto para esvaziar confiavelmente o líquido do leito. A posição correta é verificada encharcando-se líquido a partir do corte lateral. A fenda mínima aparecendo precisa ter a mesma largura mínima em torno da circunferência e, o que é mais importante, nos lados opostos do anel. Deve-se evitar a formação de calha. Antes de remover o espéculo de pálpebra, verifica-se a adesão estável do retalho com um teste de estrias. Pressionar a córnea no limbo com uma esponja Weck-Cel fina idealmente demonstrará um entalhe do retalho sem propagar o corte lateral (▶ Fig. 5.4).

Referências

[1] Pallikaris IG, Papatzanaki ME, Siganos DS, Tsilimbaris MK. A corneal flap technique for laser in situ keratomileusis. Human studies. Arch Ophthalmol. 1991;109(12):1699-1702
[2] Rosman M, Alió JL, Ortiz D, Perez-Santonja JJ. Comparison of LASIK and photorefractive keratectomy for myopia from -10.00 to -18.00 diopters 10 years after surgery. J Refract Surg. 2010;26(3):168-176
[3] Netto MV, Mohan RR, Sinha S, Sharma A, Dupps W, Wilson SE. Stromal haze, myofibroblasts, and surface irregularity after PRK. Exp Eye Res. 2006;82(5):788-797
[4] Reilly CD, Panday V, Lazos V, Mittelstaedt BR. PRK vs LASEK vs Epi-LASIK: a comparison of corneal haze, postoperative pain and visual recovery in moderate to high myopia. Nepal J Ophthalmol. 2010;2(2):97-104
[5] Alió JL, Artola A, Claramonte PJ, Ayala MJ, Sánchez SP. Complications of photorefractive keratectomy for myopia: two year follow-up of 3000 cases. J Cataract Refract Surg. 1998;24(5):619-626
[6] Al-Mezaine HS, Al-Amro SA, Al-Obeidan S. Intraoperative flap complications in laser in situ keratomileusis with two types of microkeratomes. Saudi J Ophthalmol. 2011;25(3):239-243
[7] Lubatschowski H. Overview of commercially available femtosecond lasers in refractive surgery. J Refract Surg. 2008;24(1):S102-S107
[8] Salomão MQ, Wilson SE. Femtosecond laser in laser in situ keratomileusis. J Cataract Refract Surg. 2010;36(6):1024-1032
[9] Juhasz T, Kastis GA, Suárez C, Bor Z, Bron WE. Time-resolved observations of shock waves and cavitation bubbles generated by femtosecond laser pulses in corneal tissue and water. Lasers Surg Med. 1996;19(1):23-31
[10] Ruello P, Gusev VE. Physical mechanisms of coherent acoustic phonons generation by ultrafast laser action. Ultrasonics. 2015;56:21-35
[11] Binder PS, Sarayba M, Ignacio T, Juhasz T, Kurtz R. Characterization of submicrojoule femtosecond laser corneal tissue dissection. J Cataract Refract Surg. 2008;34(1):146-152
[12] Shah SA, Stark WJ. Mechanical penetration of a femtosecond laser-created
[13] laser-assisted in situ keratomileusis flap. Cornea. 2010;29(3):336-338
[14] Shajari M, Bühren J, Kohnen T. Dynamic torsional misalignment of eyes during laser in-situ keratomileusis. Graefes Arch Clin Exp Ophthalmol. 2016;254(5):911-916
[15] Zhang ZY. Effect of corneal opacity on LASIK flap creation with the femtosecond laser. J Refract Surg. 2012;28(7):450-, author reply 450-451
[16] Ide T, Kymionis GD, Abbey AM, Yoo SH, Culbertson WW, O'Brien TP. Effect of marking pens on femtosecond laser-assisted flap creation. J Cataract Refract Surg. 2009;35(6):1087-1090
[17] Kaur M, Sharma N, Titiyal JS. Inadequate femtosecond laser-assisted corneal incision caused by reference ink mark. J Cataract Refract Surg. 2015;41(7):1530-1531
[18] Kaiserman I, Maresky HS, Bahar I, Rootman DS. Incidence, possible risk factors, and potential effects of an opaque bubble layer created by a femtosecond laser. J Cataract Refract Surg. 2008;34(3):417-423
[19] Courtin R, Saad A, Guilbert E, Grise-Dulac A, Gatinel D. Opaque bubble layer risk factors in femtosecond laser-assisted LASIK. J Refract Surg. 2015;31(9):608-612
[20] Jung HG, Kim J, Lim TH. Possible risk factors and clinical effects of an opaque bubble layer created with femtosecond laser-assisted laser in situ keratomileusis. J Cataract Refract Surg. 2015;41(7):1393-1399
[21] Yao P, Xu Y, Zhou X. Comparison of the predictability, uniformity and stability of a laser in situ keratomileusis corneal flap created with a VisuMax femtosecond laser or a Moria microkeratome. J Int Med Res. 2011;39(3):748-758
[22] Vongthongsri A, Srivannaboon S, Horatanaruang O, Nariptaphan P. Laser in situ keratomileusis corneal flap creation with the Nidek MK-2000 and the Carriazo Barraquer microkeratomes. J Refract Surg. 2000;16(2) Suppl:S272-S275
[23] Naripthaphan P, Vongthongsri A. Evaluation of the reliability of the Nidek MK-2000 microkeratome for laser in situ keratomileusis. J Refract Surg. 2001;17(2) Suppl:S255-S258
[24] Kymionis GD, Portaliou DM, Tsiklis NS, Panagopoulou SI, Pallikaris IG. Thin LASIK flap creation using the SCHWIND Carriazo-Pendular microkeratome. J Refract Surg. 2009;25(1):33-36
[25] Cobo-Soriano R, Calvo MA, Beltrán J, Llovet FL, Baviera J. Thin flap laser in situ keratomileusis: analysis of contrast sensitivity, visual, and refractive outcomes. J Cataract Refract Surg. 2005;31(7):1357-1365
[26] Talamo JH, Meltzer J, Gardner J. Reproducibility of flap thickness with IntraLase FS and Moria LSK-1 and M2 microkeratomes. J Refract Surg. 2006;22(6):556-561
[27] Netto MV, Mohan RR, Medeiros FW, et al. Femtosecond laser and microkeratome corneal flaps: comparison of stromal wound healing and inflammation. J Refract Surg. 2007;23(7):667-676
[28] Kanellopoulos AJ, Asimellis G. Three-dimensional LASIK flap thickness variability: topographic central, paracentral and peripheral assessment, in flaps created by a mechanical microkeratome (M2) and two different femtosecond lasers (FS60 and FS200). Clin Ophthalmol. 2013;7:675-683
[29] Holzer MP, Rabsilber TM, Auffarth GU. Femtosecond laser-assisted corneal flap cuts: morphology, accuracy, and histopathology. Invest Ophthalmol Vis Sci. 2006;47(7):2828-2831

[30] Kezirian GM, Stonecipher KG. Comparison of the IntraLase femtosecond laser and mechanical keratomes for laser in situ keratomileusis. J Cataract Refract Surg. 2004;30(4):804-811

[31] Sugar A, Rapuano CJ, Culbertson WW, et al. Laser in situ keratomileusis for myopia and astigmatism: safety and efficacy: a report by the American Academy of Ophthalmology. Ophthalmology. 2002;109(1):175-187

[32] Kim HJ, Silverman CM. Traumatic dislocation of LASIK flaps 4 and 9 years after surgery. J Refract Surg. 2010; 26(6):447-452

[33] Knox Cartwright NE, Tyrer JR, Jaycock PD, Marshall J. Effects of variation in depth and side cut angulations in LASIK and thin-flap LASIK using a femtosecond laser: a biomechanical study. J Refract Surg. 2012;28(6):419-425

[34] Knorz MC, Vossmerbaeumer U. Comparison of flap adhesion strength using the Amadeus microkeratome and the IntraLase iFS femtosecond laser in rabbits. J Refract Surg. 2008;24(9):875-878

[35] Kim JY, Kim MJ, Kim TI, Choi HJ, Pak JH, Tchah H. A femtosecond laser creates a stronger flap than a mechanical microkeratome. Invest Ophthalmol Vis Sci. 2006;47(2):599-604

[36] Aristeidou A, Taniguchi EV, Tsatsos M, et al. The evolution of corneal and refractive surgery with the femtosecond laser. Eye Vis (Lond). 2015;2:12

[37] Nassaralla BA, McLeod SD, Boteon JE, Nassaralla JJ, Jr. The effect of hinge position and depth plate on the rate of recovery of corneal sensation following LASIK. Am J Ophthalmol. 2005;139(1):118-124

6 Ceratomileuse *In Situ* Assistida por *Laser* de Femtossegundo – Resultados Clínicos

Craig S. Schallhorn ▪ *Steven C. Schallhorn*

Resumo

A ceratomileuse *in situ* assistida por *laser* de femtossegundo se tem mostrado segura e efetiva no tratamento de erro refrativo. Essa tecnologia oferece um alto nível de precisão de customização na criação do retalho, ao mesmo tempo facilitando rápida recuperação visual depois da cirurgia. Podem-se esperar resultados satisfatórios com plataformas de femtossegundo, embora os resultados individuais dependam de vários outros fatores, como o nível de erro refrativo e da plataforma *excimer*.

Palavras-chave: Femtossegundo, LASIK, resultados, erro refrativo, ametropia, retalho, segurança, eficácia, espessura, dobradiça, corte lateral, *excimer*, guiada por frente de onda, otimizada por frente de onda, HOAs, acuidade visual, contraste, condução de veículo à noite

6.1 Introdução

A aplicação de *lasers* de femtossegundo para geração de retalho em ceratomileuse *in situ* assistida por *laser* (LASIK) representa uma evolução tecnológica central do procedimento. A tecnologia de femtossegundo oferece várias vantagens importantes em cirurgia refrativa. Esses dispositivos produzem seletivamente ruptura tecidual em pontos focais programáveis no estroma da córnea, o que possibilita alto grau de precisão na geração de planos de dissecção necessários para a criação de retalhos (▶ Fig. 6.1 e ▶ Fig. 6.2). A precisão oferecida pela tecnologia de femtossegundo permite mais controle da arquitetura do retalho, permitindo que os procedimentos sejam moldados para atender às necessidades do paciente (▶ Fig. 6.3). A espessura, centralização, diâmetro, ângulo de dobradiça e largura do retalho, bem como sua morfologia, são todos parâmetros customizáveis, opostamente ao microcerátomo, com potencial para influenciar os resultados visuais. Além disso, o tempo total do procedimento com os aparelhos mais recentes é equivalente ou ultrapassa o dos cirurgiões experientes com microcerátomos, tornando-o opção adequada em centros com volumes mais altos. De um modo geral, as vantagens mais proeminentes oferecidas pelos *lasers* de femtossegundo são sua segurança e reprodutibilidade. Os procedimentos assistidos por femtossegundo geram consistentemente retalhos de arquitetura previsível e customizável com resultados visuais seguros e eficazes. As limitações são poucas, mas importantes: LASIK de femtossegundo, em geral, exige mais recursos para ser estabelecida, tanto no custo como no espaço do consultório, e complicações intraoperatórias e pós-operatórias podem ser peculiares da plataforma, dando ênfase à experiência do profissional para atingir resultados ótimos.

Atualmente, as plataformas de femtossegundo disponíveis no mercado caem em uma das duas principais categorias com base em diferenças relativas da energia dos pulsos e da taxa de repetições: plataformas com alta energia/baixa frequência e baixa energia/alta frequência. Os dispositivos com alta energia/baixa frequência produzem pulsos na faixa de microjoules (µJ) e disparam em frequências na faixa de quilohertz (kHz). Inversamente, os dispositivos com baixa energia/alta frequência operam a faixa de nanojoules (nJ) e mega-hertz (MHz) para energia de pulsos e taxa de repetição respectivamente. Existem muitas outras distinções entre os dispositivos, inclusive o método de aplanação da córnea, o tempo de procedimento e o ângulo do corte lateral entre outras. Em grande escala, as vantagens oferecidas pelas plataformas de femtossegundo são consideradas generalizáveis à tecnologia, havendo limitados estudos comparando os resultados entre os aparelhos.

As mais recentes informações sobre os aparelhos atualmente à disposição podem ser encontradas na ▶ Tabela 6.1. Esses dados refletem as especificações mais atualizadas do fabricante.

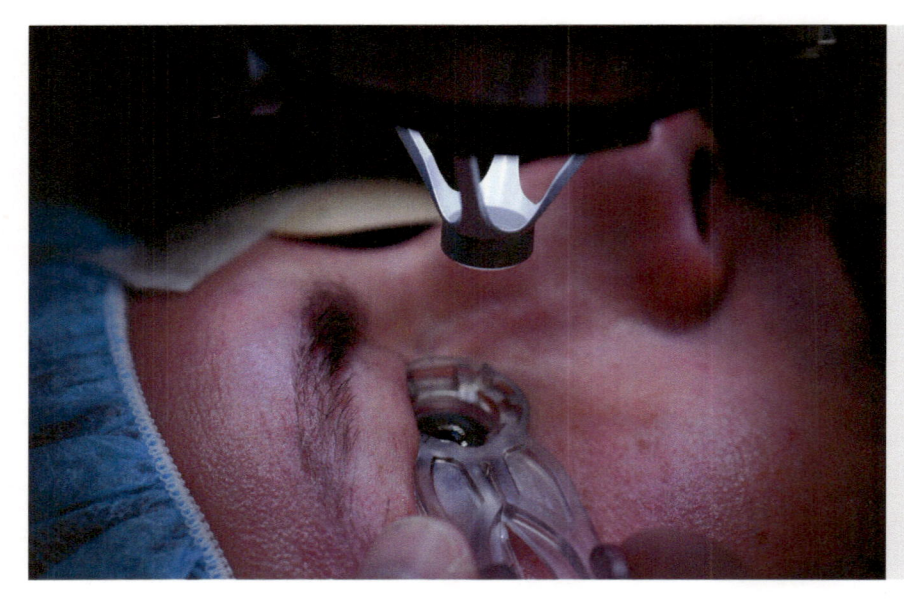

Figura 6.1 Interface do paciente. O anel de aspiração foi aplicado ao olho e está para ocorrer o acoplamento com o *laser* de femtossegundo (aplanação da córnea). (Imagem por cortesia de SC Schallhorn.)

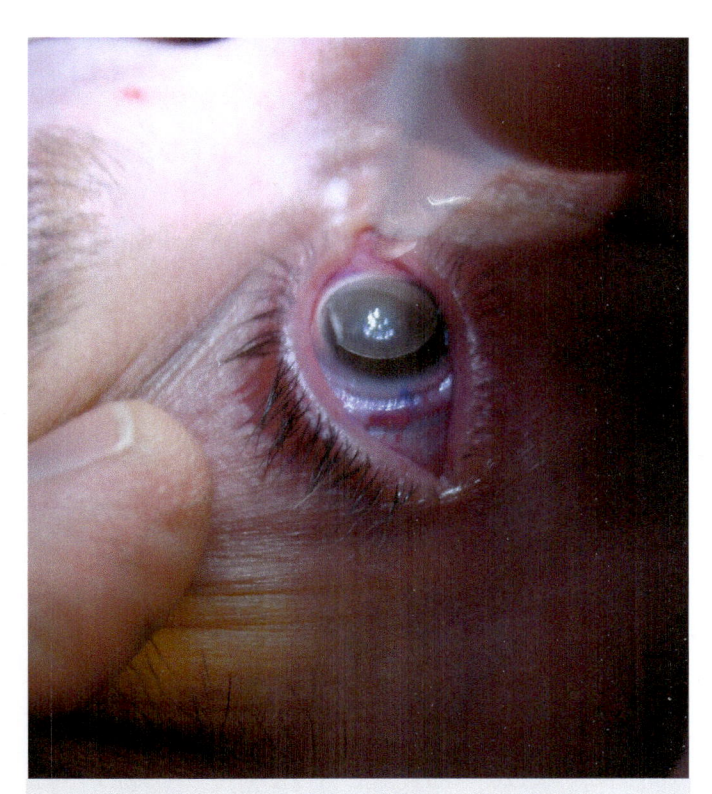

Figura 6.2 Imediatamente depois da criação do retalho por femtossegundo. Finas bolhas microscópicas na interface estão presentes, as quais rapidamente desaparecem. (Imagem por cortesia de SC Schallhorn.)

6.2 Criação do Retalho

6.2.1 Femtossegundo e Microcerátomo

A preponderância de literatura com revisão de pares tem demonstrado que os lasers de femtossegundo criam retalhos LASIK pelo menos tão eficazes quanto os criados pelo microcerátomo mecânico, se não superiores. Um grande conjunto da literatura foi gerado estudando as propriedades dos retalhos de femtossegundo, muitos comparando diretamente aos retalhos produzidos por meios mecânicos. Esses estudos focalizaram a profundidade e a morfologia pretendidas *versus* reais do corte do retalho, a integridade do retalho e as alterações de estroma associadas entre outros tópicos. A filosofia que promove a criação de retalhos é criar um leito estromal que corresponda à área de ablação e, nessa capacidade, os *lasers* de femtossegundo oferecem muitas vantagens, inclusive diâmetro customizável do retalho e retalhos elípticos (▶ Fig. 6.3). Mas acima de tudo, a vantagem mais profunda é a geração confiável de retalhos – etapa crítica para se conseguirem bons resultados refrativos. Os resultados de estudos publicados sobre a qualidade do retalho caem geralmente em uma de duas categorias: aqueles que afirmam que os retalhos criados por *laser* de femtossegundo não são diferentes e aqueles que detalham vantagens específicas de precisão oferecidas pela tecnologia. Esses resultados seguem, em certo grau, o refinamento da tecnologia de femtossegundo ao longo do tempo. Tipicamente, estudos sobre gerações mais antigas de plataformas de femtossegundo tendem a observar equivalência com o microcerátomo, enquanto estudos de dispositivos mais novos demonstram vantagens específicas dos *lasers*.

6.2.2 Espessura do Retalho

A produção acurada e reprodutível de retalhos tem sido essencial para o desenvolvimento e adaptação dos *lasers* de femtossegundo em LASIK. É necessária alta confiabilidade na geração de retalhos para a criação de retalhos LASIK finos. Um ponto focal de pesquisa na tecnologia é a espessura pretendida *versus* real medida do retalho. Sabe-se que vários fatores influenciam a espessura do retalho quando criado com um microcerátomo, inclusive a qualidade da lâmina, o ângulo de entrada, o mecanismo de corte e a taxa de corte – fatores amplamente inexistentes em aparelhos de femtossegundo.

Os *lasers* de femtossegundo, como classe, provavelmente produzirão espessura média dos retalhos mais próxima do alvo do que o microcerátomo mecânico. Em metanálise de estudos comparando resultados de LASIK de femtossegundo a microcerátomo mecânico, Chen *et al.*[1] relataram que os retalhos do IntraLase (Abbott Medical Optics, Santa Ana, Califórnia) tinham desvio significativamente mais baixo da espessura do alvo do que com o microcerátomo. Esse achado se estende a outros dispositivos além da plataforma IntraLase. Em um estudo randomizado, prospectivo em olhos contralaterais de 44 pacientes, Pajic *et al.*[2] compararam os resultados visuais e a espessura do retalho do Femto LDV (Ziemer Ophthalmic Systems, AG, Port, Suíça) com o microcerátomo. O estudo verificou um desvio médio da espessura pretendida do retalho de 6,5 ± 5,2 μm para o *laser versus* 16,8 ± 10,5 μm para o microcerátomo. A precisão na geração do retalho tem sido avaliada na espessura central média do retalho e na espessura periférica do retalho. Notavelmente, os *lasers* de femtossegundo produzirão consistentemente retalhos mais próximos da espessura do alvo quando medidos em múltiplos pontos através da córnea, enquanto os microcerátomos geralmente formam retalhos mais espessos na periferia. A disparidade média centro-periferia na espessura pretendida varia de 7,1 a 11,9 μm para os dispositivos de femtossegundo, chegando a 55,4 μm para os microcerátomos, conforme publicado em um estudo de Ahn *et al.*,[3] em comparação aos retalhos medidos de três plataformas de femtossegundo com microcerátomo. Assim sendo, em geral, considera-se que os *lasers* de femtossegundo produzem retalhos de configuração planar, enquanto os microcerátomos mecânicos são notáveis por produzirem retalhos na forma de menisco. A forma de menisco dos retalhos criados pelo microcerátomo pode ter impacto sobre a regressão da miopia depois de LASIK.

A espessura do retalho continua a ser importante consideração contínua na adoção do femtossegundo, dado que múltiplos estudos têm demonstrado que os *lasers* de femtossegundo podem produzir retalhos de espessura discretamente diferente do que a pretendida. Ahn *et al.*[3] verificaram que as plataformas IntraLase 60 kHz e o VisuMax (Carl Zeiss Meditec, Jena, Alemanha) tenderam a criar retalhos um pouco mais espessos do que o objetivo de 110 μm de seus estudos, embora os retalhos gerados por esses dispositivos fossem previsivelmente consistentes e planares. Em um ensaio clínico randomizado controlado dos olhos contralaterais de 21 pacientes comparando microcerátomo a femtossegundo, Patel *et al.*[4] também demonstraram que a plataforma IntraLase de 15 kHz gerou retalhos mais espessos do que o objetivo de 120 μm. Manter sistemas atualizados com supervisão e experiência apropriadas com plataforma individual continua a ser garantia inestimável da qualidade do retalho.

6.2.3 Variabilidade do Retalho

Associadamente à espessura do retalho, a faixa de trabalho e a variabilidade intrarretalho para os retalhos criados com *lasers* de femtossegundo são melhores com relação ao microcerátomo.

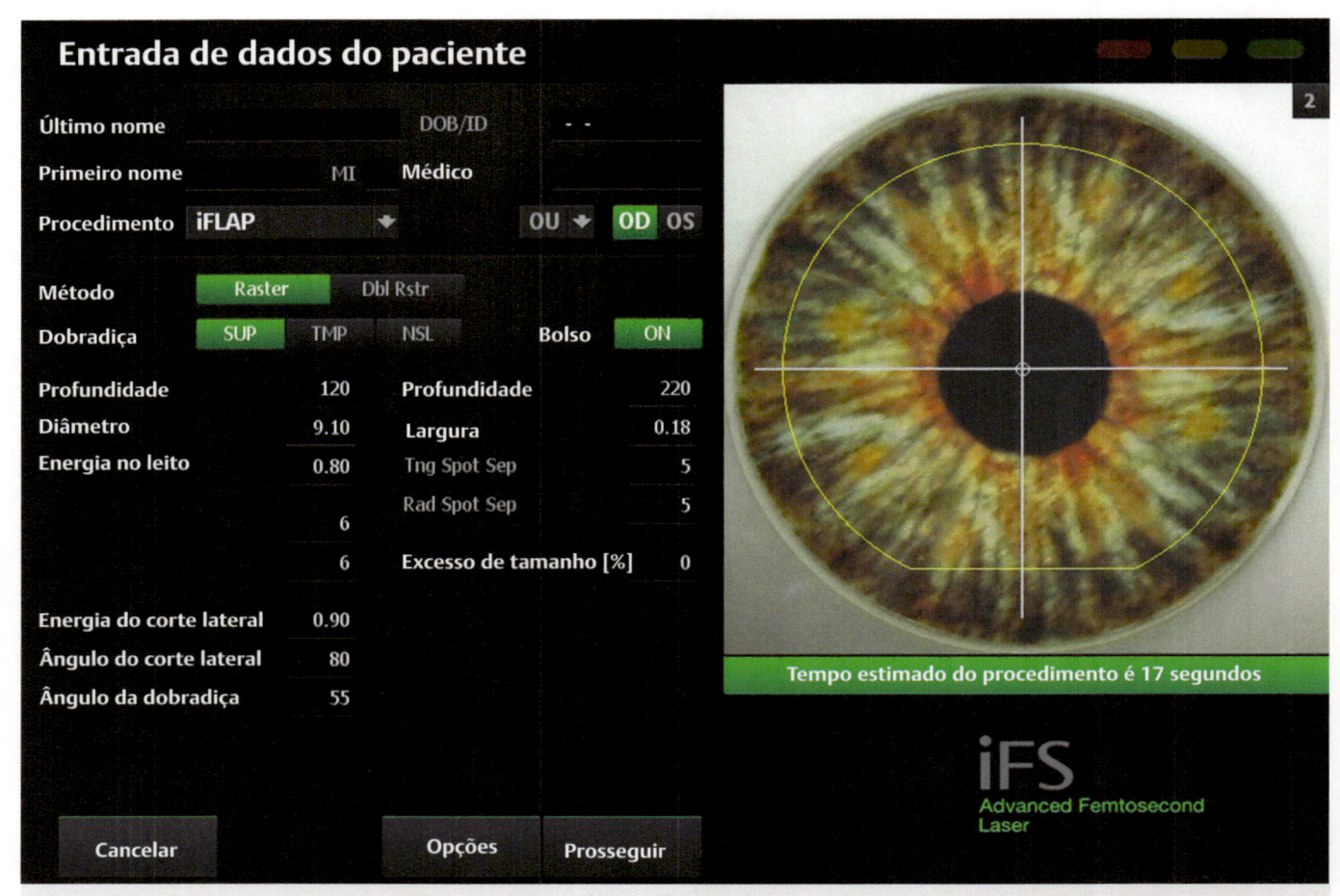

Figura 6.3 Imagem de campo de entrada de dados em tela de computador para femtossegundo, mostrando o alto nível de customização para a criação do retalho. Observe os parâmetros de entrada customizáveis pelo médico na coluna à esquerda, incluindo dobradiça, profundidade, diâmetro, ângulo do corte lateral e ângulo da dobradiça.

A faixa de trabalho previsível oferecida pela tecnologia sem lâmina é importante para manter estroma residual suficiente (> 250 μm) para evitar complicações pós-operatórias, inclusive ectasia da córnea.[5] Talamo et al.,[6] em um estudo retrospectivo em 99 olhos com laser FS IntraLase e um alvo para a espessura do retalho de 110 μm, relataram que a porcentagem de retalhos com espessura ≥ 170 μm é baixa, provavelmente na faixa de 0 a 3,7%. Em comparação, as taxas para os microcerátomos mecânicos foram maiores, chegando a 5,8% a 16,8% com o microcerátomo Moria M2 (Moria SA, Antony, França) em um alvo de retalho de 130 μm. Entre a literatura à disposição, os desvios-padrão da espessura média dos retalhos variam de 4 a 18,4 μm para retalhos de femtossegundo, um reflexo da melhora sobre os retalhos em forma de menisco produzidos pelo microcerátomo.[7] Para dar uma estimativa dessa acurácia, Sutton e Hodge[8] publicaram sobre a proporção de retalhos que se mostraram dentro do alvo de profundidade de 20 μm. Em um subgrupo de pacientes submetidos a LASIK, eles analisaram prospectivamente as propriedades dos retalhos em 260 pacientes usando plataforma IntraLase de 15 ou 30 kHz e verificaram que, de um modo geral, a medida de 87,3% dos retalhos criados com os lasers de femtossegundo ficou a 20 μm da espessura desejada. Esse número melhorou para 98% quando se restringiu a análise a apenas retalhos feitos com o laser de 30 kHz. Esses estudos destacam como a plataforma de femtossegundo oferece um grau mais alto de confiança na geração dos retalhos com técnicas sem lâmina.

6.2.4 Integridade do Retalho

Além da geração confiável e customizável de retalhos para LASIK, um contribuinte importante para os bons resultados clínicos com cirurgia de femtossegundo é a integridade do retalho e as alterações estruturais associadas. A natureza da criação do retalho em LASIK altera significativamente a biomecânica da córnea, e o retalho geralmente retém apenas pequena quantidade da força tênsil prévia da córnea. É essencial manter a integridade e a adesão do retalho depois de LASIK para evitar complicações, como o deslocamento do retalho. Em um modelo em coelho estudando a força de adesão à córnea depois da criação de retalho, Kim et al.[9] verificaram que os retalhos de femtossegundo precisavam de significativamente mais força para romper, em comparação aos retalhos criados por microcerátomo. Os autores teorizaram que esse achado possa ser decorrente de inflamação estromal elevada observada logo depois da cirurgia de femtossegundo. Existem dados limitados sobre as respostas celular e tecidual no estroma da córnea depois da criação de retalho com femtossegundo. No entanto, as evidências, até o presente, sugerem que a ablação com laser de femtossegundo não leva a aumento de respostas dos miofibroblastos nem à cicatrização, em comparação ao microcerátomo, e pode associar-se à redução da proliferação dos ceratócitos e da invasão de células inflamatórias.[10]

Tabela 6.1 Lasers de Femtossegundo com Liberação para Comercialização da Food and Drug Administration (FDA) para a Criação de Retalhos de LASIK a Partir de 1º de Junho de 2015

Aparelho de *laser*	IntraLase IFS	Femto LDV Z6	VisuMax	VICTUS	WaveLight FS200
Empresa	Abbott Laboratories Inc., Illinois	Ziemer Ophthalmic Systems AG, Suíça	Carl Zeis Meditec Inc., Alemanha	Bausch & Lomb Inc., MO, EUA	Alcon Laboratories TX, EUA
Foto	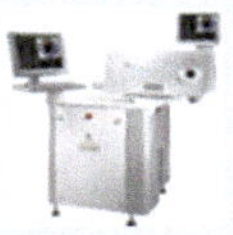	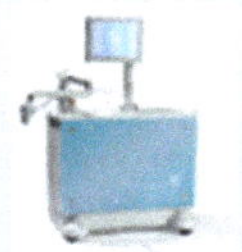	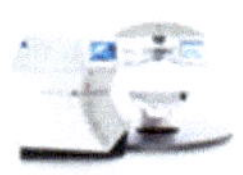	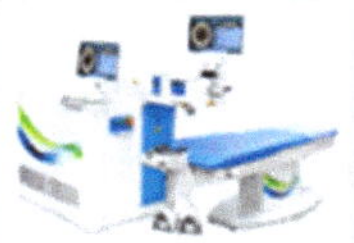	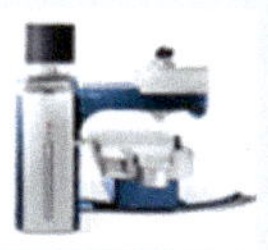
Tipo de *laser*	Nd:vidro regenerativo bombeado por diodo	Oscilador de itérbio bombeado por diodo	Amplificador óptico de fibra	*Laser* em estado sólido bombeado por diodo	Oscilador-amplificador
Comprimento de onda (nm)	1.053	1.020-1.060	1.043	1.040	1.045
Taxa de repetição	150 kHz	20 MHz	500 kHz	160 kHz	200 kHz
Energia de pulso (μJ)	0,7-2,5	0,150	0,12-1,0	0,65-2,0	0,1-1,2
Visualização da cirurgia	Virtual	Visual, virtual	Visual, virtual	Virtual, OCT	Visual, virtual
Padrão de corte	Raster	Raster	Espiral	Espiral	Raster
Diâmetro do retalho (mm)	5-9,5	8,5, 9, 9,5, 10	7-9,6	6-9,5	5-10
Forma do retalho	Circular, elíptica	Circular, elíptica	Circular	Circular	Circular, elíptica
Ângulo do corte lateral (graus)	30-150	30-150	45-135	60-120	30-150
Superfície de aplanação	Planar	Planar	Curva	Curva	Planar modificada
Tempo médio de disparo (retalhos de 9 mm)	13 s	15-30 s	15 s	N/A	20 s
Nº aprox. de procedimentos	6.500.000	1.000.000	N/A	N/A	N/A
Aplicações cirúrgicas adicionais	AK, CC, EK, ICRS, LK, PKP, Bolso	AK, CC, ICRS, LK, PKP, Bolso	LK, PKP	AK, CC, FLACS	AK, ICRS, LK, PKP

Abreviações: AK, ceratotomia astigmática; CC, incisões claras na córnea; EK, ceratoplastia endotelial; FLACS, cirurgia de catarata assistida por *laser* de femtossegundo; ICRS, segmentos de anel intracórneos; LK, ceratoplastia lamelar; PKP, ceratoplastia penetrante.

6.2.5 Ângulo do Corte Lateral e Dobradiça

Os resultados depois de cirurgia de femtossegundo também são provavelmente influenciados pelo ângulo do corte lateral, um parâmetro customizável por muitas plataformas de femtossegundo. Com um ângulo do corte lateral agudo ou invertido de 90 graus ou mais, a borda do retalho é escondida sob o tecido adjacente, o que pode promover adesão e reduzir a incidência de deslocamento do retalho e incorporação epitelial (▶ Fig. 6.4). Isso contrasta com os ângulos rasos e fixos do corte lateral dos microcerátomos e plataformas de femtossegundo seletas. Em um grande estudo retrospectivo de Clare *et al.*,[11] o risco de deslocamento precoce do retalho depois de LASIK parece ser mais alto com microcerátomo do que com *laser* de femtossegundo. Morfologia planar do retalho, dobradiça superior e maior trabalho de inflamação estromal inicial conjuntamente com ângulo do corte lateral mais agudo contribuem para melhor adesão do retalho depois de femtossegundo LASIK. Em um ensaio clínico randomizado controlado, Kung *et al.*[12] compararam 120 olhos contralaterais randomizados para ângulo convencional de 70 graus do corte lateral com a plataforma IntraLase de 60 kHz *versus* um ângulo do corte lateral invertido de 130 graus com a plataforma IntraLase de 150 kHz. Eles verificaram que os olhos que receberam o corte lateral invertido recuperaram a sensibilidade da córnea mais rapidamente depois da cirurgia, mas esse achado não se traduziu em melhora nos sintomas de olho seco.

A posição em dobradiça do retalho também tem sido sujeita a debate, não se dando distinção nítida aos retalhos em dobradiça superiores ou nasais. Teoricamente, os retalhos em dobradiça nasais podem transeccionar menos feixes nervosos na córnea, pois entram preferencialmente na córnea nas posições 3 e 9 horas.[13] Os retalhos com dobradiça nasal podem oferecer menos reduções pós-operatórias da sensibilidade da córnea, mas estudos têm dado resultados mistos sobre se isso ameniza os sintomas de olho seco depois de LASIK. Diferentemente, os retalhos com dobradiça superior, em virtude de se alinharem com a gravidade,

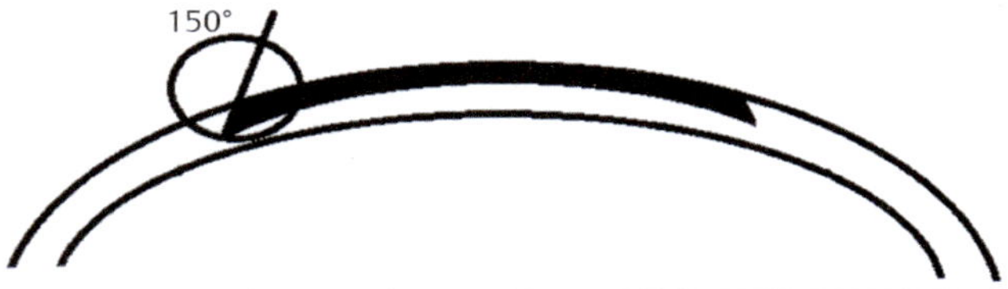

Figura 6.4 Ângulo do corte lateral é um parâmetro particularmente customizável por muitas plataformas de femtossegundo. O ângulo do corte lateral pode ser invertido (> 90 graus), caso em que a margem do retalho pode ficar escondida sob o tecido adjacente, promovendo alinhamento e assentamento apropriados.

Após 6 meses ou mais de acompanhamento, eles verificaram não haver diferença entre femtossegundo e microcerátomo na proporção de olhos com UDVA pós-operatório de 20/20 ou melhor. Femtossegundo e microcerátomo produziram uma proporção semelhante de olhos a ± 0,50 D do alvo de refração. Olhos que receberam LASIK de femtossegundo tiveram menos HOAs totais induzidas e aberrações esféricas, em comparação ao microcerátomo.

Chen et al.[1] chegaram a achados semelhantes usando vários dos mesmos estudos, mas incluíram estudos adicionais de grandes coortes, totalizando 3.679 olhos de 15 artigos. A segurança foi novamente equivalente, não se identificando diferença com referência à perda de duas ou mais linhas de CDVA. Não existiu diferença na proporção de pacientes que chegaram a uma UDVA de 20/20, UDVA final ou alteração das HOAs. O grupo femtossegundo produziu uma proporção maior de olhos a ± 0,50 D do alvo de refração.

Em uma grande análise retrospectiva de 2.000 olhos tratados de baixa miopia ou astigmatismo misto, Tanna et al.[16] compararam os resultados em 3 meses de femtossegundo e microcerátomo. Conquanto os resultados em ambos os grupos fossem bons, mais olhos tratados com femtossegundo tiveram UDVA de 20/20 ou melhor em todos os retornos pós-operatórios incluídos para análise. Nos pontos no tempo 1 dia e 1 semana, essa diferença foi mais pronunciada, sendo que 5,4% e 6,7% mais olhos no grupo femtossegundo alcançaram 20/20 ou melhor, respectivamente. Adicionalmente, menos olhos no grupo femtossegundo tiveram uma perda de duas ou mais linhas de CDVA no período pós-operatório inicial. Após 3 meses da cirurgia, essa diferença estava extinta. Autores desse estudo observaram que LASIK assistida por femtossegundo contribuiu para recuperação visual mais rápida e melhorou a UDVA, em comparação ao microcerátomo.

6.3.4 Experiência do Paciente e Resultados Subjetivos

A experiência do paciente durante procedimento LASIK com *laser* femtossegundo também tem sido foco de atenção. Em um estudo prospectivo e randomizado no olho contralateral, Tan et al.[25] entrevistaram 41 pacientes após LASIK assistida por femtossegundo realizada em um olho e microcerátomo no outro. Os pacientes responderam a um questionário sobre tópicos a respeito de suas experiências intraoperatórias 30 a 60 minutos depois da cirurgia. Durante a aplicação da aspiração e criação do retalho, mais olhos com microcerátomo do que olhos com femtossegundo relataram perda de percepção de luz (85,4% vs. 39% para aspiração, 90,2% vs. 61% para criação do retalho). A perda da percepção de luz, ocorrência comum durante LASIK, é atribuída a aumento da pressão intraocular, levando à restrição transitória do fluxo vascular. No total, 19,5% dos pacientes relataram ter ficado "assustados" pelas experiências durante a cirurgia. As taxas de criação mais rápida dos retalhos dos dispositivos modernos disponíveis, com tempos mais curtos de aspiração ligada e desligada, são vantajosas para melhorar as experiências dos pacientes.

Em um estudo adicional prospectivo, randomizado e no olho contralateral, Patel et al.[4] relataram a preferência dos pacientes, juntamente com os resultados visuais depois de LASIK com femtossegundo e microcerátomo. De 21 pacientes incluídos no estudo, 5 relataram preferir a visão no olho que recebeu o retalho por *laser* de femtossegundo, 7 pacientes preferiram o retalho por microcerátomo, e 9 pacientes não tiveram preferência.

Tanzer et al.[15] relataram resultados de questionários subjetivos além dos resultados previamente discutidos. De 305 resultados relatados para pacientes, 94,9% deles afirmaram que sua visão ficou melhor depois da cirurgia, enquanto 5,1% disseram que sua visão não melhorou, e nenhum paciente relatou piora da visão. Clara maioria de 99,6% disse que recomendaria o procedimento a outras pessoas.

6.4 Tópicos Adicionais

6.4.1 LASIK com Retalho Fino

Em grande parte decorrente da precisão oferecida pela tecnologia de femtossegundo, surgiram discussões referentes às aplicações em potencial de LASIK com retalho fino, o que alguns denominaram "ceratomileuse sub-Bowman" ou SBK. Essa variação tipicamente tem como alvos retalhos com espessura entre 90 e 110 μm, sendo o objetivo limitar a perda de força biomecânica da córnea depois de LASIK e maximizar a quantidade do leito estromal disponível para ablação por *excimer*. Em um ensaio clínico de 240 olhos randomizados em grupos iguais para retalhos com 90, 100, 110 e 120 μm criados por *laser* de femtossegundo, Prakash et al.[26] não relataram diferença de resultados visuais entre os grupos. Existiu uma leve tendência para melhora da planaridade dos retalhos nos grupos 110 e 120 μm, mas isso não se associou à qualquer diferença de resultado clínico. Outro estudo de Wong et al.[27] também não demonstrou diferença significativa de resultados entre 200 olhos randomizados para retalhos com 100 ou 120 μm. Assim sendo, em córneas com volume residual suficiente, é improvável que retalhos mais finos tenham algum benefício independente. Além disso, Rocha et al.[28] relataram que retalhos com menos de 90 microimplantes têm o potencial para ruptura da camada de Bowman. Isso pode levar a uma resposta de resolução semelhante à da ceratectomia fotorrefrativa (PRK) e a um aumento do risco de *haze* pós-operatória na córnea, caracterizada por proliferação de ceratócitos e produção de miofibroblastos.

6.4.2 Estudos Comparando *Lasers* de Femtossegundo

Dado surgimento recente de alguns dispositivos no mercado, existem dados limitados publicados sobre as plataformas mais novas; consequentemente, foram publicados poucos estudos comparativos. Na ausência de ensaios clínicos específicos comparando diretamente plataformas particulares de femtossegundos, os dispositivos, como classe, podem ser considerados seguros e eficazes para uso no tratamento de erro refrativo. Dados publicados apoiam essa conclusão. Os estudos, até agora, pesquisaram diferenças nos parâmetros dos retalhos, variações nos resultados visuais e refrativos e experiência do paciente e do cirurgião.

Em uma série de casos comparativa, Ahn et al.[3] avaliaram a espessura de três *lasers* de femtossegundo e um microcerátomo. Todas as três plataformas de femtossegundo (IntraLase 60, VisuMax, Femto LDV) produziram retalhos de boa qualidade e foram julgadas superiores ao microcerátomo. No agregado, os retalhos produzidos por IntraLase e VisuMax eram planares, com limitada disparidade centro-periferia na espessura medida. No entanto, os retalhos criados por essas duas plataformas foram uma pequena porcentagem mais espessos do que se pretendia. Os retalhos produzidos pelo Femto LDV ficaram estatisticamente mais próximos do alvo de espessura, mas tinham forma discreta de menisco.

Em uma revisão de caso, Ang et al.[29] compararam os resultados visuais de olhos a LASIK tratados com duas plataformas de femtossegundo diferentes. O estudo foi composto por 381 olhos de 381 pacientes que tinham retalhos criados por VisuMax e 362 olhos de 362 pacientes que receberam IntraLase 60 kHz. Toda a ablação foi realizada com sistema *excimer* WaveLight Allegretto Eye-Q 400 Hz. Três meses após a cirurgia, a UDVA foi equivalente entre os grupos, com 75,5% dos olhos no grupo VisuMax obtendo 20/20, em comparação a 75% no grupo IntraLase. De modo semelhante, não houve diferença no resultado refrativo, sendo que 86,9% dos olhos no grupo VisuMax, comparados a 87,3% dos olhos no grupo IntraLase ficaram a ± 0,5 D da correção tentada. Os dispositivos foram igualmente seguros, tendo excelente previsibilidade e eficácia em ambas as plataformas.

Hall *et al.*[30] descreveram experiências subjetivas de pacientes e cirurgiões durante LASIK usando duas plataformas de femtossegundo em ensaios clínicos prospectivos, randomizados no olho contralateral. No estudo, 46 pacientes receberam criação de retalho com IntraLase 60 kHz ou VisuMax 500 kHz, sendo a ablação realizada com o uso do WaveLight Allegretto Eye-Q 400 Hz. A perda de percepção de luz durante o procedimento de femtossegundo foi descrito por 50% dos pacientes no grupo IntraLase, comparado a 0% no grupo VisuMax. Os pacientes relataram experimentar mais medo durante a aspiração e o acoplamento com o IntraLase. Estatisticamente, mais pacientes relataram ver a luz em fixação durante a criação do retalho com o VisuMax do que com o IntraLase. O VisuMax foi preferido por 78,3% dos pacientes com relação ao IntraLase. Os cirurgiões foram favoráveis ao IntraLase (50%), em comparação ao VisuMax (8,7%) ou não tiveram preferência (41,3%). As diferenças de percepção da luz foram atribuídas à diferente aplanação da córnea e de técnicas de aplicação de aspiração dos dois aparelhos, como demonstrado na ▶ Tabela 6.1. A preferência pelo VisuMax provavelmente se deveu a taxas mais altas de perda de percepção de luz durante a aplanação com sucção ao usar IntraLase.

6.5 Conclusão

A aplicação de *lasers* de femtossegundo para geração de retalho em LASIK reflete uma evolução central do procedimento. Essa tecnologia oferece precisão e customização superiores na criação do retalho, ao mesmo tempo facilitando recuperação visual rápida depois da cirurgia. Os resultados com qualquer das plataformas de femtossegundo à disposição dependem de muitas variáveis, como o nível de ametropia e o método de ablação. Como classe, os dispositivos são seguros e eficazes para uso no tratamento de erro refrativo. Maiores refinamentos, indubitavelmente, levarão a novas e inovadoras aplicações em cirurgia refrativa e da córnea, mas mesmo agora, os *lasers* de femtossegundo representam tecnologia LASIK de ponta.

Referências

[1] Chen S, Feng Y, Stojanovic A, Jankov MR, II, Wang Q. IntraLase femtosecond laser vs mechanical microkeratomes in LASIK for myopia: a systematic review and meta-analysis. J Refract Surg. 2012;28(1):15-24

[2] Pajic B, Vastardis I, Pajic-Eggspuehler B, Gatzioufas Z, Hafezi F. Femtosecond laser versus mechanical microkeratome-assisted flap creation for LASIK: a prospective, randomized, paired-eye study. Clin Ophthalmol. 2014;8:1883-1889

[3] Ahn H, Kim JK, Kim CK, et al. Comparison of laser in situ keratomileusis flaps created by 3 femtosecond lasers and a microkeratome. J Cataract Refract Surg. 2011;37(2):349-357

[4] Patel SV, Maguire LJ, McLaren JW, Hodge DO, Bourne WM. Femtosecond laser versus mechanical microkeratome for LASIK: a randomized controlled study. Ophthalmology. 2007;114(8):1482-1490

[5] Salz JJ, Binder PS. Is there a "magic number" to reduce the risk of ectasia after laser in situ keratomileusis and photorefractive keratectomy? Am J Ophthalmol. 2007;144(2):284-285

[6] Talamo JH, Meltzer J, Gardner J. Reproducibility of flap thickness with IntraLase FS and Moria LSK-1 and M2 microkeratomes. J Refract Surg. 2006;22(6):556-561

[7] Farjo AA, Sugar A, Schallhorn SC, et al. Femtosecond lasers for LASIK flap creation: a report by the American Academy of Ophthalmology. Ophthalmology. 2013;120(3):e5-e20

[8] Sutton G, Hodge C. Accuracy and precision of LASIK flap thickness using the IntraLase femtosecond laser in 1000 consecutive cases. J Refract Surg. 2008;24(8):802-806

[9] Kim JY, Kim MJ, Kim TI, Choi HJ, Pak JH, Tchah H. A femtosecond laser creates a stronger flap than a mechanical microkeratome. Invest Ophthalmol Vis Sci. 2006 47(2):599-604

[10] Sumioka T, Miyamoto T, Takatsuki R, Okada Y, Yamanaka O, Saika S. Histological analysis of a cornea following experimental femtosecond laser ablation. Cornea. 2014;33 Suppl 11:S19-S24

[11] Clare G, Moore TC, Grills C, Leccisotti A, Moore JE, Schallhorn S. Early flap displacement after LASIK. Ophthalmology. 2011;118(9):1760-1765

[12] Kung JS, Sáles CS, Manche EE. Corneal sensation and dry eye symptoms after conventional versus inverted side-cut femtosecond LASIK: a prospective randomized study. Ophthalmology. 2014;121(12):2311-2316

[13] Müller LJ, Pels L, Vrensen GF. Ultrastructural organization of human corneal nerves. Invest Ophthalmol Vis Sci. 1996;37(4):476-488

[14] Zhang ZH, Jin HY, Suo Y, et al. Femtosecond laser versus mechanical microkeratome laser in situ keratomileusis for myopia: Metaanalysis of randomized controlled trials. J Cataract Refract Surg. 2011;37(12):2151-2159

[15] Tanzer DJ, Brunstetter T, Zeber R, et al. Laser in situ keratomileusis in United States Naval aviators. J Cataract Refract Surg. 2013;39(7):1047-1058

[16] Tanna M, Schallhorn SC, Hettinger KA. Femtosecond laser versus mechanical microkeratome: a retrospective comparison of visual outcomes at 3 months. J Refract Surg. 2009;25(7) Suppl:S668-S671

[17] Tomita M, Watabe M, Yukawa S, Nakamura N, Nakamura T, Magnago T. Safety, efficacy, and predictability of laser in situ keratomileusis to correct myopia or myopic astigmatism with a 750 Hz scanning-spot laser system. J Cataract Refract Surg. 2014;40(2):251-258

[18] Leccisotti A. Femtosecond laser-assisted hyperopic laser in situ keratomileusis with tissue-saving ablation: analysis of 800 eyes. J Cataract Refract Surg. 2014;40(7):1122-1130

[19] Binder PS, Rosenshein J. Retrospective comparison of 3 laser platforms to correct myopic spheres and spherocylinders using conventional and wavefrontguided treatments. J Cataract Refract Surg. 2007;33(7):1158-1176

[20] He L, Liu A, Manche EE. Wavefront-guided versus wavefront-optimized laser in situ keratomileusis for patients with myopia: a prospective randomized contralateral eye study. Am J Ophthalmol. 2014;157(6):1170-1178.e1

[21] Wang L, Dai E, Koch DD, Nathoo A. Optical aberrations of the human anterior cornea. J Cataract Refract Surg. 2003;29(8):1514-1521

[22] Hood CT, Krueger RR, Wilson SE. The association between femtosecond laser flap parameters and ocular aberrations after uncomplicated custom myopic LASIK. Graefes Arch Clin Exp Ophthalmol. 2013;251(9):2155-2162

[23] Reinstein DZ, Carp GI, Lewis TA, Archer TJ, Gobbe M. Outcomes for myopic LASIK with the MEL 90 excimer laser. J Refract Surg. 2015;31(5):316-321

[24] Schallhorn SC, Tanzer DJ, Kaupp SE, Brown M, Malady SE. Comparison of night driving performance after wavefront-guided and conventional LASIK for moderate myopia. Ophthalmology. 2009;116(4):702-709

[25] Tan CS, Au Eong KG, Lee HM. Visual experiences during different stages of LASIK: Zyoptix XP microkeratome vs Intralase femtosecond laser. Am J Ophthalmol. 2007;143(1):90-96

[26] Prakash G, Agarwal A, Yadav A, et al. A prospective randomized comparison of four femtosecond LASIK flap thicknesses. J Refract Surg. 2010;26(6):392-402

[27] Wong RC, Yu M, Chan TC, Chong KK, Jhanji V. Longitudinal comparison of outcomes after sub-Bowman keratomileusis and laser in situ keratomileusis: randomized, double-masked study. Am J Ophthalmol. 2015;159(5):835-45.e3

[28] Rocha KM, Kagan R, Smith SD, Krueger RR. Thresholds for interface haze formation after thin-flap femtosecond laser in situ keratomileusis for myopia. Am J Ophthalmol. 2009;147(6):966-972, 972.e1

[29] Ang M, Mehta JS, Rosman M, et al. Visual outcomes comparison of 2 femtosecond laser platforms for laser in situ keratomileusis. J Cataract Refract Surg. 2013;39(11):1647-1652

[30] Hall RC, Rosman M, Chan C, Tan DT, Mehta JS. Patient and surgeon experience during laser in situ keratomileusis using 2 femtosecond laser systems. J Cataract Refract Surg. 2014;40(3):423-429

7 Ceratomileuse *In Situ* com *Laser* de Femtossegundo: Complicações e Tratamento

J. Bradley Randleman ▪ *Heather M. Weissman*

Resumo

O *laser* de femtossegundo aperfeiçoou a criação do retalho da LASIK ao permitir a criação de um enxerto mais preciso, previsível e reproduzível. Embora as complicações sejam raras, há várias delas peculiares à criação de retalho da LASIK com *laser* de femtossegundo.

Palavras-chave: Femtossegundo, LASIK, retalho, brilho do arco-íris, camada de bolhas opacas, ruptura vertical de gás

7.1 Introdução

A ceratomileuse *in situ* a *laser* (LASIK) é um dos procedimentos cirúrgicos eletivos mais bem-sucedidos realizados no mundo, e se tornou o esteio de tratamento para a maioria das formas de erro de refração. O primeiro passo crítico do procedimento envolve a criação do retalho corneano, o que pode ser executado com o uso ou de uma lâmina mecânica de microcerátomo (MK) ou *laser* de femtossegundo (FS). A primeira (MK) cria um retalho usando uma lâmina oscilante que atravessa o estroma da córnea de maneira controlada.[1] O *laser* FS usa luz infravermelha (1.053 nm) para produzir bolhas de microplasma e microcavitação no estroma da córnea para criar funcionalmente uma interface de retalho que pode ser aberta manualmente, com esforço mínimo.[2]

Desde a introdução do FS, em 2001, sua tecnologia continuou a evoluir, tornando-o o método preferido para a criação de retalho da LASIK. Muitos estudos foram conduzidos comparando os resultados da LASIK com femtossegundo *versus* LASIK com microcerátomo. Os dados desses estudos se mostraram incoerentes, mas o consenso geral é o de que a criação de retalho com femtossegundos pode oferecer mais exatidão, reprodutibilidade e uniformidade que a criação de retalho com microcerátomos.[2,3,4,5]

O uso de FS na criação de retalho permitiu um enxerto LASIK mais personalizável. Um aspecto peculiar do FS é a habilidade de criar retalhos mais delgados e mais suaves, com arquitetura mais planar ou uniforme.[6] Teoricamente, retalhos mais delgados podem prevenir a maioria dos casos de ectasia pós-LASIK ao fornecer mais estabilidade biomecânica e por já terem sido associados a uma recuperação visual mais rápida.[7,8,9] A habilidade de programar uma espessura uniforme de retalho e angulação da periferia com FS permitiu exatidão e precisão excelentes. Stahl *et al.* usaram a tomografia de coerência óptica (OCT) de segmento anterior para examinar 25 olhos com retalhos criados com o FS IntraLase antes da ablação a *laser*. O estudo descobriu apenas um desvio-padrão de 4 μm de espessura em cada retalho.[10]

A LASIK com femtossegundos (femtoLASIK) compartilha complicações similares com a LASIK com microcerátomos; entretanto, há complicações peculiares associadas somente ao uso de FS. Essas complicações são raras, tornando o diagnóstico e o tratamento desafiadores, mesmo para o cirurgião mais experiente em refração. As complicações peculiares à cirurgia LASIK com femtossegundos podem ser divididas em: problemas ópticos, complicações relacionadas com o retalho e complicações relacionadas com a interface. Além das complicações peculiares ao fentoLASIK, problemas da superfície ocular, ametropia residual e ectasia ainda são uma preocupação com esse procedimento e justificam discussão. Neste capítulo descrevemos as complicações mais comuns associadas à cirurgia fentoLASIK e fornecemos estratégias de tratamento para elas.

7.2 Problemas Ópticos

Descrito pela primeira vez por Krueger,[11] em 2008, o brilho do arco-íris é um efeito colateral óptico leve associado à criação de retalho LASIK com *laser* de femtossegundo. Esse fenômeno é mal compreendido e descrito em alguns casos de LASIK de outra forma sem intercorrências. Acredita-se que a etiologia do brilho do arco-íris seja decorrente da difração de luz fora do padrão de grade na superfície posterior do retalho LASIK.[12] Gatinel *et al.* demonstraram, recentemente, o padrão de grade induzido com microscopia confocal ao nível da interface do retalho no olho direito (▶ Fig. 7.1).[13] Com frequência, imediatamente após a cirurgia, os

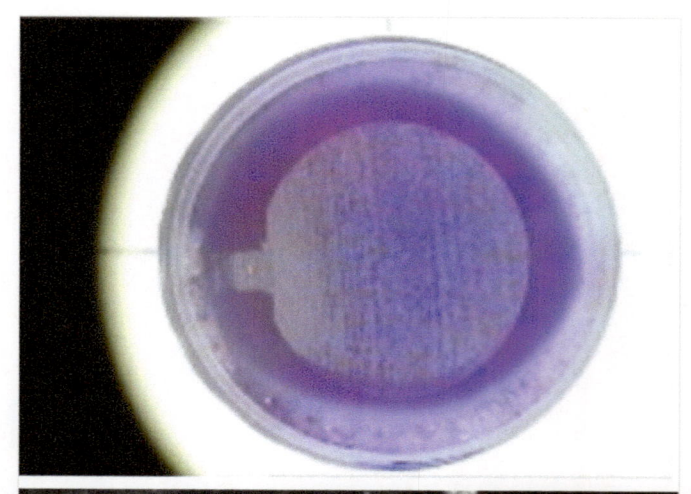

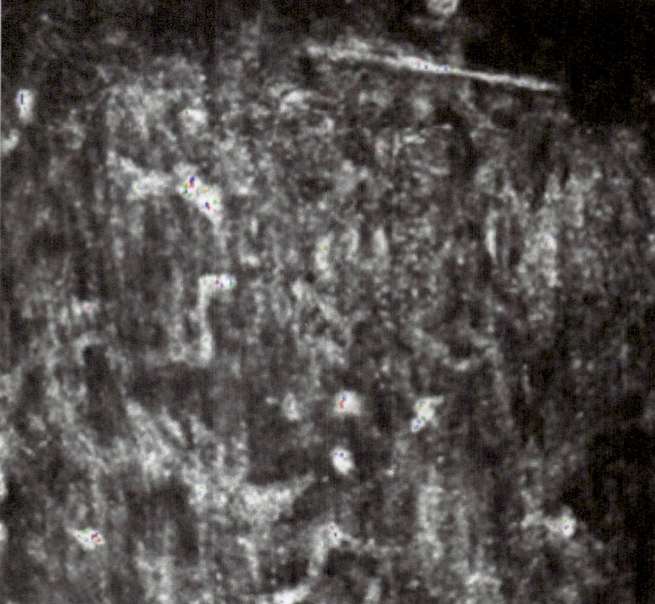

Figura 7.1 Indução de padrão de grade, como mostrado na OCT, que resulta no fenômeno do brilho do arco-íris. (Imagem por cortesia de Damien Gatinel, MD. PhD.).

pacientes descrevem 4 a 12 linhas de luz nas cores do arco-íris a partir de uma fonte de luz branca visualizada em fundo negro. Bamba et al. descobriram uma incidência bimodal de brilho do arco-íris após LASIK.[12] O primeiro grupo experimentou o brilho imediatamente após a instilação do FS e acreditou-se que a causa foi o alinhamento inadequado do *laser* e energia raster mais alta. O segundo grupo de pacientes experimentou o brilho do arco-íris imediatamente antes da chamada de serviço para o *laser*. Os autores propõem que a qualidade do feixe de *laser* é o fator mais importante para reduzir a incidência desse brilho. O brilho do arco-íris não foi correlacionado com o grau de erro de refração, idade ou sexo.[12] Esse fenômeno é difícil de tratar dada sua etiologia mal compreendida, sendo autolimitante em muitos casos.

Recentemente, Gatinel et al. informaram resolução bem-sucedida de sintomas do brilho do arco-íris com ablação da superfície inferior do retalho. Os autores descrevem um paciente com brilho do arco-íris unilateral e astigmatismo miópico residual mínimo após LASIK sem complicações. O retalho LASIK foi erguido, e realizada a correção a *laser* do lado do estroma do retalho. Os sintomas do paciente se resolveram imediatamente após o procedimento.[14]

7.3 Complicações Relacionadas com o Retalho

Durante a criação do retalho com o FS, bolhas de microcavitação são criadas para capacitar a dissecção lamelar. Durante a formação dessas bolhas podem ocorrer três complicações peculiares: ruptura vertical de gás, uma camada opaca de bolhas (OBL) e bolhas na câmara anterior. Além disso, a habilidade de personalizar a espessura do retalho levou à criação de um retalho demasiadamente delgado, que pode aumentar o risco de interface nebulosa.

7.3.1 Ruptura Vertical de Gás

Análogo ao retalho em casa de botão com uso de MK, a ruptura vertical de gás ocorre quando pequenas bolhas de gás se rompem e se alojam no interior do plano de dissecção e o espaço subepitelial (▶ Fig. 7.2). Se essas bolhas escaparem pelo epitélio, cria-se um orifício como casa de botão no retalho. Todo cuidado deve ser tomado se isso ocorrer, o retalho não poderá ser erguido, pois a área do orifício pode levar à cicatrização e crescimento do epitélio para dentro. A cicatrização da córnea, rupturas microscópicas na membrana de Bowman e retalhos delgados podem contribuir para a ocorrência de ruptura vertical de gás; portanto, um exame detalhado com lâmpada de fenda é obrigatório antes da cirurgia.[1,15]

7.3.2 Camada Opaca de Bolhas

Uma camada opaca de bolhas (OBL) se forma quando bolhas de gás se acumulam no interior das camadas superficiais do estroma (▶ Fig. 7.3).[16] Isso cria opacidade difusa que geralmente se resolve com a elevação do retalho, mas pode interferir no rastreamento a *laser*, na medição do leito residual do estroma e na criação do retalho. Há dois tipos de OBL: duro e mole. O tipo duro é mais denso, e o tipo mole é mais difuso. Liu et al. examinaram recentemente 40 olhos com criação de retalho com *laser* de femtossegundo e descobriram que as córneas mais espessas tendiam a desenvolver OBL. Os autores propõem que, para minimizar a possibilidade de criação de OBL, os cirurgiões podem usar um índice de pulso mais alto e menos espaçamento de linhas para assegurar um plano adequado de clivagem e minimizar a retenção de pontes de estroma e formação de gás. Raramente uma OBL tem efeito na acuidade visual pós-operatória, mas isso ainda não foi estudado extensivamente.[17]

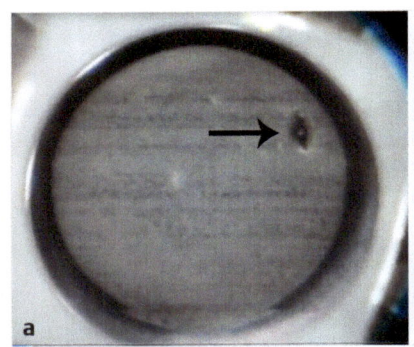

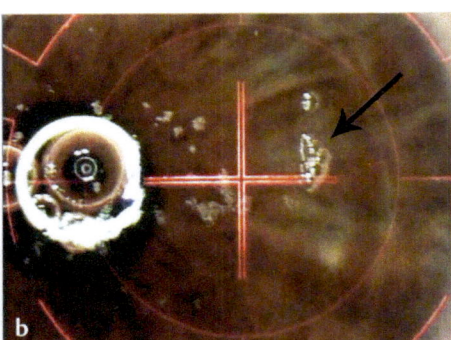

Figura 7.2 Ruptura vertical de gás (**a**) mostrada durante a passagem do *laser* de femtossegundo com o *laser* IntraLase e (**b**) aparência ao microscópio de operação após criação do retalho. As setas pretas destacam a área de ruptura de gás. (Imagens por cortesia de Samir Melki, MD, PhD.).

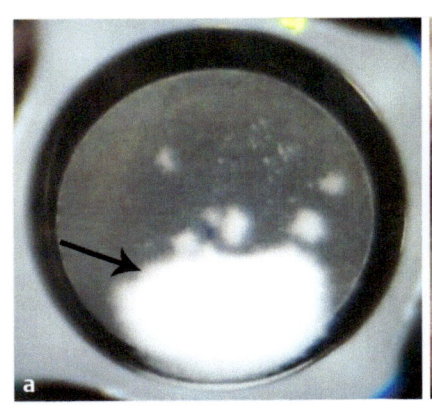

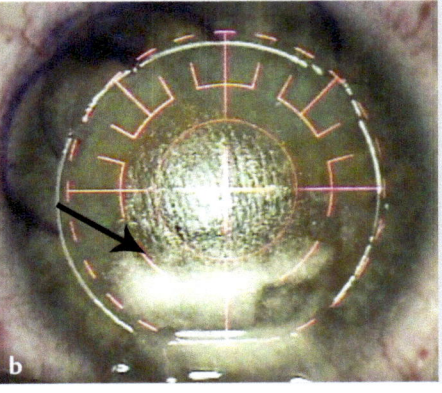

Figura 7.3 Camada opaca de bolhas (OBL) após criação de retalho com *laser* de femtossegundo. (**a**) Aparência de OBL densa durante a criação do retalho com *laser* IntraLase. (**b**) OBL menos significativa no estroma posterior após elevação do retalho. As setas pretas destacam a área da camada opaca de bolhas. (Imagens por cortesia de Samir Melki, MD, PhD.)

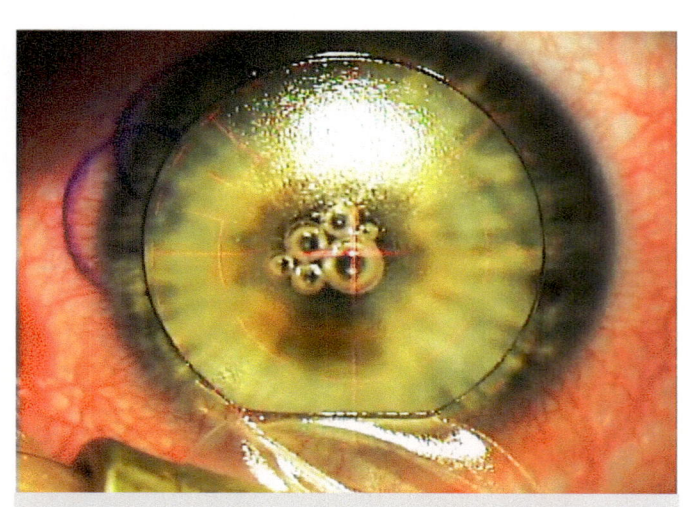

Figura 7.4 Bolhas na câmara anterior após formação de retalho com *laser* de femtossegundo. (Imagem por cortesia de Samir Melki, MD, PhD.)

7.3.3 Bolhas da Câmara Anterior

As bolhas da câmara anterior ocorrem quando bolhas de gás criadas pelo *laser* escapam pela malha trabecular e para o interior da câmara anterior do olho (▶ Fig. 7.4). Com frequência, as bolhas da câmara anterior exercem impacto mínimo no resultado visual, mas podem impedir o rastreamento da pupila durante a ablação a *laser*.[1] Se esse rastreamento for impedido, o cirurgião poderá esperar que as bolhas se dissipem e prosseguir com a cirurgia muitas vezes no mesmo dia.

7.3.4 Retalho Delgado Nebuloso

A habilidade de criar retalhos delgados com FS provou ser benéfica com a criação de um retalho mais estável; entretanto, existe alguma evidência de que retalhos ultrafinos podem aumentar o risco de interface nebulosa pós-operatória. Rocha *et al.* avaliaram, recentemente, o limiar para a formação de interface nebulosa com LASIK de retalho delgado.[8] O estudo examinou 199 olhos submetidos à LASIK miópica com criação de retalho delgado com *laser* de femtossegundo. Os autores descobriram risco maior de formação de interface nebulosa em indivíduos jovens com retalhos ultrafinos (< 90 μm) submetidos à LASIK para miopia. A causa exata da interface nebulosa com retalhos ultrafinos é desconhecida, mas acredita-se que esteja relacionada com a lesão da membrana de Bowman e células epiteliais. Essa lesão pode iniciar uma cascata inflamatória que leva à interface nebulosa.[18] Os autores propõem um limiar de espessura de retalho de 100 μm ou mais para prevenir a formação de interface nebulosa.[8]

7.4 Complicações Relacionadas com a Interface

Complicações relacionadas com a interface podem ocorrer com LASIK tanto com microcerátomos quanto com femtossegundos.[19] Há poucas complicações peculiares fortemente associadas ao uso de FS, incluindo a ceratite lamelar difusa (DLK), a síndrome da sensibilidade luminosa transitória (TLSS) e a presença de sangue na interface, enquanto outras, como a ceratopatia infecciosa, a ceratite estromal induzida por pressão (PISK) e a ceratopatia tóxica central, são igualmente prováveis da criação de retalho com microcerátomos ou com femtossegundos. A compreensão satisfatória de todas as complicações relacionadas com a interface e associadas à LASIK é necessária para se atingir efetivamente o diagnóstico correto e fornecer o tratamento apropriado.

7.4.1 Ceratopatia Lamelar Difusa

A ceratopatia lamelar difusa (DLK) se caracteriza por uma inflamação não infecciosa, esbranquiçada e granular na interface do retalho que se apresenta na primeira semana após a operação. A DLK pode ocorrer na LASIK tanto com microcerátomos, quanto com femtossegundos; entretanto, um aumento na incidência foi informado nos casos de criação de retalho com *laser* de femtossegundo.[1,20,21] A teoria de que a formação de bolhas de gás e o uso da energia do femtossegundo na interface do retalho aumentam a resposta inflamatória que nessa interface já foi elaborada.[1]

Os sintomas da DLK incluem: sensação de corpo estranho e acuidade visual levemente reduzida. A maioria dos casos se resolve com um curso curto de esteroides, e o processo raramente apresenta efeito significativo sobre a visão. A etiologia exata da DLK é desconhecida; entretanto, a doença já foi associada a endotoxinas bacterianas, desbridamentos ou sangue na interface e a soluções de povidona-iodo.[19,20,21,22]

Linebarger *et al.*[23] descreveram quatro estágios de DLK. O Estágio 1 é definido pela presença de leucócitos localizados na periferia da borda do retalho, fora do eixo visual. O Estágio 2 é definido pela presença de leucócitos no centro do retalho. Esse estágio pode envolver o eixo visual e a periferia do retalho. O Estágio 3 é definido por um agregado mais denso e aglomerado de leucócitos no centro do retalho com desobstrução na periferia. Neste estágio a visão pode diminuir em razão da inflamação no eixo visual central. O Estágio 4 é definido por ceratite lamelar associada à fusão estromal, cicatrização e perda visual permanente. Felizmente, o Estágio 4 é raro, e sua ocorrência foi estimada em 1 em 5.000 pacientes com DLK.[19,23]

A DLK é requintadamente sensível aos esteroides tópicos. É importante buscar pela DLK na interface do retalho o mais cedo possível no Dia 1 após a cirurgia. Em geral, os Estágios 1 e 2 são tratados primariamente com esteroides tópicos de hora em hora. Os Estágios 3 e 4 podem ser tratados inicialmente com esses esteroides, mas podem demandar o levantamento do retalho e irrigação, se a resolução não ocorrer nos Dias 2 ou 3.[23]

7.4.2 Síndrome da Sensibilidade Luminosa Transitória

A síndrome da sensibilidade luminosa transitória (TLSS) é uma complicação específica do uso de FS. Ela é descrita pelo aumento da fotossensibilidade três a seis semanas após a operação, depois de um procedimento de LASIK sem complicações, com boa acuidade visual e sem inflamação óbvia. Stonecipher *et al.* descreveram a TLSS pela primeira vez, em 2006, e descobriram uma correlação direta com cenários de energia mais alta. As estratégias de tratamento para prevenir a TLSS incluem o uso das configurações mais baixas possíveis de energia a *laser* para criar uma dissecção de retalho. Pacientes com TLSS geralmente melhoram com um curso de esteroides tópicos e não manifestam consequências visuais no longo prazo.[1,4,24]

7.4.3 Heme de Interface

Uma característica peculiar do Wavelight FS200 FS (Alcon Laboratories Inc., Fort Worth, TX) é a criação de uma evacuação a gás no início da criação do retalho. Esse canal de evacuação permite

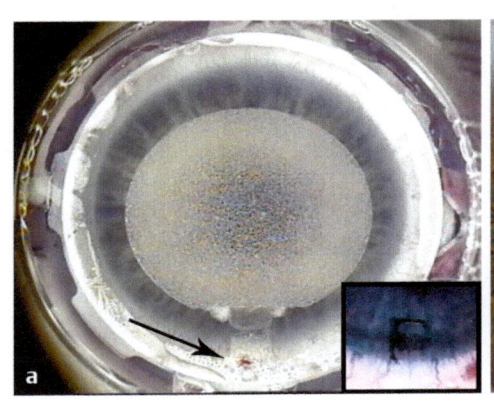

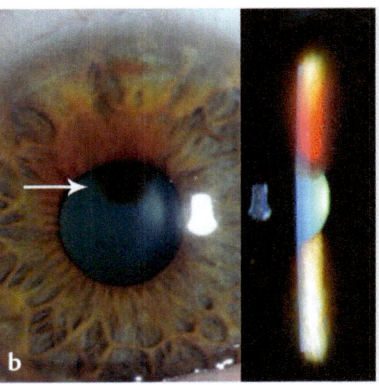

Figura 7.5 Heme de interface. (**a**) Visualização do cirurgião durante a criação de retalho com *laser* de femtossegundo mostrando canal de evacuação de gás com sangue proveniente dos vasos do limbo (*seta preta*) e imagem colorida em *close* do sangue na inserção. (**b**) Imagem de lâmpada de fenda de sangue de interface no eixo visual após LASIK (*seta branca*) observada mais nitidamente em retroiluminação. (Imagens por cortesia de Ron Krueger, MD.)

o escape do gás criado com o FS via um padrão linear na interface retalho-leito e se estende para o limbo para evitar a OBL. Vasos sanguíneos do limbo podem-se tornar lesionados por pulsos de *laser* e sangram para o interior do canal, o que pode ser seguido em toda a sua extensão até a interface retalho-leito (▶ Fig. 7.5). Sangue na interface pode causar redução em acuidade visual e indução de astigmatismo irregular. Au e Krueger descreveram recentemente três casos de sangue na interface que demandou elevação e irrigação do retalho.[25] Os autores sugerem que ao usar esse *laser*, é imperativo visualizar o canal durante todo o procedimento e prestar atenção quanto à presença de sangue. Caso haja presença volumosa de sangue, pode-se limitar a dissecção do retalho para prevenir uma conexão entre o canal e a interface. Assim que o sangue na interface for reconhecido no exame, recomenda-se levantar o retalho imediatamente.[25]

7.4.4 Ceratopatia Infecciosa

A complicação de interface mais ameaçadora à visão após LASIK é a ceratite infecciosa. Essa doença está amplamente dividida em infecções que se apresentam cedo, nas primeiras duas semanas após a operação (espécies bacterianas *Staphylococcus* e *Streptococcus*) e aquelas que se apresentam 2 a 3 semanas após a cirurgia (espécies *mycobacterial* e fúngicas). Os fatores de risco conhecidos para ceratite infecciosa incluem: blefarite, cicatrização retardada de ferida epitelial, contaminação intraoperatória e uso de corticoides. Uma vez diagnosticada a ceratite infecciosa, é importante iniciar o tratamento imediatamente. Além de iniciar com antimicrobianos fortificados, o retalho deverá ser erguido, culturas obtidas e irrigação do mesmo com antimicrobianos fortificados.[19]

7.4.5 Ceratopatia Estromal Induzida por Pressão

A ceratopatia estromal induzida por pressão (PISK) é uma complicação de interface que ocorre quando uma resposta rápida de esteroides causando pressão intraocular elevada (IOP) resulta em acúmulo de fluido na interface.[19] Esse quadro ocorre várias semanas após a operação e tem várias apresentações, com acúmulos pequenos ou grandes de fluido. É importante verificar rotineiramente a IOP pós-operatória em pacientes após LASIK enquanto sob tratamento com esteroides tópicos. A medição da IOP em pacientes com PISK pode-se mostrar falsamente baixa por causa do acúmulo central de fluido.[26] O tratamento de PISK consiste em medicamentos para glaucoma e suspensão do uso de esteroides.

7.4.6 Ceratopatia Tóxica Central

A ceratopatia tóxica central (CTK) é uma opacificação central, rara, não inflamatória da córnea que ocorre dentro de três a cinco dias após um procedimento de LASIK não complicado e que piora progressivamente com o tempo. Os sintomas incluem: dor, vermelhidão e fotossensibilidade. Acredita-se que a CTK resulte de degradação enzimática de ceratócitos que levam à insuficiência de matriz estromal e afinamento.[27,28] Infelizmente, nenhuma intervenção para CTK se mostrou útil. Recomenda-se a observação de perto para esses pacientes.[29]

7.4.7 Crescimento Epitelial

O crescimento do epitélio para dentro é a complicação de interface mais comum da cirurgia LASIK, com incidência entre 1% e 20%.[30] Ele pode ocorrer em retalhos criados tanto com microcerátomos, quanto com FS, mas mostrou ocorrer em índice mais baixo com fentoLASIK.[31,32] Isso talvez por causa da arquitetura do retalho com um corte mais vertical atuando como barreira à migração das células epiteliais.

O crescimento epitelial para dentro pode-se apresentar semanas a meses após a cirurgia LASIK, com as características de pérolas epiteliais dentro da interface do retalho, acúmulo de fluoresceína na borda do retalho, fusão na borda do retalho ou uma linha branca de demarcação.[30] Acredita-se que a fisiopatologia do crescimento epitelial resulte de dois mecanismos principais. O primeiro é o implante de células epiteliais durante a criação do retalho, e o segundo é a invasão e proliferação epitelial através de um defeito presente no retalho. Os fatores de risco para o desenvolvimento de crescimento epitelial incluem: defeito epitelial, doença subjacente da membrana da base epitelial e sangue ou pomadas dentro da interface.[32]

O tratamento do crescimento epitelial envolve, tipicamente, a observação desde o início. Casos progressivos podem demandar a elevação do retalho e raspagem, se o crescimento invadir o eixo visual.

7.5 Problemas da Superfície Ocular

Um dos sintomas mais comuns após LASIK é o olho seco. Estima-se que cerca da metade dos pacientes submetidos à cirurgia de refração da córnea sofrerá sintomas de olho seco, com a maioria sentindo esses sintomas somente no período imediatamente pós-operatório. A fisiopatologia do olho seco após LASIK é resultado de corte dos nervos aferentes da córnea durante a criação do retalho, o que resulta em dano neural sensorial. Isso leva à redução relativa na inervação da córnea, o que pode impactar a

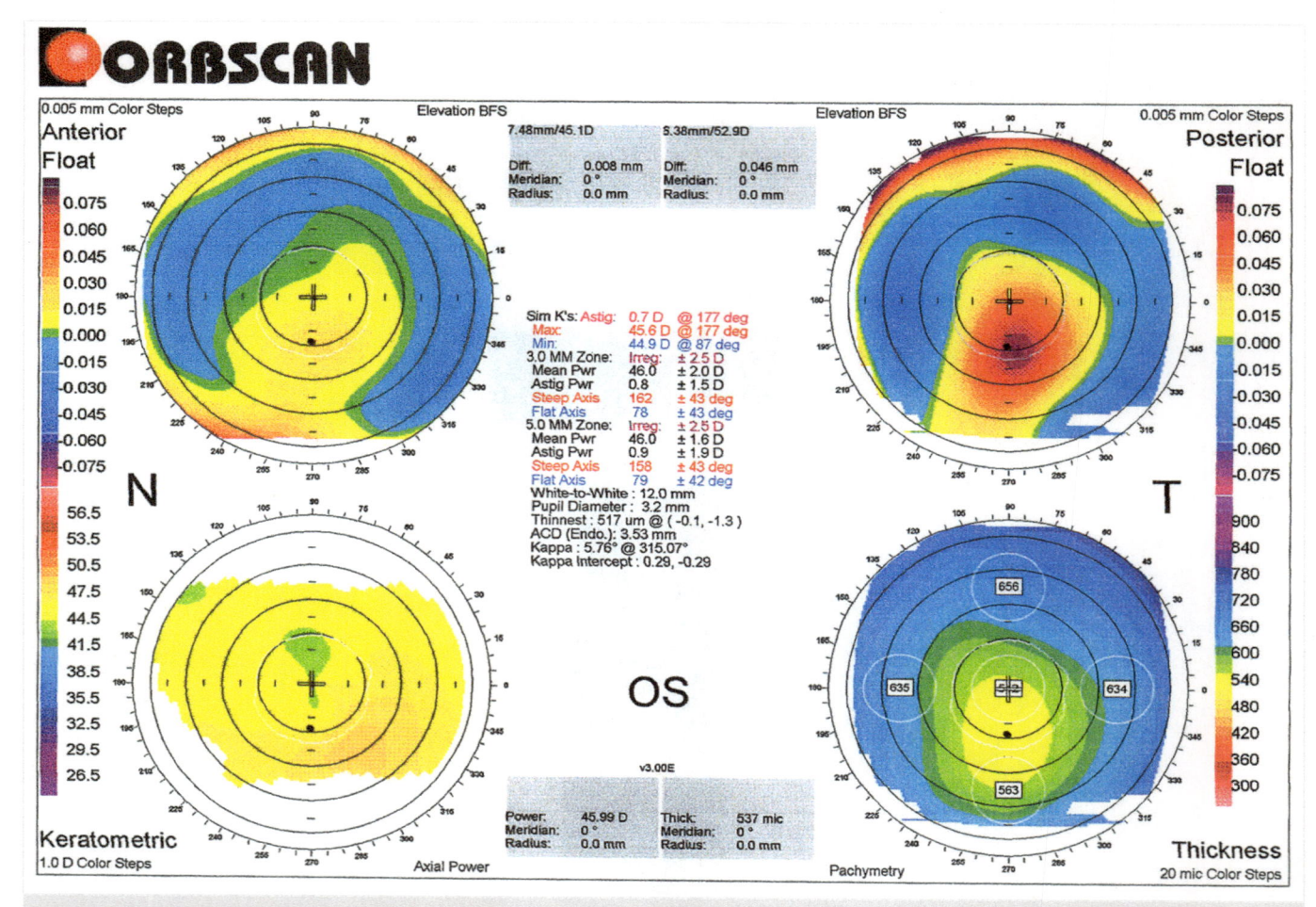

Figura 7.6 Topografia pré-operatória em paciente que desenvolveu ectasia pós-LASIK com criação de retalho com *laser* de femtossegundo. Observar a subida topográfica inferior (mapa à esquerda embaixo) no mapa de curvatura anterior com escala de cores de dioptria 1, mapa de espessura suspeita (mapa inferior à direita) com ponto mais fino deslocado inferiormente e elevação posterior anormal (mapa superior à esquerda).

estabilidade do filme lacrimal, o número de células caliciformes, índice de piscada e secreção de lágrimas basais.[33,34,35]

Em estudo recente de Salomão *et al.*, a incidência de olho seco pós-LASIK foi comparada entre retalhos de microcerátomos e de femtossegundos. Os pacientes no grupo de femtossegundos apresentaram incidência mais baixa de sintomas de olho seco e demandaram menos tratamento para a doença, em comparação ao grupo de microcerátomos. Os autores sugerem que retalhos mais delgados e mais planos criados com FS danifiquem menos nervos sensoriais aferentes no estroma anterior, levando à incidência total mais baixa de olho seco pós-LASIK.[36]

As estratégias de tratamento efetivo para olho seco após LASIK incluem lubrificação agressiva com colírios e pomadas, ciclosporina a 0,05%, plugues pontuais e mesmo lágrimas de soro e óculos de câmara de umidade em certas situações.

7.6 Ametropia Residual

A ametropia pós-LASIK (ou erro de refração residual) pode ocorrer com LASIK tanto de femtossegundos quanto de microcerátomos. Na maioria dos casos, o erro de refração residual é insignificante; entretanto, alguns pacientes podem apresentar ametropia sintomática, exigindo tratamento. Isso é mais comum em pacientes com ablações hiperópicas e ablações para correção de astigmatismo. Cerca de 10% dos pacientes podem demandar cirurgia complementar para ametropia após LASIK.[37,38]

Se não houver intercorrências na cirurgia inicial, a melhor maneira de realizar um reforço nos primeiros meses após a operação é erguer o retalho existente e fazer a ablação do leito estromal subjacente. Esse procedimento é facilmente realizado logo após o procedimento, mas pode ser feito anos mais tarde. A complicação de reforço mais comum com a elevação do retalho é o crescimento epitelial para dentro, e esse risco aumenta com cada reforço adicional.[31,32] Se o retalho inicial foi irregular, um retalho adicional pode ser feito com FS. Se a cirurgia inicial for executada vários anos antes da apresentação, a ceratectomia fotorrefrativa é, geralmente, a melhor opção para retratamento. Um método adicional de criar um novo corte lateral com FS que atinja a interface antiga foi bem-sucedido em alguns casos, com incidência reduzida de crescimento epitelial.[37]

7.7 Ectasia Corneana Pós-operatória

A ectasia corneana após a cirurgia LASIK é a impregnação e o afinamento progressivos da córnea, levando ao astigmatismo irregular e, geralmente, à perda da acuidade visual mais bem corrigida.[39] A incidência da ectasia pós-LASIK varia na literatura e está entre 0,04% e 0,2%. Não há variável pré-operatória única capaz de prognosticar o desenvolvimento de ectasia corneana, mas sim uma abordagem ponderada, usando múltiplas variáveis de fator de risco, fornece a melhor estratégia de triagem.[39,40] Estudos sobre resistência à tração coesa da córnea humana demonstraram que os 40% anteriores do estroma corneano têm a maior resistência, e os 60% posteriores apresentam cerca de 50% menos resistência; portanto, o risco de ectasia aumenta com ablações mais profundas.[41]

Os pacientes afetados por ectasia pós-LASIK tendem a ser indivíduos mais jovens, mais míopicos, com córneas pré-operatórias mais finas e leitos estromais residuais pós-operatórios menos espessos. A maioria dos pacientes apresenta alguma anormalidade topográfica durante a triagem inicial para a cirurgia de refração; entretanto, há alguns relatórios de pacientes com dados topográficos e paquimétricos normais antes da operação que ainda desenvolvem ectasia após a cirurgia.[42] Entre todas as variáveis, a porcentagem de tecido alterado na cirurgia, que leva em consideração a espessura do retalho, a profundidade da ablação e a espessura central da córnea, é a mais prognosticadora de ectasia em pacientes com padrões topográficos normais e a mais prontamente modificável para reduzir o risco de ectasia em pacientes mais suscetíveis.[43,44]

O FS tem a habilidade de produzir espessuras de retalho mais finas e mais reprodutíveis que a maioria dos microcerátomos, e retalhos mais finos reduzem a incidência de ectasia pós-operatória. Apesar disso, a ectasia ainda pode ocorrer, especialmente se padrões topográficos anormais não forem percebidos na triagem (▶ Fig. 7.6).[45]

7.8 Conclusão

O procedimento de LASIK com *laser* de femtossegundo tornou-se o método preferido para a criação de retalho para LASIK por causa da precisão, exatidão e reprodutibilidade da criação do retalho. Retalhos mais finos e planos podem ajudar a prevenir casos de ectasia pós-LASIK. A criação de retalhos com femtossegundos tem várias complicações peculiares que podem ocorrer e demandar o melhor e mais oportuno tratamento para os melhores resultados visuais possíveis.

Referências

[1] Moshirfar M, Gardiner JP, Schliesser JA, et al. Laser in situ keratomileusis flap complications using mechanical microkeratome versus femtosecond laser: retrospective comparison. J Cataract Refract Surg. 2010;36(11):1925-1933
[2] Chen S, Feng Y, Stojanovic A, Jankov MR, II, Wang Q. IntraLase femtosecond laser vs mechanical microkeratomes in LASIK for myopia: a systematic review and meta-analysis. J Refract Surg. 2012;28(1):15-24
[3] Randleman JB. Femtosecond LASIK flaps: excellent, but superior? J Refract Surg. 2012; 28(1):9-10
[4] Cosar CB, Gonen T, Moray M, Sener AB. Comparison of visual acuity, refractive results and complications of femtosecond laser with mechanical microkeratome in LASIK. Int J Ophthalmol. 2013;6(3):350-355
[5] Zhang Y, Chen YG, Xia YJ. Comparison of corneal flap morphology using ASOCT in LASIK with the WaveLight FS200 femtosecond laser versus a mechanical microkeratome. J Refract Surg. 2013;29(5):320-324
[6] Kymionis GD, Kontadakis GA, Naoumidi I, et al. Comparative study of stromal bed of LASIK flaps created with femtosecond lasers (IntraLase FS150, WaveLight FS200) and mechanical microkeratome. Br J Ophthalmol. 2014;98(1):133-137
[7] Santhiago MR, Kara-Junior N, Waring GO, IV. Microkeratome versus femtosecond flaps: accuracy and complications. Curr Opin Ophthalmol. 2014;25(4):270-274
[8] Rocha KM, Kagan R, Smith SD, Krueger RR. Thresholds for interface haze formation after thin-flap femtosecond laser in situ keratomileusis for myopia. Am J Ophthalmol. 2009;147(6):966-972, 972.e1
[9] Durrie DS, Brinton JP, Avila MR, Stahl ED. Evaluating the speed of visual recovery following thin-flap LASIK with a femtosecond laser. J Refract Surg. 2012;28(9):620-624
[10] Stahl JE, Durrie DS, Schwendeman FJ, Boghossian AJ. Anterior segment OCT analysis of thin IntraLase femtosecond flaps. J Refract Surg. 2007;23(6):555-558
[11] Krueger RR, Thornton IL, Xu M, Bor Z, van den Berg TJ. Rainbow glare as an optical side effect of IntraLASIK. Ophthalmology. 2008;115(7):1187-1195.e1
[12] Bamba S, Rocha KM, Ramos-Esteban JC, Krueger RR. Incidence of rainbow glare after laser in situ keratomileusis flap creation with a 60 kHz femtosecond laser. J Cataract Refract Surg. 2009;35(6):1082-1086
[13] Gatinel D, Saad A, Guilbert E, Rouger H. Unilateral rainbow glare after uncomplicated femto-LASIK using the FS-200 femtosecond laser. J Refract Surg. 2013;29(7):498-501
[14] Gatinel D, Saad A, Guilbert E, Rouger H. Simultaneous correction of unilateral rainbow glare and residual astigmatism by undersurface flap photoablation after femtosecond laser-assisted LASIK. J Refract Surg. 2015;31(6):406-410
[15] Srinivasan S, Herzig S. Sub-epithelial gas breakthrough during femtosecond laser flap creation for LASIK. Br J Ophthalmol. 2007;91(10):1373
[16] Chang JS. Complications of sub-Bowman's keratomileusis with a femtosecond laser in 3009 eyes. J Refract Surg. 2008;24(1):S97-S101
[17] Liu CH, Sun CC, Hui-Kang Ma D, et al. Opaque bubble layer: incidence, risk factors, and clinical relevance. J Cataract Refract Surg. 2014;40(3):435-440
[18] Farjo AA, Sugar A, Schallhorn SC, et al. Femtosecond lasers for LASIK flap creation: a report by the American Academy of Ophthalmology. Ophthalmology. 2013;120(3):e5-e20
[19] Randleman JB, Shah RD. LASIK interface complications: etiology, management, and outcomes. J Refract Surg. 2012;28(8):575-586
[20] Hoffman RS, Fine IH, Packer M. Incidence and outcomes of LASIK with diffuse lamellar keratitis treated with topical and oral corticosteroids. J Cataract Refract Surg. 2003;29(3):451-456
[21] Haft P, Yoo SH, Kymionis GD, Ide T, O'Brien TP, Culbertson WW. Complications of LASIK flaps made by the IntraLase 15- and 30-kHz femtosecond lasers. J Refract Surg. 2009;25(11):979-984
[22] Stulting RD, Randleman JB, Couser JM, Thompson KP. The epidemiology of diffuse lamellar keratitis. Cornea. 2004;23(7):680-688
[23] Linebarger EJ, Hardten DR, Lindstrom RL. Diffuse lamellar keratitis: diagnosis and management. J Cataract Refract Surg. 2000;26(7):1072-1077
[24] Stonecipher KG, Dishler JG, Ignacio TS, Binder PS. Transient light sensitivity after femtosecond laser flap creation: clinical findings and management. J Cataract Refract Surg. 2006;32(1):91-94
[25] Au J, Krueger RR. Interface blood as a new indication for flap lift after LASIK using the WaveLight FS200 femtosecond laser. J Refract Surg. 2014;30(12):858-860
[26] Randleman JB, Lesser GR. Glaucomatous damage from pressure-induced stromal keratopathy after LASIK. J Refract Surg. 2012;28(6):378-379
[27] Marí Cotino JF, Suriano MM, De La Cruz Aguiló RI, Vila-Arteaga J. Central toxic keratopathy: a clinical case series. Br J Ophthalmol. 2013;97(6):701-703
[28] Moshirfar M, Hazin R, Khalifa YM. Central toxic keratopathy. Curr Opin Ophthalmol. 2010;21(4):274-279
[29] Sonmez B, Maloney RK. Central toxic keratopathy: description of a syndrome in laser refractive surgery. Am J Ophthalmol. 2007;143(3):420-427
[30] Asano-Kato N, Toda I, Hori-Komai Y, Takano Y, Tsubota K. Epithelial ingrowth after laser in situ keratomileusis: clinical features and possible mechanisms. Am J Ophthalmol. 2002;134(6):801-807
[31] Güell JL, Elies D, Gris O, Manero F, Morral M. Femtosecond laser-assisted enhancements after laser in situ keratomileusis. J Cataract Refract Surg. 2011;37(11):1928-1931
[32] Letko E, Price MO, Price FW, Jr. Influence of original flap creation method on incidence of epithelial ingrowth after LASIK retreatment. J Refract Surg. 2009;25(11):1039-1041
[33] Ambrósio R, Jr, Tervo T, Wilson SE. LASIK-associated dry eye and neurotrophic epitheliopathy: pathophysiology and strategies for prevention and treatment. J Refract Surg. 2008;24(4):396-407

[34] Turu L, Alexandrescu C, Stana D, Tudosescu R. Dry eye disease after LASIK. J Med Life. 2012;5(1):82-84

[35] Garcia-Zalisnak D, Nash D, Yeu E. Ocular surface diseases and corneal refractive surgery. Curr Opin Ophthalmol. 2014;25(4):264-269

[36] Salomão MQ, Ambrósio R, Jr, Wilson SE. Dry eye associated with laser in situ keratomileusis: Mechanical microkeratome versus femtosecond laser. J Cataract Refract Surg. 2009;35(10):1756-1760

[37] Vaddavalli PK, Yoo SH, Diakonis VF, et al. Femtosecond laser-assisted retreatment for residual refractive errors after laser in situ keratomileusis. J Cataract Refract Surg. 2013;39(8):1241-1247

[38] Randleman JB, White AJ, Jr, Lynn MJ, Hu MH, Stulting RD. Incidence, outcomes, and risk factors for retreatment after wavefront-optimized ablations with PRK and LASIK. J Refract Surg. 2009;25(3):273-276

[39] Randleman JB, Russell B, Ward MA, Thompson KP, Stulting RD. Risk factors and prognosis for corneal ectasia after LASIK. Ophthalmology. 2003;110(2):267-275

[40] Randleman JB, Trattler WB, Stulting RD. Validation of the Ectasia Risk Score System for preoperative laser in situ keratomileusis screening. Am J Ophthalmol. 2008;145(5):813-818

[41] Randleman JB, Dawson DG, Grossniklaus HE, McCarey BE, Edelhauser HF. Depth-dependent cohesive tensile strength in human donor corneas: implications for refractive surgery. J Refract Surg. 2008;24(1):S85-S89

[42] Klein SR, Epstein RJ, Randleman JB, Stulting RD. Corneal ectasia after laser in situ keratomileusis in patients without apparent preoperative risk factors. Cornea. 2006; 25(4):388-403

[43] Santhiago MR, Smadja D, Gomes BF, et al. Association between the percent tissue altered and post-laser in situ keratomileusis ectasia in eyes with normal preoperative topography. Am J Ophthalmol. 2014;158(1):87-95.e1

[44] Santhiago MR, Smadja D, Wilson SE, Krueger RR, Monteiro ML, Randleman JB. Role of percent tissue altered on ectasia after LASIK in eyes with suspicious topography. J Refract Surg. 2015;31(4):258-265

[45] Santhiago MR, Wilson SE, Smadja D, Randleman JB. Relative contribution of flap thickness and ablation depth to the percent tissue altered (PTA) in post-LASIK ectasia. J Cataract Refract Surg. 2015;Nov:41(11):2493-2500

8 O Futuro da Ceratomileuse *In Situ* com *Laser* de Femtossegundo *versus* Outros Desenvolvimentos Tecnológicos

Peter Wu ▪ *Clare Kelliher* ▪ *Joelle Hallak* ▪ *Dimitri Azar*

Resumo

O *laser* de femtossegundo é um dos desenvolvimentos tecnológicos mais amplamente adotados pelos cirurgiões oftálmicos. Este capítulo revisa as aplicações e vantagens desse tipo de *laser* na Ceratomileuse Primária *In Situ* com *Laser* (LASIK) e no retratamento da LASIK. Outras aplicações de *laser* de femtossegundo incluindo ressecção em cunha com *laser*, ceratotomias arqueadas com *laser*, segmentos do anel intracorneal e ceratoplastia pós-penetração também são discutidas. A aplicação da tecnologia com *laser* de femtossegundo no procedimento LASIK permitiu mais segurança, eficácia e previsibilidade em resultados de refração de córnea. Avanços mais recentes nessa tecnologia permitiram também a introdução de procedimentos a *laser* não *excimer* como a Extração de Lentícula com Femtossegundo ou Extração de Lentícula de Refração, SMILE, e em conjunto com procedimentos, como ligação cruzada. Embora esses novos procedimentos possam mostrar mais preservação da força biomecânica da córnea e dos nervos da córnea, estudos complementares são necessários para avaliar melhor os resultados e os métodos de personalização associados a essas técnicas.

Palavras-chave: LASIK, *laser* de femtossegundo, tecnologia, *excimer*

8.1 Introdução

A ceratomileuse *in situ* com *laser* (LASIK) é um dos procedimentos cirúrgicos oftálmicos mais amplamente realizados no mundo. Suas origens datam de 1949 com Jose Barraquer, um dos pioneiros da cirurgia refrativa lamelar da córnea, que introduziu o conceito de alterar o poder refrativo do olho com a adição ou subtração de tecido da córnea. Ele denominou esse novo conceito de *ceratomileuse* (*keratomileusis*, do termo grego *keras* [semelhante a um corno = córnea] e *smileusis* (talhar ou cinzelar).[1] A cirurgia refrativa lamelar da córnea passou, posteriormente, por um processo de evolução com refinamento das técnicas e instrumentos. A técnica inicial de Barraquer de ceratomileuse miópica envolveu a criação à mão livre de um disco lamelar de córnea com o bisturi de Paufique, seguida da excisão à mão livre de tecido do leito residual do estroma ou disco e reposição do disco lamelar livre.[2] Barraquer refinou a precisão e a confiabilidade da ceratectomia lamelar usando microeletrocerátomos, anéis de fixação do globo e lentes de aplanação.[3] Os avanços adicionais na cirurgia refrativa lamelar da córnea incluíram a introdução do sistema refrativo de Barraquer-Krumeich-Swinger (BKS), em 1985. O disco lamelar da córnea foi excisado pelo microcerátomo refinado, e o segundo corte refrativo foi feito no lado do estroma do disco da córnea.[4] Luis Ruiz desenvolveu um microcerátomo engrenado e motorizado chamado de *modelador automático da córnea* (ACS, para *automatic cornea shaper*), que usava um dispositivo de sucção para fixar o globo e um pedal de pé para controlar a velocidade do corte lamelar. O ACS levou ao desenvolvimento da ceratoplastia lamelar automatizada (ALK). Nesse procedimento, a primeira passagem do cerátomo fazia o corte lamelar inicial. A segunda passagem era o corte refrativo, realizado no leito do estroma em vez da capa livre da córnea, que era ajustada alterando-se a altura do anel de sucção.[2]

A principal descoberta na moderna cirurgia refrativa lamelar da córnea foi o desenvolvimento do *laser excimer*. O *laser* usado atualmente é um *laser* de fluoreto de argônio com saída em 193 nm, que permite ao *laser* a fotoablação do tecido com precisão com dano térmico mínimo ao tecido ao redor. Embora o *excimer laser* tenha sido desenvolvido pela primeira vez, nos anos de 1970, seu potencial cirúrgico em remover tecido da córnea com precisão não foi realizado, até 1983,[5] o que levou ao desenvolvimento da ceratectomia fotorrefrativa (PRK). Nesse procedimento, o *excimer laser* é usado para fotoablação de tecido do estroma da córnea após remoção manual do epitélio da córnea.

Em 1990, Pallikaris *et al.* introduziram ao procedimento LASIK,[6] usando o *excimer laser* para ablação do leito estromal da córnea embaixo de um retalho lamelar da córnea. Com esse procedimento, um microcerátomo automatizado foi usado pela primeira vez para criar um retalho lamelar de córnea. Esse retalho foi então erguido pelo cirurgião da LASIK, e a ablação por *excimer laser* foi realizada no leito do estroma da córnea. Com LASIK os pacientes sofreram menos regressão, menos córnea nebulosa e melhor prognóstico, em comparação à PRK.[7] Além disso, os pacientes sofreram menos desconforto pós-operatório e recuperação visual mais rápida.

Apesar desse avanço significativo em cirurgia refrativa, a LASIK ainda foi considerada como um procedimento mais desafiador, em razão da necessidade de criação de retalho. Os microcerátomos tinham complicações em potencial, como: retalhos parciais, casas de botão, retalhos finos ou irregulares e capas livres.[8] No início dos anos de 2000, o *laser* de femtossegundo foi aprovado para a criação de retalho por LASIK pela Food and Drug Administration (FDA, EUA). O *laser* de femtossegundo produz pulsos quase infravermelhos (1,053 nm), que, diferentemente dos pulsos por *excimer laser*, não foram absorvidos pelo tecido ao redor.[9] A energia do *laser* de femtossegundo vaporiza o tecido estromal da córnea no plasma de elétrons livres e moléculas ionizadas, que se expandem rapidamente para criar uma bolha de gás de cavitação. A bolha de cavitação então se expande para separar as lamelas da córnea. A maioria dos sistemas a *laser* de femtossegundo usa um anel de sucção para alinhar e estabilizar o olho. Um sistema de lentes de contato planas, anexo a um sistema de envio de *laser* controlado por computador, é então usado para aplainar a córnea dentro do anel de sucção. Pulsos a *laser* são então enviados a uma profundidade predefinida em padrão raster para criar um retalho lamelar de córnea. Os parâmetros do *laser* de femtossegundo são definidos de modo que os tiros na vizinhança não se sobreponham completamente, resultando em pontes de tecido que precisam ser dissecadas de modo cego. O retalho por LASIK é então dissecado manualmente e levantado, e o *excimer laser* é então usado para realizar o tratamento refrativo do leito do estroma.

8.2 *Laser* de Femtossegundo em Cirurgia LASIK Primária

O *laser* de femtossegundo na cirurgia LASIK tem vantagens potenciais sobre os microcerátomos mecânicos. Tamanho do retalho, espessura do retalho, ângulo da borda, largura e localização da dobradiça podem agora ser controlados com plataformas de *laser* de femtossegundo guiadas por computador. Além disso, os níveis de sucção e as pressões intraoculares são muito mais baixos que os dos sistemas mecânicos,[10,11] resultando em melhoria no conforto para o paciente. Anéis de sucção e lentes de contato para aplanação estão disponíveis, possivelmente reduzindo os índices de contaminação e a necessidade de esterilização. Além disso, olhos tratados com *laser* de femtossegundo apresentam qualidade de visão melhorada quando comparados aos de microcerátomos mecânicos, com resultados melhores de acuidade visual,[12,13,14] sensibilidade de contraste melhorada[13,15,16] e menos aberrações de ordem superior.[12,13,15,17]

O uso dos *lasers* de femtossegundo para realizar o procedimento LASIK resultou em espessura de retalho significativamente mais previsível e variabilidade reduzida, quando comparado a microcerátomos mecânicos.[18] Retalhos de LASIK criados por *lasers* de femtossegundo apresentam maior força de aderência em modelos animais[19,20] e leitos de estroma mais suaves[21] quando comparados aos microcerátomos mecânicos. Esses retalhos de LASIK tendem a ser mais homogêneos, com um perfil de morfologia planar quando comparados aos retalhos em forma de menisco dos microcerátomos.[22,23]

As complicações dos retalhos de LASIK foram informadas em até 5% com microcerátomos mecânicos[24] *versus lasers* de femtossegundo, que variaram de 0,33% a 0,92%.[25,26,27] Os *lasers* de femtossegundo apresentaram índices mais baixos de defeitos epiteliais,[28,29] deslocamento do retalho[30] e crescimento epitelial para dentro[31] quando comparados a microcerátomos mecânicos. Entretanto, apesar de suas vantagens, os *lasers* de femtossegundo demonstraram possuir maior incidência de ceratite lamelar difusa que os microcerátomos.[15,32]

8.2.1 Tipos de *Lasers* de Femtossegundo Usados em LASIK

Várias gerações de *lasers* de femtossegundo já foram liberadas. O *laser* de 6 kHz foi o primeiro sistema comercialmente disponível e temos desenvolvimentos subsequentes e liberação comercial de 10, 15, 30, 60 e 150 kHz e até mesmo sistemas de *laser* de femtossegundo de frequência mais alta. À medida que a frequência do *laser* aumenta, ela cria um retalho em velocidade mais alta com manchas menores e energia reduzida. Os sistemas a *laser* de femtossegundo disponíveis são: IntraLase (Abbot Medical Optics, Inc.), Wavelight&LensX (Novartis), Visumax (Carl Zeiss Meditec AG), Victus (Baush & Lomb) e Femto LDV (Ziemer Ophthalmic Sistems AG).

Desde 2010, a tecnologia com *laser* de femtossegundo tem sido aplicada também à cirurgia de catarata para criar uma alternativa "sem lâmina" à cirurgia tradicional. O *laser* de femtossegundo pode ser usado para efetuar incisões na córnea, incisões arqueadas, capsulotomia e fragmentação do cristalino. O cirurgião pode então prosseguir com a facoemulsificação após concluir a porção a *laser* da cirurgia. Atualmente, plataformas de tecnologia com *laser* de femtossegundo estão disponíveis no comércio para a cirurgia de catarata, a saber: Catalys (Optimedica), LenSx (Novartis), LensAr (Lensar, Inc.) e Victus (Baush and Lomb).

8.3 Retratamento de LASIK com *Laser* de Femtossegundo

Em geral, a LASIK leva a resultados refrativos previsíveis. Entretanto, um número significativo de pacientes, especialmente aqueles com altos erros de refração, pacientes idosos e aqueles submetidos à correção de um erro refrativo hiperópico, se mostra suscetível a erro de refração residual pós-operatório. Estimativas sobre a porcentagem de pacientes com erro visualmente significativo exigindo retratamento variam de 5% a 28%.[33] Muitas opções estão disponíveis para retratamento, que podem ser consideradas quando o erro de refração pós-cirurgia estiver estabilizado. Essas opções incluem a aplicação do *laser* de superfície no retalho ou a criação de um retalho totalmente novo, mais profundo e maior que o retalho original. Mais geralmente, em casos nos quais o leito residual do estroma tiver a profundidade adequada, os cirurgiões elevam o retalho e fazem o tratamento desse leito. O retalho pode ser erguido manualmente ou o *laser* de femtossegundo pode ser usado para facilitar a reelevação do retalho.[33,34,35]

Um dos principais riscos dessa reelevação do retalho LASIK original durante a cirurgia de reforço é o crescimento epitelial para dentro, abaixo do retalho.[33,35] Os pacientes cujo retalho original foi criado com um microcerátomo, em vez de com *laser* de femtossegundo, estão particularmente suscetíveis a esse crescimento epitelial. Retalhos criados por microcerátomos possuem uma borda inclinada, em comparação aos retalhos a *laser* de femtossegundo que apresentam configuração vertical. Sugere-se que o corte vertical pode representar uma barreira mais eficaz à migração de células epiteliais. O crescimento para dentro epitelial pode reduzir a acuidade visual do paciente e, raramente, pode resultar em fusão do retalho. A incidência de crescimento epitelial pode chegar a 23% em retalhos reerguidos. Os fatores predisponentes incluem pacientes com mais de 40 anos, aqueles que já passaram originalmente por correção de erro hiperópico e aqueles com doença epitelial preexistente na córnea, como a distrofia da membrana anterior de base.

O uso do *laser* de femtossegundo para ajudar no retratamento de LASIK envolve a criação somente de um novo corte lateral vertical, dentro das margens do retalho original.[34] Esse corte lateral se intersecta com a interface retalho-estroma original, permitindo que a interface original seja acessada para retratamento. A tomografia de coerência óptica (OCT) pré-operatória pode ajudar a avaliar o diâmetro e a profundidade da interface original.[35] Uma técnica normalmente usada envolve a criação de um corte lateral com 1,2 mm de diâmetro menor que o retalho original. Esse corte deverá ser pelo menos 10 a 20 μm mais profundo que a espessura medida do retalho para assegurar que a interface foi atingida. As margens do retalho original deverão ser marcadas antes da operação para evitar a intersecção do novo corte lateral e o retalho original.

Alguns estudos sugeriram que o uso de um corte lateral com *laser* de femtossegundo pode reduzir a incidência de crescimento epitelial, particularmente nos casos em que o retalho original foi criado com microcerátomo.[33] Sugere-se que a interface vertical limpa, criada pelo *laser*, minimiza o trauma mecânico ao epitélio de superfície e, por isso, a possibilidade de empurrar células epiteliais para embaixo do retalho durante a dissecção. Uma desvantagem desse método é a limitação da zona de tratamento pelo diâmetro do retalho original. Isso tem significância especial em retratamentos hiperópicos. Além disso, a maioria dos retalhos pode ser cuidadosamente levantada no primeiro ano após LASIK com risco mínimo de crescimento epitelial.

8.4 LASIK com *Laser* de Femtossegundo após Cirurgia da Córnea

8.4.1 Ceratoplastia Endotelial Automatizada com Desnudamento da Membrana de Descemet (DSAEK)

Vários relatórios de casos ou séries pequenas de casos sobre pacientes sendo tratados com LASIK e *laser* de femtossegundo após DSAEK já foram publicados. Tipicamente, esses pacientes desenvolveram anisometropia decorrente de um desvio hiperópico após DSAEK e foram intolerantes às lentes de contato. Estudos publicados descrevem um bom resultado refrativo sem quaisquer complicações observadas até o momento.[36]

8.5 Ceratoplastia Penetrante

O astigmatismo é a complicação refrativa mais comum após um quadro de ceratoplastia penetrante.[37,38] Um astigmatismo alto, superior a 5 D, ocorre em aproximadamente um terço dos casos. Muitos fatores influenciam o desenvolvimento do astigmatismo, incluindo fatores do hospedeiro (doença de córnea preexistente, cicatrização pós-operatória do ferimento), as características do tecido do doador, assim como a técnica cirúrgica empregada. Existem limitações à correção óptica de erro refrativo pós-ceratoplastia. A cirurgia refrativa é particularmente benéfica quando o astigmatismo residual não pode ser corrigido com óculos ou lentes permeáveis a gás rígido (RGP). A cirurgia refrativa para corrigir astigmatismo residual pode ser considerada 3 a 6 meses após a remoção de todas as suturas da córnea e término dos esteroides tópicos, desde que o erro refrativo esteja estável, e o enxerto saudável.

As opções de tratamento cirúrgico tradicional para altos graus de astigmatismo pós-ceratoplastia incluem: ceratotomia astigmática manual (AK), ressecções em cunha, suturas de compressão e incisões de relaxamento do limbo. A ressecção em cunha assistida por *laser* de femtossegundo tem sido usada em astigmatismo pós-operatório em níveis extremos.[39] Em 2006, Ghanem e Azar descreveram uma técnica padronizada de ressecção em forma de cunha arqueada com *laser* de femtossegundo (LAR) para corrigir astigmatismo elevado.[39] Uma fórmula simples foi usada para calcular a descentralização relativa de cortes arqueados com base nos raios de curvatura e largura desejada da cunha a ser ressecada. O primeiro procedimento foi executado em um paciente com astigmatismo de 20.0 D após ceratoplastia penetrante. O astigmatismo foi revertido, e a remoção da sutura resultou em redução de 14.5 D de astigmatismo.[39]

8.6 Ceratotomia Astigmática

A ceratotomia manual foi a técnica mais usualmente empregada de correção de astigmatismo alto, superior a 6 D.[39] Esse procedimento envolve a criação de uma ou de um par de incisões no meridiano íngreme da córnea, logo na junção enxerto-hospedeiro, relaxando assim esse meridiano. Entretanto, a previsibilidade tem sido um problema com essa técnica, e algumas das complicações cirúrgicas mais graves incluem: abertura da ferida, crescimento epitelial para dentro da incisão e perfurações da córnea intraoperatórias.

As ceratotomias arqueadas com *laser* de femtossegundo (FLAK) hoje são consideradas preferíveis à AK cirúrgica. A FLAK é informada como tendo segurança e precisão reforçadas e recuperação visual mais rápida. Várias técnicas têm sido empregadas. As incisões na córnea com *laser* de femtossegundo podem atravessar o epitélio, ou este pode ser aberto cirurgicamente mais tarde (▶ Fig. 8.1).[40,41] O advento da OCT em tempo real também permite a criação de incisões puramente intraestromais.[42,43] A avaliação altamente precisa da profundidade, comprimento e curvatura das incisões é possível usando a investigação por imagens da OCT, evitando assim a complicação da microperfuração da córnea. Nomogramas padronizados, que foram desenvolvidos para uso durante AK manual, têm sido empregados para FLAK. Esses nomogramas variam a extensão angular e as profundidades das incisões, dependendo do astigmatismo pré-operatório. Entretanto, é muito provável que as incisões da FLAK, especialmente aquelas puramente intraestromais, cicatrizem de modo diferente, de modo que novos nomogramas estejam sendo desenvolvidos para esse procedimento.[41] Novas técnicas que tiram vantagem da precisão do *laser* de femtossegundo usaram incisões corneais chanfradas e incisões enviesadas em meridianos corneais íngremes em pacientes com astigmatismo assimétrico.[44]

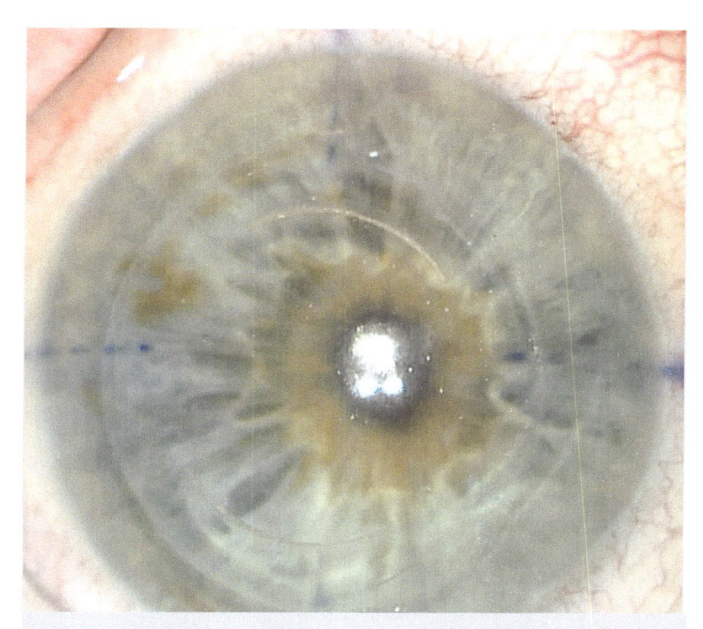

Figura 8.1 Incisões arqueadas quatro meses após ceratotomia astigmática com *laser* de femtossegundo para astigmatismo pós-ceratoplastia.

A redução obtida no astigmatismo está na ordem de 50% dos níveis antes do procedimento, mas depende da magnitude da incisão, do astigmatismo pré-operatório e da cicatrização individual do paciente para o ferimento. A redução média absoluta em astigmatismo em estudos variou de 2,69 a 4,93 D.[40,41,42,43,44] Na FLAK envolvendo incisões epiteliais, o efeito máximo é evidente em 1 mês e estabilizado entre 3 e 6 meses.[40] Entretanto, em pacientes submetidos à FLAK com incisões puramente intraestromais, a redução máxima no astigmatismo foi observada entre 1 e 4 meses, provavelmente por causa da diferença na cicatrização de incisões puramente intraestromais.[42] Apesar de uma resposta inicial ótima, a regressão pode ocorrer. Estudos com acompanhamentos mais longos de aproximadamente dois anos também informaram variação em andamento no erro refrativo do paciente. Em geral, existe um desvio miópico em pacientes após FLAK. Isso deixa a PRK miópica disponível como opção para tratar erro refrativo residual. O tratamento da PRK miópica envolve zona de ablação menor que a ablação hiperópica, felizmente contendo a zona de ablação dentro dos limites da ceratoplastia penetrante (PKP).

8.7 Segmentos do Anel Corneano Intraestromal

O segmento do anel corneano intraestromal (ICRS) pode ser implantado na córnea em túneis criados mecanicamente ou com *laser*. Entretanto, a criação do túnel manualmente pode estar associada a complicações durante a execução da dissecção do estroma. Já foi sugerido que a criação do túnel com *laser* de femtossegundo tornaria o procedimento mais seguro e reduziria a incidência de complicações durante o implante.[45] Além disso, o túnel do estroma pode ser criado a uma profundidade mais precisa. A quantidade de correção obtida pode ser variada com o implante de ICRS de espessuras diferentes. No maior estudo de olhos pós-PKP implantados com ICRS usando laser de femtossegundo, cerca de 90% dos pacientes mantiveram ou apresentaram acuidade visual melhorada e mais bem corrigida (BCVA), com 28% e 40% ganhando mais uma ou duas linhas, respectivamente.

8.8 Laser Após-PKP

O procedimento LASIK pode ser considerado em pacientes pós-PKP com erro refrativo estável após remoção de todas as suturas.[46,47] A ablação a laser, ao contrário dos outros métodos descritos, pode corrigir o astigmatismo corneal irregular além do erro esferocilíndrico. Ao contrário da PRK, a LASIK não é frequentemente complicada pelo desenvolvimento de córnea nebulosa pós-operatória. Estudos sugerem que cerca de 20% a 60% dos pacientes estão dentro de 1 D da correção pretendida após o tratamento de LASIK, dependendo da técnica a laser usada. Além disso, os resultados parecem ficar estáveis aos cinco anos. Entretanto, o retratamento da LASIK por erro refrativo não corrigido é necessário em até 40% dos olhos. O principal desafio na conquista da emetropia com LASIK pós-PKP é a correção completa do erro astigmático. Estudos sugerem que apenas 20% a 30% dos pacientes estão dentro de 1 D de astigmatismo refrativo após o tratamento. Deve-se considerar a correção de parte do erro astigmático com incisões de relaxamento, ressecções em cunha ou suturas de compressão antes ou após o procedimento LASIK. Isso é especialmente verdadeiro em pacientes com mais de 6 D de astigmatismo, onde resultados refrativos são menos confiáveis. Pacientes com enxertos corneanos têm mais de cinco vezes aberrações de ordem mais alta (HOAs) que pessoas com córneas normais. Estudos sugerem que a ablação guiada por frentes de ondas pode reduzir essas HOAs em aproximadamente 50%.

O diâmetro do retalho da LASIK é mantido dentro das margens do enxerto da córnea quando se usa o laser de femtossegundo. Esse é um benefício definitivo sobre o uso de microcerátomos, quando o retalho pode-se estender e envolver a junção enxerto-hospedeiro. Especialmente em pacientes ceratocônicos, um quadro em que um enxerto de córnea de espessura normal seja suturado a uma córnea de hospedeiro ectática e afinada, grandes retalhos criados com microcerátomos podem carregar um risco significativo de ruptura da junção enxerto-hospedeiro.

O leito estromal pós-operatório deverá ter, no mínimo, 250 μm ou 50% da espessura pré-operatória. Atingir essa meta pode implicar o uso de uma zona de tratamento menor ou deixar o olho subcorrigido após o tratamento por LASIK.

O uso da LASIK após PKP não foi associado ao risco aumentado de rejeição ou falha do enxerto. Existem poucos relatórios de pacientes perdendo uma linha de melhor acuidade visual corrigida. Entretanto, contagens de células endoteliais (ECC) deverão ser verificadas antes da cirurgia. Uma ECC pré-operatória baixa pode resultar em problemas com acúmulo de fluido na interface LASIK-retalho, o que resulta, subsequentemente, em aderência não satisfatória e deslocamento do retalho. Portanto, a ECC deverá ser verificada antes da LASIK.

8.9 Avanços na Cirurgia LASIK com Femtossegundo

As plataformas de laser com femtossegundo em uso estão sendo modificadas e aperfeiçoadas continuamente. Esses lasers fornecem energia a laser focalizada à córnea, causando fotorruptura do tecido e criando um plano de clivagem parcial. É preferível fornecer o menor volume possível de energia para minimizar tanto o dano colateral ao tecido, quanto a formação de uma camada opaca de bolhas. A geração mais atual de lasers de femtossegundo fornece pontos de laser menores e mais próximos, com frequência de pulso mais alta e energia de pulso mais baixa.[48]

A interface entre o laser de femtossegundo e o olho do paciente pode ser plana ou curva. As interfaces planas tornam a colocação tecnicamente mais fácil. Entretanto, a interface de aplanação curva causa menos deformação ao tecido e diminui substancialmente o pico de pressão intraocular durante o tempo de colocação do laser. Interfaces de colocação paciente-laser provavelmente continuarão a ser modificadas em gerações futuras de laser.

Recentemente, foram testados lasers de femtossegundo usando energia de comprimentos de onda ultravioleta (UV) em vez de infravermelha (IR). O uso da luz UV traz várias vantagens. A luz UV tem comprimentos de onda mais curtos que a luz IR, permitindo foco mais exato que o possível quando se usa a luz IR. Isso deverá permitir mais precisão durante seu uso em cirurgia de refração. A exatidão aperfeiçoada do foco também significa que o laser pode causar fotorruptura do tecido com muito menos energia. Isso resulta em redução na geração de gás intraestromal, que deverá também facilitar a cirurgia LASIK.[49] O desenvolvimento mais recente em cirurgia com laser de femtossegundo, a correção de erros refrativos sem o uso de excimer laser é discutida a seguir.

8.10 LASIK sem Retalho: FLEx, ReLex e SMILE

A extração de lentícula com femtossegundo (FLEx, para Femtosecond Lenticule Extraction) ou a extração de lentícula refrativa (ReLex, para Refractive Lenticule Extraction) foi introduzida como alternativa ao procedimento LASIK com laser de femtossegundo.[50,51,52,53] O procedimento é realizado sem ablação com excimer laser. Tanto o retalho quanto a lentícula refrativa são criados em um procedimento único usando laser de femtossegundo. Entretanto, esse procedimento ainda implica a criação de um retalho que permanece como fonte de complicações, como deslocamentos do retalho, orifícios do tipo casa de botão, olho seco e a perturbação da biomecânica da córnea. Uma técnica mais recente, conhecida como SMall Incision Lenticule Extraction (SMILE), foi desenvolvida e envolve a extração da lentícula com incisão menor, sem criar um grande retalho. Trata-se de uma técnica menos invasiva que pode aperfeiçoar a estabilidade biomecânica da córnea e a integridade do nervo.[54] A ▶ Figura 8.2 mostra as quatro incisões sequenciais fotoablativas realizadas pelo laser de femtossegundo criando uma lentícula intraestromal junto com uma incisão corneana que se estende para a superfície anterior da lentícula intraestromal.[54] O procedimento SMILE é atualmente usado em pacientes miópicos com graus leves a moderados de erro cilíndrico e já demonstrou ter uso potencial em pacientes hiperópicos.[51,53,54,55,56,57]

Em revisão recente, Lee et al. compararam resultados anteriormente publicados da SMILE e da LASIK com laser de femtossegundo.[53] Eles demonstraram que a SMILE apresentara maior preservação da potência biomecânica da córnea e nervos corneais quando comparada a LASIK ou PRK. Eles também mostraram que a síndrome do olho seco pós-operatório é menos problemática que a LASIK.[53] Li et al. usaram a microscopia confocal para avaliar reinervação da córnea, sensibilidade corneana e densidade de ceratócitos após SMILE e LASIK[58] e informaram densidade sub-basal de nervos menos grave em olhos tratados com SMILE que aqueles tratados com LASIK após uma semana, um mês e três meses, mas nenhuma diferença foi observada na consulta de seis meses.[58]

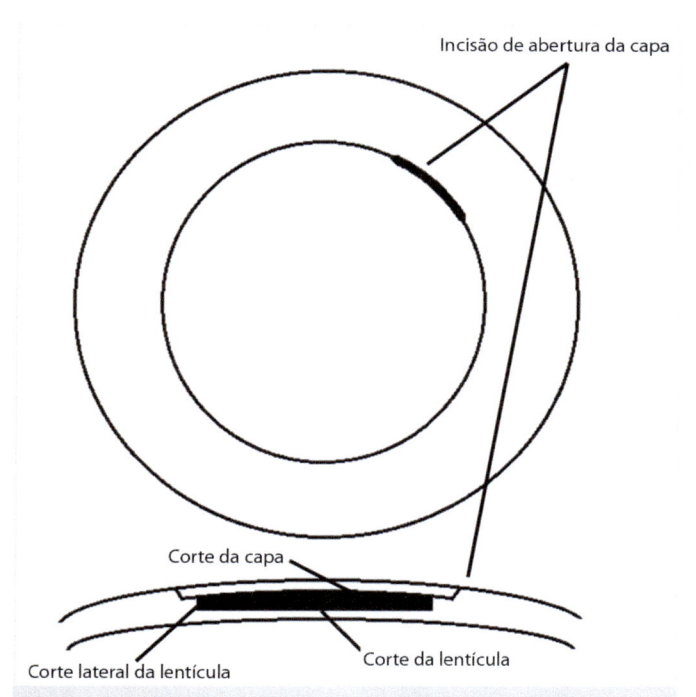

Figura 8.2 Geometria de incisão do procedimento de extração de lentícula por incisão pequena. O corte da lentícula (1) é realizado (o lado de baixo da lentícula) seguido pelos cortes laterais da lentícula (2). A seguir a interface da capa (3) é criada (o lado de cima da lentícula).

Eles também demonstraram que olhos tratados com SMILE apresentaram risco menor de desenvolvimento de espaço vazio periférico preenchido com células epiteliais.[58]

Em outra revisão, Moshirfar et al. examinaram benefícios, limitações, complicações e aplicações futuras da SMILE e mostraram eficácia comparável e resultados previsíveis com LASIK. A revisão agregada desses especialistas encontrou 26% dos pacientes com acuidade visual de distância corrigida após a cirurgia igual ou superior a 20/16, 62% iguais a ou superiores a 20/20 e 93% iguais a ou superiores a 20/40 após SMILE, comparados a 19%, 71% e 95% respectivamente, após LASIK. Além disso, a agregação dos dados refletiu valores de possibilidade de prognóstico (aos 6 e aos 12 meses) de 98% a 99% para ± 1,00 D, respectivamente, para SMILE, e de 97% e 99%, respectivamente, para LASIK.[39] Quanto aos parâmetros de segurança para SMILE aos seis meses, 0,50% perdeu mais de duas linhas, 0,50% perdeu duas linhas, 8% perderam uma linha, 60% permaneceram sem alteração, 27% ganharam uma linha e 4% ganharam duas linhas; e aos 12 meses, 8% perderam uma linha, 55% permaneceram inalterados, 33% ganharam uma linha, e 4% ganharam duas linhas.[54]

8.11 Complicações/Limitações Potenciais da SMILE

O procedimento SMILE parece atingir a mesma eficácia, previsibilidade e segurança que o LASIK com *laser* de femtossegundo. Entretanto, a recuperação pós-operatória é mais lenta. Além disso, SMILE é um procedimento tecnicamente muito mais desafiador que LASIK, com curva de aprendizagem mais íngreme.[53,54] Outras limitações de SMILE incluem sua incapacidade de usar controle de ciclotorção ou tecnologia de rastreamento ocular, que são as principais desvantagens na correção de erros astigmáticos mais altos.[53,54]

As complicações perioperatórias associadas ao procedimento SMILE incluem: erosão epitelial, lacerações no sítio da incisão, perda de sucção, perfuração da capa e extração difícil da lentícula.[53] A perda de sucção pode ocorrer por causa da contração do olho e falta de tecnologia para rastreamento ocular. A dificuldade com a extração da lentícula pode resultar em efeitos colaterais graves. Além disso, uma redução transitória em qualidade óptica durante o período imediatamente pós-operatório foi descrita nas primeiras semanas. As frequências de corte da função de transferência de modulação, as proporções de Strehl e a dispersão objetiva deterioraram após SMILE, retornando ao normal somente após três meses. A interface nebulosa pode ser potencialmente a causa da dispersão e o atraso na recuperação pós-operatória após SMILE. Outra limitação é o astigmatismo pós-operatório resultante da extração incompleta das lentículas do estroma. Estudos com acompanhamento mais prolongado são necessários para se determinar os resultados do procedimento SMILE no longo prazo.

8.12 Expansão Potencial das Aplicações do Procedimento LASIK

Aplicações têm sido usadas em conjunto com o procedimento LASIK com *laser* de femtossegundo para tratar tipos específicos de pacientes, em especial aqueles com miopia alta e que estejam em risco de desenvolverem ectasia após o procedimento. A ligação cruzada de colágeno (CXL) tem sido usada como meio de estabilizar a ectasia após cirurgia refrativa e o quadro de ceratocone progressiva, desde 2002. Atualmente, há mais de 40 estudos clínicos envolvendo CXL e ceratocone. Muitos pacientes têm esperança de que tratamentos como CXL reduzirão a probabilidade de precisarem de ceratoplastia penetrante no futuro. Mais recentemente, surgiu a ideia de usar ligação cruzada de colágeno profilaticamente no retalho em casos de LASIK de rotina.[59] Esse procedimento implica na aplicação de solução de riboflavina no estroma desnudado após a ablação sem entrar em contato com o retalho de LASIK durante 60 segundos, para evitar que a solução de riboflavina seja absorvida pelo mesmo. A seguir, o retalho é reposicionado. Esse procedimento foi denominado de LASIK Xtra. Há vários relatórios de LASIK Xtra publicados com vários procedimentos executados especialmente para adultos jovens até 30 anos de idade com miopia superior a 6 D, e pacientes com astigmatismo superior a 1 D, e em casos nos quais exista uma diferença na quantidade de astigmatismo entre os dois olhos superior a 0,5.[59]

Kanellopoulos et al. compararam os resultados de 1 ano de segurança, eficácia e de estabilidade refrativa e ceratométrica do procedimento LASIK miópico assistido por *laser* de femtossegundo com e sem cruzamento profilático concorrente de alta fluência.[60] Tan et al. também avaliaram a segurança e a previsibilidade do procedimento LASIK Xtra em olhos com miopia significativa e mostraram que o procedimento não reduziu a exatidão refrativa e que a adição de ligamento cruzado podia induzir a estabilização precoce da córnea, melhorando a previsibilidade de resultados refrativos em pacientes com miopia muito alta.[61] Kanellopoulos e Asimellis avaliaram as alterações topográficas na espessura do perfil epitelial após LASIK com *laser* de femtossegundo em miopia alta com ligação cruzada (CXL) profilática concorrente de alta fluência em comparação à LASIK padrão com *laser* de femtossegundo.[62] No grupo A (LASIK Xtra) o aumento na espessura epitelial médio-periférica foi de + 3,79 e + 3,95 μm para os subgrupos "-8,00 a -9,00 D" e "-7,00 a -8,00 D", o que se compara à espessura aumentada no grupo B (só LASIK) de +9,75 μm ($p = 0,032$) e + 7,14 μm ($p = 0,041$), respectivamente, para os mesmos subgrupos.[62]

Em resumo, a aplicação da tecnologia com *laser* de femtossegundo no procedimento LASIK permitiu mais segurança, eficácia e previsibilidade nos resultados de cirurgia refrativa da córnea. Entretanto, o risco de complicações não pode ser totalmente eliminado. A tecnologia com femtossegundos também permitiu a introdução de procedimentos sem *excimer laser*, como SMILE, e tem sido usada em conjunto com procedimentos como o CXL. Estudos complementares são necessários para avaliar os resultados dessas modernas técnicas com *laser* de femtossegundo e, como com qualquer nova aplicação tecnológica, a execução de procedimentos cirúrgicos demanda customização. Apesar disso, a tecnologia com *laser* de femtossegundo aperfeiçoou significativamente a exatidão cirúrgica em cirurgia refrativa.

Referências

[1] Barraquer JI. Queratoplasia refractive. Estudios Inform. 1949;2:10-21
[2] Pallikaris I, Papadaki T. History of LASIK. In: Azar DT, Koch DD, eds. LASIK: Fundamentals, Surgical Techniques, and Complications. Boca Raton, FL: CRC Press; 2002:21-38
[3] Barraquer JI. Keratomileusis. Int Surg. 1967;48(2):103-117
[4] Swinger CA, Krumeich J, Cassiday D. Planar lamellar refractive keratoplasty. J Refract Surg. 1986;2(1):17-24
[5] Trokel SL, Srinivasan R, Braren B. Excimer laser surgery of the cornea. Am J Ophthalmol. 1983;96(6):710-715
[6] Pallikaris IG, Papatzanaki ME, Stathi EZ, Frenschock O, Georgiadis A. Laser in situ keratomileusis. Lasers Surg Med. 1990;10(5):463-468
[7] Pallikaris IG, Siganos DS. Excimer laser in situ keratomileusis and photorefractive keratectomy for correction of high myopia. J Refract Corneal Surg. 1994;10(5):498-510
[8] Jacobs JM, Taravella MJ. Incidence of intraoperative flap complications in laser in situ keratomileusis. J Cataract Refract Surg. 2002;28(1):23-28
[9] Juhasz T, Loesel FH, Kurtz RM, et al. Corneal refractive surgery with femtosecond lasers. IEEE J Sel Top Quantum Electron. 1999;5(4):902-910
[10] Hernández-Verdejo JL, Teus MA, Román JM, Bolívar G. Porcine model to compare real-time intraocular pressure during LASIK with a mechanical microkeratome and femtosecond laser. Invest Ophthalmol Vis Sci. 2007;48(1):68-72
[11] Vetter JM, Schirra A, Garcia-Bardon D, Lorenz K, Weingärtner WE, Sekundo W. Comparison of intraocular pressure during corneal flap preparation between a femtosecond laser and a mechanical microkeratome in porcine eyes. Cornea. 2011;30(10):1150-1154
[12] Durrie DS, Kezirian GM. Femtosecond laser versus mechanical keratome flaps in wavefront-guided laser in situ keratomileusis: prospective contralateral eye study. J Cataract Refract Surg. 2005;31(1):120-126
[13] Montés-Micó R, Rodríguez-Galietero A, Alió JL. Femtosecond laser versus mechanical keratome LASIK for myopia. Ophthalmology. 2007;114(1):62-68
[14] Tanna M, Schallhorn SC, Hettinger KA. Femtosecond laser versus mechanical microkeratome: a retrospective comparison of visual outcomes at 3 months. J Refract Surg. 2009;25(7) Suppl:S668-S671
[15] Chan A, Ou J, Manche EE. Comparison of the femtosecond laser and mechanical keratome for laser in situ keratomileusis. Arch Ophthalmol. 2008;126(11):1484-1490
[16] Lim T, Yang S, Kim M, Tchah H. Comparison of the IntraLase femtosecond laser and mechanical microkeratome for laser in situ keratomileusis. Am J Ophthalmol. 2006;141(5):833-839
[17] Buzzonetti L, Petrocelli G, Valente P, et al. Comparison of corneal aberration changes after laser in situ keratomileusis performed with mechanical microkeratome and IntraLase femtosecond laser: 1-year follow-up. Cornea. 2008;27(2):174-179
[18] Kanellopoulos AJ, Asimellis G. Three-dimensional LASIK flap thickness variability: topographic central, paracentral and peripheral assessment, in flaps created by a mechanical microkeratome (M2) and two different femtosecond lasers (FS60 and FS200). Clin Ophthalmol. 2013;7:675-683
[19] Kim JY, Kim MJ, Kim TI, Choi HJ, Pak JH, Tchah H. A femtosecond laser creates a stronger flap than a mechanical microkeratome. Invest Ophthalmol Vis Sci. 2006;47(2):599-604
[20] Knorz MC, Vossmerbaeumer U. Comparison of flap adhesion strength using the Amadeus microkeratome and the IntraLase iFS femtosecond laser in rabbits. J Refract Surg. 2008;24(9):875-878
[21] Sarayba MA, Ignacio TS, Tran DB, Binder PSA. A 60 kHz IntraLase femtosecond laser creates a smoother LASIK stromal bed surface compared to a Zyoptix XP mechanical microkeratome in human donor eyes. J Refract Surg. 2007;23(4):331-337
[22] Alió JL, Piñero DP. Very high-frequency digital ultrasound measurement of the LASIK flap thickness profile using the IntraLase femtosecond laser and M2 and Carriazo-Pendular microkeratomes. J Refract Surg. 2008;24(1):12-23
[23] von Jagow B, Kohnen T. Corneal architecture of femtosecond laser and microkeratome flaps imaged by anterior segment optical coherence tomography. J Cataract Refract Surg. 2009;35(1):35-41
[24] Farjo AA, Sugar A, Schallhorn SC, et al. Femtosecond lasers for LASIK flap creation: a report by the American Academy of Ophthalmology. Ophthalmology. 2013;120(3):e5-e20
[25] Chang JS. Complications of sub-Bowman's keratomileusis with a femtosecond laser in 3009 eyes. J Refract Surg. 2008;24(1):S97-S101
[26] Davison JA, Johnson SC. Intraoperative complications of LASIK flaps using the IntraLase femtosecond laser in 3009 cases. J Refract Surg. 2010;26(11):851-857
[27] Haft P, Yoo SH, Kymionis GD, Ide T, O'Brien TP, Culbertson WW. Complications of LASIK flaps made by the IntraLase 15- and 30-kHz femtosecond lasers. J Refract Surg. 2009;25(11):979-984
[28] Kezirian GM, Stonecipher KG. Comparison of the IntraLase femtosecond laser and mechanical keratomes for laser in situ keratomileusis. J Cataract Refract Surg. 2004;30(4):804-811
[29] Moshirfar M, Gardiner JP, Schliesser JA, et al. Laser in situ keratomileusis flap complications using mechanical microkeratome versus femtosecond laser: retrospective comparison. J Cataract Refract Surg. 2010;36(11):1925-1933
[30] Clare G, Moore TC, Grills C, Leccisotti A, Moore JE, Schallhorn S. Early flap displacement after LASIK. Ophthalmology. 2011;118(9):1760-1765
[31] Letko E, Price MO, Price FW, Jr. Influence of original flap creation method on incidence of epithelial ingrowth after LASIK retreatment. J Refract Surg. 2009;25(11):1039-1041
[32] Gil-Cazorla R, Teus MA, de Benito-Llopis L, Fuentes I. Incidence of diffuse lamellar keratitis after laser in situ keratomileusis associated with the IntraLase 15 kHz femtosecond laser and Moria M2 microkeratome. J Cataract Refract Surg. 2008;34(1):28-31
[33] Vaddavalli PK, Yoo SH, Diakonis VF, et al. Femtosecond laser-assisted retreatment for residual refractive errors after laser in situ keratomileusis. J Cataract Refract Surg. 2013;39(8):1241-1247
[34] Coskunseven E, Kymionis GD, Grentzelos MA, Portaliou DM, Kolli S, Jankov MR, II. Femtosecond LASIK retreatment using side cutting only. J Refract Surg. 2012;28(1):37-41
[35] Güell JL, Elies D, Gris O, Manero F, Morral M. Femtosecond laser-assisted enhancements after laser in situ keratomileusis. J Cataract Refract Surg. 2011;37(11):1928-1931
[36] Sheun Man Fung S, Iovieno A, Shanmuganathan V, Maurion V. Femtosecond laser refractive surgery after Descemet stripping-automated endothelial keratoplasty. Case Rep Ophthalmol Med. 2012
[37] Alió JL, Abdou AA, Abdelghany AA, Zein G. Refractive surgery following corneal graft. Curr Opin Ophthalmol. 2015;26(4):278-287
[38] Kosker M, Suri K, Duman F, Hammersmith KM, Nagra PK, Rapuano CJ. Longterm outcomes of penetrating keratoplasty and Descemet stripping endothelial keratoplasty for Fuchs endothelial dystrophy: fellow eye comparison. Cornea. 2013;32(8):1083-1088
[39] Ghanem RC, Azar DT. Femtosecond-laser arcuate wedge-shaped resection to correct high residual astigmatism after penetrating keratoplasty. J Cataract Refract Surg. 2006;32(9):1415-1419
[40] Loriaut P, Borderie VM, Laroche L. Femtosecond-assisted arcuate keratotomy for the correction of postkeratoplasty astigmatism: vector analysis and accuracy of laser incisions. Cornea. 2015;34(9):1063-1066
[41] Fadlallah A, Mehanna C, Saragoussi J-J, Chelala E, Amari B, Legeais J-M. Safety and efficacy of femtosecond laser-assisted arcuate keratotomy to treat irregular astigmatism after penetrating keratoplasty. J Cataract Refract Surg. 2015;41(6):1168-1175
[42] Viswanathan D, Kumar NL. Bilateral femtosecond laser-enabled intrastromal astigmatic keratotomy to correct high post-penetrating keratoplasty astigmatism. J Cataract Refract Surg. 2013;39(12):1916-1920
[43] Wetterstrand O, Holopainen JM, Krootila K. Femtosecond laser-assisted intrastromal relaxing incisions after penetrating keratoplasty: effect of incision depth. J Refract Surg. 2015;31(7):474-479
[44] Cleary C, Tang M, Ahmed H, Fox M, Huang D. Beveled femtosecond laser astigmatic keratotomy for the treatment of high astigmatism postpenetrating keratoplasty. Cornea. 2013;32(1):54-62
[45] Lisa C, García-Fernández M, Madrid-Costa D, Torquetti L, Merayo-Lloves J, Alfonso JF. Femtosecond laser-assisted intrastromal

corneal ring segment implantation for high astigmatism correction after penetrating keratoplasty. J Cataract Refract Surg. 2013;39(11):1660-1667
[46] Barequet IS, Hirsh A, Levinger S. Femtosecond thin-flap LASIK for the correction of ametropia after penetrating keratoplasty. J Refract Surg. 2010;26(3):191-196
[47] Imamoglu S, Kaya V, Oral D, Perente I, Basarir B, Yilmaz OF. Corneal wavefront-guided customized laser in situ keratomileusis after penetrating keratoplasty. J Cataract Refract Surg. 2014;40(5):785-792
[48] Callou TP, Garcia R, Mukai A, et al. Advances in femtosecond laser technology. Clin Ophthalmol. 2016 Apr 19;10:697-703
[49] Hammer CM, Petsch C, Klenke J, et al. Corneal tissue interactions of a new 345nm ultraviolet femtosecond laser. J Cataract Refract Surg. 2015;41(6):1279-1288
[50] Sekundo W, Kunert K, Russmann C, et al. First efficacy and safety study of femtosecond lenticule extraction for the correction of myopia: six-month results. J Cataract Refract Surg. 2008;34(9):1513-1520
[51] Sekundo W, Kunert KS, Blum M. Small incision corneal refractive surgery using the small incision lenticule extraction (SMILE) procedure for the correction of myopia and myopic astigmatism: results of a 6 month prospective study. Br J Ophthalmol. 2011;95(3):335-339
[52] Blum M, Kunert K, Schröder M, Sekundo W. Femtosecond lenticule extraction for the correction of myopia: preliminary 6-month results. Graefes Arch Clin Exp Ophthalmol. 2010;248(7):1019-1027
[53] Lee JK, Chuck RS, Park CY. Femtosecond laser refractive surgery: smallincision lenticule extraction vs. femtosecond laser-assisted LASIK. Curr Opin Ophthalmol. 2015;26(4):260-264
[54] Moshirfar M, McCaughey MV, Reinstein DZ, Shah R, Santiago-Caban L, Fenzl CR. Small-incision lenticule extraction. J Cataract Refract Surg. 2015;41(3):652-665
[55] Sun L, Yao P, Li M, Shen Y, Zhao J, Zhou X. The safety and predictability of implanting autologous lenticule obtained by SMILE for hyperopia. J Refract Surg. 2015;31(6):374-379
[56] Ganesh S, Gupta R. Comparison of visual and refractive outcomes following femtosecond laser-assisted LASIK with smile in patients with myopia or myopic astigmatism. J Refract Surg. 2014;30(9):590-596
[57] Lin F, Xu Y, Yang Y. Comparison of the visual results after SMILE and femtosecond laser-assisted LASIK for myopia. J Refract Surg. 2014;30(4):248-254
[58] Li M, Niu L, Qin B, et al. Confocal comparison of corneal reinnervation after small incision lenticule extraction (SMILE) and femtosecond laser in situ keratomileusis (FS-LASIK). PLoS One. 2013;8(12):e81435
[59] Kanellopoulos AJ, Pamel GJ. Review of current indications for combined very high fluence collagen cross-linking and laser in situ keratomileusis surgery. Indian J Ophthalmol. 2013;61(8):430-432
[60] Kanellopoulos AJ, Asimellis G, Karabatsas C. Comparison of prophylactic higher fluence corneal cross-linking to control, in myopic LASIK, one year results. Clin Ophthalmol. 2014;8:2373-2381
[61] Tan J, Lytle GE, Marshall J. Consecutive laser in situ keratomileusis and accelerated corneal crosslinking in highly myopic patients: preliminary results. Eur J Ophthalmol. 2014:[Epub ahead of print]
[62] Kanellopoulos AJ, Asimellis G. Epithelial remodeling after femtosecond laserassisted high myopic LASIK: comparison of stand-alone with LASIK combined with prophylactic high-fluence cross-linking. Cornea. 2014;33(5):463-469

9 Ceratoplastia com *Laser* de Femtossegundo: Lamelar Anterior e Posterior

Soosan Jacob ▪ *Amar Agarwal*

Resumo

A capsulotomia é o passo mais crítico na cirurgia de catarata e com frequência considerado o mais difícil por cirurgiões e trainees. O *laser* de femtossegundo permite grande precisão e coerência na formação de capsulotomias, e a compreensão completa das capacidades e limitações da tecnologia é necessária para formar capsulotomias com a máxima exatidão possível. São descritas técnicas para lidar com pupilas pequenas, quebras de sucção e tratamentos interrompidos.

Palavras-chave: Ceratoplastia com *Laser* de Femtossegundo, Tomografia de Coerência Óptica (OCT), DALK, ceratoplastia lamelar anterior profunda, EK, Ceratoplastia endotelial, ceratoplastia lamelar anterior, ceratoplastia lamelar posterior

9.1 Introdução

O *laser* de femtossegundo é um *laser* quase infravermelho de comprimento de onda de 1,053 nm que usa o princípio da fotorruptura. Ele tem duração de pulso de femtossegundos (10^{-15} segundos) com pulso focalizado de energia *laser* gerando plasma que contém elétrons livres e moléculas ionizadas que se expandem e criam uma onda de choque. Essa cavitação cria uma bolha de gás que se expande antes de entrar novamente em colapso e é esse mecanismo que traz a vantagem de produzir clivagem de tecido. Embora funcione de maneira similar à do *laser* Nd:YAG de faixa de nanossegundos, a duração de pulso ultracurta do *laser* de femtossegundo limita o dano colateral aos tecidos ao redor ao reduzir a energia exigida para um dado efeito. O *laser* de femtossegundo foi informado para aplicação na córnea, em 1989, e tem sido usado em cirurgia tanto refrativa da córnea quanto com base no cristalino por causa do alto nível de precisão que pode ser obtido. Em combinação com a tomografia de coerência óptica do segmento anterior (ASOCT) de domínio espectral em tempo real ou investigação por imagens de Scheimpflug, o *laser* de femtossegundo pode ser usado para criar padrões de corte diferentes no olho humano por meio de focalização precisa no *laser* em diferentes profundidades nos tecidos oculares opticamente limpos. A precisão, exatidão e previsibilidade com a qual isso pode ser feito tornam o *laser* de femtossegundo uma ferramenta poderosa em oftalmologia.

9.1.1 Ceratoplastia Lamelar

O tecido da córnea anterior ou posterior pode ser seletivamente transplantado em doença de córnea, dependendo da localização da doença. Embora isso preserve tecido precioso e sadio do hospedeiro, implica em cirurgia mais difícil, exigindo maior habilidade. A interface criada também pode resultar em transtornos visuais, ainda maiores se a dissecção for desigual e irregular. A ceratoplastia lamelar pode ser classificada em duas grandes categorias:

1. *Ceratoplastia lamelar anterior:* transplante de camadas lamelares anteriores. Dependendo da profundidade do transplante, o procedimento ainda pode ser classificado como:
   a) *Ceratoplastia lamelar anterior superficial (SALK):* só uma parte do estroma anterior (menos de um terço ou 160 μm) é substituída junto com epitélio da córnea e membrana de base.[1]
   b) *Ceratoplastia lamelar anterior profunda (DALK):* todas as camadas até o estroma mais profundo ou até a pré-camada de Descemet são substituídas.
2. *Ceratoplastia lamelar posterior:* as camadas posteriores da córnea junto com a membrana de Descemet e o endotélio são transplantados.
   a) *Ceratoplastia lamelar endotelial profunda (DLEK):* camadas profundas do estroma da córnea do hospedeiro junto com a membrana de Descemet e o endotélio são substituídos com enxerto consistindo nessa membrana, endotélio e parte do estroma mais profundo.
   b) *Ceratoplastia endotelial com desnudamento da Descemet (DSEK):* transplante de enxerto preparado manualmente consistindo na membrana de Descemet, endotélio e parte do estroma mais profundo.
   c) *Ceratoplastia endotelial automatizada com desnudamento da Descemet (DSAEK):* um microcerátomo é usado para a preparação automatizada de um enxerto similar ao DSEK.
   d) Ceratoplastia endotelial da membrana de Descemet (DMEK): a membrana de Descemet e o endotélio são transplantados.
   e) *Ceratoplastia Endotelial Pré-Descemet:* a camada pré-Descemet, a membrana de Descemet e o endotélio são transplantados.
   f) Técnicas de ajuda: as técnicas E-DMEK/E-PDEK e PDEK com auxílio de bomba de ar descritas por um dos autores ajudam a executar DMEK e PDEK com mais rapidez e facilidade e maiores chances de sucesso. (S.J.) (▶ Fig. 9.1).

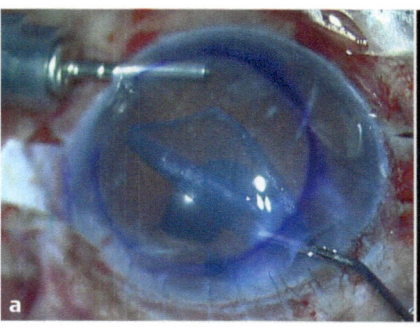

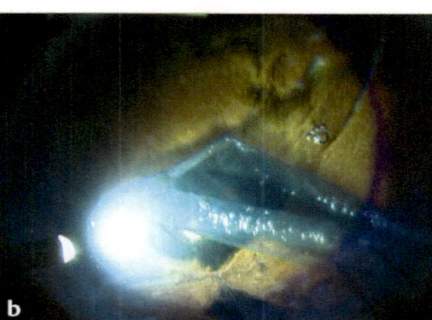

Figura 9.1 E-PDEK, ou ceratoplastia endotelial pré-Descemet com auxílio de endoiluminador (PDEK). (**a**) Um enxerto PDEK, como visualizado com iluminação de microscópio. (**b**) Visualização reforçada e percepção profunda tridimensional com técnica E-PDEK.

9.1.2 Ceratoplastia com *Laser* de Femtossegundo

O *laser* de femtossegundo elimina a dissecção lamelar manual e imprecisa mais difícil. A precisão dada pelo *laser* permite uma cirurgia mais fácil, mais rápida e mais previsível com resultados refrativos, topográficos e visuais potencialmente melhores. Uma combinação de cortes lamelares, anteriores e posteriores pode ser programada para criar vários padrões de corte. O corte lamelar pode ser criado em padrão de espiral para dentro, espiral para fora ou raster.

9.1.3 Procedimento de *Laser* de Femtossegundo

A colocação apropriada precisa de um paciente cooperador. A córnea deverá ser bem centralizada na interface do paciente (PI) antes da colocação, para evitar incisões corneanas descentralizadas. Qualquer cicatrização corneal ou opacidade pode interferir na conclusão dos cortes. Uma vez concluídos todos os cortes, a PI é liberada do olho, e a cirurgia pode prosseguir. Em geral, os cortes se entrelaçam minimamente entre si para facilitar a separação suave.

9.2 Ceratoplastia Lamelar Anterior com *Laser* de Femtossegundo

Ceratoplastia Lamelar Anterior Superficial com *Laser* de Femtossegundo.

Fechar a opção de dobradiça no padrão LASIK pode permitir uma capa anterior livre para a ceratoplastia lamelar anterior. A profundidade do corte lamelar é programada de acordo com a profundidade da doença do doador. O diâmetro é programado de acordo com o diâmetro da córnea do paciente, assim como com as características da doença. A córnea do doador é tratada da mesma maneira. Os cortes lamelares podem ser facilmente separados varrendo-se a espátula por ambas as córneas do hospedeiro e do doador. Isso separa as pontes de tecido entre bolhas de cavitação adjacente para a obtenção de clivagem entre os planos. O botão do doador é então suturado com suturas interrompidas ou contínuas. A aposição sem sutura também é possível em doença muito superficial com dissecção superficial do disco do doador, pois aqui o doador pode aderir ao leito do hospedeiro muito no caminho em que uma capa livre de LASIK é substituída sem suturas.

9.2.1 Ceratoplastia Lamelar Anterior Profunda com *Laser* de Femtossegundo

Cortes laterais controlados com precisão, com diâmetro exato e programação profunda podem ser feitos com o *laser* de femtossegundo. Em comparação à DALK a vácuo com auxílio de um trépano aperfeiçoado, o procedimento pode fornecer melhor cicatrização do epitélio, melhor aposição do ferimento e melhoria mais precoce em acuidade visual.[2] A DALK pode ser executada pela técnica de grandes bolhas após a criação somente dos cortes laterais com o *laser* de femtossegundo (▶ Fig. 9.2). A identificação precisa da profundidade do tecido para a injeção de ar pode facilitar a formação de grandes bolhas.[3] A técnica IntraBubble cria um canal no estroma posterior de cerca de 50 μm acima do endotélio, por meio do qual é introduzida uma cânula para injeção de ar, levando à clivagem do tecido da córnea.[4] Diakonis *et al.* também usaram o *laser* de femtossegundo para pré-tratamento para criar um túnel intraestromal e um corte lateral para inserir uma cânula DALK para executar a pneumodissecção e obter uma bolha grande.[5] Outra opção geralmente empregada é a criação de cortes laterais assim como um corte lamelar. Cortes padronizados na forma de corte de cogumelo ou cortes em ziguezague são mais úteis com a ceratoplastia penetrante.[6] Entretanto, eles também são possíveis em ceratoplastia lamelar anterior[7] e podem reduzir o número de suturas exigido por causa de cortes entrelaçados criados entre o doador e a córnea do hospedeiro. Padrões de furação decagonal também já foram tentados.[8] O tamanho do enxerto pode ser personalizado para combinar muito de perto com

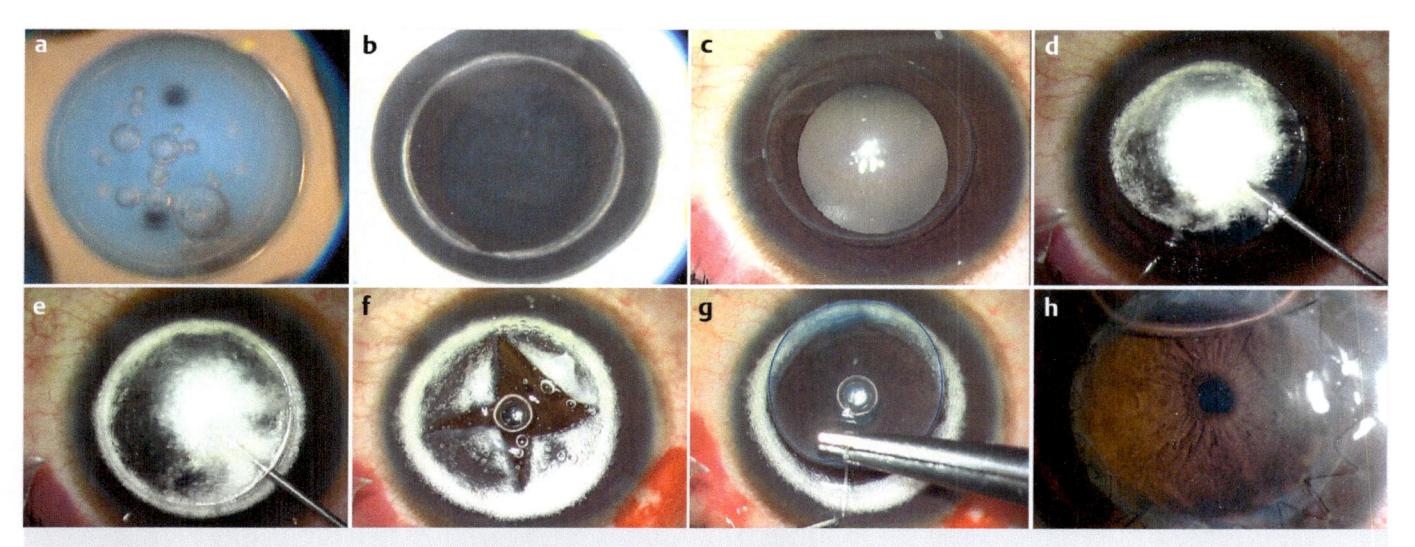

Figura 9.2 DALK com *laser* de femtossegundo. (**a**) Um corte lateral vertical de espessura total é criado no enxerto do doador montado em uma câmara anterior artificial. (**b,c**) O corte do enxerto do receptor é criado. Um padrão de corte vertical é escolhido para doador e receptor. (**d,e**) Dissecção pneumática feita com a técnica de grandes bolhas de Anwar. (**f**) Corte quádruplo do estroma anterior feito após excisão de quadrantes. (**g**) Enxerto do doador suturado no local. (**h**) Aparência no dia 1 pós-cirúrgico mostrando enxerto claro e interface clara. Ainda se observa o ar injetado na câmara anterior durante a cirurgia.

o tamanho do hospedeiro, mesmo em até 0,1 mm, em oposição a trépanos aperfeiçoados onde a menor diferença entre os trépanos seja de 0,25 mm. Além disso, cortes laterais verticais podem ser obtidos com *laser* de femtossegundo diferentemente dos cortes inclinados que são obtidos na furação em córneas muito íngremes em ceratocone. A dissecção lamelar suave pelo *laser* de femtossegundo acaba com as dificuldades que são inerentes à técnica de dissecção manual de grandes bolhas da DALK, como micro e macroperfurações e câmara anterior dupla. Essa dissecção facilita uma cirurgia fácil, rápida e previsível. Entretanto, a patologia residual pode ser abandonada nas camadas do estroma do hospedeiro posterior ao corte lamelar que pode ser responsável por acuidade visual mais bem corrigida (BCVA, para *best corrected visual acuity*) levemente reduzida, especialmente em casos de distrofia. A interface nebulosa leve também pode contribuir para a visão levemente reduzida obtida após DALK de grandes bolhas. Padrões formados podem aumentar a estabilidade do ferimento, permitir remoção precoce das suturas e diminuição do astigmatismo pós-operatório. Todo cuidado deve ser tomado, porém, para verificar a existência de um limite seguro de tecido do hospedeiro posterior ao corte lamelar por toda a área do corte e que esse corte não penetre pelo endotélio em nenhum lugar. A programação pré-operatória é, portanto, muito crucial em ceratoplastias lamelares com *laser* de femtossegundo. A perfuração intraoperatória da membrana de Descemet foi informada em DALK com *laser* de femtossegundo.[9] Nesse caso, ainda é possível converter para ceratoplastia penetrante enquanto ainda mantendo os padrões formados das córneas do receptor e do doador.

9.3 Ceratoplastia Lamelar Posterior com *Laser* de Femtossegundo

A córnea do doador é usada ou como um globo total ou pela montagem da borda córnea-esclera do doador em uma câmara anterior artificial. Aqui, os cortes começam na câmara anterior e prosseguem para cima e para as lamelas profundas da córnea até a profundidade corneal pré-programada, e esse corte lateral é seguido de corte lamelar (▶ Fig. 9.3). A córnea do hospedeiro pode ou não ser cortada de maneira similar para execução da DLEK ou com desnudamento da membrana de Descemet, como na DSAEK convencional. Foi descrita[10] também a descemetorexis com *laser* de femtossegundo seguida por remoção manual da membrana de Descemet, o que dá uma área de tamanho mais preciso e regular de remoção dessa membrana sem quaisquer rótulos. Níveis mais altos de energia podem ser necessários para cortar em uma córnea edematosa. Cortes dissecados a *laser* são abertos como descrito anteriormente para a ceratoplastia lamelar anterior. A cirurgia remanescente é feita como para as técnicas padrão DLEK/DSAEK.

Uma textura leve da interface lamelar semelhante a reboco e uma borda de trefinação quebradiça são visualizadas na microscopia por varredura com elétrons e podem ajudar na aderência do enxerto ao leito do hospedeiro.[11] Como comparado ao enxerto dissecado por microcerátomos, a superfície de corte comparativamente mais grosseira do *laser* de femtossegundo pode aumentar a aderência[12] e também reduzir a BCVA por causa da interface nebulosa.[13] Visando criar enxertos demasiadamente finos pode resultar em enxerto perfurado ou, às vezes, dano endotelial.

9.3.1 Vantagens da Ceratoplastia com *Laser* de Femtossegundo

A ceratoplastia permitida pelo *laser* de femtossegundo aumenta o custo da cirurgia e também o tempo total do procedimento, quando comparada à cirurgia manual por cirurgiões especialistas, especialmente no caso de DALK. A BCVA também pode ser inferior àquela obtida com DALK de grandes bolhas, se o corte lamelar também for incorporado à DALK com ajuda do *laser* de femtossegundo. Da mesma forma, embora isso possa permitir melhor aderência do enxerto que daqueles criados por microcerátomos na DASEK, ele vai custar certa redução da BCVA. Entretanto, o uso do *laser* de femtossegundo torna muitos passos da ceratoplastia em um procedimento intocado e orientado por máquina, redu-

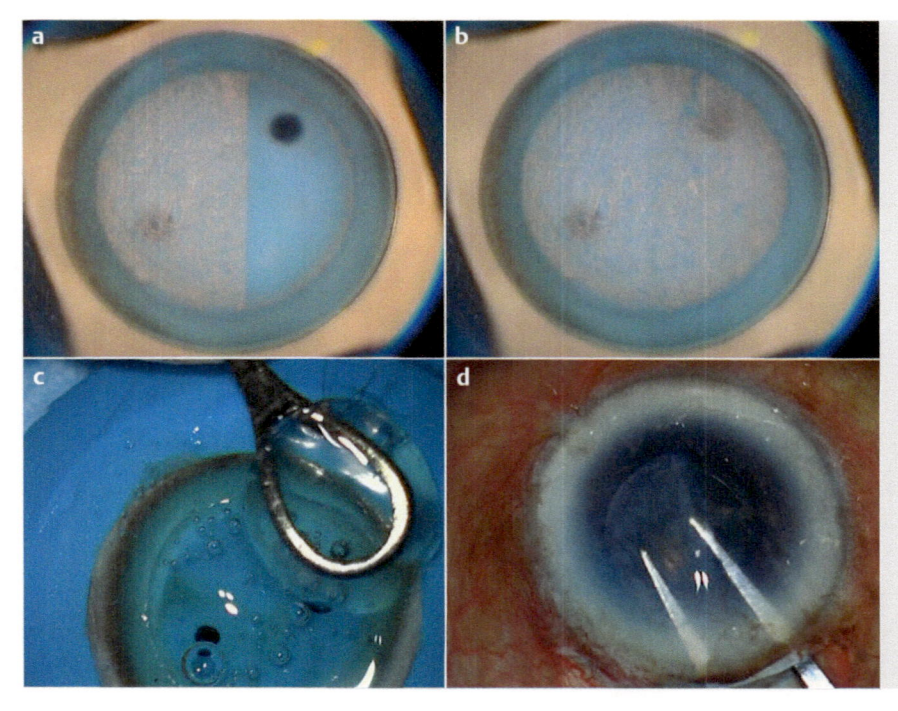

Figura 9.3 DSAEK com *laser* de femtossegundo. (**a,b**) Dissecção lamelar junto com corte lateral posterior criada no tecido do doador. (**c**) Enxerto de DSAEK. (**d**) Enxerto de DSAEK inserido no olho do receptor.

zindo assim até certo ponto o fator cirurgião que contribui para os resultados. Isso pode ajudar a diminuir a curva de aprendizagem e tornar os resultados mais passíveis de repetição e previsibilidade, independente da experiência do cirurgião. A remoção precoce da sutura é possível, e pode haver melhor controle do astigmatismo. Cortes entrelaçados e escalonados podem fornecer melhor estabilidade biomecânica e vantagens de cicatrização da ferida. O fator cirurgião ainda desempenha papel importante no resultado final, diretamente da garantia de planejamento dos cortes a *laser* até a colocação para verificar desde a alocação de cortes com *laser* de femtossegundo até o procedimento cirúrgico real.

Referências

[1] Tan DT, Anshu A. Anterior lamellar keratoplasty: 'Back to the Future'- a review. Clin Experiment Ophthalmol. 2010;38(2):118-127
[2] Li S, Wang T, Bian J, Wang F, Han S, Shi W. Precisely controlled side cut in femtosecond laser-assisted deep lamellar keratoplasty for advanced keratoconus. Cornea. 2016;35(10):1289-1294
[3] Price FW, Jr, Price MO, Grandin JC, Kwon R. Deep anterior lamellar keratoplasty with femtosecond-laser zigzag incisions. J Cataract Refract Surg. 2009;35(5):804-808
[4] Buzzonetti L, Petrocelli G, Valente P. Femtosecond laser and big-bubble deep anterior lamellar keratoplasty: a new chance. J Ophthalmol. 2012;2012:264590
[5] Diakonis VF, Yoo SH, Hernandez V, et al. Femtosecond-assisted big bubble: a feasibility study. Cornea. 2016;35(12):1668-1671
[6] Fung SS, Aiello F, Maurino V. Outcomes of femtosecond laser-assisted mushroom-configuration keratoplasty in advanced keratoconus. Eye (Lond). 2016;30(4):553-561
[7] Chan CC, Ritenour RJ, Kumar NL, Sansanayudh W, Rootman DS. Femtosecond laser-assisted mushroom configuration deep anterior lamellar keratoplasty. Cornea. 2010;29(3):290-295
[8] Espandar L, Mandell JB, Niknam S. Femtosecond laser-assisted decagonal deep anterior lamellar keratoplasty. Can J Ophthalmol. 2016;51(2):67-70
[9] Lu Y, Shi YH, Yang LP, et al. Femtosecond laser-assisted deep anterior lamellar keratoplasty for keratoconus and keratectasia. Int J Ophthalmol. 2014;7(4):638-643
[10] Pilger D, von Sonnleithner C, Bertelmann E, Joussen AM, Torun N. Femtosecond laser-assisted descemetorhexis: a novel technique in Descemet membrane endothelial keratoplasty. Cornea. 2016;35(10):1274-1278
[11] Soong HK, Malta JB, Mian SI, Juhasz T. Femtosecond laser-assisted lamellar keratoplasty. Arq Bras Oftalmol. 2008;71(4):601-606
[12] Jones YJ, Goins KM, Sutphin JE, Mullins R, Skeie JM. Comparison of the femtosecond laser (IntraLase) versus manual microkeratome (Moria ALTK) in dissection of the donor in endothelial keratoplasty: initial study in eye bank eyes. Cornea. 2008;27(1):88-93
[13] Heinzelmann S, Maier P, Böhringer D, Auw-Hädrich C, Reinhard T. Visual outcome and histological findings following femtosecond laser-assisted versus microkeratome-assisted DSAEK. Graefes Arch Clin Exp Ophthalmol. 2013;251(8):1979-1985
[14] Jacob S, Narasimhan S, Agarwal A, Agarwal A, A I S. Air Pump-Assisted Graft Centration, Graft Edge Unfolding, and Graft Uncreasing in Young Donor Graft Pre-Descemet Endothelial Keratoplasty. Cornea. 2017 Aug;36(8):1009-1013.

10 Ceratoplastia com *Laser* de Femtossegundo: Penetrante com Diferentes Perfis de Corte

Nilufer Yesilirmak ▪ *Juan F. Battle* ▪ *Zachary Davis* ▪ *Sonia H. Yoo*

Resumo

Este capítulo apresenta diferentes perfis de corte por *laser* de femtossegundo na ceratoplastia penetrante assistida por essa modalidade de *laser* (FLAK) para várias indicações, bem como as descrições, vantagens e desvantagens de cada perfil. São apresentadas também as indicações gerais da FLAK, vantagens e desvantagens, métodos de avaliação pré-operatória, etapas de preparação do doador e do receptor e as diferenças entre os cortes parciais e completos. Todos os padrões de corte apresentados neste capítulo permitem a configuração precisa e personalizada do enxerto, resultando em cicatrização mais rápida e remoção mais precoce da sutura em comparação à ceratoplastia penetrante (PK) tradicional. Embora ainda não exista uma técnica que possa atingir a ferida corneal sem sutura, o padrão de corte de "fechadura e chave" desenvolvido recentemente, que é uma combinação dos padrões de corte de "cartola e cogumelos", promete vantagens superiores com sua estabilidade mecânica intrínseca.

Palavras-chave: Ceratoplastia penetrante, *laser* de femtossegundo, ceratoplastia penetrante com *laser* de femtossegundo, perfis de corte por *laser* de femtossegundo, configuração da ferida

10.1 Introdução

A ceratoplastia penetrante (PK) é a substituição cirúrgica de toda a espessura da córnea hospedeira pela córnea de um doador. Desde 1905[1], esse procedimento tem sido a técnica cirúrgica mais comum realizada em pacientes com acuidade visual reduzida após opacidade corneal, afinamento ou perfuração da córnea, e focos infecciosos resistentes à terapia clínica. Embora a ceratoplastia penetrante (PK) possa fornecer resultados clínicos excelentes para pacientes com perda visual significativa em decorrência de doença corneal, existem alguns resultados regulares e indesejáveis nesse procedimento. A cicatrização da ferida clássica vertical da ceratoplastia leva geralmente pelo menos um ano para ser concluída. O astigmatismo regular e irregular também pode ocorrer em muitos pacientes em decorrência da trefinação imprecisa do tecido doador, bem como o alinhamento e a sutura imperfeitos dos tecidos do doador e do hospedeiro. Além disso, em até 4% dos casos, a remoção da sutura demonstrou causar a deiscência tardia da ferida, mesmo quando realizada mais de um ano após a cirurgia.

Ao longo dos anos, os cirurgiões alteraram a metodologia e abordagem à ceratoplastia penetrante (PK) em um esforço para reduzir a distorção tecidual e minimizar os erros refrativos pós-operatórios. Os cirurgiões, especificamente, várias estratégias de suturas, métodos de sucção, técnicas de preservação tecidual, dispositivos viscocirúrgicos, e cirurgias combinadas visando melhorar os resultados. Em 1921, Carrell e Eberling descreveram uma configuração de enxerto reto (quadrado), e na década de 1930, Castroviejo demonstrou uma variedade de padrões de trefinação manual personalizados. Em 1950, Franceschetti e Doret introduziram incisões corneais escalonadas em vários níveis e descreveram o enxerto de cogumelos para melhorar o alinhamento do doador ao hospedeiro e a estabilidade da ferida. Posteriormente, Barraquer descreveu uma série de padrões envolvendo enxertos circulares, a fim de obter melhor aproximação da ferida para uma área de contato mais ampla, o que resultou em fechamento mais hermético da câmara anterior, um número reduzido de suturas, e um volume de enxerto e de superfície endotelial reduzidos. Em 1964, Barraquer descreveu uma ceratoplastia de dois níveis com um enxerto escalonado, um enxerto sob a forma de cogumelo, ou um enxerto posterior de dois níveis. Em 2003, Busin realizou uma ceratoplastia penetrante (PK) modificada com configuração lamelar da ferida cirúrgica usando uma câmara anterior artificial que permitiu a remoção completa da sutura em três meses no pós-operatório, prometendo um diâmetro posterior mais amplo e astigmatismo pós-operatório reduzido.[1]

O aperfeiçoamento mais recente na ceratoplastia penetrante veio com a utilização da tecnologia por *laser* de femtossegundo (FS). As técnicas de ceratoplastia assistida por *laser* de femtossegundo (FLAK) permitem projetos avançados de feridas; as córneas de doadores e hospedeiros podem ser cortadas em tamanhos e formas personalizados para obter melhor ajuste hospedeiro-enxerto.[2,3] Os padrões de corte da ceratoplastia assistida por *laser* de femtossegundo (FLAK) demonstraram criar um fechamento de ferida de forma estanque (ou impermeável), permitindo a cicatrização mais estável da ferida. Além disso, a FLAK pode permitir a remoção antecipada da sutura e uma reabilitação visual mais rápida.

10.1.1 Ceratoplastia Penetrante com *Laser* de Femtossegundo

FLAK: Indicações, Vantagens e Desvantagens [4,5]

O *laser* de FS tem sido usado com sucesso em vários procedimentos de córnea, incluindo ceratomileuse *in situ* a *laser*, a criação de canais para anéis intracorneais, e a preparação de tecido doador e hospedeiro na ceratoplastia lamelar anterior. Embora essa tecnologia esteja atualmente mais associada ao transplante corneal lamelar (ceratoplastia endotelial com desnudamento da membrana de Descemet, ceratoplastia lamelar anterior profunda), o *laser* de FS demonstrou também ter muitas vantagens para os transplantes de espessura total.

Ainda que a ceratoplastia penetrante por *laser* de femtossegundo (FS PK) possa ser usada para as mesmas indicações que a ceratoplastia penetrante (PK) manual, ela apresenta seus pontos fortes e fracos.

Indicações para FLAK

- *Edema corneal*: crônico ou associado à cicatrização.
- *Cicatrizes estromais profundas*: infecciosas, traumáticas ou relacionadas com a hidropsia da córnea.
- *Ceratite infecciosa ativa* recalcitrante à terapia clínica.
- *Ceratite imunológica*, incluindo a falha ou rejeição anterior de transplante.
- Ectasia corneal grave ou perfurações inferiores a 3 mm.[6]

Vantagens gerais da FLAK

- A forma do enxerto corneal e o diâmetro da superfície posterior do enxerto doador podem ser ajustados de acordo com o tipo de doença ou opacidade para maximizar a área de contato entre o botão doador e o receptor.

- Os cortes estão em uma profundidade precisa, o que é coerente, programável, e reprodutível com danos limitados aos tecidos circundantes.
- As configurações da ferida produzem mais área de superfície para cicatrização, proporcionando assim um ajuste mais ideal entre os dois tecidos que exigem menos suturas ou tensão da sutura; esse processo resulta nos seguintes aspectos:
  - Menor indução de astigmatismo.
  - Redução da incidência de dobras na membrana de Descemet.
  - Manutenção aprimorada da contagem de células endoteliais.
  - Melhoria e aceleração da cicatrização simétrica de feridas.
  - Remoção mais precoce da sutura.
- Marcas do alinhamento radial, denominadas de "dentes e ranhuras de orientação", ajudam a facilitar o posicionamento do botão doador e a colocação das suturas cardinais.
- O tamponamento interno da construção da ferida lamelar periférica torna a ferida cirúrgica impermeável.
- Melhora a recuperação visual pós-PK (ceratoplastia penetrante) de curto e longo prazos com a remoção antecipada da sutura.
- Induz menos trauma ao tecido doador.

Desse modo, a ceratoplastia penetrante (PKP) por *laser* de femtossegundo (FS) combina os resultados visuais excelentes da PK (ceratoplastia penetrante) com a vantagem da cicatrização da ferida da ceratoplastia lamelar.

Desvantagens Gerais (ou Contraindicações) da FLAK

- A FLAK não pode ser realizada em olhos com condições que impeçam o encaixe adequado do *laser*, como as que serão especificadas a seguir:
  - Irregularidade grave da superfície ocular.
  - Bolha elevada de filtragem de glaucoma ou implante de derivação de glaucoma.
  - Órbitas pequenas ou fissuras palpebrais extremamente estreitas.
  - Perfurações corneais maiores do que 3 mm, que podem resultar em extrusão dos conteúdos intraoculares e hemorragia expulsiva (controversa) por causa do aumento da pressão intraocular (IOP) produzido pelo acoplamento do anel de sucção.
- A FLAK é relativamente contraindicada nos seguintes casos:
  - Olhos com PK anterior ou trauma do globo ocular decorrente do risco de ruptura corneal/globo ocular.
  - Neovascularização corneal periférica grave causada pelo risco de rejeição ou falha do enxerto.
  - Demandas por tempo adicional e problemas logísticos.

10.1.2 Plataformas de *Laser* de Femtossegundo

- IntraLase (Abbott Medical Optics, Santa Ana, California, United States).
- WaveLight (Alcon Laboratories Inc., FtWorth, Texas, United States).
- VisuMax (Carl Zeiss Meditec, Jena, Germany).
- Technolas/Femtec (20/10 Perfect Vision, Heidelberg, Germany)
- Femto LDV (Ziemer Ophthalmic Systems AG, Port, Switzerland).

10.1.3 Exames Pré-Operatórios

- Exame oftálmico completo incluindo o potencial de acuidade visual.
- Análise sistêmica completa incluindo sorologia e funções renal e hepática para reduzir o risco de rejeição do enxerto.
- Medir a espessura central e periférica da córnea com tomografia de coerência óptica de segmento anterior (AS-OCT) para determinar as configurações de corte a *laser* de femtossegundo (▶ Fig. 10.1).
- Usar a topografia para o diagnóstico de patologia subjacente.

10.1.4 Procedimento Cirúrgico

Preparação e Trefinação de Córneas de Doadores

- A borda corneoescleral é montada em uma câmara anterior artificial para estabilizar o tecido.
- Um paquímetro é usado para medir a espessura da córnea do enxerto doador, que é necessário para definir o corte de profundidade posterior nas configurações do *laser*.
- Um calibrador é usado para obter a medição de branco a branco e para determinar o diâmetro da córnea que será cortada pelo *laser*.

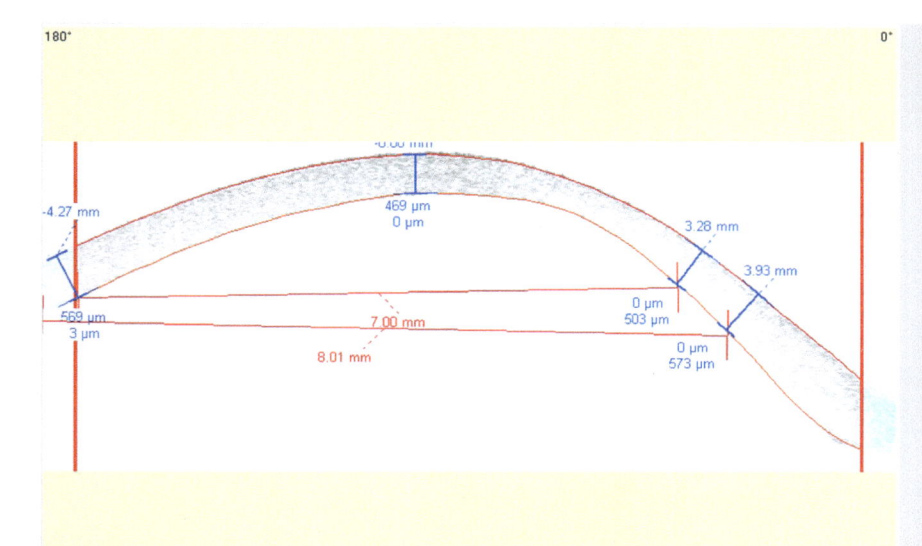

Figura 10.1 Tomografia de coerência óptica de segmento anterior; configurações de corte com *laser* de femtossegundo.

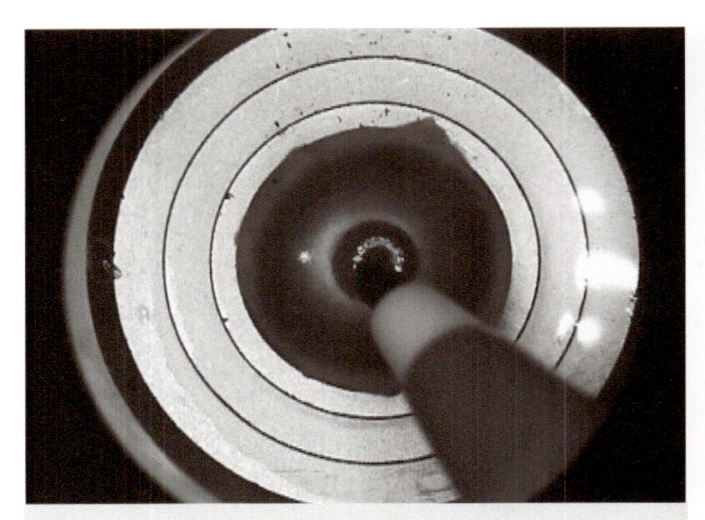

Figura 10.2 Marcação da córnea para centralização perfeita.

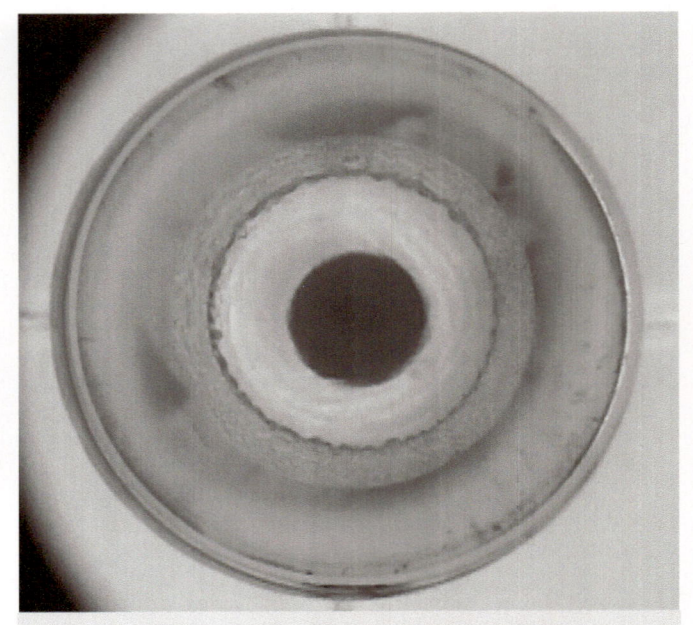

Figura 10.3 Corte do doador por *laser* de femtossegundo.

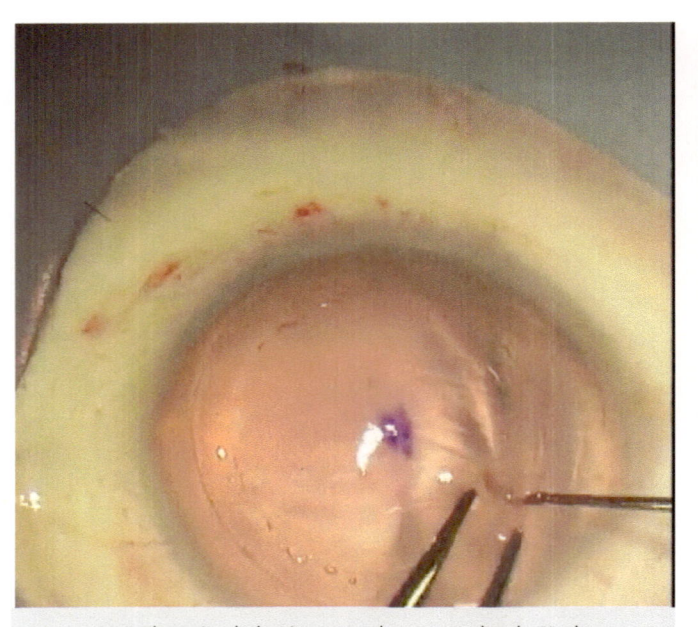

Figura 10.4 Elevação do botão corneal com gancho de Sinskey.

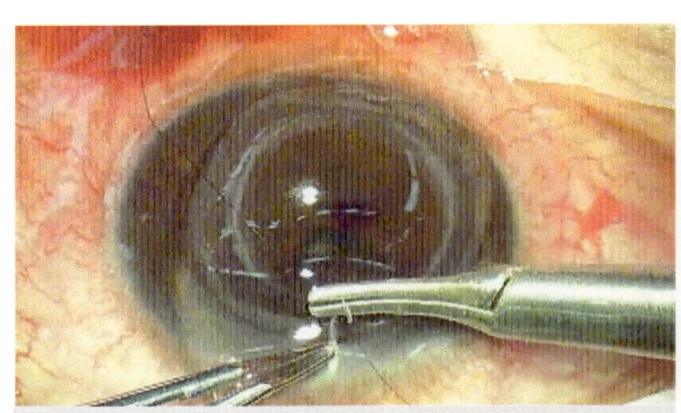

Figura 10.5 Sutura de córnea do doador.

- Uma caneta de marcação é usada para assinalar o centro da córnea para a centralização perfeita da zona de tratamento a *laser* (▶ Fig. 10.2).
- A trefinação pode ser realizada usando um dos vários perfis de corte com uma das plataformas a *laser* de femtossegundo (FS) (▶ Fig. 10.3).
- A seguir o botão corneal pode ser facilmente levantado com um gancho de Sinskey ou outro instrumento sem corte ou semiafiado (▶ Fig. 10.4).
- A córnea do doador é colocada na córnea hospedeira e fixada no local com suturas (▶ Fig. 10.5).

Preparação e Trefinação da Córnea Receptora

- A anestesia tópica é administrada.
- Os mesmos instrumentos (um paquímetro, um calibrador e uma caneta de marcação) são usados da mesma forma realizada para a trefinação de doadores; esses instrumentos são fundamentais para determinar as configurações do *laser* de femtossegundo que realizará os cortes no receptor.
- Um anel de sucção da córnea pode ser colocado sobre o globo ocular e esclera e é centralizado no limbo para obter a fixação do olho.
- O cone do *laser* é abaixado, ou o leito é elevado dependendo do *laser* utilizado, enquanto se observa cuidadosamente a imagem de centralização durante o acoplamento (▶ Fig. 10.6).
- A zona de tratamento na tela pode ser ajustada para centralizar adequadamente.

Ceratoplastia com *Laser* de Femtossegundo: Penetrante com Diferentes Perfis de Corte

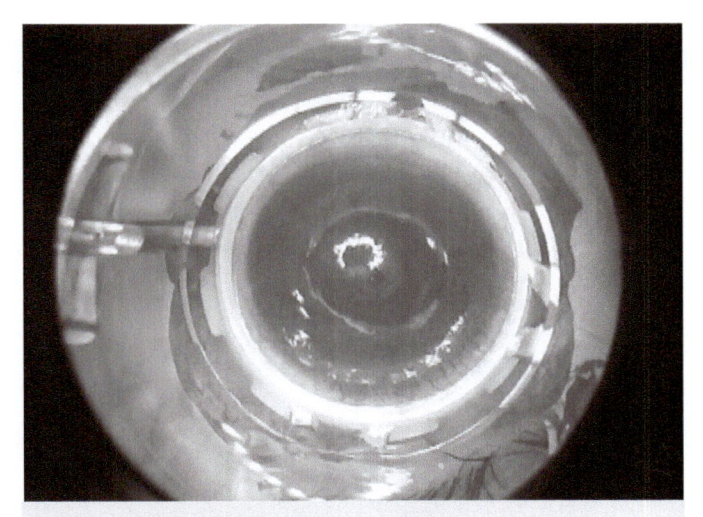

Figura 10.6 Centralização da imagem durante a acoplagem.

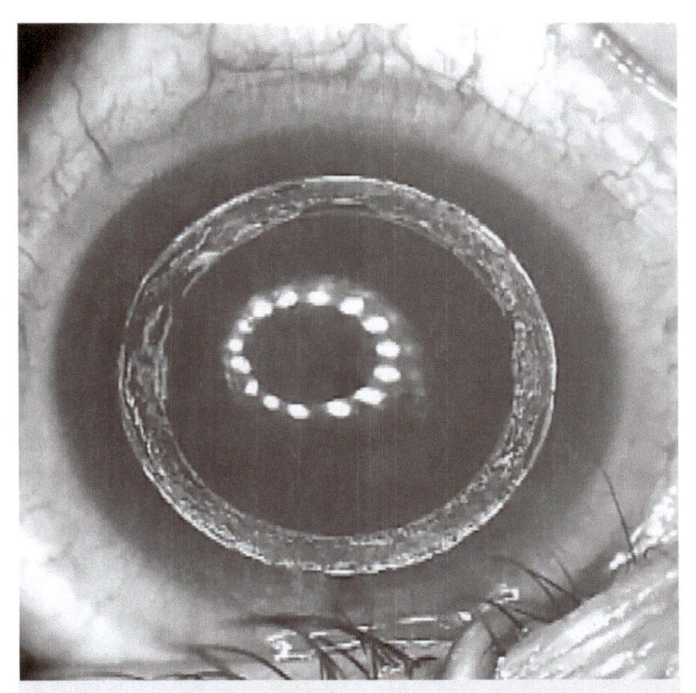

Figura 10.7 Corte do receptor por *laser* de femtossegundo.

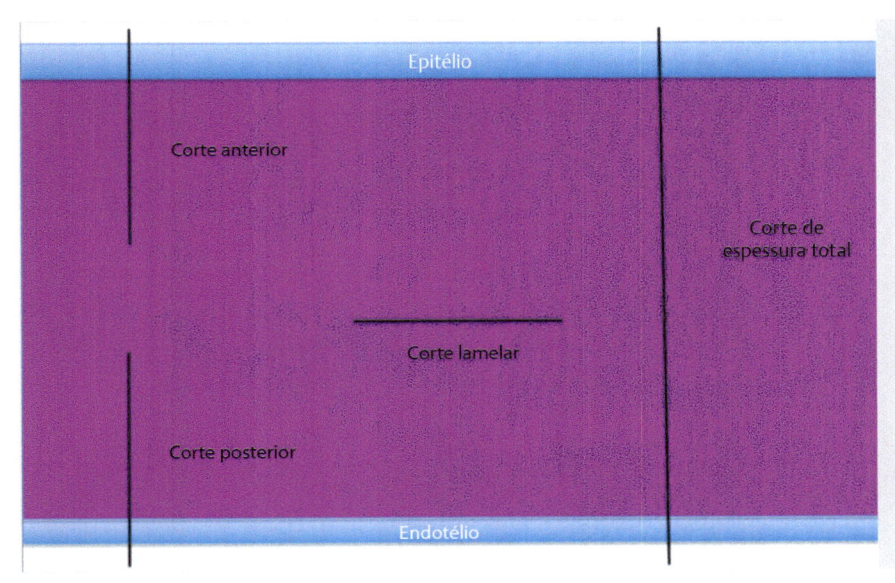

Figura 10.8 Perfis de corte por *laser* de femtossegundo.

- Os cortes da córnea receptora podem ser realizados com um dos vários perfis de acordo com as configurações usadas para a trefinação de doadores (▶ Fig. 10.7).
- Os tecidos podem ser separados facilmente com um gancho de Sinskey ou um instrumento sem corte ou semiafiado, depois que o paciente for transferido para a sala de cirurgia.

10.1.5 Padrões de Corte do *Laser* de Femtossegundo

O IntraLase FS e sua aplicação na ceratoplastia permitem três segmentos de corte (▶ Fig. 10.8):

- Corte lateral posterior;
- Corte lateral lamelar;
- Corte lateral anterior.

Esses segmentos de corte podem ser combinados para criar padrões para a ceratoplastia modelada. Alguns padrões incluem os seguintes modelos:

- Circular padrão;
- Decagonal;
- Cartola;
- Meia cartola;
- Cogumelo;
- Fechadura e chave;

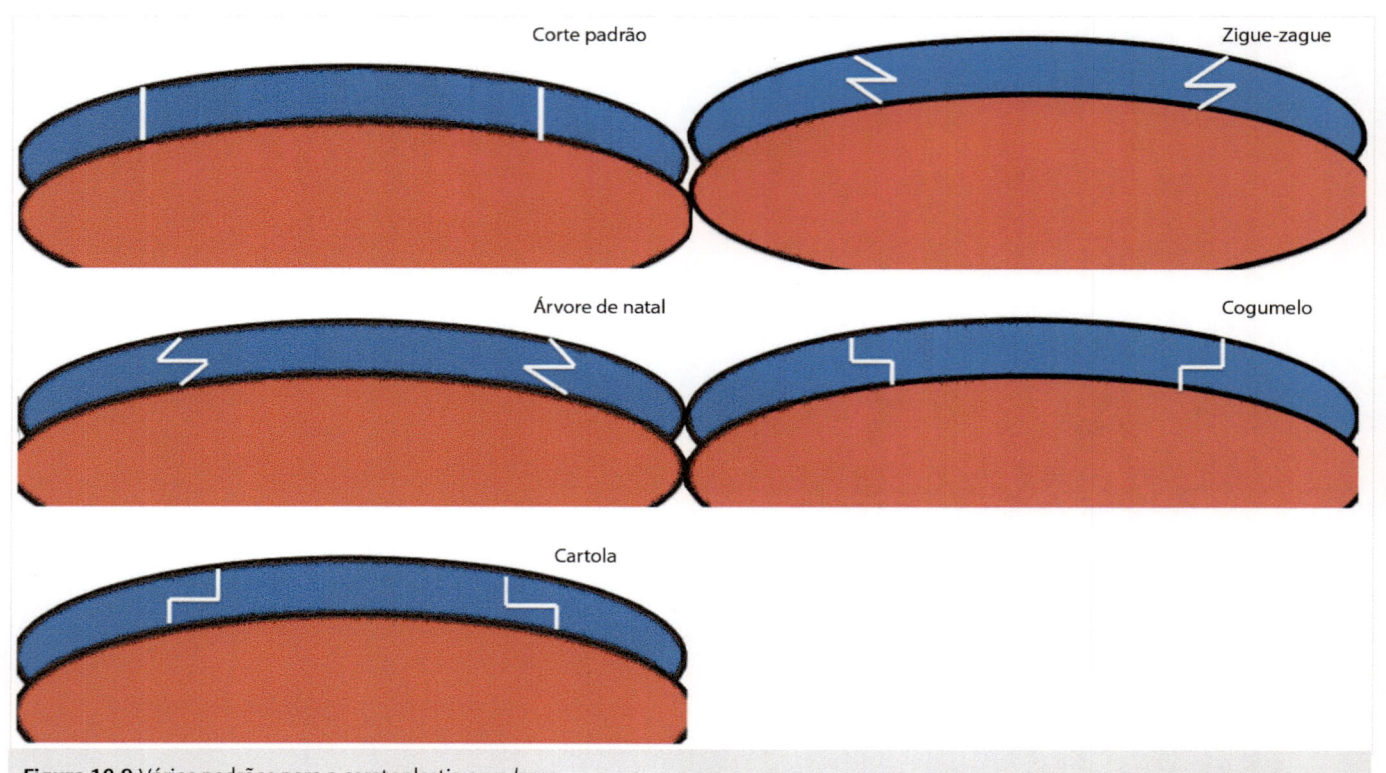

Figura 10.9 Vários padrões para a ceratoplastia com *laser*.

- Bigorna;
- Zigue-zague;
- Árvore de Natal;
- Cauda de andorinha;
- Lingueta e sulco.

Circular Padrão

Descrição

Este padrão envolve o uso de um *laser* de femtossegundo (FS) para criar um corte circular de espessura total e perpendicular nas córneas receptora e doadora.[7] Esse processo é idêntico à trefinação de lâmina convencional, mas com a precisão do *laser* (▶ Fig. 10.9).

Vantagens

- Trefinação confiável e reprodutível das córneas doadora e hospedeira.
- Perfis de borda de enxerto precisamente definidos e perpendiculares.
- Facilidade de separação de tecidos usando instrumento sem corte ou semiafiado.

Desvantagens

- Morosidade.
- Maior consumo de energia necessário para córneas com cicatrizes ou edematosas por causa da dispersão/absorção de luz.
- Nem sempre pode cortar completamente a córnea doadora, exigindo um corte secundário com instrumentos cortantes.

Decagonal

Descrição

Este padrão é semelhante ao corte circular de 90 graus de espessura total, exceto que é feito em uma forma de decágono.[8] Este procedimento é realizado também nas córneas receptora e doadora (▶ Fig. 10.10).

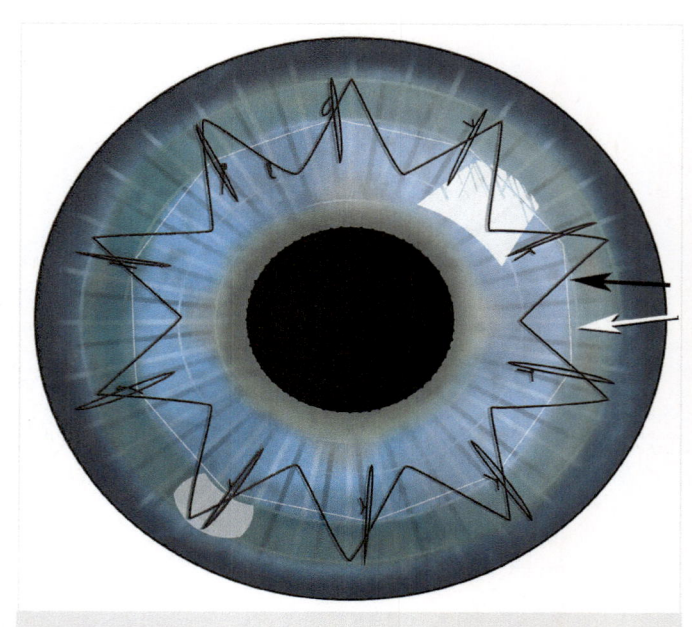

Figura 10.10 Padrão de incisão "decagonal" com *laser* de femtossegundo.

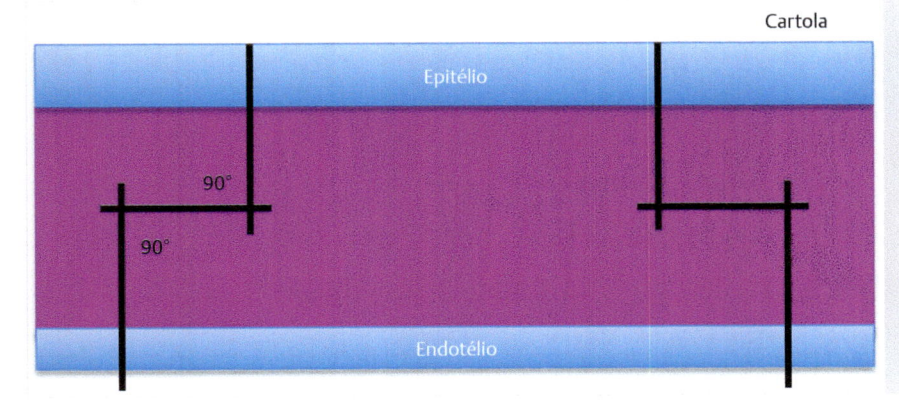

Figura 10.11 Padrão de incisão de "cartola" com *laser* de femtossegundo.

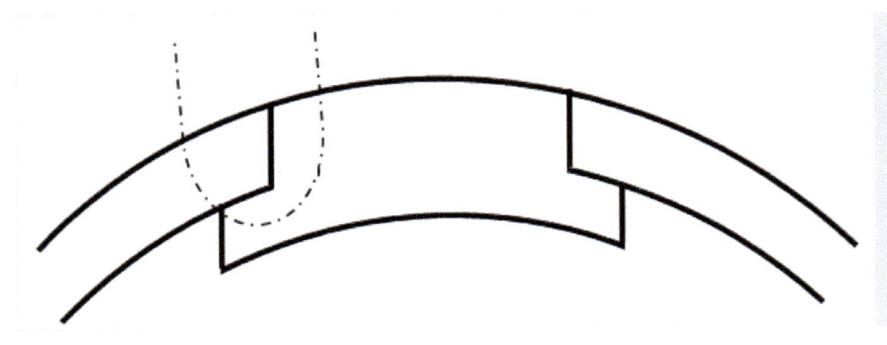

Figura 10.12 Padrão de incisão de "meia cartola" com *laser* de femtossegundo.

Vantagens

- Melhor aposição entre os tecidos.
- Índices mais rápidos de cicatrização tecidual.
- Ausência de rotação ou de descentralização comparadas ao corte circular.
- Efeito de torque reduzido decorrente da colocação de sutura, conforme observado nos enxertos circulares.
- Melhor orientação da colocação de sutura.
- Número reduzido de suturas.

Desvantagens

- Astigmatismo induzido cirurgicamente potencialmente maior.

Cartola

Descrição

Este padrão envolve dois cortes cilíndricos. Um cilindro anterior de diâmetro menor (~ 7 mm) é cortado a partir do epitélio anterior da córnea posteriormente no estroma a uma profundidade de 300 µm. Além disso, um cilindro posterior de diâmetro maior (~ 9 mm) é cortado a partir da câmara anteriormente no estroma ao redor de 260 µm da parte posterior da córnea (▶ Fig. 10.11).[9]

Vantagens

- Melhor vedação e estabilidade da ferida (sete vezes menos vazamento) decorrente do seu flange interno.
- Substituição de uma quantidade maior de células endoteliais, o que pode ser benéfico nas doenças endoteliais, como a distrofia de Fuchs.

Desvantagens

- A colocação da sutura da incisão "cartola" pode variar, considerando que a precisão é necessária para passar a sutura através da asa posterior, levando à possibilidade de desalinhamento do tecido e abertura posterior da ferida que pode impactar os resultados refrativos.
- O maior diâmetro posterior da córnea na configuração "cartola" posiciona o tecido do doador mais próximo ao ângulo e pode aumentar teoricamente o risco de rejeição endotelial e glaucoma.

Meia Cartola

Descrição

Um cilindro anterior de diâmetro menor (~ 8 mm) é cortado a partir do epitélio anterior da córnea posteriormente no estroma em uma profundidade de 430 µm. Além disso, um cilindro posterior de diâmetro maior (~ 9 mm) é cortado a partir da câmara anterior no estroma ao redor de 370 m da parte posterior da córnea (▶ Fig. 10.12).

A principal diferença entre este padrão e o padrão original de cartola é que a córnea receptora é trefinada em forma cilíndrica de espessura total do mesmo diâmetro conforme o corte anterior do doador. O cirurgião a seguir sutura a lamela posterior do doador (que está posterior ao endotélio do receptor) à espessura total da córnea do receptor.[10]

Vantagens

- Dissecção mais rápida da córnea hospedeira em um corte perpendicular conforme a comparação ao padrão cartola.
- Capacidade para realizar corte manual ou a *laser* nas córneas hospedeiras que não são elegíveis para os cortes lamelares por causa da cicatrização ou descemetocele.

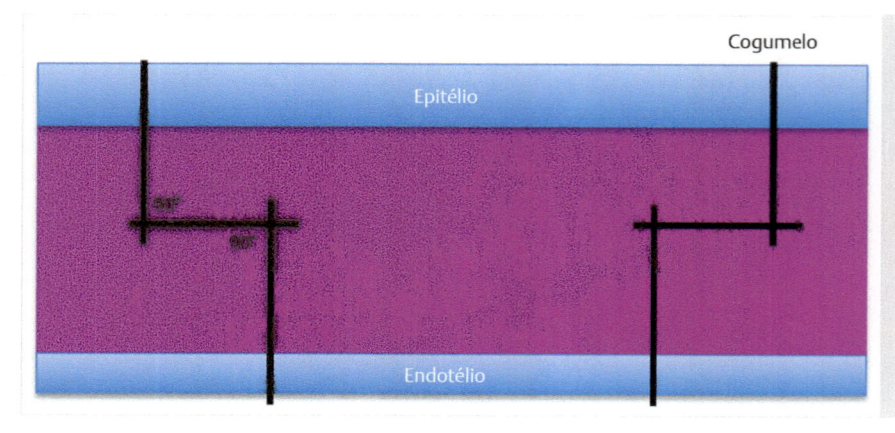

Figura 10.13 Padrão de incisão de "cogumelo" com *laser* de femtossegundo.

- Custo potencialmente reduzido, uma vez que pode ser necessária apenas a trefinação da córnea doadora com *laser*.
- Melhor resistência da ferida.

Desvantagens

- Dano teoricamente maior às células endoteliais do hospedeiro pelo efeito compressivo da lamela posterior do enxerto.
- Potencial para vazamentos da ferida se a sutura não for passada corretamente pela lamela posterior do enxerto e pela córnea hospedeira de espessura total.
- Possível abertura da ferida anterior.
- Aumento do astigmatismo.

Cogumelo

Descrição

Um cilindro anterior de diâmetro maior (~ 9 mm) é cortado a partir do epitélio anterior da córnea posteriormente no estroma a uma profundidade de 300 μm. Além disso, um cilindro posterior de diâmetro menor (~ 7 mm) é cortado anteriormente a partir da câmara anterior no estroma em torno da parte posterior de 260 μm da córnea (▶ Fig. 10.13).[11]

Vantagens

- Maior substituição estromal anterior pode ser mais vantajosa em doenças, como ceratocone ou aquelas envolvendo principalmente a córnea anterior.
- Redução do astigmatismo topográfico.
- Remoção mais rápida da sutura.

Desvantagens

- Uma vedação impermeável da interface enxerto-hospedeiro foi mais fácil de obter no perfil "cartola" em comparação à modalidade "cogumelo", por causa da contribuição da força da pressão intraocular (IOP) na lamela interna do enxerto de corte do perfil "cartola", pressionando-o contra a córnea hospedeira.
- Edema microcístico em forma de anel sobre a interface da zona de sobreposição enxerto-hospedeiro e a protrusão da lamela anterior entre suturas associadas a depósitos de pomada e infiltrados bacterianos.

Fechadura e Chave

Descrição

Este padrão é composto de três cortes cilíndricos. Um cilindro anterior de diâmetro menor (7 mm) é cortado do epitélio anterior da córnea posteriormente no estroma a uma profundidade de 270 μm. Além disso, um cilindro médio de diâmetro maior (~ 9 mm) é cortado na região intraestromal a partir de uma profundidade de 250 a 500 μm no que se refere ao epitélio da córnea. Um cilindro posterior de diâmetro menor (~ 7 mm) é cortado anteriormente a partir da câmara anterior no estroma a uma profundidade de 470 μm (▶ Fig. 10.14).[12]

Vantagens

- Combina, teoricamente, as vantagens dos cortes de cartola e cogumelo.
- O flange lamelar médio aumenta a área de superfície enxerto-hospedeiro, permitindo a aproximação precisa da ferida e reduzindo o potencial de vazamento dessa ferida.
- Redução da possibilidade de deslizamento do enxerto e abertura da ferida causados pela tensão interna ou externa ao enxerto.
- A menor superfície posterior do enxerto reduz o risco ou rejeição endotelial.
- Estabilidade mecânica superior com número potencialmente reduzido de suturas necessárias.

Desvantagens

- Dissecção mais difícil das córneas de doador e de receptor.

Bigorna

Descrição

Este padrão é composto por um cone anterior cortado com uma base posterior, e um cilindro posterior. A base posterior do cone mede 8,5 mm de diâmetro, e seu vértice anterior apresenta 7,7 mm de diâmetro. Esses elementos são cortados em um ângulo de 135 graus na periferia da córnea, a uma profundidade de 350 μm a partir do epitélio anterior da córnea. O cilindro posterior é cortado em diâmetro de 6,7 mm a partir de uma profundidade de 350 μm para a câmara anterior (▶ Fig. 10.15).[13]

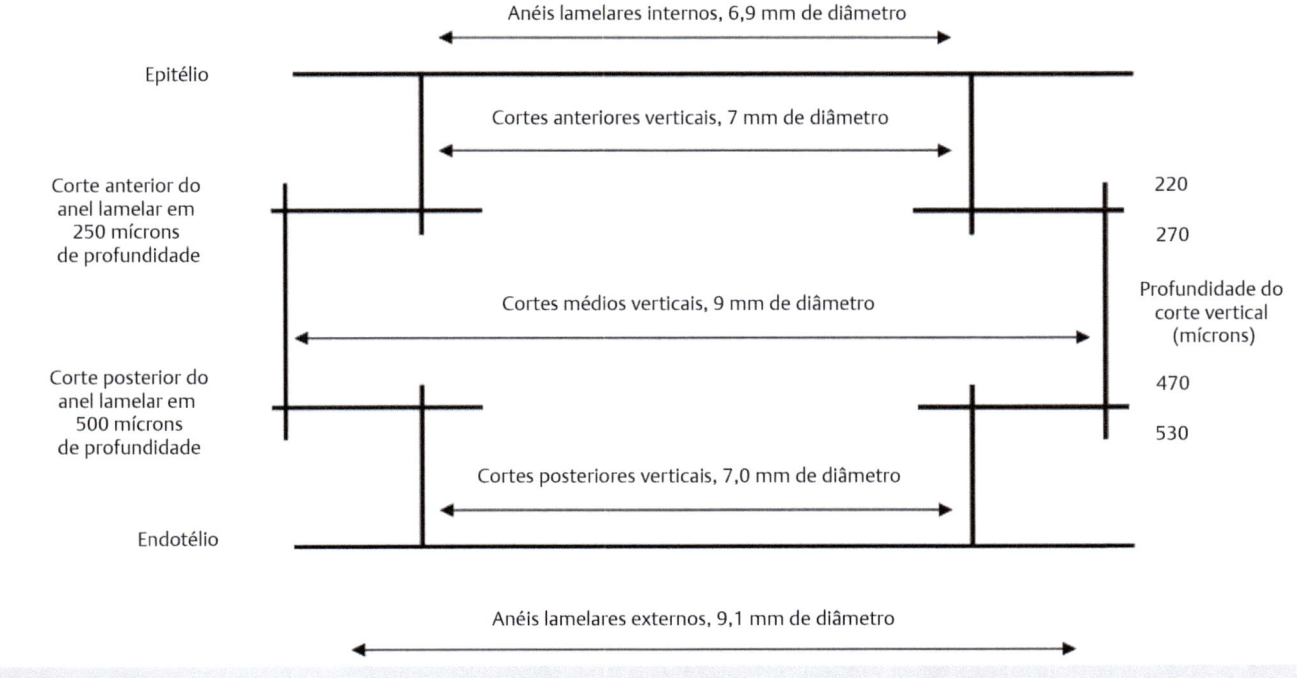

Figura 10.14 Padrão de incisão de "fechadura e chave" com *laser* de femtossegundo.

Labels:
- Epitélio
- Anéis lamelares internos, 6,9 mm de diâmetro
- Cortes anteriores verticais, 7 mm de diâmetro
- Corte anterior do anel lamelar em 250 mícrons de profundidade
- Cortes médios verticais, 9 mm de diâmetro
- Corte posterior do anel lamelar em 500 mícrons de profundidade
- Cortes posteriores verticais, 7,0 mm de diâmetro
- Endotélio
- Anéis lamelares externos, 9,1 mm de diâmetro
- Profundidade do corte vertical (mícrons): 220, 270, 470, 530

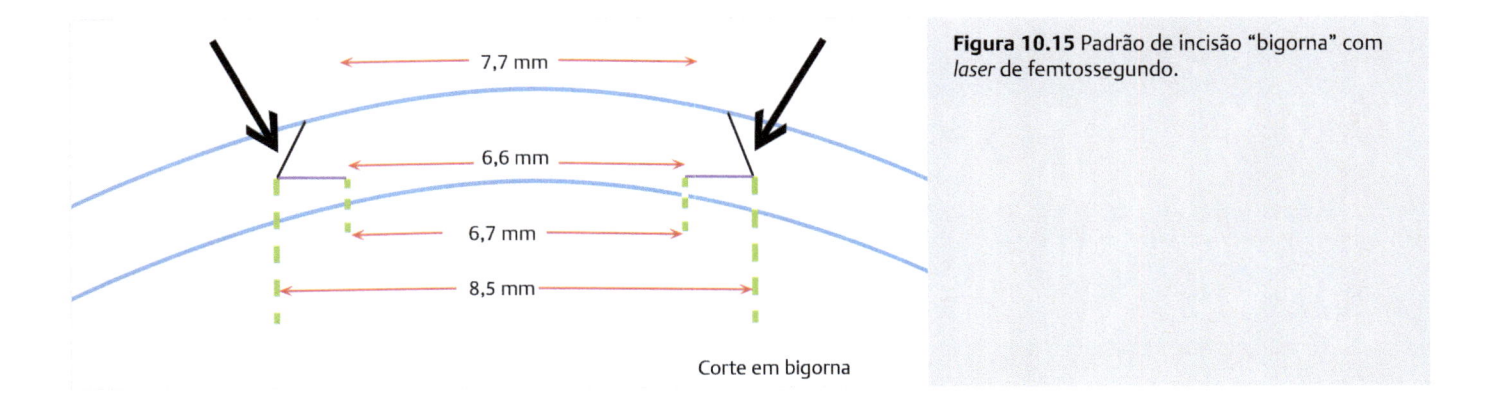

Figura 10.15 Padrão de incisão "bigorna" com *laser* de femtossegundo.

Medidas: 7,7 mm; 6,6 mm; 6,7 mm; 8,5 mm — Corte em bigorna

Vantagens

- Maior superfície de contato entre a córnea doadora e receptora, melhorando desse modo a cicatrização.
- Vedação impermeável, reduzindo dessa forma os vazamentos da ferida.
- Maior resistência às forças anterior e posterior.
- Além do *laser* FS para realizar as incisões, um *laser* de diodo infravermelho pode ser usado para soldar de forma conjunta as córneas doadora e hospedeira.
- A soldagem a *laser* é com base na ativação fototérmica de colágeno estromal, que proporciona a vedação imediata da ferida cirúrgica.
- Melhor estabilidade do enxerto.
- Redução do material e da tensão de sutura, proporcionando menor distorção óptica.

Desvantagens

- Suturas colocadas a uma profundidade de 50% da córnea, o que pode resultar na abertura posterior da ferida e vazamentos se não for aplicado o *laser* de diodo.
- Pode ser necessário sobredimensionar o doador para fornecer aposição mais restrita ao receptor.

Zigue-Zague

Descrição

Este padrão é composto de dois cones sobrepostos com ângulos e bases anteriores em torno de 30 graus em direção ao centro da córnea. O cone anterior tem diâmetro menor, com sua base em torno de 8 mm e é cortado do epitélio anterior da córnea a uma profundidade de 300 μm. O cone posterior tem diâmetro maior,

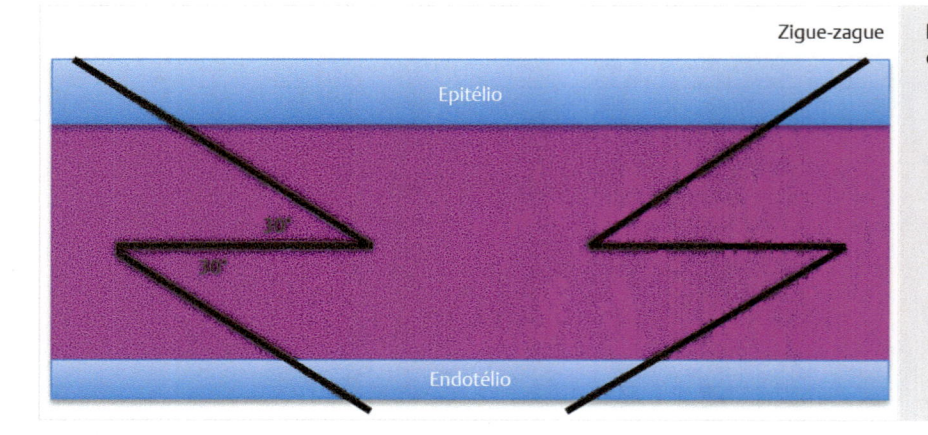

Figura 10.16 Padrão de incisão "zigue-zague" com *laser* de femtossegundo.

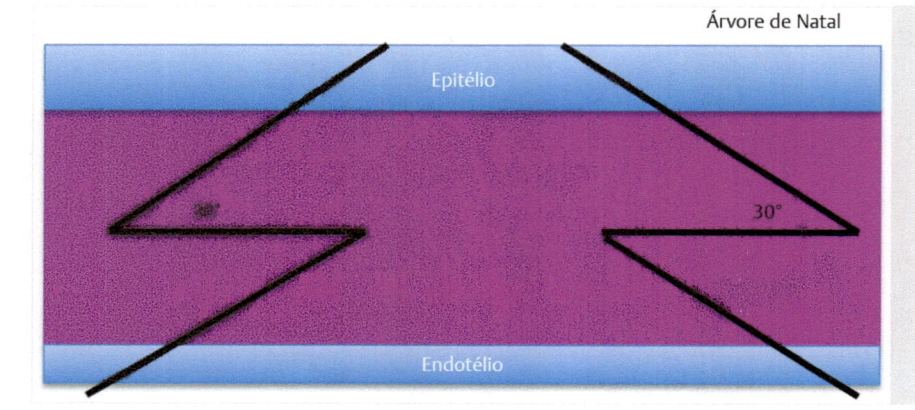

Figura 10.17 Padrão de incisão "árvore de Natal" com *laser* de femtossegundo.

com sua base em torno de 9 mm e é cortado a partir da câmara anterior para uma profundidade anterior de 280 μm (▶ Fig. 10.16).[14]

Vantagens

- O corte lateral anterior em ângulo produz uma transição precisa de doador-hospedeiro com menor potencial para o desalinhamento tecidual e a distorção óptica geral.
- A maior área de superfície do contato doador-hospedeiro permite melhor vedação do local da incisão, melhoria na resistência à tração da ferida, e cicatrização mais rápida dessa ferida.
- Uma curva de aprendizado mais simples para suturar o enxerto no hospedeiro.

Desvantagens

- Aumento da dificuldade para dissecar os tecidos centrais dos periféricos nas córneas doadora e hospedeira.

Árvore de Natal

Descrição

Este padrão é composto de dois cones sobrepostos com ângulos e bases posteriores em torno de 30 graus em direção à periferia da córnea. O cone anterior tem diâmetro maior com sua base em torno de 9 mm e é cortado do epitélio anterior da córnea a uma profundidade de 300 μm. O cone posterior tem diâmetro menor com sua base em torno de 8 mm e é cortado da câmara anterior a uma profundidade anterior de 280 μm (▶ Fig. 10.17).[15]

Essa técnica apresenta o mesmo perfil de vantagem e desvantagem que o do padrão zigue-zague.

Cauda de Andorinha

Descrição

Este padrão é composto de corte lateral anterior de diâmetro em torno de 8 mm, corte do anel lamelar em torno de 9,1 mm de diâmetro externo, profundidade de 300 mm, e corte lateral posterior oblíquo de espessura parcial (estendendo-se de 100 mm na parte anterior à membrana Descemet para a borda externa do corte lamelar; ▶ Fig. 10.18).[16]

A agulha é passada pelo "ponto" da cauda de andorinha no tecido do doador e é direcionado para o sulco do tecido hospedeiro. O nó é girado no tecido do doador, para facilitar o ajuste da lingueta na ranhura, e para evitar a retenção da cauda de andorinha.

Vantagens

- Permite os suportes anterior e posterior do botão durante a cirurgia.
- Estabilidade adequada da ferida.
- A sutura pode ser passada no vértice da cauda de andorinha do doador e pelo hospedeiro em uma profundidade de 50%.

Vantagens

- Uma trefinação da lingueta no sulco aumenta a área de superfície de contato entre o doador e o hospedeiro, desse modo, possivelmente, acelerando a aderência.
- Apresentando características semelhantes à cauda de andorinha, este corte revela estabilização tecidual durante a cirurgia.
- Aumento de resistência para as forças anterior e posterior.

Desvantagens

- Dissecção mais difícil.
- Morosidade
- Sutura a 50% no vértice da lingueta, o que pode levar à abertura da ferida anteriormente ou posteriormente, e pode resultar no vazamento dessa ferida.

Cortes Parciais e Completos

Muitas práticas oculares colocam o *laser* FS em um local fora da sala de cirurgia, o que exige a transferência de pacientes de uma sala para outra para completar o procedimento cirúrgico de ceratoplastia. É imprescindível manter a integridade da ferida durante o transporte do paciente para o centro cirúrgico, a fim de evitar possíveis complicações, incluindo a deiscência da ferida e a ruptura prematura. Nesses casos, é recomendável deixar um espaço de 50 a 100 μm sem cortes na dissecção FS na parte posterior do corte lateral anterior ou na parte exterior do corte lamelar.

Nas configurações de "cartola", "zigue-zague" e "cogumelo" foi demonstrado que um corte parcial da córnea hospedeira pode levar ao aumento da força e da estabilidade.[18] Por outro lado, outros estudos demonstraram que os espaços no corte do anel lamelar proporcionam menor estabilidade da ferida do que os espaços nas incisões verticais. Desse modo, seria aconselhável deixar espaços sem corte nas incisões verticais, se o cirurgião preferir deixar um espaço.

10.2 Conclusão

Certas doenças da córnea de espessura total não são indicações para a ceratoplastia lamelar, e necessitam da ceratoplastia penetrante (PK) por causa dos resultados superiores nas esferas ópticas, tectônicas, reconstrutivas, terapêuticas e estéticas.[19] A clássica ferida vertical da ceratoplastia penetrante (PK) de borda a borda leva um longo período para cicatrizar, e requer suturas relativamente apertadas para manter as bordas unidas, o que demonstrou aumentar drasticamente o risco para o astigmatismo regular ou irregular. Comparada à PK convencional, a PK com *laser* de femtossegundo possui vantagens notáveis, incluindo o número reduzido de suturas necessárias, remoção mais rápida das suturas, menos erros refrativos pós-operatórios e melhores resultados visuais. Técnicas aprimoradas de soldagem de tecidos, aderências teciduais e projetos cirúrgicos podem permitir a obtenção da ceratoplastia autosselante sem suturas e melhores resultados cirúrgicos. Entretanto, essa tecnologia apresenta também suas desvantagens. Existe um custo adicional significativo com o *laser* de femtossegundo. Além disso, as incisões da córnea produzidas pelo *laser* são mais difíceis para dissecar usando um instrumento sem corte ou semiafiado em comparação à trefinação manual convencional de espessura total. Uma consideração prática adicional é que a ceratoplastia com *laser* de femtossegundo (FS) é significativamente mais morosa do que a ceratoplastia penetrante (PK) convencional. No entanto, ter o tecido doador do banco de olhos pré-cortado nas configurações desejadas pode reduzir o tempo de cirurgia.

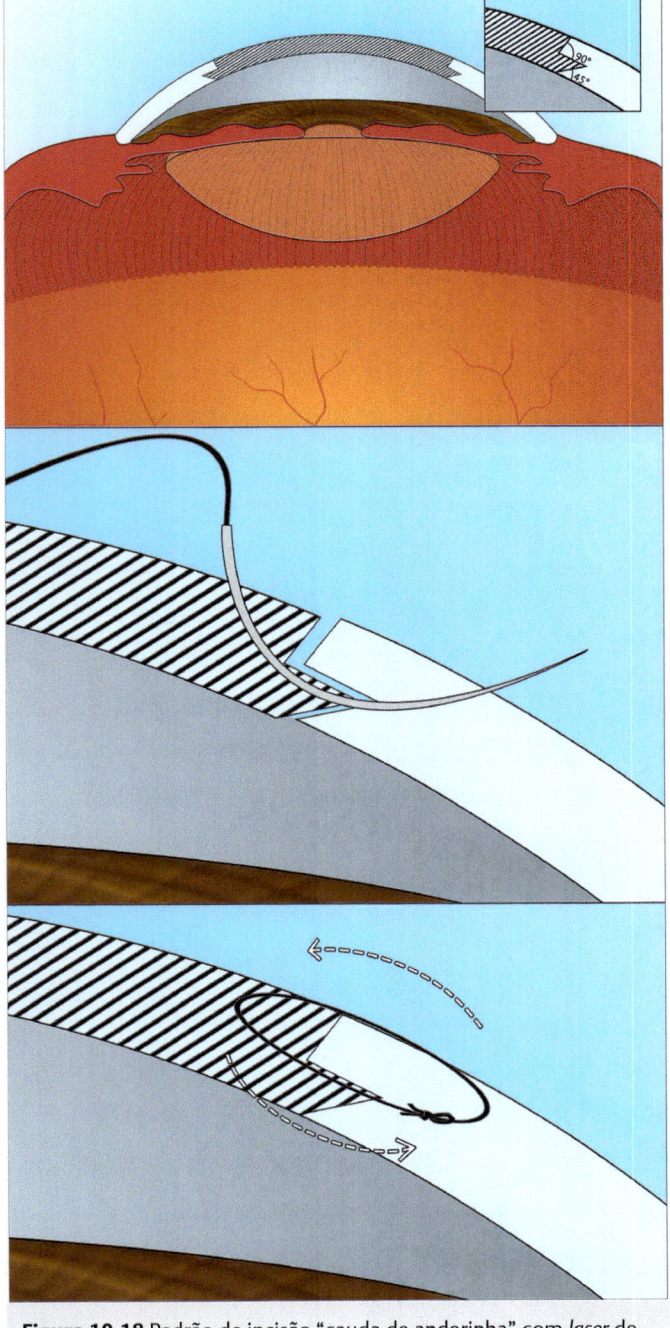

Figura 10.18 Padrão de incisão "cauda de andorinha" com *laser* de femtossegundo.

Desvantagens

- Astigmatismo pós-operatório moderado.

Corte da Lingueta no Sulco

Descrição

Este padrão é composto de dois cones com ápices ao redor de 7 mm de diâmetro e bases em torno de 8 mm que estão sobrepostas em profundidade de aproximadamente 300 μm.[17]

Referências

[1] Farid M, Steinert RF, Gaster RN, Chamberlain W, Lin A. Comparison of penetrating keratoplasty performed with a femtosecond laser zig-zag incision versus conventional blade trephination. Ophthalmology. 2009;116(9):1638-1643

[2] Jonas JB, Vossmerbaeumer U. Femtosecond laser penetrating keratoplasty with conical incisions and positional spikes. J Refract Surg. 2004;20(4):397

[3] Banitt M, Cabot F, Hussain R, Dubovy S, Yoo SH. In vivo effects of femtosecond laser-assisted keratoplasty. JAMA Ophthalmol. 2014;132(11):1355-1358

[4] Mastropasqua L, Nubile M, Lanzini M, Calienno R, Trubiani O. Orientation teeth in nonmechanical femtosecond laser corneal trephination for penetrating keratoplasty. Am J Ophthalmol. 2008;146(1):46-49

[5] Yoo SH, Hurmeric V. Femtosecond laser-assisted keratoplasty. Am J Ophthalmol. 2011;151(2):189-191

[6] Yoo SH, Al-Ageel S. Femtosecond laser (WaveLight FS200) customized keratoplasty for keratoconus: case report. J Refract Surg. 2012;28(11) Suppl:S826-S828

[7] Kamiya K, Kobashi H, Shimizu K, Igarashi A. Clinical outcomes of penetrating keratoplasty performed with the VisuMax femtosecond laser system and comparison with conventional penetrating keratoplasty. PLoS One. 2014;9(8):e105464

[8] Proust H, Baeteman C, Matonti F, Conrath J, Ridings B, Hoffart L. Femtosecond laser-assisted decagonal penetrating keratoplasty. Am J Ophthalmol. 2011;151(1):29-34

[9] Ignacio TS, Nguyen TB, Chuck RS, Kurtz RM, Sarayba MA. Top hat wound configuration for penetrating keratoplasty using the femtosecond laser: a laboratory model. Cornea. 2006;25(3):336-340

[10] Thompson MJ. Femtosecond laser-assisted half-top-hat keratoplasty. Cornea. 2012;31(3):291-292

[11] Levinger E, Trivizki O, Levinger S, Kremer I. Outcome of "mushroom" pattern femtosecond laser-assisted keratoplasty versus conventional penetrating keratoplasty in patients with keratoconus. Cornea. 2014;33(5):481-485

[12] Fung SS, Iovieno A, Shanmuganathan VA, Chowdhury V, Maurino V. Femtosecond laser-assisted lock-and-key shaped penetrating keratoplasty. Br J Ophthalmol. 2012;96(1):136-137

[13] Canovetti A, Malandrini A, Lenzetti I, Rossi F, Pini R, Menabuoni L. Laserassisted penetrating keratoplasty: 1-year results in patients using a laserwelded anvil-profiled graft. Am J Ophthalmol. 2014;158(4):664-670.e2

[14] Farid M, Kim M, Steinert RF. Results of penetrating keratoplasty performed with a femtosecond laser zigzag incision initial report. Ophthalmology. 2007;114(12):2208-2212

[15] Bahar I, Kaiserman I, McAllum P, Rootman D. Femtosecond laser-assisted penetrating keratoplasty: stability evaluation of different wound configurations. Cornea. 2008;27(2):209-211

[16] Lee J, Winokur J, Hallak J, Azar DT. Femtosecond dovetail penetrating keratoplasty: surgical technique and case report. Br J Ophthalmol. 2009;93(7):861-863

[17] Malta JB, Soong HK, Shtein R, et al. Femtosecond laser-assisted keratoplasty: laboratory studies in eye bank eyes. Curr Eye Res. 2009;34(1):18-25

[18] Kopani KR, Page MA, Holiman J, Parodi A, Iliakis B, Chamberlain W. Femtosecond laser-assisted keratoplasty: full and partial-thickness cut wound strength and endothelial cell loss across a variety of wound patterns. Br J Ophthalmol. 2014;98(7):894-899

[19] Buratto L, Böhm E. The use of the femtosecond laser in penetrating keratoplasty. Am J Ophthalmol. 2007;143(5):737-742

11 Correção de Astigmatismo com *Laser* de Femtossegundo

Sperl Philipp ▪ *Kraker Hannes* ▪ *Günther Grabner*

Resumo
A redução de astigmatismo corneal com *laser* de femtossegundo tem-se tornado cada vez mais popular nos últimos anos. Este capítulo examina dois princípios cirúrgicos na correção desse astigmatismo com esse tipo de *laser*: (1) incisões arqueadas de relaxamento da córnea guiadas por *laser* e (2) o mais novo princípio de correção de astigmatismo por *laser* de femtossegundo denominado de extração da lentícula por pequena incisão (SMILE, para *small incision lenticule extraction*).

Palavras-chave: Astigmatismo, *laser* de femtossegundo, incisões astigmáticas arqueadas, extrações de lentícula por pequena incisão, incisões arqueadas e guiadas a *laser* para relaxamento da córnea

11.1 Introdução

Desde a introdução inicial da cirurgia oftálmica, o objetivo final era fornecer a melhor acuidade visual não corrigida aos pacientes. Nas últimas décadas, testemunhamos o rápido progresso em técnicas cirúrgicas refrativas. Consequentemente, atualmente os pacientes submetidos à cirurgia oftálmica têm altas expectativas em relação a seus médicos. Erros esféricos são mais fáceis de tratar, enquanto a correção do astigmatismo parece ser um desafio maior para os cirurgiões oftálmicos.

A partir de publicações anteriores observamos que a porcentagem de astigmatismo corneano de ocorrência natural na faixa de 0,25 a 1,5 D em pacientes submetidos à cirurgia de catarata é de 64%, e o índice de astigmatismo superior a 1,5 D é de 22%.[1] Outro estudo avaliou 23.239 olhos e descobriu astigmatismo corneal de 0,75 D ou superior em 36,05% dos pacientes.[2]

Além disso, o grupo de pacientes após ceratoplastia penetrante posterior sofrendo de astigmatismo pós-operatório não é insignificante. Estudos demonstraram alto índice de astigmatismo intolerável após a ceratoplastia.[3]

O astigmatismo de ocorrência natural e aquele induzido por cirurgia apresentam forte influência sobre a acuidade visual não corrigida e, portanto, procedimentos cirúrgicos suficientes são necessários para atingir resultados visuais satisfatórios.

Para tratar o astigmatismo corneal, uma ampla faixa de tratamentos foi criada. Podemos diferenciar entre métodos não invasivos (ou seja, lentes de contato e óculos) e procedimentos cirúrgicos. Todos os métodos para corrigir o astigmatismo corneal demonstraram redução significativa do problema. Apesar disso, limitações foram observadas em todos os métodos. Por exemplo, a colocação de lentes de contato em um paciente com astigmatismo em grau elevado pode ser extremamente desafiadora. Procedimentos cirúrgicos, como ressecção de cunha executada manualmente, incisões de relaxamento da córnea ou suturas de compressão, apresentam limitações em previsibilidade.

Nos últimos anos, a redução do astigmatismo corneal com *laser* de femtossegundo tornou-se mais popular. Na correção de astigmatismo guiada por esse *laser* há dois princípios cirúrgicos para indicações diferentes. As incisões arqueadas de relaxamento da córnea guiadas por *laser* e antes executadas manualmente são usadas para corrigir astigmatismo alto, ou seja, após ceratoplastia penetrante posterior. Os resultados clínicos satisfatórios predispuseram os cirurgiões a usar essa técnica para tratar astigmatismo baixo a moderado. As incisões arqueadas podem ser intraestromais ou penetrantes anteriores. Alta precisão e melhor reprodutibilidade são esperadas quando se usa o dispositivo cirúrgico guiado por computador. Vários autores publicaram resultados promissores.[4,5,6] O segundo e mais recente princípio de correção de astigmatismo com *laser* de femtossegundo é a extração de lentícula por pequena incisão (SMILE).

11.2 Princípios de Incisões Astigmáticas Arqueadas com *Laser* de Femtossegundo

Como mencionado anteriormente, uma técnica amplamente usada para corrigir astigmatismo corneal é a realização de incisões arqueadas de relaxamento. O *laser* de femtossegundo oferece a possibilidade de realizar incisões de relaxamento do limbo, intraestromais ou incisões penetrantes anteriores. Assim, cortes simétricos são realizados no meridiano íngreme da córnea. O objetivo cirúrgico é atingir efeito de achatamento desse meridiano reforçado pelo levantamento do meridiano plano correspondente. Uma proporção de acoplamento de 1 não causa alteração no equivalente esférico, enquanto uma proporção superior a 1 levará a um desvio hiperópico, e uma proporção inferior a 1 resultará em desvio miópico.[7] A extensão da incisão arqueada influencia o volume do efeito de redução. Além disso, a abertura de cortes intraestromais manualmente aumenta mais ainda o efeito de correção. Normalmente são realizadas incisões de 30 a 90 graus. Incisões mais curtas causam mais achatamento que elevação, enquanto incisões mais extensas induzem o oposto. Por causa do índice mais alto de complicações, incisões superiores a 90 graus não são recomendadas.

A extensão da incisão não é o único fator que influencia a magnitude da correção. Os parâmetros a seguir exercem forte influência na magnitude: distância até o eixo óptico, profundidade da incisão, ângulo da incisão e energia a *laser* aplicada. Incisões mais próximas ao eixo óptico exercem efeito mais forte (diâmetro < 8 mm). Por outro lado, é preciso mencionar que quanto mais próxima a incisão ao eixo óptico, maior o olhar que pode ser induzido. Os fenômenos do olhar também podem ser influenciados pelo ângulo da incisão. Incisões intraestromais guiadas por *laser* apresentam melhor reprodutibilidade e menos complicações, como ferida aberta, infecções e inclusão epitelial quando comparadas às incisões reforçadas manualmente.[7]

11.3 Dados Atuais

Hoffart *et al.* compararam incisões astigmáticas realizadas manualmente àquelas realizadas com *laser* de femtossegundo. Nesse estudo, as incisões a *laser* de femtossegundo foram superiores.[8]

Rückl *et al.* conduziram um estudo em 16 pacientes usando o sistema IntraLase iFS, em que foram cortadas incisões arqueadas intraestromais simétricas nas córneas. Nesse estudo, foram tratados pacientes com astigmatismo corneal inferior a 3 D. O grupo mostrou redução significativa de astigmatismo corneal de 1,50 ± 0,47 D (média) para 0,63 ± 0,34 D (média) seis meses após a cirurgia.[5]

Em um estudo mais amplo, Venter *et al.* conduziram incisões astigmáticas intraestromais em 112 olhos de pacientes após cirurgia refrativa. Esse grupo também usou o *laser* de femtossegundo com IntraLase iFS. O cilindro subjetivo absoluto médio diminuiu substancialmente de 1,20 ± 0,47 D antes da cirurgia para 0,55 ± 0,40 D após a cirurgia.[6]

Wetterstrand *et al.* trataram pacientes com astigmatismo residual após ceratoplastia de penetração ($n = 16$). O astigmatismo corneal topográfico diminuiu de 9,5 ± 4,8 para 4,4 ± 2,1 após a cirurgia. Infelizmente, o último acompanhamento foi conduzido após três meses da cirurgia.[9]

11.4 Extração de Lentícula por Pequena Incisão

SMILE é o passo mais moderno na cirurgia refrativa com *laser* de femtossegundo, representando um procedimento a *laser* do tipo completo (*all in one*). Assim, esse tipo de laser cria não só um retalho, como no procedimento de ceratomileuse *in situ* com *laser* (LASIK), mas também uma lentícula intraestromal, que é removida por meio de uma incisão pequena e arqueada.

O *laser* de femtossegundo cria a lentícula dentro de quatro incisões fotoablativas. A primeira incisão corta o lado inferior da lentícula seguido de cortes laterais circulares. A seguir, é criado o lado superior da lentícula intraestromal. Consequentemente, é criada uma pequena incisão em túnel na parte superior ou superotemporal da córnea, através da qual o cirurgião remove a lentícula. Esse princípio pode substituir um procedimento combinado de *excimer laser* com femtossegundos como a LASIK.[10]

Atualmente, SMILE está limitada a pacientes miópicos (< 10 D) com astigmatismo leve a moderado (< 6 D).

Em estudo recente, Chan *et al.* compararam a correção astigmática entre LASIK com *laser* de femtossegundo e SMILE com 111 pacientes incluídos em estudo prospectivo. A faixa de astigmatismo tratado foi de -0,25 a -4 D, e controles pós-operatórios foram conduzidos após um e três meses. Os autores informam uma correção astigmática menos favorável em comparação à LASIK. No grupo da SMILE, 68,5% dos pacientes estavam dentro de ± 0,25 D de emetropia após 1 mês. Após três meses, 70,4% estavam dentro dos ±0,25 D de emetropia. Entretanto, no grupo de LASIK após um e três meses, 94,7% e 96,5% dos pacientes, respectivamente, estavam dentro dos ±0,25 D de emetropia.[11]

Em um estudo retrospectivo de Zhang *et al.*, 98 pacientes tratados com SMILE foram avaliados um ano após o tratamento. Os autores informam resultados refrativos estáveis em acompanhamento de longo prazo com tendência à subcorreção de refração cilíndrica.[12]

Qian *et al.* conduziram um estudo para avaliar a influência da origem do astigmatismo na correção de miopia ou de astigmatismo miópico por SMILE com *laser* de femtossegundo, incluindo 122 pacientes. O estudo mostrou que SMILE é eficaz em corrigir astigmatismo, mas pode ser menos eficiente em corrigir astigmatismo residual ocular, que é definido como astigmatismo que não pode ser atribuído ao astigmatismo corneal anterior.[13]

Embora os resultados da correção de astigmatismo com SMILE sejam inferiores em comparação a outros métodos, essa é uma técnica muito promissora.

11.5 Perspectiva

As duas técnicas são procedimentos promissores para a correção de astigmatismo corneal. No futuro, as incisões arqueadas provavelmente permanecerão como procedimento adicional durante a cirurgia de catarata ou após a ceratoplastia, enquanto a SMILE ficará com os tratamentos refrativos. Embora vários autores tenham demonstrado resultados satisfatórios na redução do astigmatismo corneal com incisões arqueadas, até o momento não existe nomograma amplamente usado. O próximo passo será estabelecer um nomograma com o qual os resultados clínicos possam ser comparados.

Para o procedimento SMILE, os próximos anos mostrarão se ele poderá competir com os resultados apresentados pela LASIK.

Referências

[1] Ferrer-Blasco T, Montés-Micó R, Peixoto-de-Matos SC, González-Méijome JM, Cerviño A. Prevalence of corneal astigmatism before cataract surgery. J Cataract Refract Surg. 2009;35(1):70-75
[2] Hoffmann PC, Hütz WW. Analysis of biometry and prevalence data for corneal astigmatism in 23,239 eyes. J Cataract Refract Surg. 2010;36(9):1479-1485
[3] Karabatsas CH, Cook SD, Figueiredo FC, Diamond JP, Easty DL. Combined interrupted and continuous versus single continuous adjustable suturing in penetrating keratoplasty: a prospective, randomized study of induced astigmatism during the first postoperative year. Ophthalmology. 1998;105(11):1991-1998
[4] Kymionis GD, Yoo SH, Ide T, Culbertson WW. Femtosecond-assisted astigmatic keratotomy for post-keratoplasty irregular astigmatism. J Cataract Refract Surg. 2009;35(1):11-13
[5] Rückl T, Dexl AK, Bachernegg A, et al. Femtosecond laser-assisted intrastromal arcuate keratotomy to reduce corneal astigmatism. J Cataract Refract Surg. 2013;39(4):528-538
[6] Venter J, Blumenfeld R, Schallhorn S, Pelouskova M. Non-penetrating femtosecond laser intrastromal astigmatic keratotomy in patients with mixed astigmatism after previous refractive surgery. J Refract Surg. 2013;29(3):180-186
[7] Wu E. Femtosecond-assisted astigmatic keratotomy. Int Ophthalmol Clin. 2011;51(2):77-85
[8] Hoffart L, Proust H, Matonti F, Conrath J, Ridings B. Correction of postkeratoplasty astigmatism by femtosecond laser compared with mechanized astigmatic keratotomy. Am J Ophthalmol. 2009;147(5):779-787, 787.e1
[9] Wetterstrand O, Holopainen JM, Krootila K. Treatment of postoperative keratoplasty astigmatism using femtosecond laser-assisted intrastromal relaxing incisions. J Refract Surg. 2013;29(6):378-382
[10] Moshirfar M, McCaughey MV, Reinstein DZ, Shah R, Santiago-Caban L, Fenzl CR. Small-incision lenticule extraction. J Cataract Refract Surg. 2015;41(3):652-665
[11] Chan TC, Ng AL, Cheng GP, et al. Vector analysis of astigmatic correction after small-incision lenticule extraction and femtosecond-assisted LASIK for low to moderate myopic astigmatism. Br J Ophthalmol. 2016;100(4):553-559
[12] Zhang J, Wang Y, Wu W, Xu L, Li X, Dou R. Vector analysis of low to moderate astigmatism with small incision lenticule extraction (SMILE): results of a 1- year follow-up. BMC Ophthalmol. 2015;15:8
[13] Qian Y, Huang J, Chu R, et al. Influence of intraocular astigmatism on the correction of myopic astigmatism by femtosecond laser small-incision lenticule extraction. J Cataract Refract Surg. 2015;41(5):1057-1064

12 Por que *Laser* de Femtossegundo para Anéis Intracorneais?

Efekan Coskunseven ▪ *Ioannis G. Pallikaris* ▪ *Onurcan Sahin*

Resumo

Por que *laser* de femtossegundo (FSL) para anéis intracorneais? As vantagens da tecnologia de FSL em implante de anel intracorneal (ICR) e tratamento de ceratocone não podem mais ser ignoradas. Os primeiros implantes de ICR foram realizados por método mecânico, que era manual e dependia da habilidade do cirurgião. Entretanto, houve muitos fatores essenciais que adicionaram importância significativa ao sucesso do tratamento, como centralização, profundidade, diâmetros interno/externo etc. A demanda da precisão desses fatores motivou o desenvolvimento da tecnologia do FSL nos implantes de ICR. As principais vantagens desse implante usando FSL incluem: menos defeitos epiteliais e, portanto, menor desconforto após a operação, controle da infecção por causa de cones descartáveis usados em cada olho, menos tempo de vácuo e de pressão, comparado ao método mecânico, centralização perfeita, estabilização de profundidade excelente, incisão sem erro e eficácia confiável. Além disso, a eficácia pode ser aumentada com a criação de um canal mais estreito, por causa da opção de mudar os diâmetros interno e externo. A perfuração endotelial é a complicação mais importante. A formação incompleta de túnel é a mais frequente. Além disso, complicações, como erro Galvo durante a incisão, entrada incorreta do canal e perda de vácuo, também podem ser observadas.

Palavras-chave: Femtossegundo, anel intracorneal, ceratocone

12.1 Introdução

O método de reticulação ou *cross-linking* corneal (CCL) ficou conhecido por sustar a progressão do ceratocone e por também atuar levemente na regulação da córnea. O tratamento do ceratocone está comprovado com publicações em todo o mundo. Entretanto, o tratamento por CCL não pode ser considerado para aumentar a acuidade visual. A história dos ICR é mais longa que aquela do CCL. O Professor Barraquer iniciou o primeiro implante de incrustação intracorneal para correção de miopia, em 1950. O ICR é mais seguro e mais eficiente para aumentar a visão em ceratocone. A esse respeito, devem ser mencionados: o trabalho do Doutor Ferrara no Brasil, em 1995, e a primeira tese publicada pelo Professor Jeseph Collin, em 1997. Esse método bem-sucedido foi iniciado usando o método mecânico. Enquanto para o implante INTACS® (Addition Technology, Inc., Lombard, IL. Uma empresa da AJL Ophthalmic, S.A., Araba, Espanha) a separação do canal é conduzida por meio de um anel de sucção capaz de vácuo, o ICRS KeraRing (KeraRing, Mediphacos Ltda., Belo Horizonte, Brasil) é implantado após separação mecânica manual (▶ Fig. 12.1). O método mecânico tem algumas desvantagens como alta pressão de vácuo, erros de centralização, problemas de profundidade estável e, por correspondência, perfuração na câmara anterior, defeitos epiteliais e desconforto. Essas desvantagens de separação mecânica levaram a complicações, como: migração de segmento (▶ Fig. 12.2) e vascularização no local da ferida (▶ Fig. 12.3), fusão da córnea (▶ Fig. 12.4), extrusão de segmento (▶ Fig. 12.5) e infecção grave (▶ Fig.12.6), o que levou muitos médicos a não mais realizarem esse tipo de cirurgia.

O FSL, descoberto nos anos 2000, foi projetado para a ceratomileuse *in situ* com *laser* (LASIK). Entretanto, FSL foi a solução para todos os problemas em implante de ICR.

12.2 Para a Infecção

Anéis e cones de sucção esterilizados e descartáveis separadamente para cada olho podem prevenir infecções intraoperatórias (▶ Fig. 12.7, ▶ Fig. 12.8).

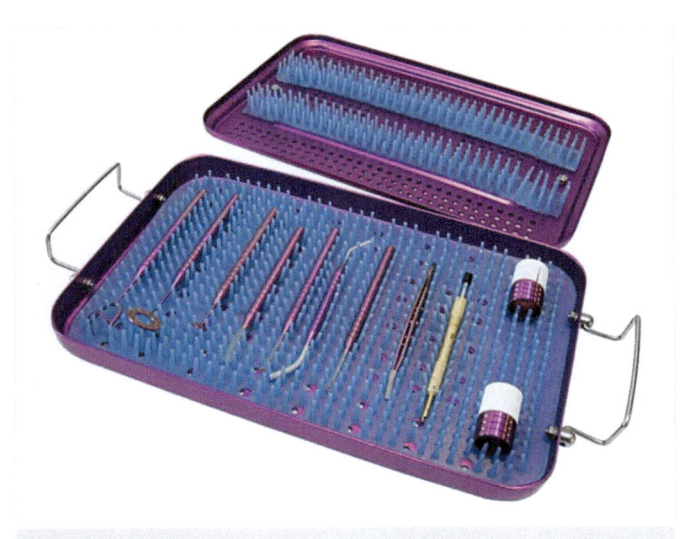

Figura 12.1 Conjunto de separadores da técnica mecânica manual.

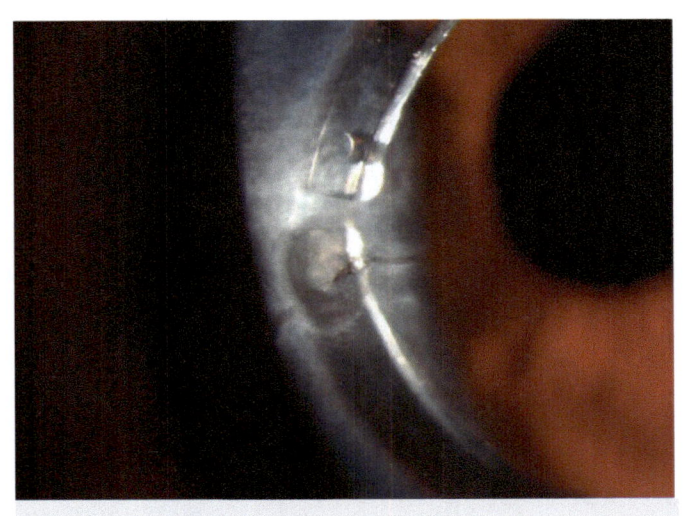

Figura 12.2 Migração de segmento.

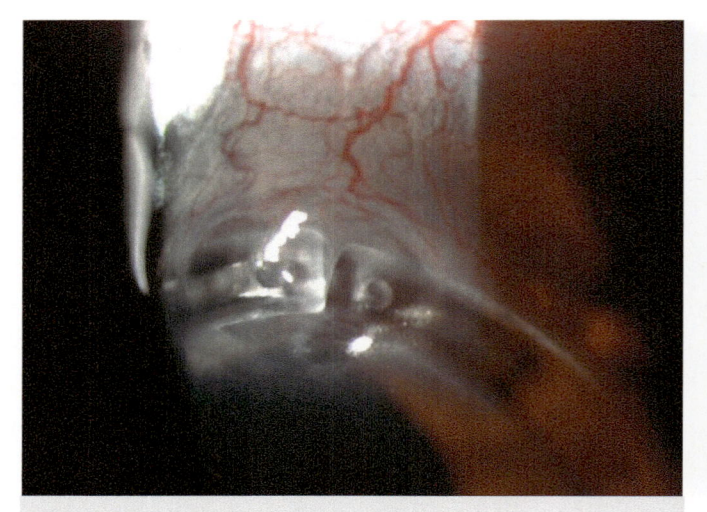

Figura 12.3 Vascularização em local de ferida.

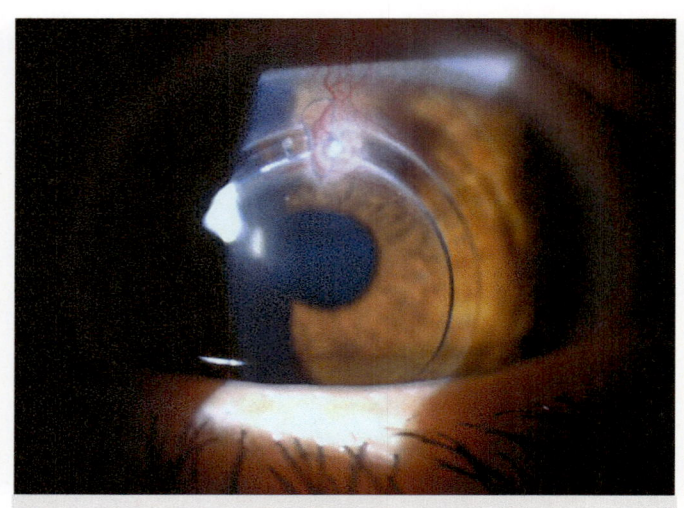

Figura 12.4 Fusão em local de ferida.

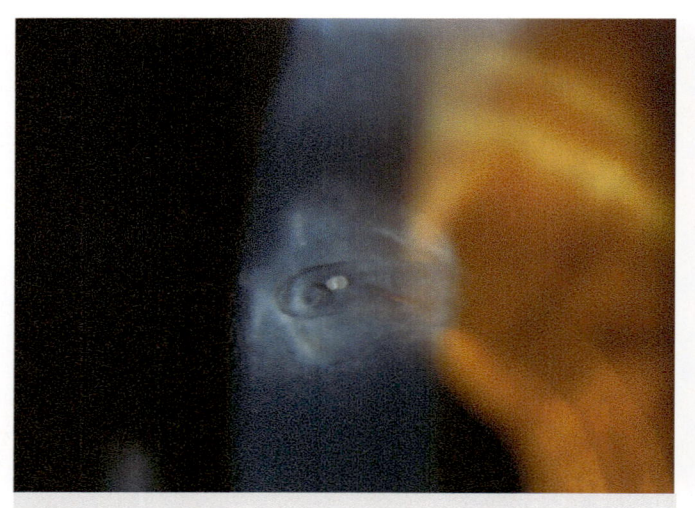

Figura 12.5 Extrusão.

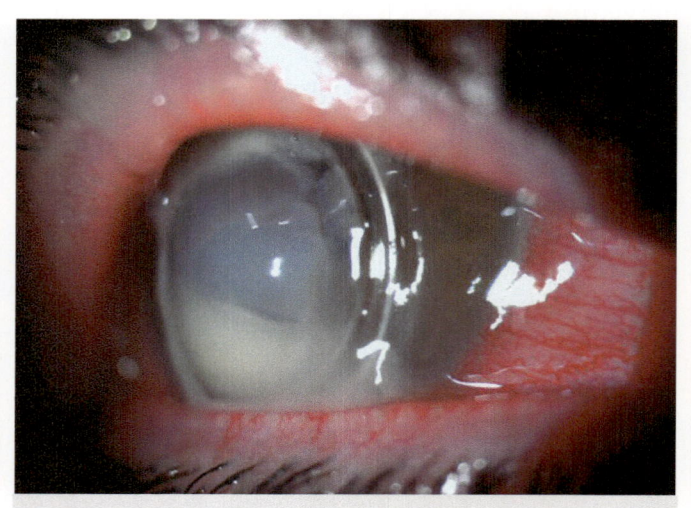

Figura 12.6 Endoftalmite.

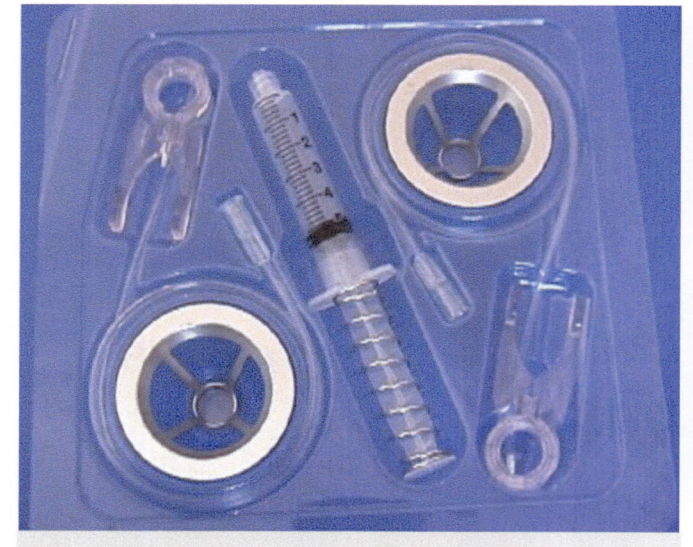

Figura 12.7 Anel e cone de sucção descartáveis.

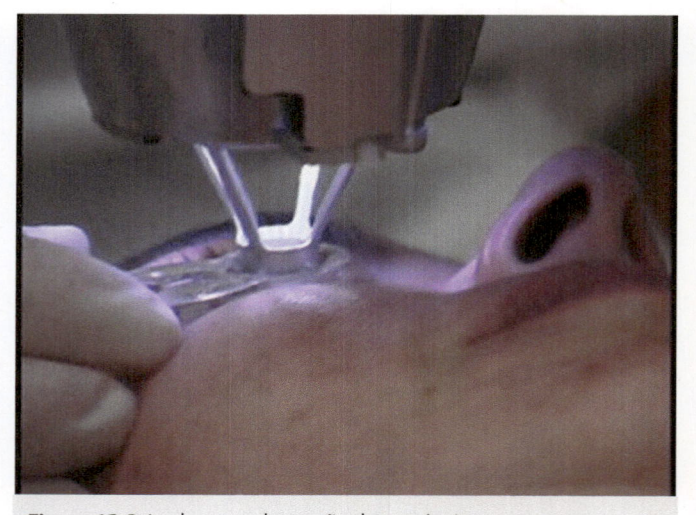

Figura 12.8 Anel e cone de sucção descartáveis.

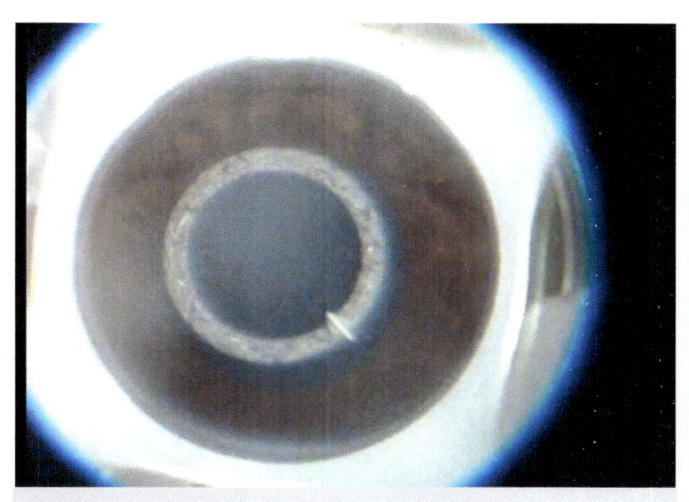

Figura 12.9 Vácuo aplicado durante oito segundos.

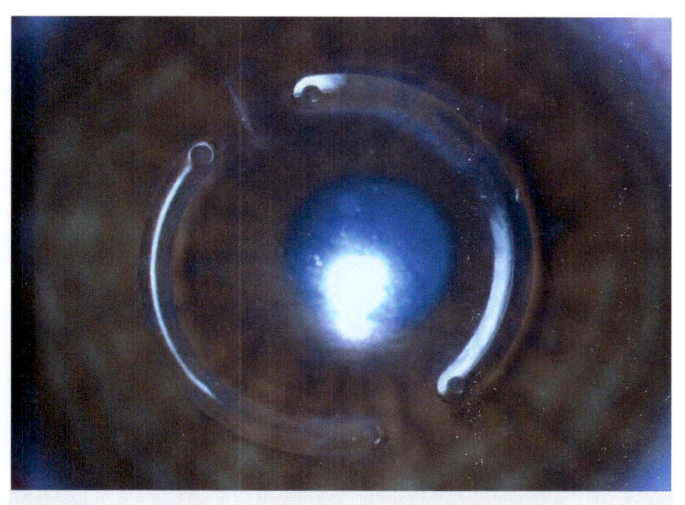

Figura 12.10 Implante de anel intracorneal em centralização previsível.

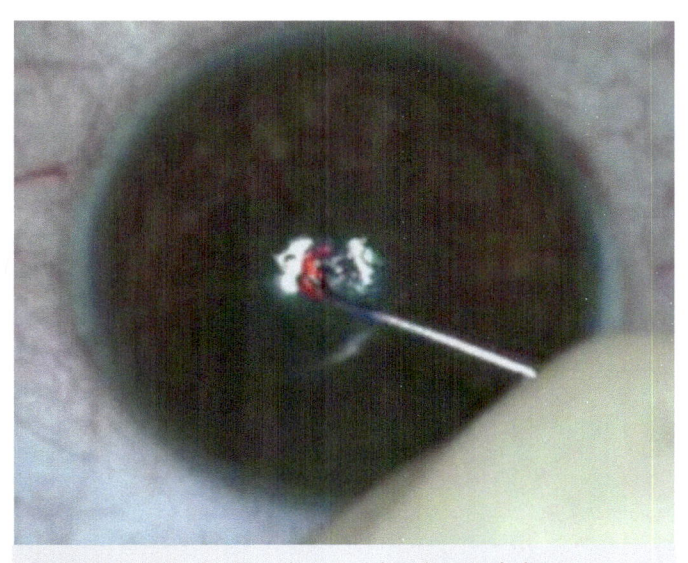

Figura 12.11 Uso de marcador antes da aplicação do *laser*.

12.3 Pressão a Vácuo Baixa e Menos Tempo

Adicionalmente, o FSL também usa vácuo baixo. Cerca de 35 mm Hg de vácuo são aplicados durante oito segundos, enquanto na técnica mecânica a pressão de vácuo excede a 50 mm Hg por dois minutos (▶ Fig. 12.9).

12.4 Centralização Satisfatória

Outra grande vantagem do FSL para implante de segmento de anel intracorneal é sua centralização previsível (▶ Fig. 12.10), que é importante especialmente para anéis com zonas ópticas de 5 mm. A centralização pode ser atingida com mais facilidade, usando-se um marcador antes da aplicação do *laser* (▶ Fig.12.11). Após a colocação do anel a vácuo e a aplanação à córnea, o cirurgião pode escolher o ponto central no local exato desejado. Alguns fabricantes de anéis recomendam que esse ponto central seja o centro anatômico do limbo; outros recomendam o "reflexo de Purkinje" como centro (▶ Fig. 12.12).

12.5 Personalização do Tamanho do Túnel

A personalização do túnel é possível com FSL; a profundidade do canal assim como seus diâmetros interno e externo são alterados digitalmente com facilidade em técnicas com FSL (▶ Fig. 12.13). Se o cirurgião reduzir o diâmetro interno do canal após o implante do anel, esse anel retrairá o canal em sentido distal. Esse efeito pode aumentar com canais mais estreitos. Rabinowitz *et al.*[1] demonstraram que canais de segmento de anéis mais estreitos melhoravam a acuidade visual e a refração (▶ Tabela 12.1). Estudo similar foi apresentado na 24ª Reunião da Sociedade Europeia de Cirurgiões de Catarata e de Refração, em Londres, em 11 de setembro de 2006. Nesse estudo, três grupos foram avaliados de acordo com diâmetros interno e externo.[2] O Grupo II tinha canais estreitos, e o Grupo III tinha canais com a mesma largura que a do Grupo II, mas com diâmetro interno menor. Os resultados mostraram que um diâmetro interno menor e canal mais estreito levaram a resultados mais efetivos *versus* os demais grupos. Nesse estudo, os parâmetros INTACS de anéis reais foram 6,77 a 8,1 mm (interno e externo). No Grupo I foram 6,77 a 8,1 mm; no Grupo II foram 6,6 a 7,4 mm e no Grupo III foram de 6,5 a 7,3 mm (▶ Tabela 12.2). O Grupo III apresentou o canal mais estreito nesse estudo (▶ Fig. 12.14). As alterações ceratométricas em eixo íngreme foram medidas com Orbscan e mostraram: 4,25 D no Grupo I, 25,59 D no Grupo II e 37,08 D no Grupo III. O Grupo III de canal mais estreito demonstrou alterações máximas em eixo íngreme após implante do anel (▶ Fig. 12.15). As alterações em refração pré-operatórias comparadas às pós-operatórias nos Grupos I, II e III foram 1,17; 2,54 e 4,64 D, respectivamente (▶ Fig. 12.16). As alterações pré-operatórias comparadas às pós-operatórias em acuidade visual não corrigida (UCVA) nos Grupos I, II e III foram 0,26; 0,23 e 0,29 D, respectivamente. Alterações na melhor acuidade visual corrigida com óculos (BCVA) nos Grupos I, II e III foram 0,1; 0,13 e 0,16 D, respectivamente (▶ Fig. 12.17). Os resultados mostraram que o Grupo III de canal mais estreito ofereceu o efeito máximo após o implante de anel.

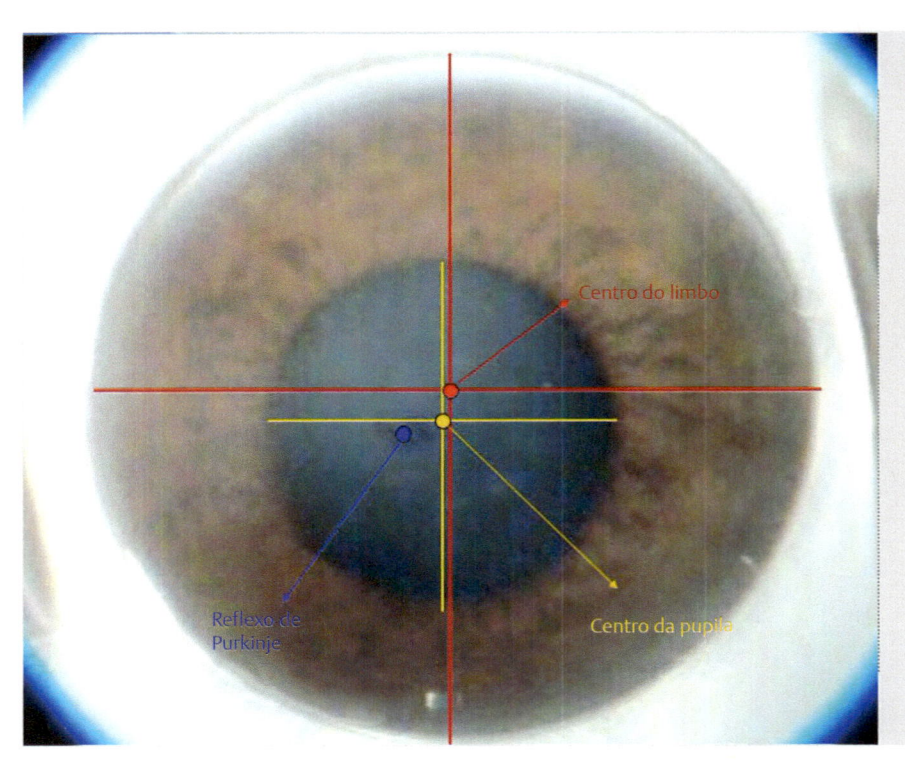

Figura 12.12 Reflexo de Purkinje e centro da pupila.

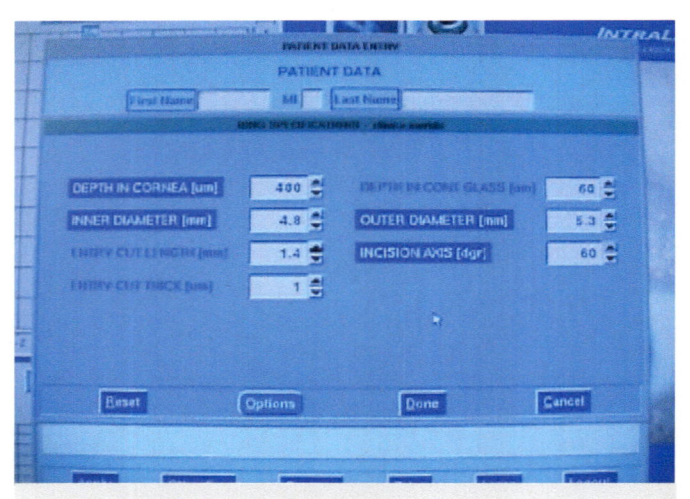

Figura 12.13 A profundidade do canal.

12.6 Profundidade Estável

É possível ter profundidade estável e confiável dos canais, o que pode evitar perfuração da câmara anterior e movimento superficial (▶ Fig. 12.18).

12.7 Mais Eficaz

O FSL é mais eficaz para implante de segmento de anel intracorneal que a técnica mecânica. Vários estudos compararam técnicas mecânicas *versus* FSL. Rabinowitz *et al.*[1] mostraram que, com exceção da alteração em índice de regularidade de superfície, o grupo com *laser* se desempenhou melhor em todos os parâmetros. Quando os resultados do IntraLase foram comparados a resultados do disseminador mecânico após 1 ano,[3,4] foi concluído que os resultados com IntraLase eram melhores. Outro estudo similar[5] foi publicado, no qual 32 pacientes ceratocônicos (50 olhos) que se submeteram à inserção de segmento de anel corneal intraestromal (ICRS) usando FSL para criação de canal e completaram pelo menos 1 ano de acompanhamento foram incluídos nesse estudo. UCVA, BCVA, refração, achados topográficos e reações adversas foram avaliados.

Tabela 12.1 Segmentos de Anel de Rabinowitz, IntraLase FS *Laser* e INTACS para o Tratamento de Ceratocone

Alterações de pré-operatório para pós-operatório	Diâmetro externo amplo ≥ 8 mm	Diâmetro externo estreito ≤ 7,6 mm
UCVA (linhas)	2	4
BCVA (linhas)	0	6
Esfera (D)	0,70	3
Cilindro (D)	0,75	1,9

Abreviaturas: BCVA, melhor acuidade visual corrigida com óculos; UCVA, acuidade visual não corrigida.

Tabela 12.2 Cinquenta e Três Olhos de 37 Pacientes com Ceratocone; Segmento INTACS, Grupos I, II e III

	Diâmetro interno	Diâmetro externo	Tamanho do túnel (mm)	Olhos de pacientes
Anéis INTACS	6,77	8,1	0,66	53 (*n* = 37)
Grupo I	6,6	7,6	0,5	14 (*n* = 9)
Grupo II	6,6	7,4	0,4	10 (*n* = 7)
Grupo III	6,5	7,3	0,4	29 (*n* = 21)

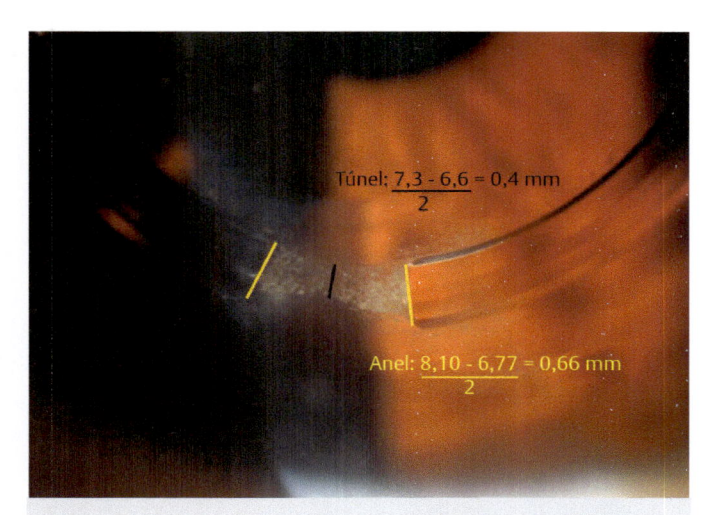

Figura 12.14 O diâmetro externo estreito do canal é de 7,3 mm, o diâmetro interno é de 6,6 mm, e o túnel tem 0,4 mm, enquanto o segmento INTACS tem 0,66 mm.

O propósito do estudo foi informar os resultados do implante de ICRS usando FSL (IntraLase Corp, Irvine, CA) em pacientes ceratocônicos. Os critérios de inclusão foram: intolerância a lentes de contato nos graus 1, 2 ou 3 de ceratocone e espessura de córnea de pelo menos 350 m no ponto mais fino e de pelo menos 450 m no sítio da incisão. Os pacientes eram excluídos se a leitura do ceratômetro fosse mais alta que 65,3 D; se a contagem de células endoteliais fosse inferior a 2.000 mm[2]; se a expectativa para emetropia fosse alta ou se houve a presença de ceratocone agudo, ectopia grave, síndrome de erosão de córnea, ceratite herpética, distrofias da córnea, ceratocone em grau 4, hidropsia, BCVA de 0,05 ou menos, doenças autoimunes e gestantes/lactantes. Os pacientes foram acompanhados no pós-operatório nos dias 1, 7, 30 e 90 e então cada seis meses. Em cada acompanhamento, os níveis de UCVA e BCVA foram registrados, e realizados os exames de topografia com Orbscan II (Bausch & Lomb, Rochester, New York) e paquimetria por ultrassom. Todas as intervenções foram realizadas mediante anestesia tópica. O sítio de incisão foi escolhido como o eixo topográfico íngreme em todos os olhos. A espessura da córnea foi medida no sítio da incisão e em vários pontos na circunferência

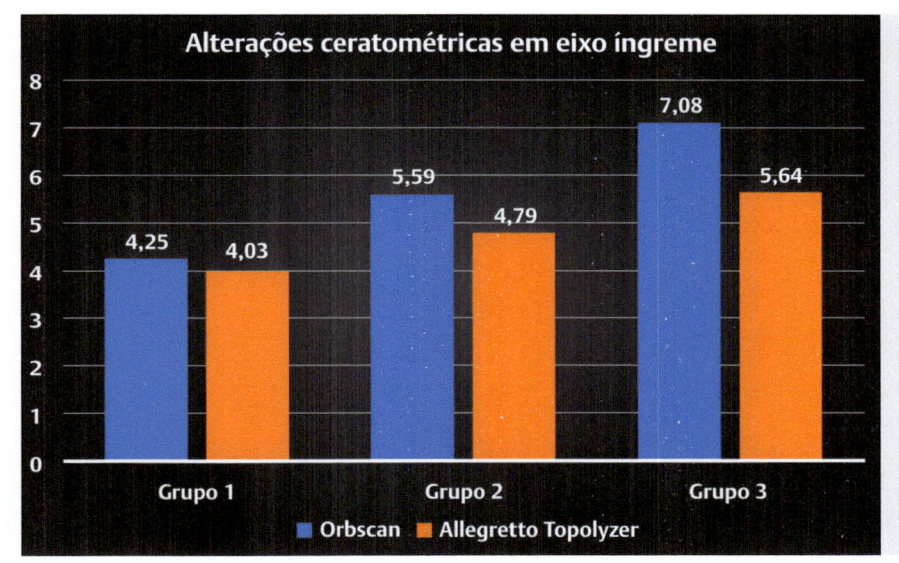

Figura 12.15 Alterações ceratométricas em eixo íngreme.

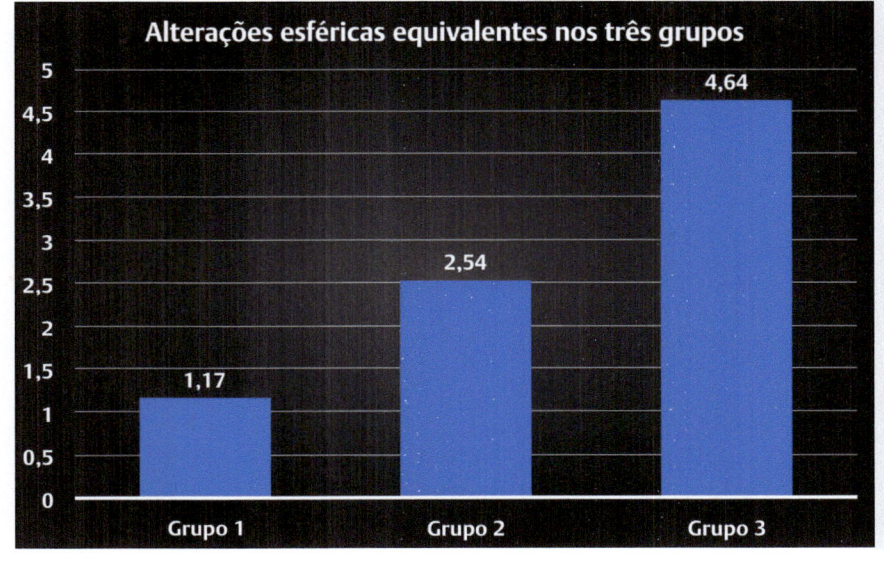

Figura 12.16 Alterações esféricas equivalentes em eixo íngreme.

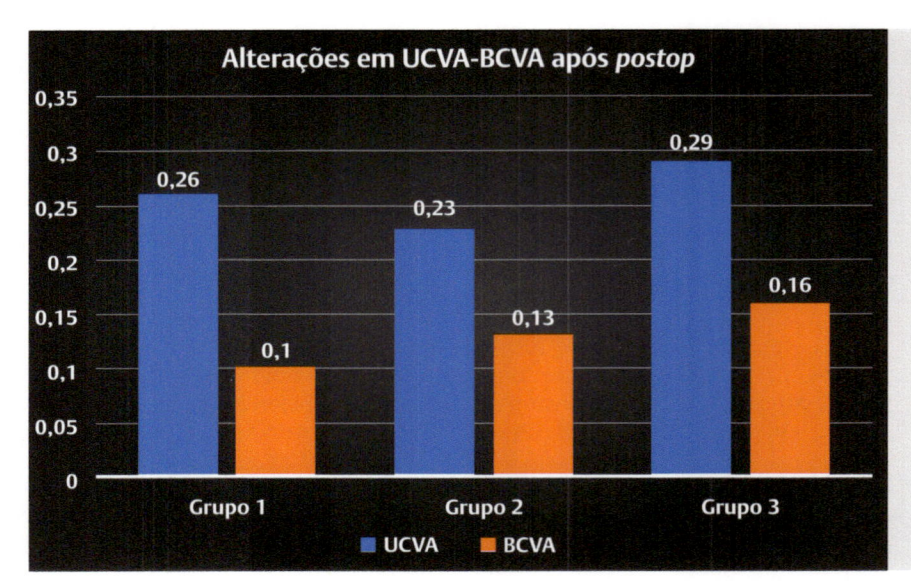

Figura 12.17 Alterações em acuidade visual não corrigida e acuidade visual mais bem corrigida com óculos.

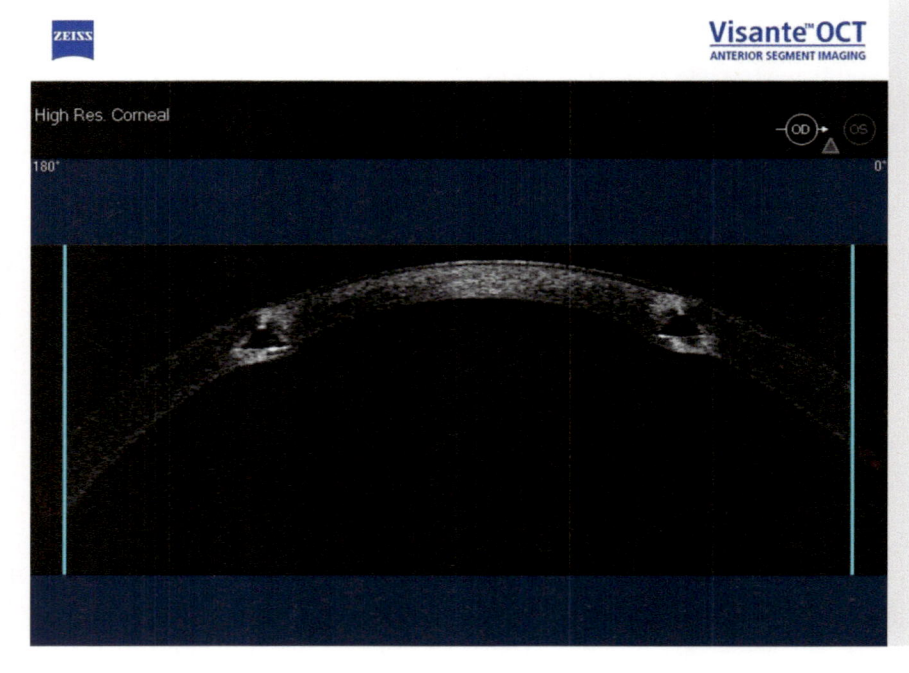

Figura 12.18 Imagem por tomografia de coerência óptica mostrando ambos os segmentos de KeraRing em profundidade estável.

acima da zona de criação do túnel. Cada incisão tinha 1 mm de extensão, e a profundidade foi tomada como 75% da espessura da córnea medida a 5 mm, onde 400 μm foi o máximo em todos os olhos. Um FSL (IntraLase FS 60) foi usado para fazer a incisão na córnea e os canais de segmento. O sistema a *laser* foi ativado com parâmetros previamente carregados para ambos os sítios do túnel e da incisão. Não foram demonstradas complicações intraoperatórias nessa série de pacientes. No primeiro dia após a operação, a migração de segmento para o sítio da incisão foi observada em três olhos (6%; complicação pós-operatória precoce). Para evitar fusão, o segmento migrado foi reposicionado longe do sítio de incisão. A segunda migração grave não foi observada, e a reposição do segmento não foi necessária novamente em nenhum segmento. No último exame pós-operatório, não houve redução estatisticamente significativa no erro refrativo esférico equivalente, comparado àquela observada no exame antes do implante (média ± desvio-padrão, - 5,62 ± 4,15 D [margem: - 23,62 para 0,50 D] para -2,49 ± 2,68 D [margem: -11,12 para 3,5 D]; $p < 0,001$). A UCVA antes do implante era de 20/40 ou pior em 47 olhos (94%; margem, contar dedos para 20/30), enquanto no último exame de acompanhamento, 14 (28%) de 50 olhos tinham UCVA de 20/40 ou melhor (faixa, contar dedos para 20/25). Nove olhos (18%) mantiveram a BSCVA pré-implante, enquanto 39 olhos (68%) sofreram ganho de BSCVA de uma para quatro linhas no último exame de acompanhamento. Somente em dois olhos (4%: dois pacientes) com ceratocone avançado (estágio III) ocorreu redução de até duas linhas. Apesar dessa deterioração na BSCVA, os pacientes não quiseram remover os ICRSs, pois houve aumento da UCVA. Nenhuma complicação pós-operatória tardia foi observada durante o período de acompanhamento. A técnica de sutura pode ser usada para ser eficaz em sustar a migração de segmento (▶ Fig. 12.19, ▶ Fig. 12.20). A colocação de lente de contato como bandagem sobre o olho,

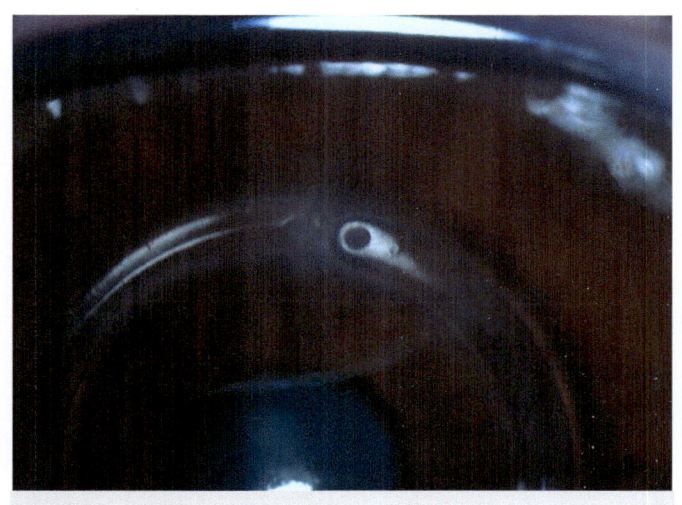

Figura 12.19 Migração de segmento.

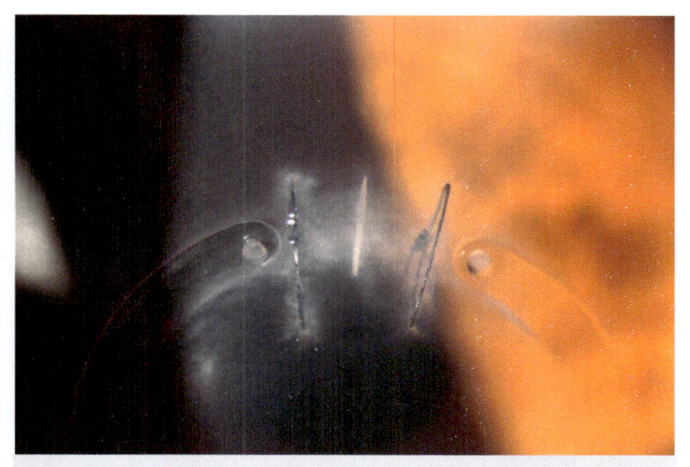

Figura 12.20 Técnica de duas paradas na interrupção de migração de segmento.

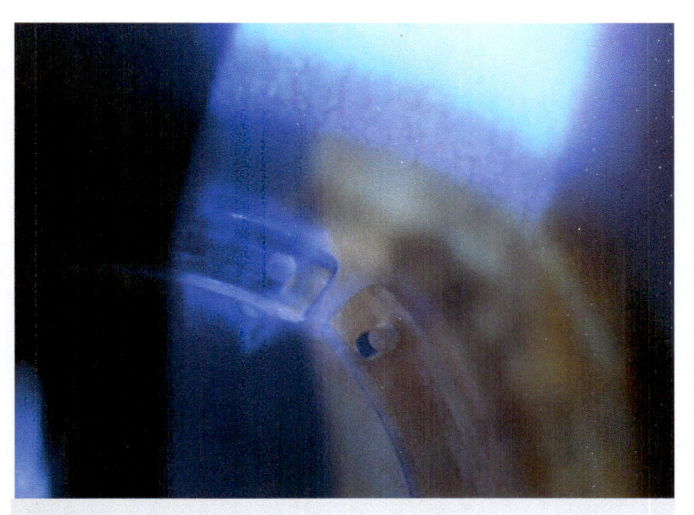

Figura 12.21 Migração de segmento.

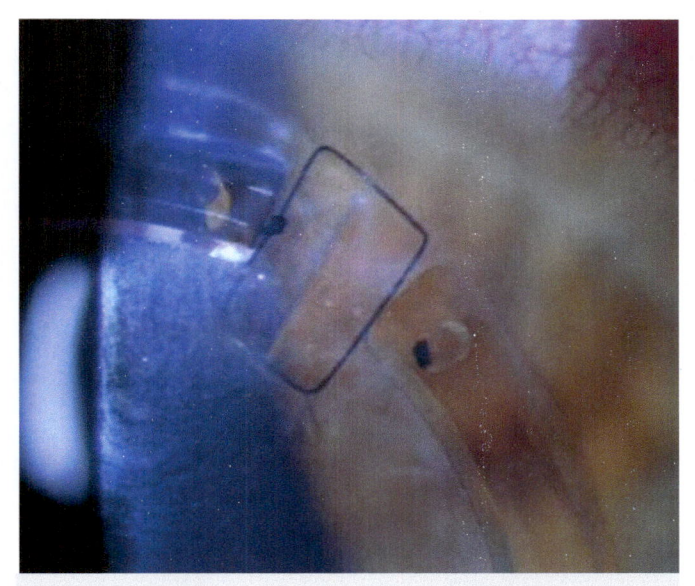

Figura 12.22 Técnica de sutura em "U" para interromper a migração de segmento.

retirada no dia seguinte, encerrou a cirurgia. Os autores desse estudo clínico concluíram que o implante de ICRS (KeraRing) usando FSL para a criação do túnel é um procedimento minimamente invasivo para melhorar a acuidade visual (tanto UCVA quanto BSCVA) em pacientes ceratocônicos. Além disso, a técnica da sutura em "U" poderá ser usada para sustar a migração de segmentos INTACS (▶ Fig. 12.21, ▶ Fig. 12.22).

Nesse estudo, mais de 85% dos olhos ganharam linhas de UCVA e mais de 60% dos olhos ganharam linhas de BCVA. Quando a UCVA foi analisada, observou-se perda de visão de uma a duas linhas em 4,6% dos olhos. A acuidade visual permaneceu inalterada em 9% dos olhos e 32% sofreram ganho de uma a duas linhas. Além disso, 46% dos olhos ganharam três a cinco linhas, e 8% receberam uma sexta linha ou ganho maior na visão. A perda de uma a duas linhas de BCVA ocorreu em 13,3% dos olhos; entretanto, a BCVA não se alterou em 25% dos olhos, e 32% receberam ganho de uma a duas linhas. Vinte e seis por cento dos pacientes ganharam três a cinco linhas, e 2,6% ganharam uma sexta linha ou ganho maior. A UCVA média aumentou de 0,12 antes da operação para 0,38 após a operação, e a BCVA média aumentou de 0,42 após a cirurgia para 0,55 após a cirurgia. A refração esférica média equivalente diminuiu de -6,50 D antes da operação para -2,02 D após a cirurgia. Levinger et al.[6] informaram que, com a técnica mecânica, essa refração melhorou de 3,88 ± 1,64 D antes da operação para -1,04 ± 1,51 D após a operação. As leituras médias da ceratometria diminuíram de 48,7 D pré-cirurgia para 44,2 D pós-cirurgia. Colin et al.[7] mostraram que com a técnica mecânica o ceratômetro diminuiu na média de -4,30± -2,80 D das leituras pré-operatórias.

12.8 Criação de Túnel com FSL – Técnica Minimamente Invasiva para Realizar Implante de ICR em Casos Difíceis

A criação de um túnel corneal com FSL é possível e segura para o implante de ICRS em zona óptica menor após implante anterior de segmento INTACS para ceratocone.

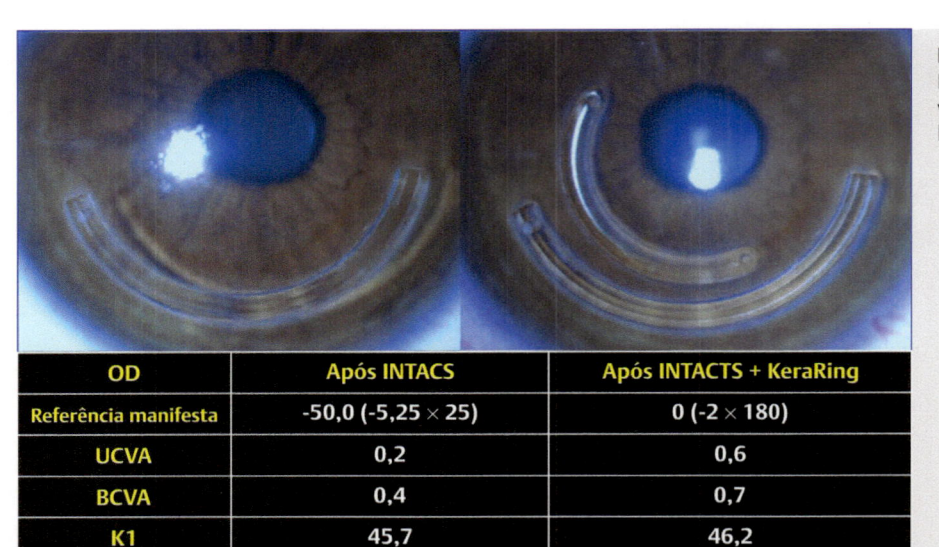

Figura 12.23 Implante KeraRing após INTACTS antes e após aumento da acuidade visual mais bem corrigida com óculos em três linhas.

OD	Após INTACS	Após INTACS + KeraRing
Referência manifesta	-50,0 (-5,25 × 25)	0 (-2 × 180)
UCVA	0,2	0,6
BCVA	0,4	0,7
K1	45,7	46,2
K2	51,0	48,8

Em outro estudo, ICRSs KeraRing foram implantados após implante anterior de segmento INTACS para ceratocone.[8] O propósito desse estudo foi descrever os resultados visuais e refrativos em três olhos (dois pacientes ceratocônicos) com ICRS anterior (INTACS) que se submeteram ao implante ICRS único KeraRing (Mediphacos) adjuvante. Dois pacientes ceratocônicos (três olhos) com segmentos INTACS implantados se submeteram a um implante adicional único de segmento KeraRing (sem retirada do INTACS anterior). Não ocorreram complicações intraoperatórias. Seis meses após a operação, a acuidade visual a distância não corrigida melhorou de 20/100 e 20/200 para 20/32 e 20/40 nos olhos direito e esquerdo, respectivamente, do paciente 1, e de 20/400 para 20/50 no olho direito tratado do paciente 2. A acuidade visual a distância corrigida melhorou de 20/50 e 20/100 para 20/30 e 20/32 nos olhos direito e esquerdo, respectivamente, do paciente 1 e de 20/200 para 20/40 no paciente 2. As medições ceratométricas melhoraram de 51,00/45,70 para 47,00/44,60 D e de 50,80/48,80 para 42,70/40,30 D nos olhos direito e esquerdo, respectivamente, do paciente 1, e de 49,30/45,70 para 45,60/44,10 D no paciente 2. Chegou-se à conclusão de que em pacientes ceratocônicos com INTACS colocado, o implante único adjuvante de ICRS (KeraRing) com criação de canal por FSL é possível sem qualquer complicação e poderá melhorar resultados visuais e refrativos (▶ Fig. 12.23, ▶ Fig. 12.24, ▶ Fig. 12.25).

12.9 Criação de Canal com *Laser* de Femtossegundo após Ceratotomia Radial para Implante de Segmento de Anel Corneal Intraestromal em Paciente Ceratocônico

Outro caso difícil foi o implante de ICR após ceratotomias radiais. Em muitos países, as ceratotomias radiais foram usadas para regularizar córneas ceratocônicas. Se o paciente ainda tiver padrão ceratocônico e córnea fina após ceratotomia radial, o implante de segmento de ICR poderá ser outra opção para melhorar as irregularidades da córnea. Um estudo mostrou a segurança e a eficácia de um implante único de ICRS com FSL após ceratotomia radial (RK) em paciente ceratocônico.[9] Neste estudo de caso, uma paciente de 33 anos com astigmatismo irregular seis anos após RK para ceratocone foi tratada com implante de ICRS único (KeraRing) usando FSL. O segmento (espessura de 0,150 mm com arco de 160 graus) foi inserido na área mais íngreme (inferior) sem complicação intra ou pós-operatória. Seis meses após a operação a UCVA tinha melhorado de 20/40 para 20/25, e a BCVA de 20/32 para 20/20. A correção astigmática média manifesta diminuiu de -2,50 para -0,75 D, e a topografia da córnea mostrou escalonamento inferior melhorado e menos astigmatismo irregular. Durante a criação do canal, o cirurgião pode decidir o local da incisão, que deverá ficar distante das ceratotomias radiais. Esse estudo mostrou que a criação de canal com FSL é segura e previsível para implante de ICR após RK (▶ Fig. 12.26; ▶ Fig. 12.27).

12.10 A Criação de Canal com *Laser* de Femtossegundo para Implante de Segmento de Anel Corneal Intraestromal em Paciente Após Ceratoplastia com Ceratocone Recorrente é Possível e Segura

A maioria dos olhos com ceratocone após ceratoplastia penetrante ainda apresenta alguma irregularidade. Encontrar a solução de reabilitação visual correta é um desafio. Em alguns pacientes, a ablação de superfície orientada por topografia ou LASIK pode ser uma opção de tratamento para a correção visual. Essas técnicas, porém, também, apresentam algumas limitações. O implante de ICR pode ser uma boa opção antes dos procedimentos de ablação por *laser*. Em um dos estudos dos autores, eles avaliaram a criação de canal com FSL para o implante de ICRS em um paciente após ceratoplastia.[10]

Por que *Laser* de Femtossegundo para Anéis Intracorneais?

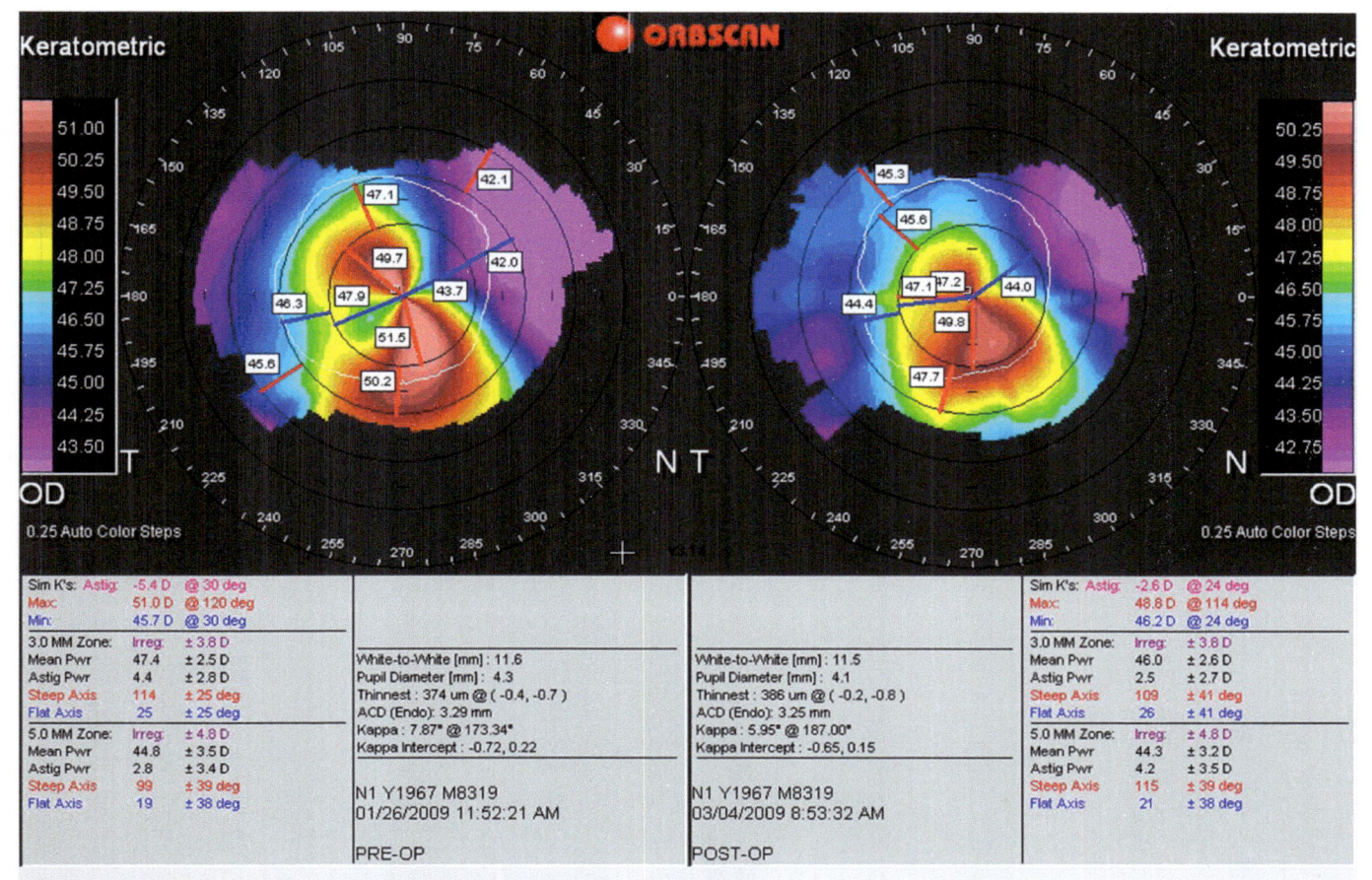

Figura 12.24 Implante KeraRing após INTACS: antes e após topografia Orbscan.

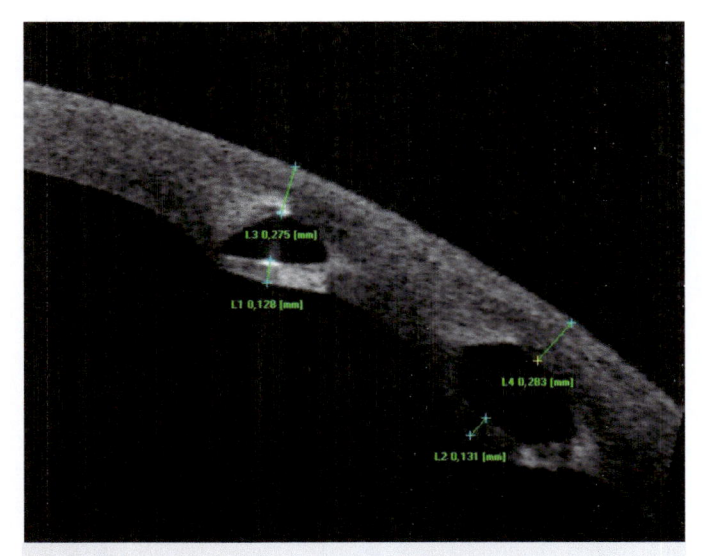

Figura 12.25 Imagens de tomografia por coerência óptica de segmentos INTACS e KeraRing após criação de canal com *laser* de femtossegundo.

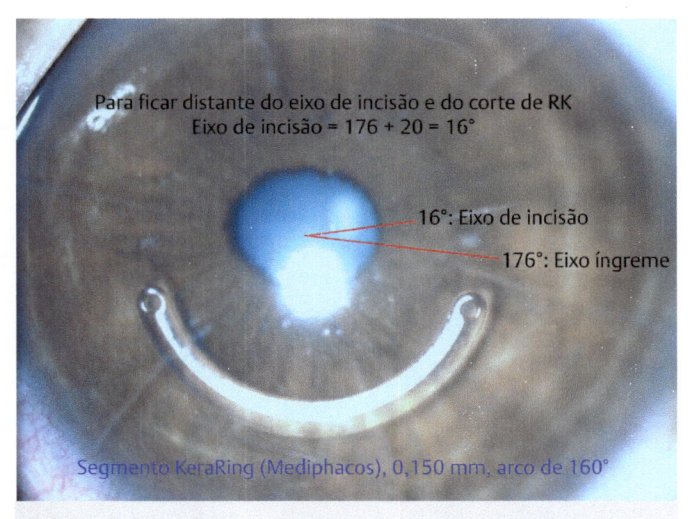

Figura 12.26 Implante de segmento KeraRing em córnea com ceratotomia radial (RK). A incisão está distante do corte da RK.

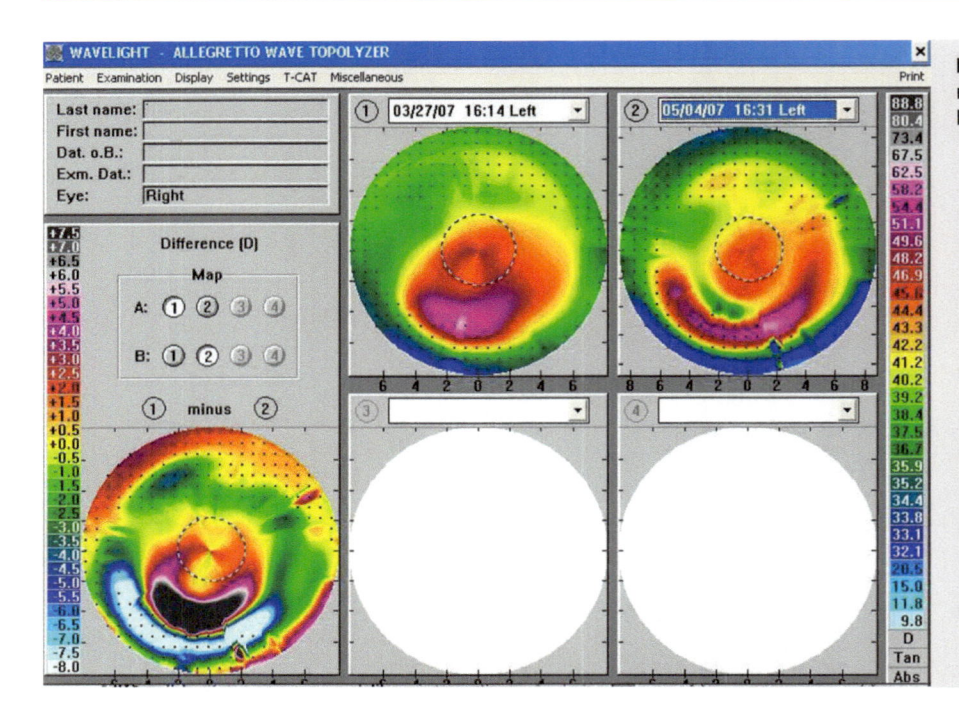

Figura 12.27 Topografia antes e depois e mapa de diferença de implante de segmento KeraRing em córnea com ceratotomia radial.

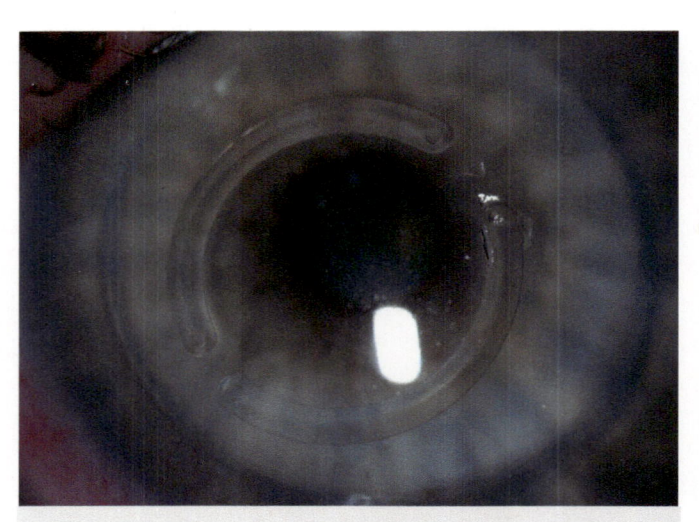

Figura 12.28 Implante de segmento KeraRing com criação de canal por *laser* de femtossegundo em córnea pós-ceratoplastia.

Uma paciente de 50 anos recebeu implante de ICRS para ceratocone recorrente 15 anos após uma ceratoplastia penetrante. Dois segmentos (0,15 e 0,25 mm) foram inseridos sem qualquer complicação intra ou pós-operatória usando FSL para criar os túneis (superior e inferior). Dez meses após o procedimento, a UCVA estava em 20/100, comparada a contar dedos antes da operação, e a BCVA tinha melhorado de 20/63 para 20/32. O FSL permite a criação de canais bem longe da borda do doador. Esse estudo mostrou que a criação de canais por FSL é uma técnica segura para implante de segmentos de ICR em córneas pós-ceratoplastia. Esse estudo foi conduzido, em 2007, e hoje temos resultados de 11 olhos com mais de sete anos de acompanhamento. Nenhuma complicação relacionada com a criação de canal com FSL ou implante de segmento de ICR foi observada nesses olhos (▶ Fig. 12.28; ▶ Fig. 12.29).

12.10.1 Complicações com Criação de Canal por FSL para Implante de ICR

Algumas complicações foram observadas, que foram associadas ao implante de ICR auxiliado por canal criado com FSL. Migrações de segmentos do anel intracorneal (4,6%), vascularização da ferida (1%) e fusão corneal/segmentos expostos (5,6) foram as complicações encontradas durante o acompanhamento. Em 20 pacientes (6,6%), os segmentos do anel intracorneal precisaram ser explantados. Rabinowitz et al.[1] descreveram a explantação de INTACS em um paciente que se submetera ao implante com microcerátomo mecânico. O segmento foi extrudado por ter sido colocado muito superficialmente, e o paciente decidiu não proceder à reinserção. Em outro paciente que se queixava de flutuação visual continuada persistindo até 1 ano após a operação, uma ceratoplastia penetrante foi realizada em ambos os olhos. No grupo com FSL um paciente sofreu perda do ponto no segundo dia após a operação. Uma infecção Gram-positiva se desenvolveu, e as duas bordas do segmento estavam próximas uma da outra sob a ferida. O INTACS foi removido. No outro estudo,[11] 531 pacientes (850 olhos) receberam a inserção de KeraRing usando FSL para a criação de canal. Complicações intra e pós-operatórias foram registradas. A criação de canal incompleto (22 olhos [2,6%]) foi a complicação intraoperatória mais comum (▶ Fig. 12.30), e todos os procedimentos foram concluídos com o uso de um disseminador mecânico. Essa complicação pode ser minimizada aumentando-se os níveis de energia ou reduzindo-se a separação de pontos e não demanda o cancelamento. Atualmente o IntraLase com FSL de 150 kHz ainda é usado, e essa complicação foi observada em somente um paciente nos últimos quatro anos. De acordo com essa complicação, os níveis de energia e a separação de pontos foram regulados, e essa complicação nunca mais foi observada. A complicação mais importante foi a perfuração endotelial (cinco olhos [0,6%]: ▶ Fig. 12.31). A perfuração pode ser reconhecida após cirurgia com o sinal de Seidel (▶ Fig. 12.32) e pode ser causada por paquimetria pré-operatória incorreta ou criação de canal mais profundo. A criação de canal com IntraLase por FSL de 150 kHz ou com

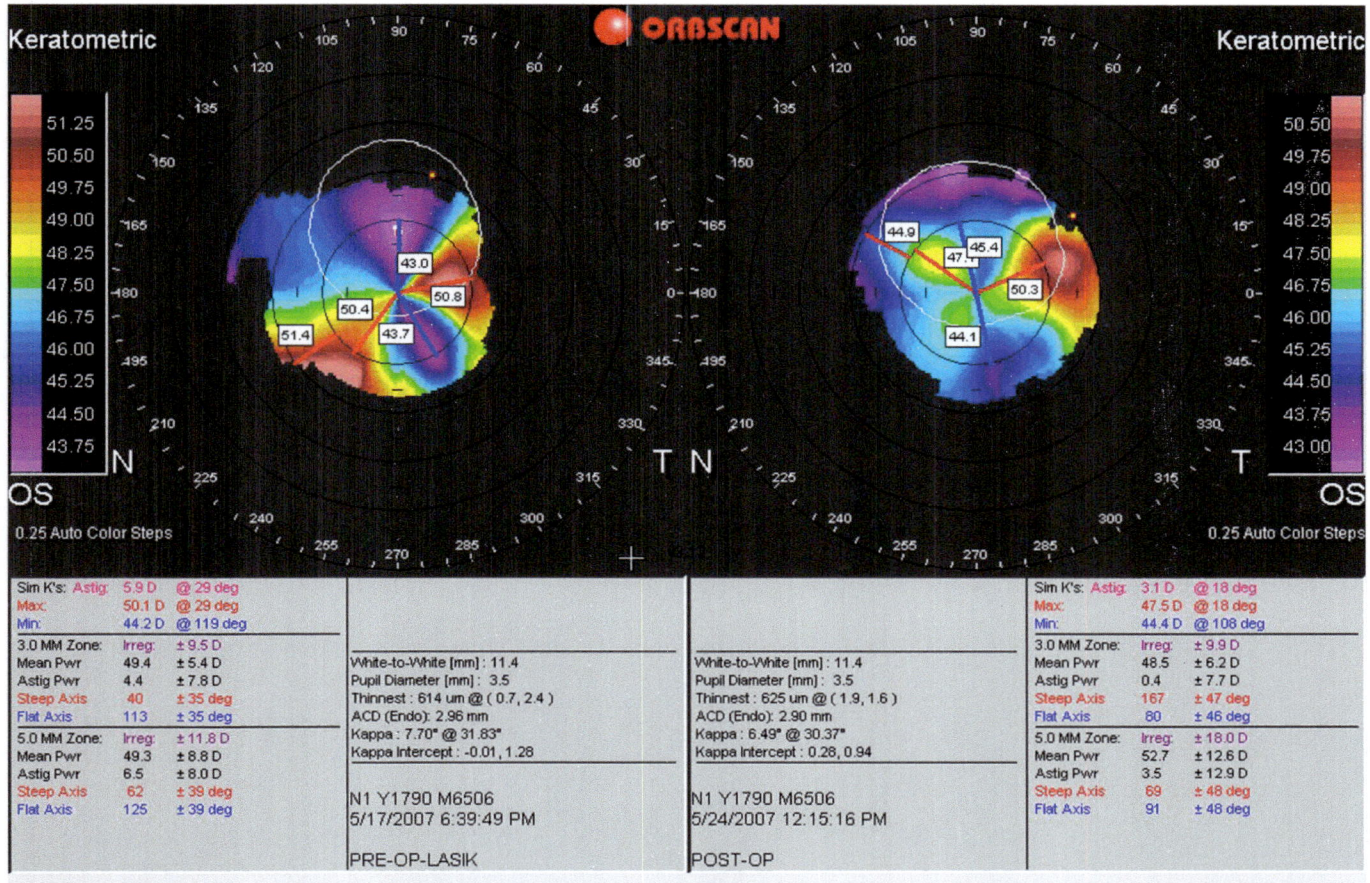

Figura 12.29 Topografias pré e pós-operatórias depois do implante de segmento KeraRing com criação de canal por *laser* de femtossegundo em córnea pós-ceratoplastia.

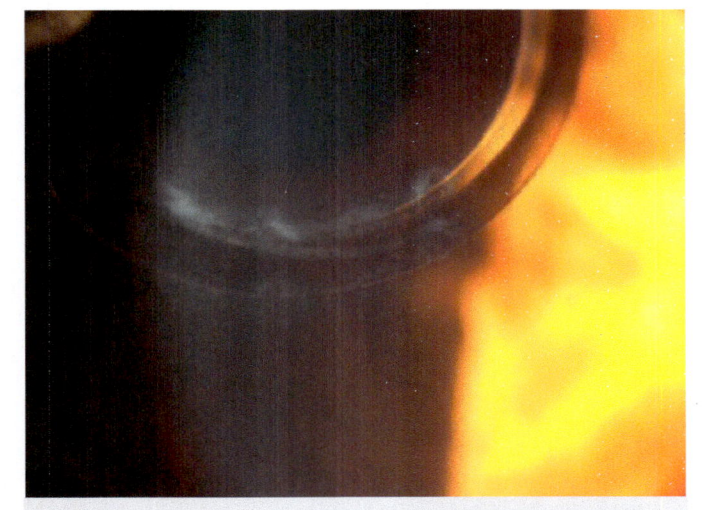

Figura 12.30 Formação de canal incompleto: pontes ao redor do segmento. Nesses olhos, os canais foram completados usando um separador mecânico.

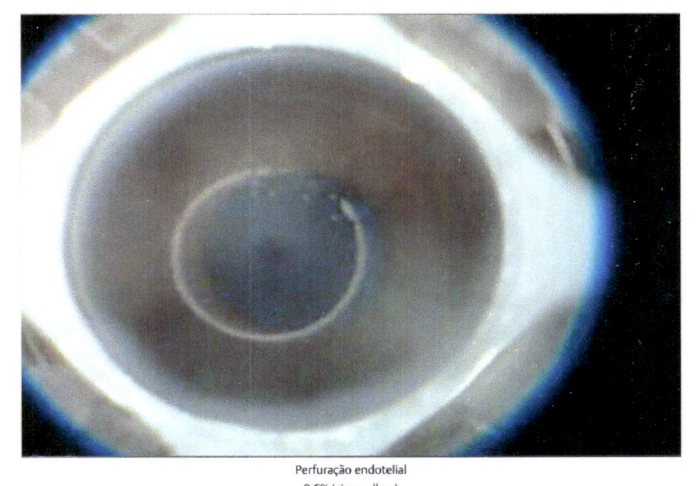

Figura 12.31 Perfuração endotelial durante criação de canal com *laser* de femtossegundo.

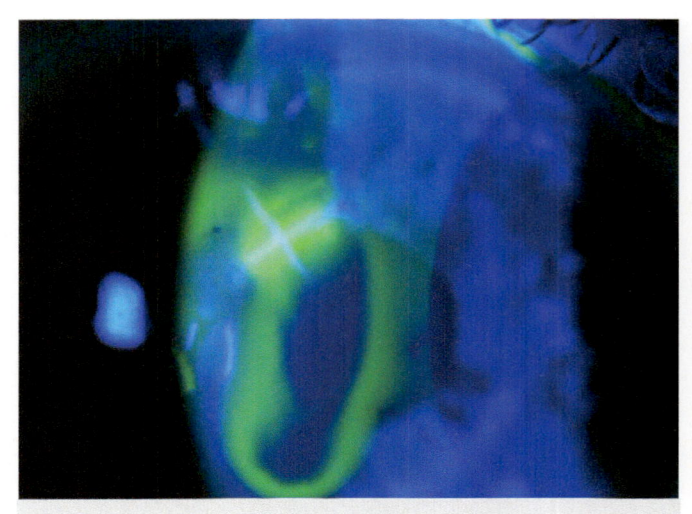

Figura 12.32 Sinal de Seidel um dia após criação de canal com *laser* de femtossegundo e implante de anel.

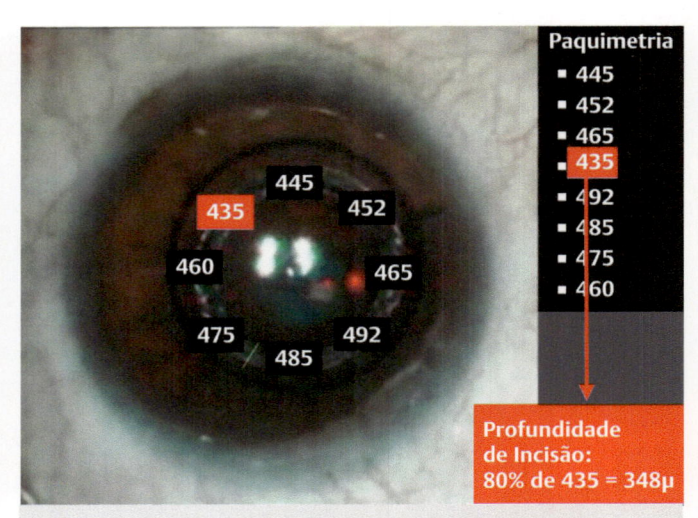

Figura 12.33 Paquimetria em localização de túnel e ponto de referência na córnea mais fina.

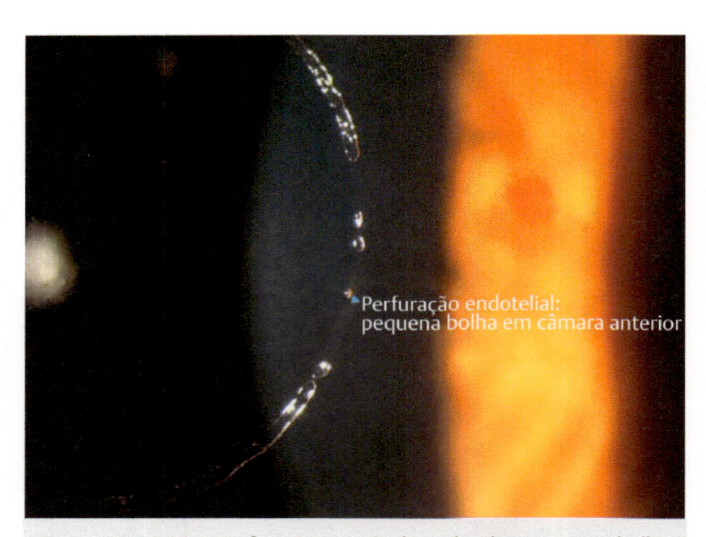

Figura 12.34 Microperfuração através do endotélio com microbolha na câmara anterior.

WaveLight de 200 kHz ou ainda com VisuMax FSI é muito previsível, mas cada cone tem um desvio-padrão de 10 a 15 μm. Para evitar a incidência de perfuração endotelial, é importante obter a paquimetria correta e precisa em uma zona óptica de 5 mm no sítio do implante. O ponto de referência deverá ser o ponto de paquimetria mais fino nos locais dos canais (▶ Fig. 12.33). Para a paquimetria correta, Pentacam, tomografia de coerência óptica Visante e paquimetria ultrassônica podem ser usados. Os fabricantes de anéis sugerem que a profundidade da incisão seja colocada em 80% da espessura corneal medida aos 7,0 mm, menos de e igual a 400 μm. Recomendamos suspender a criação de canal assim que a complicação seja reconhecida na operação, antes que a incisão evite a perfuração endotelial. A criação de canal por *laser* de femtossegundo é circular a partir do centro e continuando para a periferia. Caso bolhas de gás sejam notadas, e o caso pareça ser de perfuração endotelial (▶ Fig.12.34), a cirurgia deverá ser postergada por pelo menos um mês. Então, um novo canal deverá ser criado em 90 μm superficialmente para proteger o endotélio.[11] As outras complicações foram: erro de atraso do galvanômetro (mau funcionamento do sistema: cinco olhos [0,6%]); entradas incorretas do canal (dois olhos [0,2%]) e perda de vácuo (um olho [0,1%]). Se a perda de vácuo ocorrer durante a incisão, será possível criar o vácuo novamente na mesma planície da conjuntiva e da córnea, seguindo as mesmas marcas para criar o canal no mesmo local e na mesma profundidade. Se o cirurgião preferir continuar com faca de diamante, as bolhas no canal serão o ponto de referência que nos ajudaria a localizar o canal mais facilmente. Após a operação, houve 11 casos (1,3%) de migração de segmento, dois casos (0,2%) de fusão corneal e um caso (0,1%) de infecção leve. O índice geral de complicações foi de 5,7% (49 de 850 olhos).

12.11 Conclusão

A criação de canais com *laser* de femtossegundo para implante de segmento de anel intracorneal é um tratamento seguro e efetivo para ceratocone, se o cirurgião estiver ciente das regras e dicas desse procedimento. Pesquisas complementares são necessárias para criar nomogramas sobre a profundidade e o tamanho dos canais e a seleção de anéis para tornar essa cirurgia mais segura e mais efetiva.

Referências

[1] Rabinowitz YS, Li X, Ignacio TS, Maguen E. INTACS inserts using the femtosecond laser compared to the mechanical spreader in the treatment of keratoconus. J Refract Surg. 2006;22(8):764-771
[2] Coskunseven E. Modification of the parameters in intralase to improve effect in keratoconus patients with Intacs. Paper Presented at the XXIV Meeting of the European Society of Cataract and Refractive Surgeons; London; September 11, 2006
[3] Colin J, Cochener B, Savary G, Malet F, Holmes-Higgin D. INTACS inserts for treating keratoconus: one-year results. Ophthalmology. 2001;108(8):1409-1414
[4] Siganos CS, Kymionis GD, Kartakis N, Theodorakis MA, Astyrakakis N, Pallikaris IG. Management of keratoconus with Intacs. Am J Ophthalmol. 2003;135(1):64-70
[5] Coskunseven E, Kymionis GD, Tsiklis NS, et al. One-year results of intrastromal corneal ring segment implantation (KeraRing) using femtosecond laser in patients with keratoconus. Am J Ophthalmol. 2008;145(5):775-779

[6] Levinger S, Pokroy R. Keratoconus managed with Intacs: one-year results. Arch Ophthalmol. 2005;123(10):1308-1314

[7] Colin J. European clinical evaluation: use of Intacs for the treatment of keratoconus. J Cataract Refract Surg. 2006;32(5):747-755

[8] Coskunseven E, Kymionis GD, Grentzelos MA, et al. INTACS followed by KeraRing intrastromal corneal ring segment implantation for keratoconus. J Refract Surg. 2010;26(5):371-374

[9] Coskunseven E, Kymionis GD, Bouzoukis DI, Aslan E, Pallikaris I. Single intrastromal corneal ring segment implantation using the femtosecond laser after radial keratotomy in a keratoconic patient. J Cataract Refract Surg. 2009;35(1):197-199

[10] Coskunseven E, Kymionis GD, Talu H, et al. Intrastromal corneal ring segment implantation with the femtosecond laser in a post-keratoplasty patient with recurrent keratoconus. J Cataract Refract Surg. 2007;33(10):1808-1810

[11] Coskunseven E, Kymionis GD, Tsiklis NS, et al. Complications of intrastromal corneal ring segment implantation using a femtosecond laser for channel creation: a survey of 850 eyes with keratoconus. Acta Ophthalmol. 2011;89(1):54-57

Tabela 13.2 Resumo da Evolução das Leituras Ceratométricas e das Aberrações de Córnea durante o Período de Acompanhamento

	Pré-operatório	Pós-operatório
K1	39,59 ± 6,36	39,13 ± 5,35
K2	43,15 ± 4,29	42,20 ± 6,57
Aberrações totais	7,81 ± 4,73	5,15 ± 1,40
RMS astigmatismo	3,28 ± 3,88	2,38 ± 1,56
RMS HOA	4,54 ± 3,08	4,33 ± 4,79
Formato esférico	0,84 ± 0,47	0,95 ± 0,65
Tipo coma	1,95 ± 0,98	1,48 ± 0,78

Abreviações: HOA: aberração de alta ordem; K: ceratometria; RMS: raiz quadrada da média.

causar alterações biomecânicas em longo prazo que podem afetar a estabilidade refrativa da córnea.

13.1.6 Caso Clínico

O caso a seguir corresponde a um paciente do sexo masculino, de 36 anos, que veio ao nosso consultório com queixa de diminuição da visão do olho direito (RE). O paciente refere que estava em tratamento há 1 ano por causa de ceratite infecciosa e, desde então, sofreu perda significativa de visão.

Os achados ao exame oftalmológico foram:

- Acuidade visual não corrigida (escala decimal):
  - RE: 0,150.
  - Olho esquerdo (LE): 0,300.
- Melhor acuidade visual corrigida (escala decimal):
  - RE: 0,400.
  - LE: 1,000.
- Refração manifesta:
  - RE: esférico –1,00; cilíndrico (cyl) – 3,00 × 160 graus.
  - LE: esférico –1,50 cyl – 0,75 × 80 graus.
- Biomicroscopia: RE — leucoma central superficial com irregularidade discreta na superfície da córnea (▶ Fig. 13.2). LE — normal.
- Avaliação do fundo do olho: Normal nos dois olhos.
- Paquimetria de córnea: RE — 540 μm.
- OCT: RE — Modo em alta resolução da córnea mostra uma opacidade que se estende por 214 μm de profundidade (▶ Fig. 13.3). Este achado também foi confirmado em uma avaliação por microscopia confocal.

O paciente foi submetido à ceratectomia lamelar superficial com *laser* de femtossegundo, seguindo o procedimento descrito na seção "técnica cirúrgica".

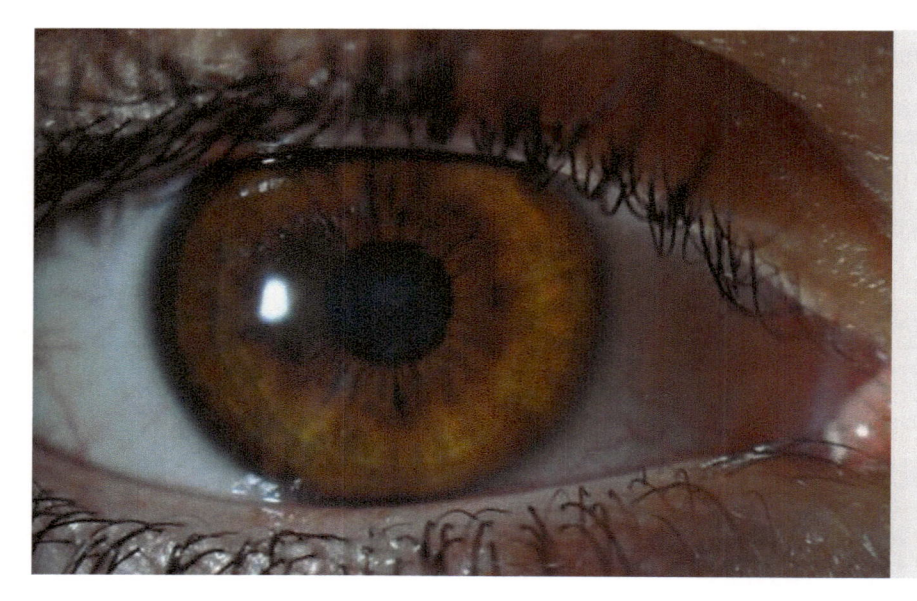

Figura 13.2 Olho esquerdo: normal.

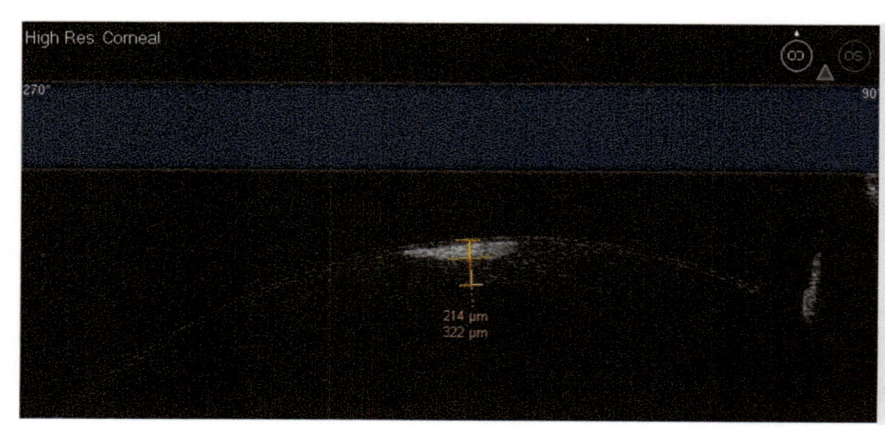

Figura 13.3 Opacidade da córnea com 214 μm de profundidade.

[6] Levinger S, Pokroy R. Keratoconus managed with Intacs: one-year results. Arch Ophthalmol. 2005;123(10):1308-1314
[7] Colin J. European clinical evaluation: use of Intacs for the treatment of keratoconus. J Cataract Refract Surg. 2006;32(5):747-755
[8] Coskunseven E, Kymionis GD, Grentzelos MA, et al. INTACS followed by KeraRing intrastromal corneal ring segment implantation for keratoconus. J Refract Surg. 2010;26(5):371-374
[9] Coskunseven E, Kymionis GD, Bouzoukis DI, Aslan E, Pallikaris I. Single intrastromal corneal ring segment implantation using the femtosecond laser after radial keratotomy in a keratoconic patient. J Cataract Refract Surg. 2009;35(1):197-199
[10] Coskunseven E, Kymionis GD, Talu H, et al. Intrastromal corneal ring segment implantation with the femtosecond laser in a post-keratoplasty patient with recurrent keratoconus. J Cataract Refract Surg. 2007;33(10):1808-1810
[11] Coskunseven E, Kymionis GD, Tsiklis NS, et al. Complications of intrastromal corneal ring segment implantation using a femtosecond laser for channel creation: a survey of 850 eyes with keratoconus. Acta Ophthalmol. 2011;89(1):54-57

13 Novas Aplicações Inovadoras da Tecnologia de *Laser* de Femtossegundo

Jorge L. Alio ▪ Alfredo Vega ▪ Maria A. Amesty

Resumo

Nos últimos anos, a cirurgia assistida por *laser* de femtossegundo foi amplamente disseminada entre os cirurgiões oftalmológicos. Por causa da alta versatilidade, precisão e segurança do *laser* de femtossegundo, o tecido da córnea se tornou um dos alvos de excelência para realização deste tipo de procedimento. Dentre as muitas intervenções que podem ser realizadas na córnea, o presente capítulo relata o uso da tecnologia do *laser* de femtossegundo para remoção precisa de parte do tecido da córnea com leucoma, um procedimento chamado ceratectomia lamelar. Além disso, nosso objetivo é relatar como o *laser* de femtossegundo pode auxiliar os procedimentos de ceratopigmentação funcional e estética.

Palavras-chave: Cirurgia com *laser* de femtossegundo, ceratectomia lamelar, ceratopigmentação, tatuagem de córnea

13.1 Ceratectomia Lamelar com *Laser* de Femtossegundo para Tratamento de Leucomas de Córnea

13.1.1 Introdução

Os leucomas de córnea são uma das principais causas dos procedimentos de ceratoplastia por causa da deficiência visual que podem induzir, principalmente, ao acometerem a córnea central no eixo visual. Convencionalmente, a ceratoplastia penetrante é considerada a abordagem terapêutica de escolha na presença de cicatrizes extensas na córnea. No entanto, quando as opacidades da córnea não induzem alterações significativas em seu endotélio, o procedimento de ceratoplastia lamelar anterior profunda (DALK) é a melhor escolha terapêutica. A DALK tem as vantagens conhecidas de risco quase nulo de rejeição em comparação às técnicas de enxerto completo. No entanto, é um procedimento cirúrgico com curva de aprendizado acentuada, longo processo de recuperação e grande quantidade de astigmatismo pós-operatório induzido, com restauro parcial da função visual do paciente.[1,2] Outra forma de tratamento dessa cicatriz da córnea é a ceratectomia manual superficial, um método menos invasivo. No entanto, induz a diversas alterações e irregularidades na superfície da córnea, e, assim, a reabilitação visual após o procedimento é ruim.[3] Para evitar a realização de intervenções cirúrgicas tão complexas, como os procedimentos de ceratoplastia, alguns autores relataram diferentes abordagens para remoção do tecido danificado sem a necessidade de enxerto lamelar ou de córnea total. Alió *et al.* propuseram uma dessas abordagens, em que o tecido doente é extraído por ablação com *Excimer laser* com máscara, e demonstraram a melhora significativa da função visual dos pacientes submetidos a esse tipo de intervenção cirúrgica.[4] Outros autores também demonstraram a eficácia do tratamento das opacidades da córnea com microcerátomos para remoção da área da córnea afetada pelo leucoma.[5,6]

Nos últimos anos, com o advento da tecnologia de *laser* de femtossegundo, é possível realizar uma dissecção mais precisa nos tecidos oculares, o que aprimorou as diferentes abordagens terapêuticas utilizadas no tratamento das doenças da córnea. Além disso, os *lasers* de femtossegundo oferecem muitas vantagens em comparação às dissecções manuais e microcerátomos em termos de qualidade de visão, reprodutibilidade e menor incidência de complicações.[7]

Neste capítulo, descrevemos uma dessas opções para tratamento de leucomas superficiais da córnea, evitando a necessidade de procedimentos de ceratoplastia, com utilização da ceratectomia superficial assistida por *laser* de femtossegundo e a ablação com *Excimer laser*.

13.1.2 Indicações

A ceratectomia lamelar com *laser* de femtossegundo é indicada principalmente nas opacidades superficiais da córnea (▶ Fig. 13.1). É preciso lembrar que os leucomas da córnea não devem ser acompanhados por novos vasos para evitar limitações na dissecção da córnea ao usar o *laser* de femtossegundo. Em uma série de casos,[8] os autores observaram que as principais causas das cicatrizes de córnea tratadas por meio da ceratectomia lamelar com *laser* de femtossegundo foram as seguintes: complicações decorrentes de uma cirurgia refrativa anterior da córnea, cirurgia de pterígio, distrofia da córnea e ceratite infecciosa (que não deve estar ativa). Um outro fator relevante a ser considerado no planejamento desse tipo de procedimento é a profundidade do leucoma da córnea. Como regra geral, a paquimetria pós-operatória calculada deve ser superior a 300 µm. No estudo já mencionado,[8] a profundidade média do leucoma da córnea era de 171,55 µm, com um grau médio de opacidade de 3,67 em 4 (todos os casos eram de graus 3 e 4) com base no sistema de graus de opacidade descrito por Fantes *et al.*[9]

13.1.3 Avaliação Oftalmológica

Um exame oftalmológico completo deve ser realizado em todos os casos, incluindo a medida da acuidade visual não corrigida e corrigida em condições de cicloplegia; biomicroscopia, com atenção especial ao grau de opacidade; e avaliação do fundo do olho para assegurar a ausência de uma patologia oftálmica subjacente que possa limitar o grau de acuidade visual após o procedimento.

A avaliação complementar deve incluir:

- Paquimetria de córnea.
- Topografia de córnea, inclusive aberrometria de córnea.
- Tomografia de coerência óptica (OCT) do segmento anterior para avaliação da profundidade e do comprimento do leucoma de córnea.
- Microscopia confocal da córnea, que auxilia a medida precisa da profundidade da opacidade da córnea.

O paciente deve ser informado de que haverá indução de um erro refrativo significativo após o procedimento por causa da quantidade significativa de tecido a ser removida. Esse erro refrativo pode ser corrigido ainda mais com lentes de contato,

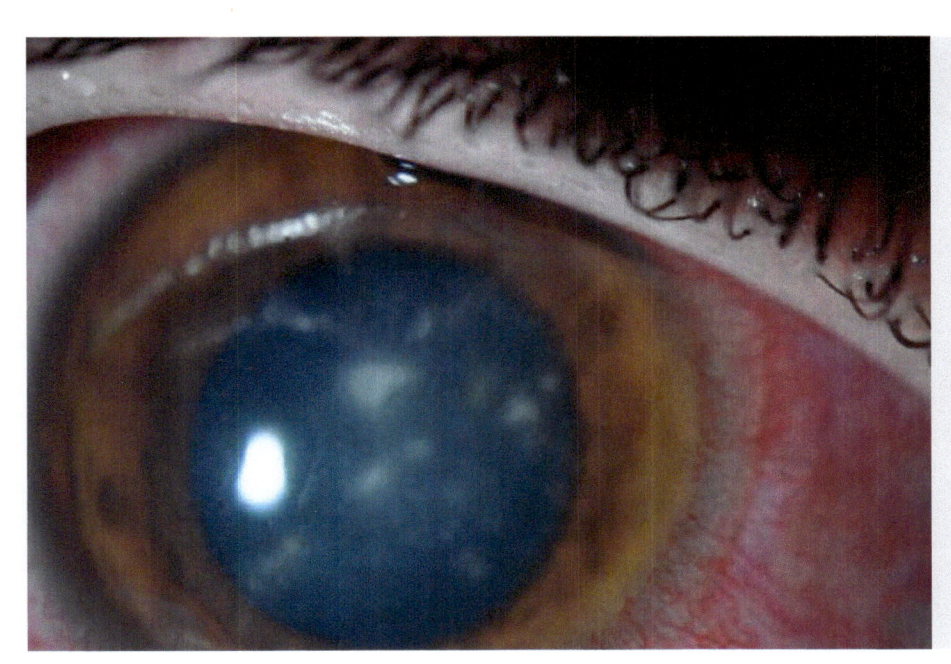

Figura 13.1 Opacidades superficiais da córnea.

óculos ou uma técnica cirúrgica refrativa, como o implante de lentes intraoculares fácicas (pIOL).

13.1.4 Técnica Cirúrgica

A ceratectomia lamelar assistida por *laser* de femtossegundo é um procedimento cirúrgico realizado em duas etapas.

- Etapa 1: Sob anestesia tópica, uma lamela livre de córnea é criada com o *laser* de femtossegundo. Nessa etapa, a quantidade de energia convencionalmente utilizada para obtenção do retalho de córnea para procedimentos de refração deve ser dobrada; assim, a dissecção pela opacidade da córnea será adequada. Como rotina, a energia para a dissecção do estroma é de 1,5 µJ, e a energia para o corte lateral varia entre 1,5 e 2 µJ. Além disso, uma dobradiça superior de 4 mm é criada e posteriormente dissecada à mão com bisturi crescente. A espessura da lamela da córnea é selecionada de acordo com a espessura anteriormente medida do leucoma.
- Etapa 2: A segunda etapa consiste na ablação a *Excimer laser* com máscara e hialuronato de sódio, usando o modo de ceratectomia fototerapêutica (PTK), como já descrito pelos autores.[10] O procedimento completo é realizado da seguinte maneira: após a remoção da lamela livre criada com o *laser* de femtossegundo, uma gota de hialuronato de sódio a 0,25% é aplicada sobre o estroma da córnea e, então, a ablação por PTK é feita. Como padrão, uma ablação de 30 a 50 µm é realizada em uma área de 6 mm de diâmetro da córnea. Em seguida, uma gota de fluoresceína é instilada para confirmar o desaparecimento completo da máscara de hialuronato. Por fim, uma solução de mitomicina C a 0,02% é aplicada durante 1 minuto; em seguida, a córnea é irrigada abundantemente com solução salina balanceada, e uma lente de contato terapêutica é colocada sobre a córnea.

No período pós-operatório, agentes cicloplégicos e uma combinação de antibióticos/corticosteroides são prescritos. O paciente deve ser examinado depois de 24 horas e uma semana para confirmar o restauro completo do epitélio da córnea e remover a lente de contato.

13.1.5 Desfechos Clínicos

Recentemente, nosso grupo de pesquisa publicou um trabalho que avaliou os resultados clínicos de 12 pacientes com diferentes graus de opacidade da córnea e submetidos ao tratamento por meio de ceratectomia lamelar assistida por *laser* de femtossegundo.[8] Nesse estudo, a acuidade visual corrigida média passou do valor pré-operatório de 0,26 na escala decimal para 0,58 após a cirurgia (▶ Tabela 13.1).

Nesse estudo, alterações nas leituras ceratométricas e no coeficiente de aberrometria da córnea anterior também foram analisadas. Houve uma tendência à diminuição da aberração tecidual após o procedimento, mas essas alterações não foram estatisticamente significativas. Esses achados demonstram claramente que a melhora da acuidade visual após a cirurgia se deve à remoção da opacidade e ao aumento da transparência da córnea. Além disso, também confirma a estabilidade da técnica cirúrgica pelo período de acompanhamento (▶ Tabela 13.2).

Durante os 12 meses de acompanhamento, correspondentes a todo o período do estudo, nenhum dos casos apresentou qualquer tipo de complicação. No entanto, deve-se ter em mente que os pacientes submetidos à ceratectomia lamelar com *laser* de femtossegundo devem ser acompanhados com cuidado, pois a quantidade de tecido removido durante o procedimento pode

Tabela 13.1 Resumo da Acuidade Visual Não Corrigida (UCVA) e Melhor Acuidade Visual para Longe Corrigida (CDVA) Observadas por Alió et al.[8]

	UCVA	CDVA
Pré-operatório	0,11 ± 0,09	0,26 ± 0,18
1 mês	0,16 ± 0,18	0,42 ± 0,25
6 meses	0,33 ± 0,25	0,56 ± 0,28
1 ano	0,34 ± 0,20	0,58 ± 0,31

Tabela 13.2 Resumo da Evolução das Leituras Ceratométricas e das Aberrações de Córnea durante o Período de Acompanhamento

	Pré-operatório	Pós-operatório
K1	39,59 ± 6,36	39,13 ± 5,35
K2	43,15 ± 4,29	42,20 ± 6,57
Aberrações totais	7,81 ± 4,73	5,15 ± 1,40
RMS astigmatismo	3,28 ± 3,88	2,38 ± 1,56
RMS HOA	4,54 ± 3,08	4,33 ± 4,79
Formato esférico	0,84 ± 0,47	0,95 ± 0,65
Tipo coma	1,95 ± 0,98	1,48 ± 0,78

Abreviações: HOA: aberração de alta ordem; K: ceratometria; RMS: raiz quadrada da média.

causar alterações biomecânicas em longo prazo que podem afetar a estabilidade refrativa da córnea.

13.1.6 Caso Clínico

O caso a seguir corresponde a um paciente do sexo masculino, de 36 anos, que veio ao nosso consultório com queixa de diminuição da visão do olho direito (RE). O paciente refere que estava em tratamento há 1 ano por causa de ceratite infecciosa e, desde então, sofreu perda significativa de visão.

Os achados ao exame oftalmológico foram:

- Acuidade visual não corrigida (escala decimal):
  - RE: 0,150.
  - Olho esquerdo (LE): 0,300.
- Melhor acuidade visual corrigida (escala decimal):
  - RE: 0,400.
  - LE: 1,000.
- Refração manifesta:
  - RE: esférico –1,00; cilíndrico (cyl) – 3,00 × 160 graus.
  - LE: esférico –1,50 cyl – 0,75 × 80 graus.
- Biomicroscopia: RE — leucoma central superficial com irregularidade discreta na superfície da córnea (▶ Fig. 13.2). LE — normal.
- Avaliação do fundo do olho: Normal nos dois olhos.
- Paquimetria de córnea: RE — 540 µm.
- OCT: RE — Modo em alta resolução da córnea mostra uma opacidade que se estende por 214 µm de profundidade (▶ Fig. 13.3). Este achado também foi confirmado em uma avaliação por microscopia confocal.

O paciente foi submetido à ceratectomia lamelar superficial com *laser* de femtossegundo, seguindo o procedimento descrito na seção "técnica cirúrgica".

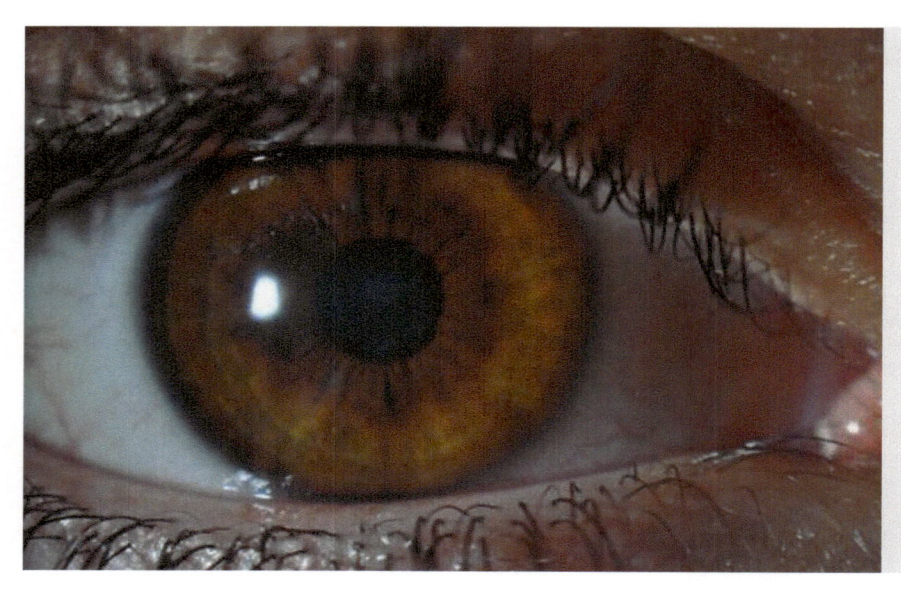

Figura 13.2 Olho esquerdo: normal.

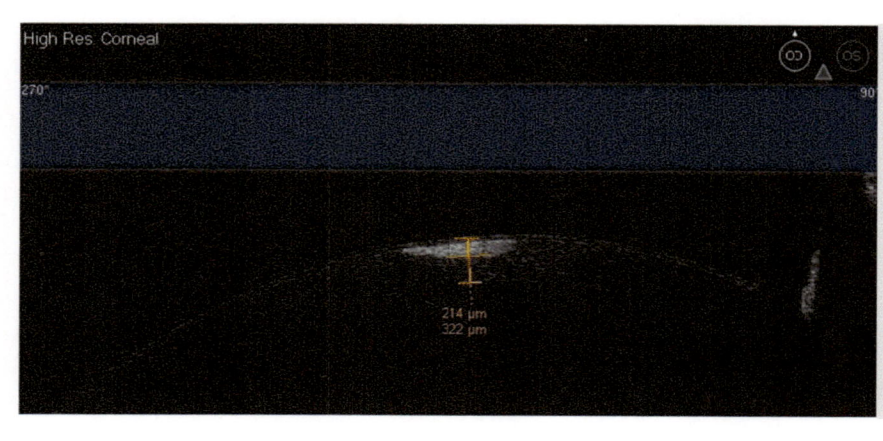

Figura 13.3 Opacidade da córnea com 214 µm de profundidade.

Não houve complicações no período pós-operatório. Uma semana após o procedimento, o paciente apresentou os seguintes achados:

- Acuidade visual não corrigida (escala decimal):
  - RE: 0,260.
- Melhor acuidade visual corrigida (escala decimal):
  - RE: 0,780.
- Refração manifesta:
  - RE: esférico + 5,00; cyl – 1,00 × 120 graus.
- Biomicroscopia: RE – córnea transparente sem sinais de leucoma.

Três meses após a cirurgia, o exame oftalmológico não apresentou alterações significativas; assim, decidimos pelo implante de pIOL para correção do alto erro refrativo residual hiperópico. Uma semana após o implante de pIOL, o paciente apresentou os seguintes achados:

- Acuidade visual não corrigida (escala decimal):
  - RE: 0,820.
- Melhor acuidade visual corrigida (escala decimal):
  - RE: 0,860.
- Refração manifesta:
  - RE: esférico + 0,50; cyl – 0,75 × 110 graus.
- Biomicroscopia: RE – córnea transparente; pIOL de fixação na íris bem centralizada (▶ Fig. 13.4).

13.1.7 Conclusões

A ceratectomia lamelar com *laser* de femtossegundo é uma técnica segura e eficaz que melhora a visão funcional dos pacientes com opacidades superficiais da córnea. Em alguns casos, essa técnica cirúrgica evita a necessidade de realização de procedimentos complexos, como a ceratoplastia, associados à reabilitação visual longa e ao risco de rejeição imunológica. Embora essa técnica demonstre melhorar a qualidade óptica dos pacientes, mais estudos, com uma amostra maior de pacientes, são necessários para confirmar a estabilidade biomecânica do procedimento em longo prazo.

13.2 Ceratopigmentação com *Laser* de Femtossegundo para Indicações Cosméticas e Terapêuticas

13.2.1 Introdução

Diferentes métodos para realização da ceratopigmentação foram sugeridos. Há dois tipos diferentes de técnicas de ceratopigmentação atualmente em uso.

- Ceratopigmentação superficial:
  - Pigmentação superficial da córnea (SCS).
  - Ceratopigmentação automatizada superficial (SAK).
- Ceratopigmentação intraestromal (pigmentação intralamelar/intraestromal da córnea):
  - Ceratopigmentação intraestromal manual (MIK).
  - Ceratopigmentação assistida por *laser* de femtossegundo (FAK).

A escolha da técnica correta depende do objetivo da pigmentação da córnea, que pode ser feita para fins cosméticos ou por razões terapêuticas.

A técnica escolhida também pode depender da localização da cicatriz da córnea. De modo geral, recomenda-se a ceratopigmentação intraestromal, mas, em algumas cicatrizes de córnea, essa técnica pode não ser exequível, e métodos mais superficiais podem ser necessários.

Lentes de contato cosméticas, enucleação e evisceração associadas à prótese orbital externa ou epítese lamelar são os métodos mais comumente usados para melhorar a aparência estética dos olhos com aspecto inaceitável.[11,12,13] No entanto, as lentes de contato podem causar inflamação, infecção ou dor, e as ceratoplastias podem ser associadas à infecção e falência do enxerto; além disso, a realização de ceratoplastias por razões puramente cosméticas é inaceitável do ponto de vista ético. É por isso que a tatuagem ou a ceratopigmentação da córnea é útil em alguns casos, em especial em pacientes com queixa de deficiência visual secundária à dispersão da luz. Nesses casos, é considerada uma excelente alternativa ou a única maneira de melhorar a acuidade visual.[14,15,16,17]

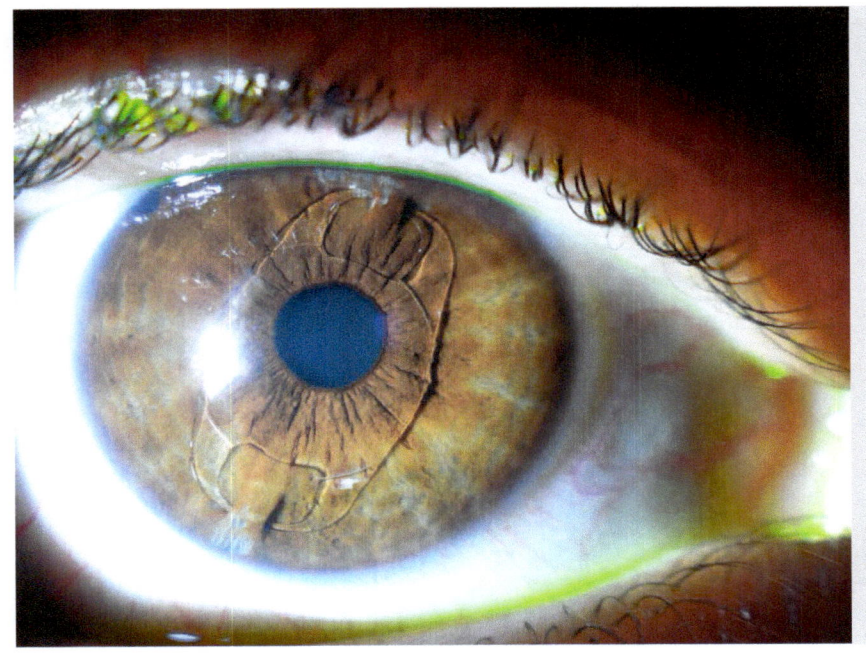

Figura 13.4 Córnea transparente, lente intraocular fácica de fixação na íris com boa centralização.

É importante considerar a presença ou ausência de dor nesses pacientes. Se houver dor ocular, a pigmentação da córnea não é recomendada, e outros procedimentos, como a evisceração-enucleação, devem ser considerados.

A tecnologia de *laser* de femtossegundo permite ao cirurgião realizar dissecções intralamelares para tatuar diferentes tipos de áreas da córnea com as opções fornecidas pelo *software* do equipamento. A técnica de criação do túnel da córnea é precisa, segura e fácil de executar, com inflamação pós-operatória mínima e tempo de recuperação menor do que outras técnicas de ceratopigmentação, como a pigmentação intralamelar manual e a SCS.[18]

13.2.2 Indicações

É muito importante considerar quais casos são passíveis de tatuagem na córnea e, em segundo lugar, avaliar se a FAK pode ser realizada nesses casos. A escolha da técnica correta de *laser* de femtossegundo também é importante. O procedimento pode ser feito com um ou vários túneis intraestromais.

Algumas das indicações da FAK estão listadas a seguir. Os principais objetivos da tatuagem de córnea são: cosméticos e/ou terapêuticos.[19]

Ceratopigmentação Cosmética

Dentre as indicações com fins cosméticos, destacam-se:

- Cicatriz de córnea sem sinéquia anterior.
- Cicatriz de córnea + sinéquias, apenas se a íris não estiver exposta.
- Ceratite cicatricial.
- Leucocoria secundária à catarata; em caso de cirurgia de catarata, não é recomendada.

Precisamos lembrar que as opacidades ou cicatrizes de córnea não devem estar associadas a novos vasos para evitar limitações na dissecção com o *laser* de femtossegundo.

Outra questão relevante a ser considerada ao planejar esse tipo de procedimento com o *laser* de femtossegundo é a profundidade da opacidade da córnea a ser resolvida. Como regra geral, a paquimetria pós-operatória calculada deve ser superior a 300 μm.[8]

Ceratopigmentação Terapêutica

Já, em 1872, Wecker enfatizou a importância de realizar pigmentação ou tatuagem da córnea com fins ópticos. As opacidades de córnea são opticamente translúcidas, e essa característica pode causar embaçamento da visão. Para resolver esse problema, Wecker conduziu um experimento em que criou uma pupila ligeiramente voltada para baixo e para dentro e cobriu o restante da córnea central com um pigmento preto opaco, obtendo excelentes resultados.[8,19,20]

Em 1907, Mayeda fez algumas experiências fotográficas em Nagoya, Japão, usando uma cor preta opaca e uma lente Zeiss de 15 mm de abertura. Primeiro, Mayeda espalhou uma pasta sobre a lente e, depois, cobriu a massa com um pigmento preto opaco, demonstrando que: (1) se havia uma pasta translúcida na metade inferior da lente, a imagem ficava desfocada; (2) se a mesma massa translúcida fosse coberta com um pigmento preto opaco, a imagem ficava nítida. Assim, Mayeda determinou que o pigmento preto opaco normalizava a definição em cada caso.

Mayeda também tratou 30 casos únicos de opacidades da córnea e concluiu que a visão melhorou em todos os pacientes, de 2 a 10 vezes, após a tatuagem da opacidade da córnea.[21]

Estes estudos mostraram os resultados benéficos da tatuagem de córnea por razões ópticas. Portanto, é importante descrever as indicações para esse tipo de ceratopigmentação.

Dentre as indicações terapêuticas, estão:

- Albinismo.
- Aniridia.
- Coloboma da íris.
- Iridodiálise.
- Ceratocone.
- Opacidade difusa da córnea e sensibilidade ao ofuscamento.
- Atrofia essencial da íris.[14]
- Síndrome de Urrets-Zavalia.[15]

Contraindicações à Tatuagem de Córnea

As contraindicações ao procedimento com finalidade terapêutica ou cosmética são as seguintes:

- Cicatriz de córnea + sinéquias anteriores em caso de exposição da íris.
- Iridociclite.
- Estafiloma.
- Glaucoma.
- Inflamação/uveíte do segmento anterior.
- Ceratopatia em banda ou qualquer depósito calcáreo.
- Obstrução nasolacrimal e infecções crônicas (dacriocistite).
- Inflamação crônica da superfície ocular *surface*.
- Ceratoconjuntivite seca grave à moderada.
- Espessura da córnea inferior a 200 a 250 μm.

13.2.3 Indicações Recentes para Pigmentação de Córnea, Exemplos

Ceratopigmentação Terapêutica

Caso 1

A atrofia essencial da íris é uma doença progressiva unilateral, mais frequente em mulheres de 20 a 50 anos de idade. É caracterizada por atrofia da íris com corectopia e policoria e, às vezes, aumento da pressão intraocular. O endotélio é anormal e apresenta alterações do tipo *guttata* com baixa densidade celular. Nos casos avançados/tardios, a córnea pode mostrar sinais de descompensação com edema e necessidade de cirurgia de enxerto. As opções terapêuticas são limitadas e incluem lentes de contato cosméticas, sutura da íris ou implante de íris artificial. A ▶ Fig. 13.5 mostra um caso clínico.[14]

Embora as lentes de contato cosméticas fossem uma boa opção para diminuição da fotofobia, não podiam resolver a diplopia monocular por progressão da atrofia e centralização da borda interna da íris no eixo visual (▶ Fig. 13.5c). O reparo da íris por sutura não era possível por causa da atrofia significativa e grande irregularidade; nesse padrão anatômico anormal, a cirurgia foi extremamente difícil. A íris artificial também era uma opção inviável decorrente da disfunção endotelial da córnea.[14] Além disso, o reparo da íris e a íris artificial apresentam riscos de complicações intraoperatórias e deve-se lembrar que a acuidade visual pré-operatória do paciente era 20/25.[14]

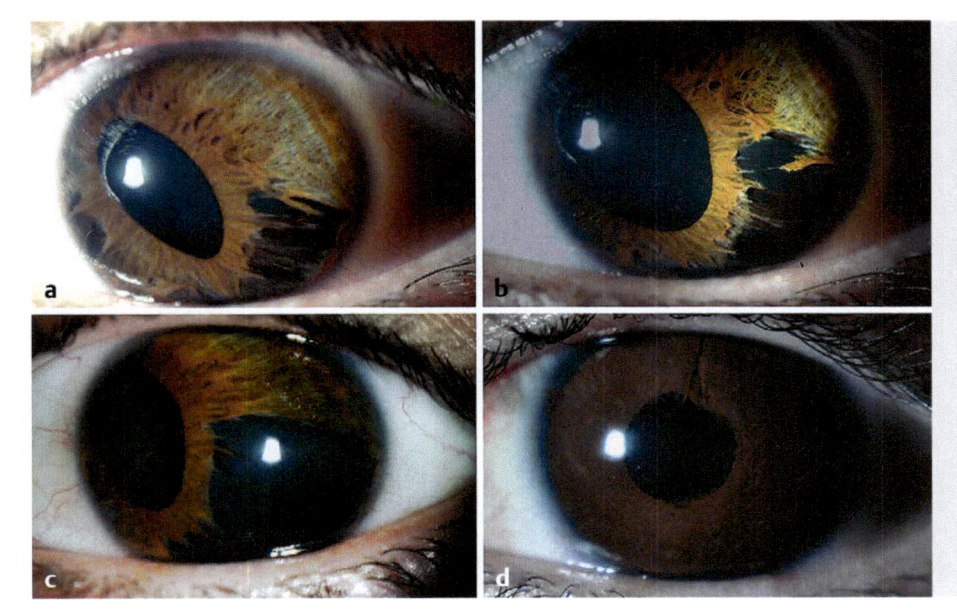

Figura 13.5 Imagem frontal obtida com biomicroscópio ocular de um paciente com atrofia essencial da íris. (**a**) Primeira consulta (pupila oval e íris atrófica). (**b**) Segunda consulta, 3 meses depois (pupila irregular e maior, com mais áreas atróficas). (**c**) Terceira consulta, 6 meses depois (policoria e corectopia são observadas). (**d**) Consulta pós-operatória, 3 dias após a ceratopigmentação com *laser* de femtossegundo.[14]

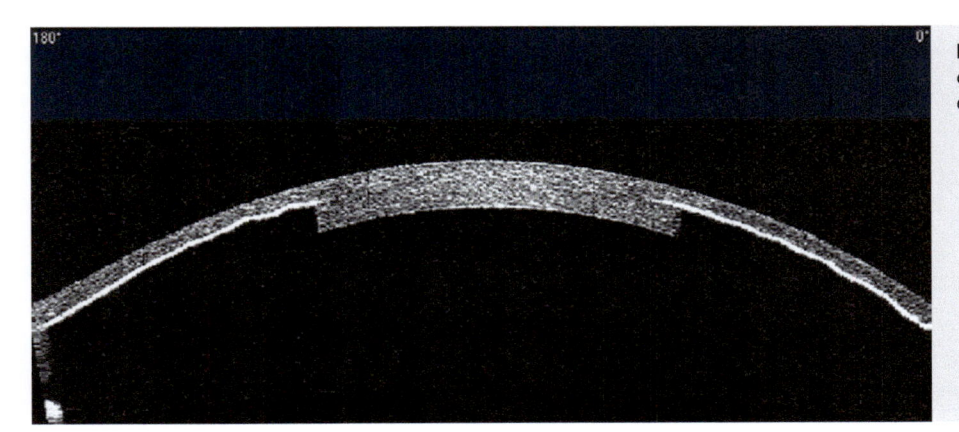

Figura 13.6 Tomografia de coerência óptica de um olho submetido à ceratopigmentação com *laser* de femtossegundo.

A ▶ Fig. 13.6 mostra uma imagem de OCT em alta resolução deste caso pigmentado por FAK. Há uma camada regular e uniforme de pigmento no estroma anterior. Além disso, houve necessidade de dissecção manual em razão da limitação do *software* em criar um túnel amplo periférico de córnea com o *laser* de femtossegundo. A atrofia essencial da íris é um exemplo da aplicabilidade da ceratopigmentação para resolução de problemas funcionais decorrentes de defeitos da íris. A FAK foi muito eficaz e conseguiu solucionar os sintomas do paciente com excelente resultado cosmético.

Ceratopigmentação Cosmética

Os bons resultados, o alto perfil de segurança com ausência de toxicidade e a tolerância aos pigmentos minerais da ceratopigmentação moderna, além da profunda satisfação do paciente[14,15,17] nos encorajaram a procurar uma nova indicação, que é a ceratopigmentação cosmética eletiva em pacientes adequadamente selecionados que desejam mudar a cor dos olhos para aquisição de uma aparência cosmética muito desejada. Relatamos os resultados de um desses casos realizados por razões puramente cosméticas[22] (▶ Fig. 13.7). Os casos 2 e 3 são descritos na ▶ Fig. 13.7 e na ▶ Fig. 13.8, respectivamente.

Avaliação Oftalmológica

Um exame oftalmológico completo deve ser realizado em todos os casos antes da cirurgia, incluindo acuidade visual não corrigida e corrigida, refração medida em condições cicloplégicas, exame com biomicroscópio ocular e fundoscopia. A avaliação complementar deve incluir:

- Paquimetria de córnea.
- Topografia de córnea, inclusive aberrometria de córnea.
- OCT do segmento anterior para avaliação da profundidade e do comprimento das opacidades de córnea.
- Microscopia confocal da córnea para medida precisa da profundidade das opacidades.

A paquimetria e a tomografia são analisadas em diferentes áreas da córnea por meio do sistema OCT no domínio do tempo para decidir a profundidade lamelar apropriada para os túneis de criados pelo *laser* de femtossegundo.

Posteriormente, os diâmetros horizontais e verticais de branco a branco são medidos com pinças para determinar o diâmetro da dissecção lamelar. Os dois túneis intraestromais podem ser criados com o *laser* de femtossegundo.

13.2.4 Técnica Cirúrgica

Dois tipos de cirurgias podem ser realizados, com criação de apenas um túnel estromal ou de dois túneis estromais. A técnica de camada dupla com dois túneis estromais imita a anatomia da íris; o pigmento de cor clara é aplicado na camada superficial, e o pigmento de cor escura é aplicado na camada mais profunda.[14,15,17,18]

Nesta etapa, a dissecção adequada requer dobrar a quantidade de energia convencionalmente usada para obtenção de um retalho de córnea em procedimentos de refração. Na rotina, a energia para a dissecção do estroma é de 1,5 µJ, enquanto a energia para o corte lateral varia entre 1,5 e 2 µJ.

A princípio, o túnel mais profundo poderia ser realizado a uma profundidade de 400 µm da superfície, com diâmetro interno de 6 mm e diâmetro externo de 9,5 mm. A energia poderia ser ajustada em 2 mJ, com uma incisão vertical às 6 horas. Um segundo túnel superficial poderia ser realizado a uma profundidade de 200 µm, com diâmetro interno de 6 mm e diâmetro externo de 9,5 mm. A energia poderia ser ajustada em 2 µJ, com incisão vertical às 12 horas (▶ Fig. 13.9; ▶ Fig. 13.10).[14,15,17,18]

Um dissector helicoidal lamelar ou *pigtail* de córnea é usado para abertura dos dois túneis intralamelares de femtossegundos em cada incisão. Em seguida, os pigmentos são injetados com uma cânula de calibre 30 em túneis superficiais e profundos por meio de incisões superiores e inferiores.

Esta cirurgia a *laser* de femtossegundo pode ser realizada sob anestesia tópica. Uma lente de contato terapêutica é colocada sobre a córnea ao final do procedimento. No pós-operatório, devem-se prescrever cicloplegia e uma combinação de colírios antibióticos/corticosteroides.

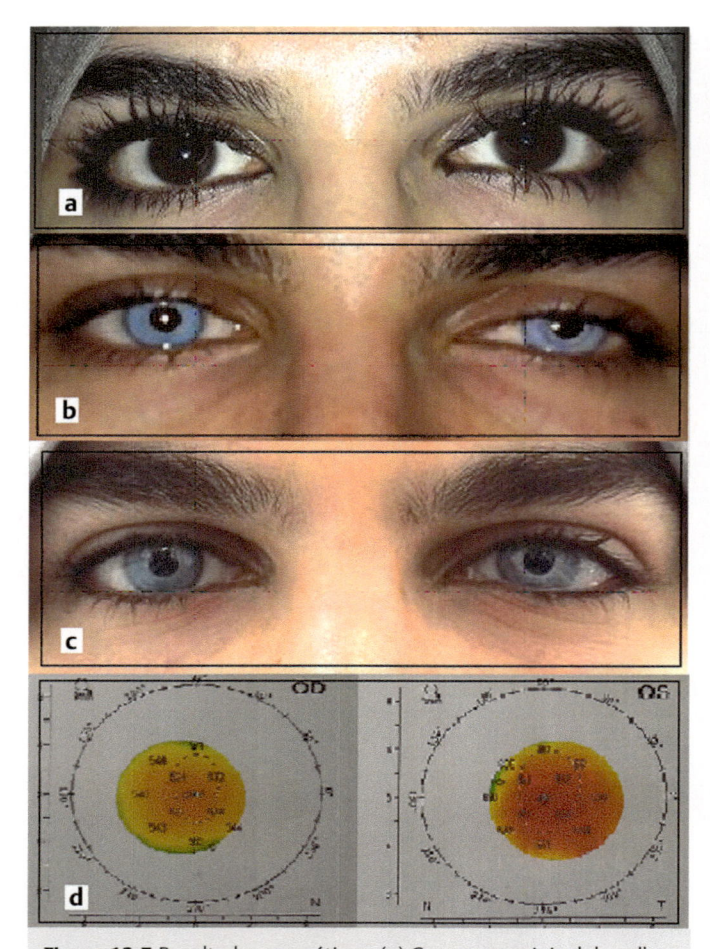

Figura 13.7 Resultados cosméticos. (**a**) Cor escura original dos olhos do paciente. (**b**) Cor azul clara após a primeira ceratopigmentação. (**c**) Cor azul acinzentada natural após 1 ano de acompanhamento. (**d**) Resultados topográficos pós-pigmentação.

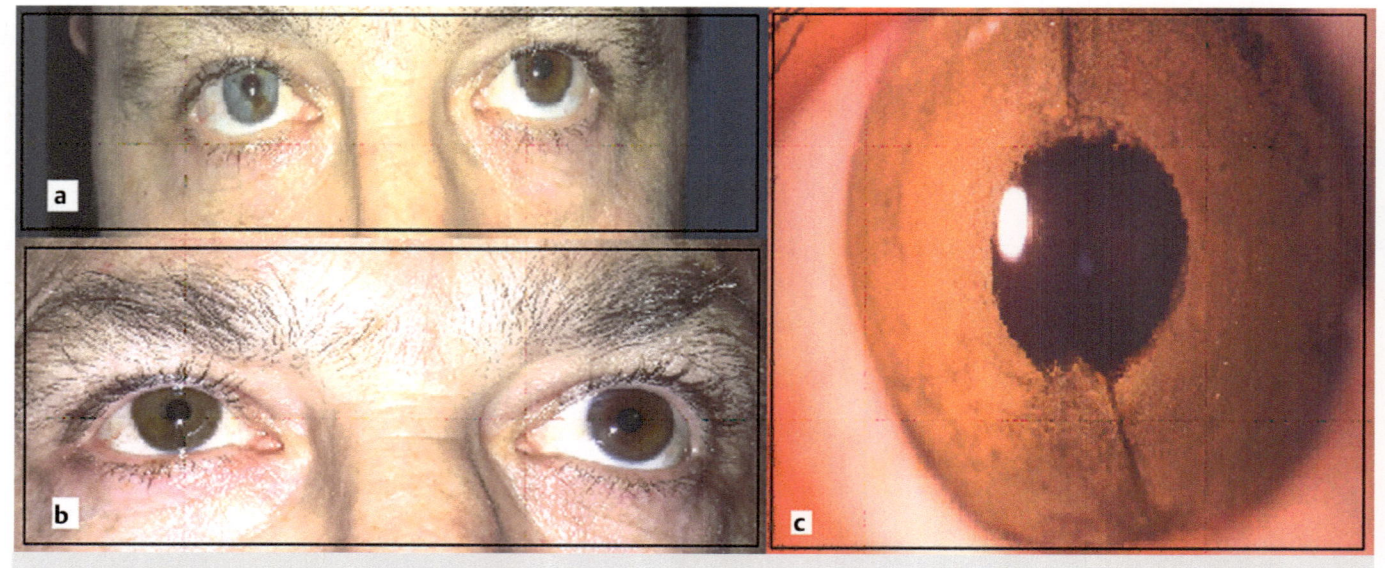

Figura 13.8 Resultados cosméticos. (**a**) Heterocromia pré-operatória. (**b**) Resultado estético pós-operatório após ceratopigmentação. (**c**) Exame com biomicroscópio ocular do padrão de pigmentação marrom.

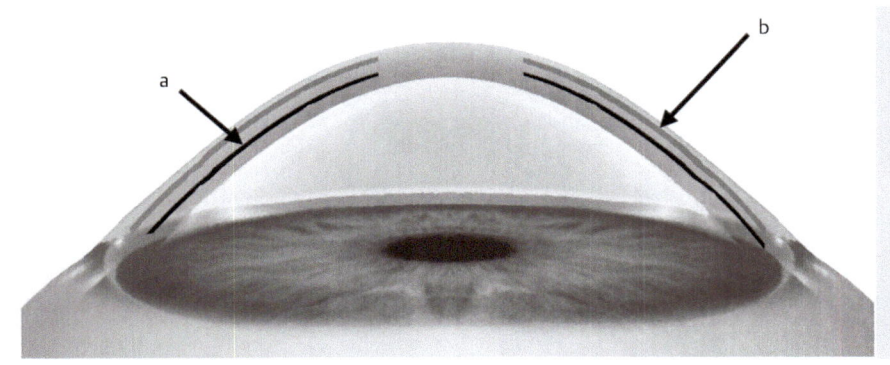

Figura 13.9 (a) Túnel profundo com o pigmento mais escuro para absorção da luz e eliminação do distúrbio funcional, como ofuscamento e fotofobia etc. **(b)** Camada superficial de cor clara que combina com a cor do olho contralateral e melhora a aparência cosmética do paciente.

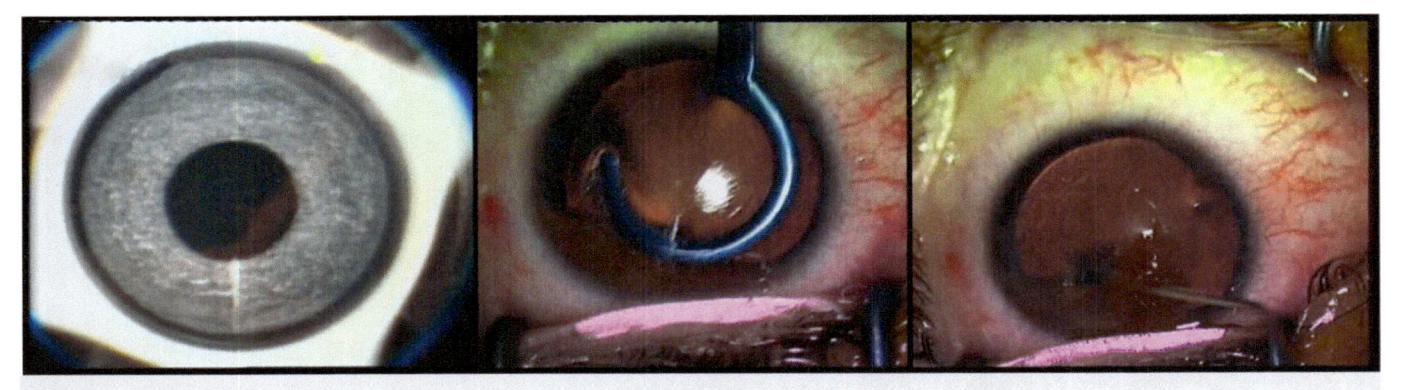

Figura 13.10 Fotografias com utilização de IntraLase para ceratopigmentação com *laser* de femtossegundo.

13.2.5 Conclusão

A FAK é uma técnica segura e eficaz que pode melhorar a visão funcional de pacientes com opacidades da córnea, defeitos da íris e alterações traumáticas. Também pode ser realizada com fins cosméticos. Em alguns casos, essa abordagem cirúrgica pode evitar procedimentos complexos e mutilantes, como evisceração e enucleação de olhos muito comprometidos.

Embora essa técnica tenha excelentes resultados em casos estéticos, também pode melhorar a visão em casos funcionais (com melhora da qualidade óptica dos pacientes). Mais estudos são necessários para confirmar a estabilidade do procedimento em longo prazo.

Por outro lado, o uso de pigmentos minerais micronizados com um estudo toxicológico adequado é uma etapa essencial no desenvolvimento moderno da ceratopigmentação para demonstrar a tolerância da córnea a essas substâncias.[23,24] Nossa experiência com esses pigmentos minerais demonstrou sua segurança ao longo de 10 anos de acompanhamento. Estudos futuros da estabilidade dos pigmentos são necessários para determinar sua meia-vida no estroma da córnea.

A ceratopigmentação é uma cirurgia minimamente invasiva que pode corrigir ou reduzir o ofuscamento e a fotofobia. Além disso, pode corrigir a diplopia monocular. Essa cirurgia realizada com *laser* de femtossegundo pode permitir a correção não apenas de deficiências visuais, evitando procedimentos intraoculares mais agressivos, mas também melhorar a aparência estética dos pacientes que decidem mudar a cor dos seus olhos.[22]

Referências

[1] Whitcher JP, Srinivasan M, Upadhyay MP. Corneal blindness: a global perspective. BullWorld Health Organ. 2001;79(3):214-221
[2] Shimazaki J. The evolution of lamellar keratoplasty. Curr Opin Ophthalmol. 2000;11(4):217-223
[3] Wilhelm F, Giessmann T, Hanschke R, Duncker G. Cutting edges after automatic lamellar keratotomy. Klin Monatsbl Augenheilkd. 1998;213(5):293-300
[4] Alió JL, Javaloy J, Merayo J, Galal A. Automated superficial lamellar keratectomy augmented by excimer laser masked PTK in the management of severe superficial corneal opacities. Br J Ophthalmol. 2004;88(10):1289-1294
[5] Rasheed K, Rabinowitz YS. Superficial lamellar keratectomy using an automated microkeratome to excise corneal scarring caused by photorefractive keratectomy. J Cataract Refract Surg. 1999;25(9):1184-1187
[6] Hafezi F, Mrochen M, Fankhauser F, II, Seiler T. Anterior lamellar keratoplasty with a microkeratome: a method for managing complications after refractive surgery. J Refract Surg. 2003;19(1):52-57
[7] Soong HK, Malta JB. Femtosecond lasers in ophthalmology. Am J Ophthalmol. 2009;147(2):189-197.e2
[8] Alió JL, Agdeppa MC, Uceda-Montanes A. Femtosecond laser-assisted superficial lamellar keratectomy for the treatment of superficial corneal leukomas. Cornea. 2011;30(3):301-307
[9] Fantes FE, Hanna KD, Waring GO, III, Pouliquen Y, Thompson KP, Savoldelli M. Wound healing after excimer laser keratomileusis (photorefractive keratectomy) in monkeys. Arch Ophthalmol. 1990;108(5):665-675
[10] Alió JL, Belda JI, Shalaby AM. Correction of irregular astigmatism with excimer laser assisted by sodium hyaluronate. Ophthalmology. 2001;108(7):1246–1260
[11] Hallock GG. Cosmetic trauma surgery. Plast Reconstr Surg. 1995;95(2):380-381

[12] Hoeyberghs JL. Fortnightly review: cosmetic surgery. BMJ. 1999;318(7182):512-516
[13] Kuzon WM, Jr. Plastic surgery. J Am Coll Surg. 1999;188(2):171-177
[14] Alió JL, Rodríguez AE, Toffaha BT, Piñero DP, Moreno LJ. Femtosecond-assisted keratopigmentation for functional and cosmetic restoration in essential iris atrophy. J Cataract Refract Surg. 2011;37(10):1744-1747
[15] Alió JL, Rodríguez AE, Toffaha BT, El Aswad A. Femtosecond-assisted keratopigmentation double tunnel technique in the management of a case of Urrets-Zavalia syndrome. Cornea. 2012;31(9):1071-1074
[16] Sekundo W, Seifert P, Seitz B, Loeffler KU. Long-term ultrastructural changes in human corneas after tattooing with non-metallic substances. Br J Ophthalmol. 1999;83(2):219-224
[17] Alió JL, Rodríguez AE, Toffaha BT. Keratopigmentation (corneal tattooing) for the management of visual disabilities of the eye related to iris defects. Br J Ophthalmol. 2011;95(10):1397-1401
[18] Alió JL, Sirerol B, Walewska-Szafran A, Miranda M. Corneal tattooing (keratopigmentation) with new mineral micronised pigments to restore cosmetic appearance in severely impaired eyes. Br J Ophthalmol. 2010;94:245-249
[19] Ziegler SL. Multicolor Tattooing of the Cornea. Trans Am Ophthalmol Soc. 1922;20:71-87
[20] Von Wecker L. "Tatouage de la cornee.". Union Med. 1870; 27-41 (As quoted by Ziegler S. Reference 1)
[21] Mayeda.Beitrag. z. Augenheilk. 1908-233 (As quoted by Ziegler S. Reference 1)
[22] Alió JL, Rodríguez AE, El Bahrawy M, et al. Keratopigmentation to change the apparent color of the human eye: a novel indication for corneal tattooing. Cornea. 2016;35(4):431-437
[23] Sirerol B, Walewska-Szafran A, Alió JL, Klonowski P, Rodriguez AE. Tolerance and biocompatibility of micronized black pigment for keratopigmentation simulated pupil reconstruction. Cornea. 2011;30(3):344--350
[24] Amesty MA, Alio JL, Rodriguez AE. Corneal tolerance to micronized mineral pigments for keratopigmentation. Br J Ophthalmol. 2014;98(12):1756-1760

14 Utilização de *Laser* na CXL: *Excimer Laser* e Cirurgia Refrativa Combinada à Reticulação de Córnea, Femto-LASIK Combinada à CXL

Anastasios John Kanellopoulos

Resumo

A reticulação de córnea (CXL) com riboflavina e ultravioleta A é agora um procedimento cirúrgico estabelecido para o tratamento de distúrbios da córnea, como o ceratocone. Para melhorar a reabilitação visual pós-operatória, vários tratamentos adjuvantes podem ser combinados à CXL, oferecendo uma gama maior de opções. Este capítulo enfoca a utilização de *laser* na CXL.

Palavras-chave: Reticulação de colágeno da córnea, CXL, CXL profilática, ceratomileuse *in situ* assistida por *laser* (LASIK), *Excimer laser* topoguiado, ectasia de córnea, bolsa (*pocket*) de córnea criada com *laser* de femtossegundo, CXL fotorrefrativa, LASIK-CXL, criação de retalho (*flap*), protocolo Athens

14.1 Introdução

Hoje, a reticulação de colágeno da córnea (CXL) com riboflavina (molécula de vitamina B2) e ultravioleta A (UVA) pode ser considerada uma opção estabelecida[1] para o tratamento do ceratocone progressivo[2] mais de 10 anos após a introdução da técnica pelo protocolo de Dresden.[3,4] O procedimento aumenta a resistência da córnea e inibe a progressão do distúrbio ectático,[5] o que é aplicável não apenas ao ceratocone, mas também ao tratamento da degeneração da margem pelúcida[6] e da ceratectasia induzida após ceratomileuse *in situ* assistida por *laser* (LASIK).[7]

Dentre os resultados desejados, no entanto, estão não apenas a resolução da ectasia, mas também a melhora da reabilitação visual pós-operatória. Vários tratamentos adjuvantes podem ser combinados à CXL para aumentar o número de opções. A ceratectomia fotorrefrativa guiada por topografia (PRK topoguiada), a ceratectomia fototerapêutica transepitelial (t-PTK), o implante intraestromal de segmento de anel da córnea (ICRS) e o implante de lentes intraoculares fácicas (pIOL) são muitas das opções de refração que podem ser combinadas à CXL.

A ablação com *Excimer laser* topoguiado combinada ao tratamento com CXL[8,9] é a primeira dessas opções. Um relato pioneiro sobre essas opções mostrou a melhora clínica significativa de um paciente com ceratocone submetido à PRK topoguiada 1 ano após a CXL.[8] As variações na técnica incluíram o momento de realização dos procedimentos (simultânea ou sequencial), a profundidade máxima recomendada da ablação e o uso de mitomicina C. Os autores mostraram que a PRK topoguiada simultânea, no mesmo dia, após a CXL é mais eficaz que a CXL sequencial com PRK tardia (6 meses ou mais) na reabilitação visual do ceratocone.[10] Diversos outros estudos confirmaram a segurança e/ou eficácia da PRK topoguiada simultânea seguida por CXL em pacientes com ceratocone e ectasia de córnea pós-LASIK; a estabilidade em longo prazo deste procedimento combinado também foi demonstrada.[11,12,13,14,15]

Nossa equipe contribuiu com muitas das etapas evolutivas da técnica inicial de CXL introduzidas:

- Maior fluência.
- Solução de riboflavina sem dextran.
- Combinação de CXL à normalização de córneas ectáticas com *Excimer* topoguiado (o Protocolo Athens [AP]).
- CXL profilática na LASIK de rotina para miopia e hiperopia.
- CXL *in situ* por bolsa de córnea criada com *laser* de femtossegundo.
- CXL fotorreativa.

Especificamente, introduzimos o conceito de CXL acelerada e de alta fluência na ectasia pós-LASIK,[16] bem como a utilização da CXL profilática na LASIK de rotina[17] e no tratamento de ectasia da córnea com *laser* de femtossegundo *in situ*,[2] na tentativa de resolução da deturgescência de córnea[18] na ceratopatia bolhosa[19] e como intervenção profilática adjuvante à cirurgia de ceratoprótese de Boston.[20] O procedimento conhecido como AP[21] envolve desbridamento epitelial sequencial com *Excimer laser* (50 μm), ablação estromal com *Excimer laser* e orientação topográfica parcial e CXL acelerada (10 minutos) com irradiação UVA de alta fluência (10 mW/cm^2). Os dados de topografia de córnea são derivados de Allegro Topolyzer Vario, Alcon/WaveLight (WaveLight AG, Erlangen, Alemanha), um topógrafo de córnea Placido de cone amplo, ou Alcon/WaveLight Oculyzer, uma câmera rotativa Pentacam Scheimpflug (Oculus Optikgeräte GmbH, Wetzlar, Alemanha).[22] Os primeiros resultados[11], assim como os achados quantitativos da tomografia de coerência óptica do segmento anterior,[23] são indicativos da estabilidade do procedimento em longo prazo.[24]

Há um grande número de relatos[1] sobre os efeitos da CXL com ou sem normalização da córnea por ablação com *Excimer* na mesma sessão. Existe um consenso geral de que a intervenção fortalece a córnea, ajuda a interromper a progressão da ectasia e melhora a ceratometria da córnea, a refração e a acuidade visual. A questão principal é a estabilidade em longo prazo dessas mudanças induzidas. Por exemplo, a córnea é "inativa" após a intervenção e, se não, existe inclinação ou achatamento e/ou espessamento ou adelgaçamento? Essas questões são ainda mais aplicáveis no caso do AP, por causa da ablação parcial da superfície da córnea; a ablação de uma córnea fina e ectática pode parecer pouco ortodoxo. No entanto, o objetivo da ablação topoguiada é a normalização da córnea anterior e, assim, ajudar a melhorar a reabilitação visual além da simples CXL. Investigamos isso em uma amostra grande e com longo período de acompanhamento, o que permitiu análises sensíveis com conclusão confiante da eficácia pós-operatória.[24] Monitoramos as alterações da acuidade visual e, para a avaliação quantitativa, optamos por padronizar um dispositivo de triagem, a Pentacam, e enfocar os principais parâmetros de acuidade visual, ceratometria, paquimetria e índices associados à superfície anterior.[25] Todos esses parâmetros refletem alterações induzidas pelo procedimento e descrevem a progressão pós-operatória. Também introduzimos dois índices objetivos e sensíveis da superfície anterior, o índice de descentralização de altura (IHD) e o índice de variação de superfície (ISV), que permitem uma análise mais sensível do que a ceratometria e a função visual.[26] Um valor menor indica a normalização da córnea (IHD inferior:

cone menos inclinado e mais central; ISV inferior: superfície menos irregular).

Nossos resultados indicaram que a aparente desvantagem do adelgaçamento da córnea é equilibrada pela melhora e sinergia da reabilitação em longo prazo do componente CXL. Com base em nossos resultados, o PA parece melhorar a acuidade visual para longe não corrigida (UDVA) e a acuidade visual para longe corrigida (CDVA) pós-operatórias. O ganho/perda média na acuidade visual foi consistentemente positivo, a partir do primeiro mês pós-operatório, com melhora gradual e contínua por 3 anos, em +0,20 para CDVA e +0,38 para UDVA. Essas melhoras na reabilitação visual parecem ser superiores às relatadas nos casos de tratamento simples com CXL.[27]

Após o procedimento, a ceratometria é reduzida, por exemplo, no meridiano K1 plano em -2,13 D (-5%), na consulta de 1 mês. Em longo prazo e até 3 anos, há um achatamento contínuo, de -1,22 D (-3%). Da mesma forma, para o meridiano K2 íngreme, observamos uma redução em 1 mês de -3,10 D (-6%), com achatamento adicional de -1,32 D (-3%) aos 36 meses. Esse potencial progressivo de achatamento em longo prazo tem sido clinicamente observado em muitos casos ao longo de pelo menos 10 anos de experiência. Os relatos revistos por pares sobre esse assunto têm sido raros e são recentes.[28,29]

Os dois índices da superfície anterior, IHD e ISV, também demonstraram melhora pós-operatória. Especificamente, nossos dados mostram redução do ISV em -15,39 1 mês após o procedimento (em média, -16%), até -6,28 (-8%) na consulta aos 3 anos. As alterações na IHD foram mais dramáticas: a mudança em 1 mês foi de -0,029 μm (-32%), seguida por uma redução adicional de -0,005 μm (-9%) na consulta de 3 anos. Tais alterações no ISV e IHD foram relatadas apenas recentemente.[30]

A primeira mudança mais "drástica" da IHD pode ser justificada pelo objetivo principal de normalização da superfície, a centralização do cone[10], observada até no primeiro mês. A subsequente normalização da superfície, como também indicado pelo achatamento ceratométrico, sugere a melhora adicional da superfície anterior.

Como o AP inclui uma ablação parcial do estroma com *Excimer*, a espessura pós-operatória da córnea é menor, manifestada pela espessura mais fina da córnea (TCT). Especificamente, a TCT média, medida pela Pentacam, diminuiu -97,96 μm em 1 mês, ou -22%. O que parecia ser um resultado "surpreendente" é que a córnea parece se recuperar, ganhando espessura de maneira gradual até 3 anos após a cirurgia, conforme indicado por uma média de +16,57 μm ou +4% na TCT. O espessamento da córnea no pós-operatório após o "valor basal de menor espessura" de 1 mês também foi discutido recentemente.[31,32] Em outro relato recente,[33] a menor TCT foi observada no intervalo de três meses. Nesse estudo, em 82 olhos (tratados apenas com CXL), o espessamento médio da córnea foi de +24 μm após 1 ano, em comparação ao valor inicial aos 3 meses. Em nosso estudo, em 212 olhos tratados com o procedimento de AP, a taxa de espessamento da córnea após o primeiro mês pós-operatório foi aproximadamente a metade (+12 μm no primeiro ano), condizente com uma publicação recente.[31]

É possível, portanto, que as mudanças estromais iniciadas pelo procedimento CXL sejam não apenas eficazes na interrupção da ectasia, mas também causem achatamento e espessamento da superfície da córnea que parecem durar mais do que o previsto.

Uma segunda aplicação da CXL combinada ao procedimento refrativo é sua aplicação profilática juntamente com a LASIK em miopia ou hiperopia.[34] A LASIK tem resultados visuais e refrativos previsíveis e estáveis.[35,36,37] Especificamente na correção da miopia moderada à alta (igual ou acima de -6,00 D no meridiano menos negativo de ambos os olhos),[38,39] houve relatos indicativos de regressão significativa em longo prazo.[40,41,42] O trabalho de Alió *et al.*[43] relatou que um em cada cinco ou, especificamente, a porcentagem convincente de 20,8% dos casos de miopia de alto grau, exigiu novo tratamento por causa de sobrecorreção/subcorreção ou regressão. Nossa experiência com altas correções de miopia com LASIK sugere uma leve tendência (0,5 D) ao aumento pós-operatório da córnea em longo prazo.[44] Fomos motivados, portanto, a tentar a reticulação profilática *in situ* (CXL) no leito do estroma simultaneamente à LASIK, particularmente em olhos com alto grau de miopia e estroma residual fino e pacientes mais jovens que ainda não apresentaram fatores de risco para ectasia.[45,46] A aplicação tem como objetivo melhorar a rigidez da córnea e, assim, reduzir a probabilidade de desvio miópico em longo prazo.[17,47,48]

Investigamos até 2 anos de resultados de refração e estabilidade pós-operatórias de 140 olhos com miopia submetidos à LASIK com *laser* de femtossegundo entre dois grupos: grupo A, com incorporação de CXL profilática de alta fluência, e o grupo B, apenas com LASIK.[49] Os dois grupos do estudo eram compatíveis em todos os demais parâmetros: zona de ablação, espessura do retalho, cirurgião, *laser* utilizado e medicação e tratamento pós-operatório. A avaliação pós-operatória no grupo A, LASIK-CXL, não indicou nenhuma evidência clínica ou topográfica de complicações em comparação ao grupo B. A reabilitação visual entre os dois grupos, expressa por CDVA e avaliação da sensibilidade ao contraste, foi similar àquela obtida apenas com LASIK, sem efeitos colaterais ou comprometimento da segurança visual. O resultado refrativo, previsibilidade e estabilidade foram notáveis.

A comparação dos resultados de estabilidade entre os dois grupos indica que o grupo B apresenta uma discreta inclinação positiva nas leituras ceratométricas, tanto no meridiano plano, quanto no íngreme, sugerindo uma inclinação leve progressiva da córnea. As alterações registradas correspondem a +0,57 D no meridiano plano e +0,54 D no meridiano íngreme. Os dados mostram uma tendência à inclinação leve da córnea no período pós-operatório em longo prazo. Uma mudança refrativa semelhante já foi relatada por nossa equipe em grandes correções de miopia com LASIK sem aplicação profilática de CXL.[43]

Não existe essa tendência de mudança ceratométrica no grupo A, LASIK-CXL (+0,03 e +0,05 D, respectivamente). Outras diferenças entre os dois grupos são a estabilidade ligeiramente maior da refração equivalente esférica, bem como a maior previsibilidade, apesar da maior variedade de tentativas de correção e aumento do astigmatismo pré-operatório. É importante destacar que os erros esféricos e cilíndricos médios tratados no grupo A (esférico médio: -6,60 D; esférico máximo: -11,50 D; cilíndrico médio: -0,98 D; cilíndrico máximo: -5,25 D) foi significativamente maior que no grupo submetido apenas à LASIK (esférico médio: -5,14 D; esférico máximo: -9,50 D; cilíndrico médio: -0,85 D; cilíndrico máximo: -3,50 D). Apesar de ser aparentemente mais difícil em comparação ao grupo B, submetido apenas à LASIK, os resultados de refração no grupo LASIK-CXL foram igualmente bons e, em alguns casos, um pouco melhores.

14.1.1 Aspectos da Técnica Cirúrgica

Em nossa técnica cirúrgica, é importante evitar a imersão do retalho e sua dobradiça em riboflavina. Para isso, o retalho é protegido enquanto permanece dobrado (▶ Fig. 14.1).[46] Isso inibe a CXL do retalho. No entanto, inevitavelmente há absorção mínima de riboflavina e, portanto, reticulação decorrente de osmose durante a exposição (embora curta) à UVA, já que o retalho está em contato com o estroma embebido em riboflavina. Os seguintes aspectos precisam ser considerados: um retalho pré-embebido em riboflavina absorve muito UVA (pois precede o estroma residual ao longo do caminho de propagação da luz); no entanto, não contribuirá mais para a estabilidade biomecânica da córnea e pode afetar negativamente o resultado pós-refrativo, já que um retalho de 110 µm de espessura talvez tenha teor estromal (colágeno) de apenas 60 µm. A reticulação de uma camada estromal tão fina pode causar o encolhimento indesejável do estroma. Sobre os benefícios colaterais, é preciso mencionar que uma interface retalho-estroma "reticulada" pode afetar positivamente a adesão do retalho.[50]

Os parâmetros de irradiação UV (fluência e tempo de exposição) foram influenciados pelas seguintes considerações: (1) utilizar cerca de metade da energia total do "tratamento" em comparação ao protocolo de reticulação tradicional, (2) minimizar a exposição à UVA para restringir a reticulação dentro do retalho de sobreposição e (3) minimizar a desidratação do retalho e seu possível encolhimento.

A aplicação superficial de UVA após a instilação *in situ* de riboflavina foi projetada considerando os seguintes aspectos:

- A reticulação do estroma subjacente aumenta a desidratação do retalho e a predisposição à formação de estrias; assim, limitamos a espessura pretendida do retalho a 110 µm nos casos de LASIK + CXL (em nossos casos de hiperopia, a espessura planejada é de 135 µm; ▶ Fig. 14.2).
- A reticulação através do retalho reposicionado é eficaz na parte anterior do estroma subjacente (residual). Embora a imersão em riboflavina do retalho seja evitada, caso ocorra inadvertidamente em parte do estroma subjacente de sua superfície interna, a CXL pode facilitar a adesão e potencialmente eliminar o espaço inadvertidamente criado por meio do preenchimento com depósitos amorfos, como demonstrado na histopatologia *post-mortem* padrão de pacientes submetidos à LASIK.
- A CXL possui atividade bem conhecida de desinfecção, se não antimicrobiana; sua realização por um retalho reposicionado reduz a chance de contaminação por microrganismos transportados pelo ar ou *fomites* no ambiente do centro cirúrgico e/ou atua como desinfetante adjunto do procedimento LASIK.

Nossa teoria por trás da técnica LASIK + CXL AP já foi comprovada em grandes estudos clínicos e em laboratório. O trabalho dos

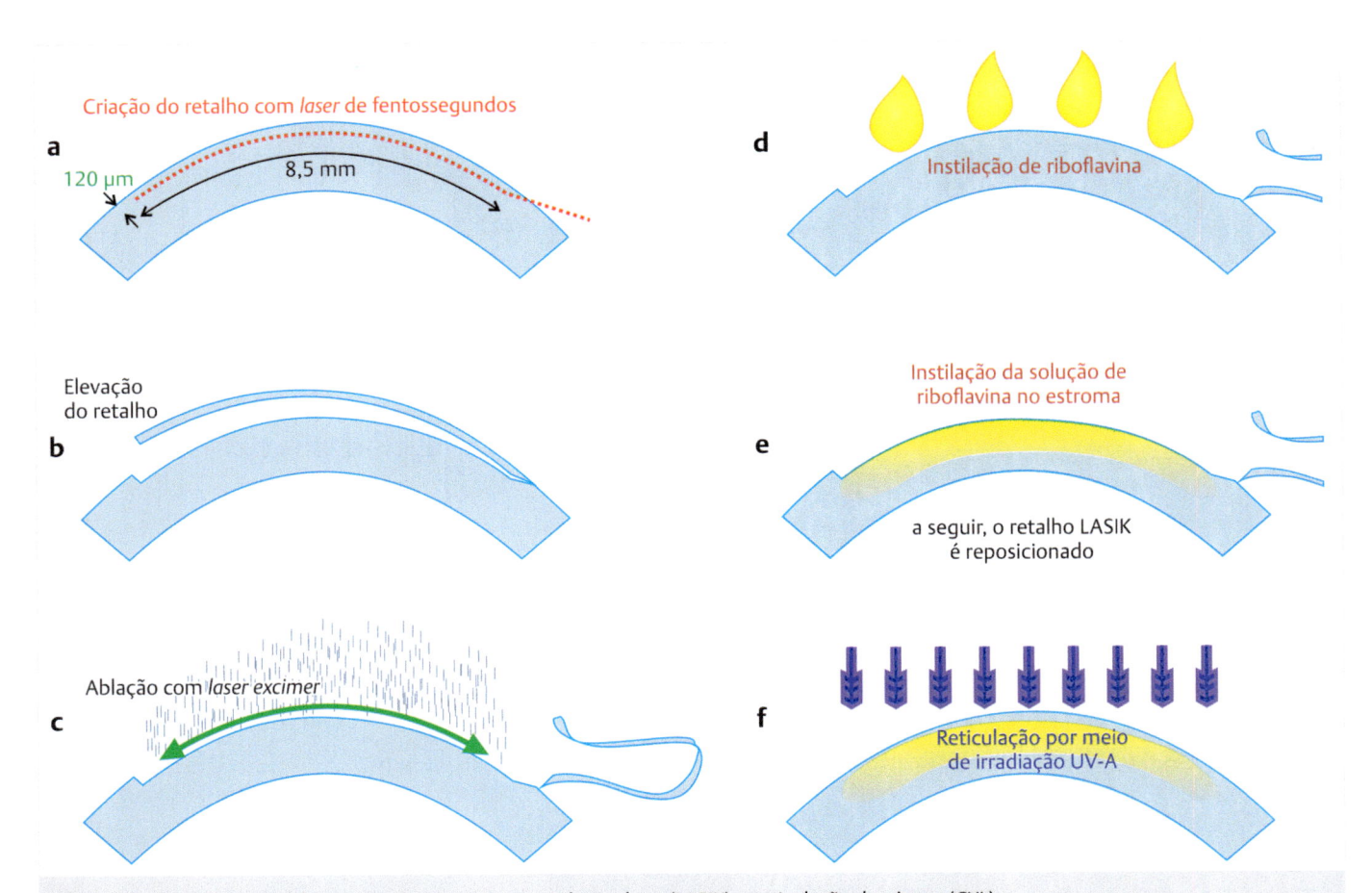

Figura 14.1 Procedimento de ceratomileuse *in situ* assistida por *laser* (LASIK) + reticulação da córnea (CXL).

Figura 14.2 Estabilidade ceratométrica. Parte superior: Ceratomileuse *in situ* assistida por *laser* (LASIK) + reticulação da córnea (CXL); inferior: apenas LASIK.

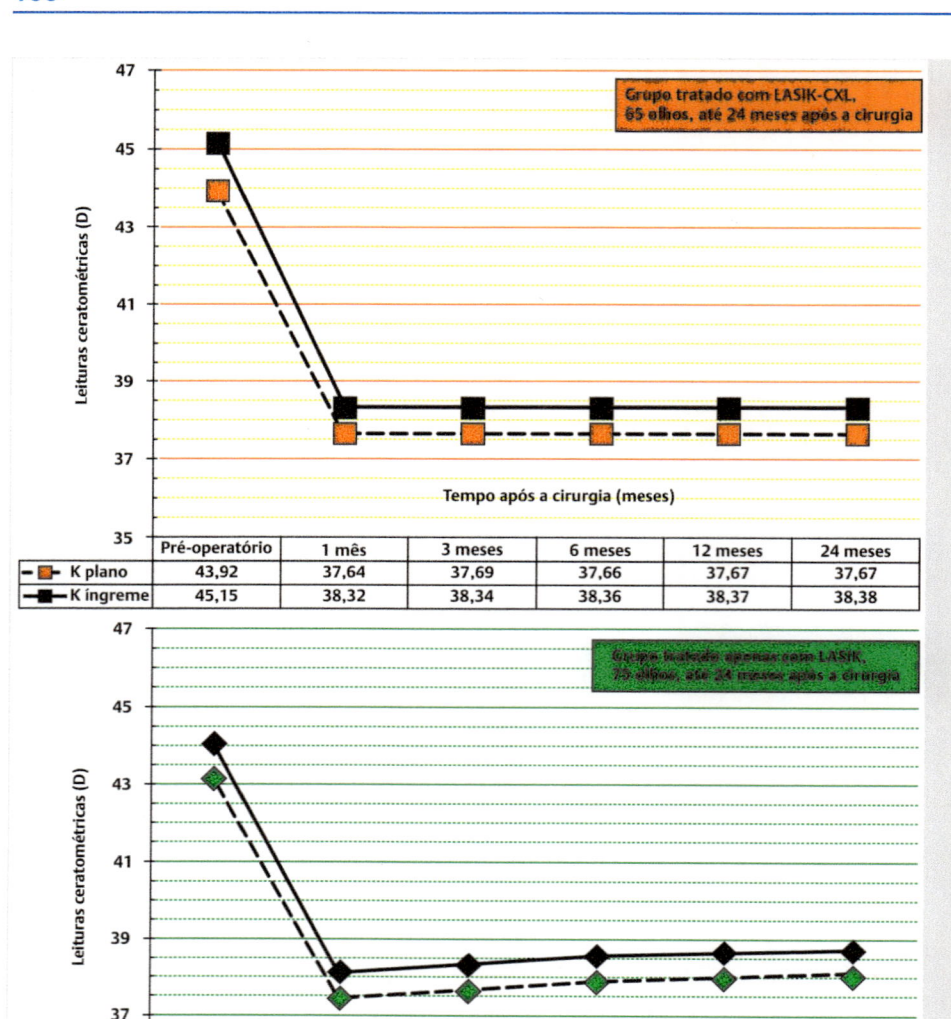

Grupo tratado com LASIK-CXL, 65 olhos, até 24 meses após a cirurgia

	Pré-operatório	1 mês	3 meses	6 meses	12 meses	24 meses
K plano	43,92	37,64	37,69	37,66	37,67	37,67
K íngreme	45,15	38,32	38,34	38,36	38,37	38,38

Grupo tratado apenas com LASIK, 75 olhos, até 24 meses após a cirurgia

	Pré-operatório	1 mês	3 meses	6 meses	12 meses	24 meses
K plano	43,15	37,45	37,65	37,89	38,02	38,09
K íngreme	44,03	38,12	38,32	38,57	38,66	38,69

autores com LASIK + CXL *ex vivo* confirmou que apenas o estroma subjacente se beneficia de um efeito de CXL próximo a 120% de fortalecimento em comparação ao controle, embora os retalhos controles e com LASIK + CXL não demonstrem nenhum efeito CXL.

Um aspecto que precisa ser considerado é a possibilidade de achatamento refrativo decorrente da reticulação aplicada. Nossa experiência clínica, bem como a literatura revista por pares, sugere a progressão contínua do efeito de reticulação ao longo do tempo.[24] Indicamos que a progressão do achatamento da ceratometria em longo prazo nas córneas totalmente reticuladas é da ordem de -0,30 D. É necessário reconhecer os dois parâmetros a seguir que diferenciam esse achado ao considerar os casos de LASIK + CXL:

Os casos de tratamento de ceratocone eram córneas ectáticas fundamentalmente instáveis, enquanto no presente trabalho as córneas eram saudáveis.

Os casos de tratamento de ceratocone receberam tratamento de "energia total" (até 6 J/cm^2), enquanto o presente trabalho (LASIK + CXL) foi realizado apenas um tratamento de "energia parcial" (2,4 J/cm^2), correspondendo a menos de metade da energia do protocolo padrão.

Ao considerar esses aspectos, é possível estimar que a possibilidade de achatamento ceratométrico em longo prazo seja bem restrita. Novos estudos em longo prazo são necessários para investigar isso.

Referências

[1] Chan E, Snibson GR. Current status of corneal collagen cross-linking for keratoconus: a review. Clin Exp Optom. 2013;96(2):155-164
[2] Kanellopoulos AJ. Collagen cross-linking in early keratoconus with riboflavin in a femtosecond laser-created pocket: initial clinical results. J Refract Surg. 2009;25(11):1034-1037
[3] Wollensak G, Spoerl E, Seiler T. Riboflavin/ultraviolet-a-induced collagen crosslinking for the treatment of keratoconus. Am J Ophthalmol. 2003;135(5):620-627
[4] Dupps WJ, Jr. Special section on collagen crosslinking: new hope for more advanced ectatic disease? J Cataract Refract Surg. 2013;39(8):1131-1132
[5] Wollensak G. Crosslinking treatment of progressive keratoconus: new hope. Curr Opin Ophthalmol. 2006;17(4):356-360
[6] Spadea L. Corneal collagen cross-linking with riboflavin and UVA irradiation in pellucid marginal degeneration. J Refract Surg. 2010;26(5):375-377

[7] Hafezi F, Kanellopoulos J, Wiltfang R, Seiler T. Corneal collagen crosslinking with riboflavin and ultraviolet A to treat induced keratectasia after laser in situ keratomileusis. J Cataract Refract Surg. 2007;33(12):2035-2040
[8] Kanellopoulos AJ, Binder PS. Collagen cross-linking (CCL) with sequential topography-guided PRK: a temporizing alternative for keratoconus to penetrating keratoplasty. Cornea. 2007;26(7):891-895
[9] Labiris G, Giarmoukakis A, Sideroudi H, Gkika M, Fanariotis M, Kozobolis V. Impact of keratoconus, cross-linking and cross-linking combined with photorefractive keratectomy on self-reported quality of life. Cornea. 2012;31(7):734-739
[10] Kanellopoulos AJ. Comparison of sequential vs same-day simultaneous collagen cross-linking and topography-guided PRK for treatment of keratoconus. J Refract Surg. 2009; 25(9):S812-S818
[11] Krueger RR, Kanellopoulos AJ. Stability of simultaneous topography-guided photorefractive keratectomy and riboflavin/UVA cross-linking for progressive keratoconus: case reports. J Refract Surg. 2010;26(10):S827-S832
[12] Stojanovic A, Zhang J, Chen X, Nitter TA, Chen S, Wang Q. Topographyguided transepithelial surface ablation followed by corneal collagen cross-linking performed in a single combined procedure for the treatment of keratoconus and pellucid marginal degeneration. J Refract Surg. 2010;26(2):145-152
[13] Tuwairqi WS, Sinjab MM. Safety and efficacy of simultaneous corneal collagen cross-linking with topography-guided PRK in managing low-grade keratoconus: 1-year follow-up. J Refract Surg. 2012;28(5):341-345
[14] Lin DT, Holland S, Tan JC, Moloney G. Clinical results of topography-based customized ablations in highly aberrated eyes and keratoconus/ectasia with cross-linking. J Refract Surg. 2012;28(11)Suppl:S841-S848
[15] Alessio G, L'abbate M, Sborgia C, La Tegola MG. Photorefractive keratectomy followed by cross-linking versus cross-linking alone for management of progressive keratoconus: two-year follow-up. Am J Ophthalmol. 2013;155(1):54-65.e1
[16] Kanellopoulos AJ. Post-LASIK ectasia. Ophthalmology. 2007;114(6):1230
[17] Kanellopoulos AJ, Pamel GJ. Review of current indications for combined very high fluence collagen collagen cross-linking and laser in situ keratomileusis surgery. Indian J Ophthalmol. 2013;61(8):430-432
[18] Krueger RR, Ramos-Esteban JC, Kanellopoulos AJ. Staged intrastromal delivery of riboflavin with UVA cross-linking in advanced bullous keratopathy: laboratory investigation and first clinical case. J Refract Surg. 2008;24(7):S730-S736
[19] Kanellopoulos AJ, Asimellis G. Anterior-segment optical coherence tomography investigation of corneal deturgescence and epithelial remodeling after DSAEK. Cornea. 2014;33(4):340-348
[20] Kanellopoulos AJ, Asimellis G. Long-term safety and efficacy of high-fluence collagen crosslinking of the vehicle cornea in Boston keratoprosthesis type 1. Cornea. 2014;33(9):914-918
[21] Kanellopoulos AJ. Long term results of a prospective randomized bilateral eye comparison trial of higher fluence, shorter duration ultraviolet A radiation, and riboflavin collagen cross linking for progressive keratoconus. Clin Ophthalmol. 2012;6:97-101
[22] Kanellopoulos AJ, Asimellis G. Correlation between central corneal thickness, anterior chamber depth, and corneal keratometry as measured by Oculyzer II and WaveLight OB820 in preoperative cataract surgery patients. J Refract Surg. 2012;28(12):895-900
[23] Kanellopoulos AJ, Asimellis G. Introduction of quantitative and qualitative cornea optical coherence tomography findings induced by collagen crosslinking for keratoconus: a novel effect measurement benchmark. Clin Ophthalmol. 2013;7:329-335
[24] Kanellopoulos AJ, Asimellis G. Keratoconus management: long-term stability of topography-guided normalization combined with high-fluence CXL stabilization (the Athens Protocol). J Refract Surg. 2014;30(2):88-93
[25] Markakis GA, Roberts CJ, Harris JW, Lembach RG. Comparison of topographic technologies in anterior surface mapping of keratoconus using two display algorithms and six corneal topography devices. Int J of Kerat and Ectatic Dis. 2012;1(3):153-157
[26] Ambrósio R, Jr, Caiado AL, Guerra FP, et al. Novel pachymetric parameters based on corneal tomography for diagnosing keratoconus. J Refract Surg. 2011;27(10):753-758
[27] Legare ME, Iovieno A, Yeung SN, et al. Corneal collagen cross-linking using riboflavin and ultraviolet A for the treatment of mild to moderate keratoconus: 2-year follow-up. Can J Ophthalmol. 2013;48(1):63-68
[28] Vinciguerra P, Albè E, Trazza S, et al. Refractive, topographic, tomographic, and aberrometric analysis of keratoconic eyes undergoing corneal crosslinking. Ophthalmology. 2009;116(3):369-378
[29] Raiskup-Wolf F, Hoyer A, Spoerl E, Pillunat LE. Collagen crosslinking with riboflavin and ultraviolet-A light in keratoconus: long-term results. J Cataract Refract Surg. 2008;34(5):796-801
[30] Kanellopoulos AJ, Asimellis G. Comparison of Placido disc and Scheimpflug image-derived topography-guided excimer laser surface normalization combined with higher fluence CXL: the Athens Protocol, in progressive keratoconus. Clin Ophthalmol. 2013;7:1385-1396
[31] Mencucci R, Paladini I, Virgili G, Giacomelli G, Menchini U. Corneal thickness measurements using time-domain anterior segment OCT, ultrasound, and Scheimpflug tomographer pachymetry before and after corneal cross-linking for keratoconus. J Refract Surg. 2012;28(8):562-566
[32] O'Brart DP, Kwong TQ, Patel P, McDonald RJ, O'Brart NA. Long-term follow-up of riboflavin/ultraviolet A (370 nm) corneal collagen cross-linking to halt the progression of keratoconus. Br J Ophthalmol. 2013;97(4):433-437
[33] Greenstein SA, Shah VP, Fry KL, Hersh PS. Corneal thickness changes after corneal collagen crosslinking for keratoconus and corneal ectasia: one-year results. J Cataract Refract Surg. 2011; 37(4):691-700
[34] Kanellopoulos AJ, Kahn J. Topography-guided hyperopic LASIK with and without high irradiance collagen cross-linking: initial comparative clinical findings in a contralateral eye study of 34 consecutive patients. J Refract Surg. 2012; 28(11) Suppl:S837-S840
[35] Solomon KD, Fernández de Castro LE, Sandoval HP, et al. Joint LASIK Study Task Force. LASIK world literature review: quality of life and patient satisfaction. Ophthalmology. 2009;116(4):691-701
[36] Shortt AJ, Allan BD, Evans JR. Laser-assisted in-situ keratomileusis (LASIK) versus photorefractive keratectomy (PRK) for myopia. Cochrane Database Syst Rev. 2013;1(1):CD005135
[37] Shortt AJ, Bunce C, Allan BD. Evidence for superior efficacy and safety of LASIK over photorefractive keratectomy for correction of myopia. Ophthalmology. 2006;113(11):1897-1908
[38] Liu Z, Li Y, Cheng Z, Zhou F, Jiang H, Li J. Seven-year follow-up of LASIK for moderate to severe myopia. J Refract Surg. 2008;24(9):935-940
[39] Güell JL, Muller A. Laser in situ keratomileusis (LASIK) for myopia from -7 to -18 diopters. J Refract Surg. 1996;12(2):222-228
[40] Oruçoğlu F, Kingham JD, Kendüşim M, Ayoğlu B, Toksu B, Göker S. Laser in situ keratomileusis application for myopia over minus 14 diopter with longterm follow-up. Int Ophthalmol. 2012;32(5):435-441
[41] Magallanes R, Shah S, Zadok D, et al. Stability after laser in situ keratomileusis in moderately and extremely myopic eyes. J Cataract Refract Surg. 2001;27(7):1007-1012
[42] Chayet AS, Assil KK, Montes M, Espinosa-Lagana M, Castellanos A, Tsioulias G. Regression and its mechanisms after laser in situ keratomileusis in moderate and high myopia. Ophthalmology. 1998;105(7):1194-1199
[43] Alió JL, Muftuoglu O, Ortiz D, et al. Ten-year follow-up of laser in situ keratomileusis for myopia of up to -10 diopters. Am J Ophthalmol. 2008;145(1):46-54
[44] Kanellopoulos AJ, Asimellis G. Refractive and keratometric stability in high myopic LASIK with high-frequency femtosecond and excimer lasers. J Refract Surg. 2013;29(12):832-837
[45] Binder PS. Analysis of ectasia after laser in situ keratomileusis: risk factors. J Cataract Refract Surg. 2007;33(9):1530-1538
[46] Randleman JB. Post-laser in-situ keratomileusis ectasia: current understanding and future directions. Curr Opin Ophthalmol. 2006;17(4):406412
[47] Kanellopoulos AJ. Long-term safety and efficacy follow-up of prophylactic higher fluence collagen cross-linking in high myopic laser-assisted in situ keratomileusis. Clin Ophthalmol. 2012;6:1125-1130
[48] Celik HU, Alagöz N, Yildirim Y, et al. Accelerated corneal crosslinking concurrent with laser in situ keratomileusis. J Cataract Refract Surg. 2012;38(8):1424-1431
[49] Kanellopoulos AJ, Asimellis G. Combined laser in situ keratomileusis and prophylactic high-fluence corneal collagen crosslinking for high myopia: two-year safety and efficacy. J Cataract Refract Surg. 2015;41(7):1426-1433
[50] Mi S, Dooley EP, Albon J, Boulton ME, Meek KM, Kamma-Lorger CS. Adhesion of laser in situ keratomileusis-like flaps in the cornea: Effects of crosslinking, stromal fibroblasts, and cytokine treatment. J Cataract Refract Surg. 2011;37(1):166-172

15 O *Laser* de Femtossegundo no Tratamento Cirúrgico da Presbiopia na Córnea: Opções e Limitações

Alois K. Dexl ▪ *Sarah Moussa* ▪ *Günther Grabner*

15.1 Resumo

- Os *inlays* de córnea podem ser uma solução eficaz para uma população crescente de pacientes com presbiopia que desejam uma boa visão não corrigida a todas as distâncias.
- Dentre as vantagens dos *inlays* de córnea em relação a outras soluções para presbiopia, estão:
  - Perfil de risco favorável em comparação à cirurgia intraocular.
  - A capacidade de remoção do *inlay*, caso necessária.
  - A preservação da capacidade de realização de outros procedimentos e obtenção de imagens do paciente no futuro.
- Existem pelo menos quatro *inlays* em vários estágios de desenvolvimento e liberação comercial; o projeto desses dispositivos é com base em diversos princípios, inclusive a alteração do índice de refração com óptica bifocal, a modificação da curvatura da córnea ou o aumento da profundidade de foco com a óptica de abertura pequena.
- O procedimento Intracor é com base na inclinação da córnea central criada pela aplicação puramente intraestromal de cinco ou seis anéis concêntricos com um *laser* de femtossegundo.
- O procedimento Intracor não é reversível.
- A combinação de LASIK (ceratomileuse *in situ* assistida por *laser*) e Intracor não é recomendada por causa da possibilidade de ectasia de córnea pós-operatória.

Palavras-chave: Presbiopia, *inlay* de córnea, *inlay* KAMRA, Flexivue Microlens®, Raindrop Near Vision Inlay®, Icolens®, Intracor

15.2 Introdução

A riqueza de experiência clínica e os dados publicados sobre *inlays* de abertura pequena sugerem que esse projeto pode gerar excelente visão de perto e intermediária sem perda significativa da visão a distância, da sensibilidade ao contraste ou estereopsia. Hoje, há mais de 140 milhões de pessoas com mais de 40 anos apenas nos Estados Unidos e espera-se que, até 2020, existam 2,1 bilhões de presbíopes no mundo. Com essas tendências demográficas, surge um interesse contínuo no desenvolvimento de procedimentos cirúrgicos refrativos para melhora da visão de perto de pacientes com presbiopia. As intervenções cirúrgicas atuais para a presbiopia incluem cirurgia refrativa da córnea com objetivo de monovisão ou visão mista; diversos cirurgiões também investigaram ablações multifocais. Essas opções, como as de lentes de contato correspondentes, podem reduzir a acuidade a distância, a estereopsia, a sensibilidade ao contraste ou a qualidade da visão. Com troca do cristalino com finalidade refrativa, o paciente pode ser submetido ao implante de lentes intraoculares (IOLs) monofocais, acomodativas ou multifocais antes do desenvolvimento de catarata clinicamente significativa. No entanto, muitos consideram essa cirurgia muito invasiva, principalmente nos estágios iniciais da presbiopia.

15.3 *Inlays* de Córnea para Compensação Cirúrgica de Presbiopia

Por todas as razões já mencionadas, há um interesse significativo nos *inlays* de córnea para compensação da presbiopia. As vantagens dos *inlays* de córnea incluem o fato de serem aditivas e não removerem tecidos, a preservação de futuras opções de correção presbiópica, a possibilidade de algumas serem usadas no cenário de pseudofacia e/ou combinadas à cirurgia refrativa a *laser* e serem todas removíveis e implantadas apenas no olho não dominante.[1] Hoje, existem três tipos diferentes de *inlays* de córnea no mercado. Alguns *inlays* de córnea são projetados para alterar o índice de refração do olho (*inlays* ópticos refrativos). Como algumas lentes de contato multifocais ou modelos de IOL, essas microlentes conferem visão a distância através de uma zona central plana que é cercada por um ou mais anéis de variação que aumentam a visão de perto. Um segundo tipo de *inlay* para compensação da presbiopia remodela a curvatura anterior da córnea para melhorar a visão de perto e intermediária através de um efeito multifocal (*inlays* de remodelamento da córnea). O terceiro tipo de *inlay* de córnea é com base no princípio da óptica estenopeica (*pinhole*) para aumento da profundidade de foco do olho, bloqueando a luz fora de foco (*inlays* de abertura pequena).

Os *lasers* de femtossegundo fazem retalhos com espessura mais previsível, além de menor incidência de olho seco induzido por ceratomileuse *in situ* assistida por *laser* (LASIK), recuperação mais rápida da visão e melhores resultados de acuidade visual para longe não corrigida (UDVA) do que os microcerátomos mecânicos.[2,3,4] A criação de uma interface de bolso com o *laser* de femtossegundo minimiza o impacto nos nervos da córnea em comparação ao retalho criado com *laser* de femtossegundo, em que há corte de mais feixes de fibras nervosas; por isso, o risco de ceratoconjuntivite seca é maior, o que pode afetar os resultados.

15.3.1 *Inlays* de Remodelamento da Córnea
Raindrop Near Vision Inlay

O Raindrop Near Vision Inlay® (Revision Optics, Inc.) é composto por hidrogel claro e permeável, com aproximadamente o mesmo índice de refração da córnea.[5] O revestimento tem uma forma positiva em menisco, com diâmetro de 2,0 mm, espessura central de aproximadamente 34 μm e espessura de borda de cerca de 14 μm. O *inlay* é centralizado na pupila em midríase à luz do olho não dominante sob um retalho criado com o *laser* de femtossegundo. O *inlay* remodela a região pupilar central da córnea para aumentar o poder óptico em relação à região periférica inalterada (▶ Fig. 15.1).

Recentemente, Garza et al.[6] relataram os resultados de 12 meses de 30 pacientes com presbiopia após o implante de *inlay* no olho não dominante combinado com LASIK para miopia. A UDVA binocular média, a acuidade visual intermediária não corrigida (UIVA) média e a acuidade visual para perto não corri-

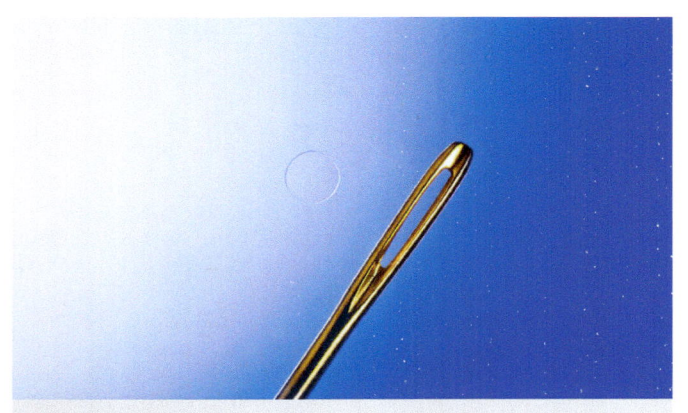

Figura 15.1 *Raindrop Near Vision Inlay*®: o Raindrop Near Vision Inlay® é uma lente de hidrogel transparente de diâmetro muito pequeno, com formato hiperprolado e sem poder de refração. É utilizado para remodelamento da curvatura anterior da córnea e melhora da visão de perto e intermediária. (Esta imagem é cortesia de Revision Optics.)

Como Pinsky declarou em uma publicação recente,[5] uma questão importante é o efeito do *inlay* na saúde em longo prazo da córnea em decorrência de distúrbios nos perfis de concentração de espécies metabólicas. Um *inlay* de hidrogel colocado no estroma pode impedir o fluxo de glicose e ácido láctico pela córnea, segundo seus gradientes de concentração. O fluxo de espécies metabólicas é modificado por um *inlay* dependendo de sua capacidade relativa de difusão. No material do hidrogel Raindrop, com capacidade relativa de difusão de 43,5%, a depleção máxima de glicose e o acúmulo de íons lactato são anteriores ao *inlay* e inferiores a 3%. No entanto, existe a possibilidade teórica de que os poros do material de hidrogel possam ficar obstruídos com o passar do tempo, o que reduziria a capacidade de difusão. Abaixo de 20% da capacidade relativa de difusão, a depleção de glicose e o acúmulo de íons lactato aumentam de maneira exponencial. De modo geral, a depleção de glicose e o acúmulo de íons lactato são altamente sensíveis à capacidade de difusão do *inlay* e um tanto insensíveis a sua profundidade. A depleção de glicose aumenta um pouco com o aumento da profundidade da colocação do *inlay*.

15.3.2 *Inlay* de Óptica Refrativa

Flexivue Microlens

A Flexivue Microlens® (Presbia, Los Angeles, CA, Estados Unidos), com base em um precursor, a lente InVue, é um disco hidrofílico transparente com 3,0 mm de diâmetro e uma espessura de borda de aproximadamente 15 μm. O diâmetro central de 1,6 mm do disco é plano, enquanto a zona periférica tem poder maior. Os graus básicos vão de +1,50 a +3,50 D em incrementos de 0,25 D. O índice de refração do material da lente é de 1,4583. No centro do disco, há um orifício de 0,15 mm para a transferência de oxigênio e nutrientes para a córnea.[9] A bolsa é criada com *laser* de femtossegundo em parâmetros comuns (incisão temporal; largura do canal: 4,20 mm; profundidade do canal: 280-300 μm) associada à LASIK tradicional com máscara usada para criar a bolsa e facilitar a implantação do *inlay* sem afetar o restante da córnea. O *inlay* é carregado no dispositivo de inserção e posteriormente implantado, com centralização da lente no bolso com base na linha de visão.

Nos últimos anos, três artigos relataram dados de pacientes com presbiopia e emetropia após implante monocular em uma bolsa de córnea criada com *laser* de femtossegundo.[9,10,11] Embora Bouzoukis *et al.*[10] descrevam apenas a viabilidade de criação dessa bolsa no olho não dominante de uma mulher de 56 anos, Limnopoulou *et al.*[11] relataram ($n = 47$) um aumento significativo de UNVA monocular (pré-operatório: 0,68 logMAR; 12 meses após a cirurgia: 0,14 logMAR) e binocular (pré-operatório: 0,53 logMAR; 12 meses após a cirurgia: 0,13 logMAR). No entanto, UDVA nos olhos operados piorou significativamente de 0,06 logMAR no pré-operatório para 0,38 logMAR após a cirurgia, com estabilidade dos valores binoculares. O equivalente esférico (SE) médio passou de 0,66 para 1,95 D. Além disso, a CDVA piorou significativamente de 0,00 para 0,10 logMAR (17/47 perderam uma linha). Nesse estudo, não houve complicações, remoção ou substituição; além disso, a pressão intraocular, a contagem de células endoteliais e a espessura central da córnea permaneceram estáveis. Limnopoulou também não relatou alterações teciduais à microscopia confocal.

Malandrini *et al.*[9] avaliaram a biocompatibilidade desse *inlay* com base na cicatrização de feridas na córnea e na análise de características estruturais da córnea à microscopia confocal *in vivo* (IVCM) e tomografia de coerência óptica (OCT) do segmento

gida (UNVA) média foram superiores a 0,1 logMAR, com 93% dos pacientes com acuidade visual binocular acima de 0,1 logMAR em todas as faixas visuais. Cerca de 10% (3/30) apresentavam traços de opacidade no *inlay*, e 10% apresentavam elevação transitória da pressão intraocular (IOP) > 10 mm Hg. Segundo os questionários respondidos pelos pacientes, 1 ano após a cirurgia, os sintomas visuais estavam em níveis pré-operatórios, 98% de todas as tarefas visuais podiam ser facilmente executadas sem correção, e 90% dos pacientes estavam satisfeitos ou muito satisfeitos com sua visão geral.

Chayet *et al.*[7] relataram os resultados de 12 meses de pacientes com presbiopia após o implante de *inlay* no olho não dominante combinado com LASIK para hiperopia. A UNVA média no olho cirúrgico ($n = 16$) melhorou de 0,8 logMAR no pré-operatório para 0,0 logMAR no pós-operatório; os pacientes apresentaram ganho médio superior a sete linhas de UNVA. O ganho binocular médio de UNVA também foi de sete linhas (pré-operatório: 0,7 logMAR; pós-operatório: 0,0 logMAR). A UDVA no olho cirúrgico aumentou significativamente, de 0,5 logMAR no pré-operatório para 0,2 logMAR no pós-operatório e foi ainda melhor quando binocular (0,4 logMAR no pré-operatório; 0,0 logMAR no pós-operatório). A CDVA permaneceu estável durante o acompanhamento. Um paciente apresentou opacidade recorrente com remoção do *inlay* de córnea após 9 meses, com melhora da UDVA de 0,4 para 0,0 logMAR 1 semana após o explante. A única alteração estatisticamente significativa em qualquer sintoma visual entre o pré e o pós-operatório foi relacionada com halos na consulta de 1 mês. Aos 12 meses, nenhum paciente relatou sintomas visuais moderados, graves ou muito graves em qualquer categoria.

Parkhurst *et al.*[8] descreveram dois casos bem-sucedidos de cirurgia de catarata assistida por *laser* de femtossegundo (FLACS) em pacientes com o implante. Esses autores descobriram que o *inlay* Raindrop não interferia na visualização das estruturas intraoculares e, portanto, a cirurgia de catarata não era tecnicamente mais difícil, nem exigia rotações oculares adicionais. Além disso, ao executar a FLACS, o *inlay* transparente permitiu o uso efetivo da energia do *laser* de femtossegundo, fazendo cortes completos sem rebarbas. No entanto, o fato de nenhum desses casos ter terminado em 0,5 D do plano mostra que o cálculo da potência da IOL é uma área a ser aperfeiçoada no futuro.

anterior em 52 pacientes. Os exames pós-operatórios com biomicroscópio ocular mostraram córneas transparentes, sem evidência de adelgaçamento da cicatrização ou vascularização e *inlays* bem centralizados em todos os momentos em todos os olhos. No período pós-operatório inicial, a IVCM mostrou intensa atividade celular no estroma ao redor do *inlay*, edema, inflamação e deposição de material degenerativo, mas regularidade normal após 12 meses. A OCT do segmento anterior mostrou uma forma planar regular da bolsa da córnea em todos os olhos. Em 1 mês, foram observadas áreas hiper-reflexivas abaixo do *inlay* e microdobras em 21 dos 52 olhos. Após 12 meses, o perfil do segmento anterior era regular, e a refletividade da bolsa diminuiu com o passar do tempo. Três *inlays* foram explantados antes da consulta de 6 meses, pois o paciente relatou desconforto importante causado por redução na visão a distância e pela presença de halos e reflexos significativos; mais três explantes ocorreram antes da consulta de 12 meses. Após a remoção, a IVCM e a OCT do segmento anterior mostraram córneas transparentes, sem sinais de irregularidade. A CDVA média pré-operatória dos pacientes submetidos ao explante foi de -0,06 logMAR, e a CDVA média pós-implante foi de 0,00 logMAR.

Icolens®

O sistema Icolens® (Neoptics AG, Huenenberg, Suíça) é composto por uma microlente de alto poder refrativo, um *laser* de femtossegundo (Femto LDV, Ziemer Ophthalmic Systems AG) com um algoritmo para confecção de bolso, um dispositivo de implante pré-carregado e instrumentos de posicionamento projetados para fins específicos. O Icolens de 3,0 mm tem *design* bifocal com uma zona central para visão a distância e uma zona refrativa positiva periférica para visão de perto. A zona central tem 1,8 mm de diâmetro, espessura de borda de 15 μm e um orifício central de 0,15 mm para facilitar o fluxo de nutrientes. É fabricado com copolímero de 2-hidroxietilmetacrilato e metilmetacrilato, ambos com propriedades de hidrogel. O material possui um índice de refração de 1,460 em condições hidratadas. Atualmente, a faixa terapêutica disponível é de 1,5 a 3,0 D (para presbiopia) e de -1,0 a +1,5 D (para ametropia).

Baily et al.[12] relataram em uma publicação recente os resultados de 12 meses após o implante monocular desse *inlay* óptico refrativo em pacientes emetrópicos. O *laser* de femtossegundo LDV Femto foi utilizado para a criação da bolsa (incisão temporal; diâmetro: 3,6 mm; profundidade: 290 μm). Após a criação da bolsa, o dispositivo pré-carregado foi inserido na bolsa da córnea até que o orifício localizado nas folhas estivesse centralizado na pupila. A UNVA média no olho cirúrgico (n = 52) melhorou de 0,78 logMAR no pré-operatório para 0,44 logMAR no pós-operatório; os pacientes apresentaram ganho médio de 3,48 linhas de UNVA. A UDVA no olho cirúrgico piorou significativamente de 0,05 logMAR no pré-operatório para 0,22 logMAR no pós-operatório (perda média de 1,67 linhas), mas, binocularmente, a UDVA pôde ser mantida (ganho médio: 0,48 linha). Uma perda média de CDVA no pós-operatório (-1,78 linha) também foi evidente. Não houve alteração significativa na topografia da córnea ou na contagem de células endoteliais. Na pesquisa de satisfação (n = 40), 90% dos pacientes relataram estar satisfeitos com o procedimento em geral. Em todos os casos de explante dos *inlays* (11/52), os motivos foram os baixos resultados refrativos, e não eventos adversos (7/11: centralização inadequada; 3/11: dominância ocular ambígua; 1/11: expectativas irreais do paciente). O explante foi realizado sem intercorrências, eventos adversos ou complicações, e todos os pacientes retornaram à refração inicial.

15.3.3 *Inlays* de Abertura Pequena
Inlay KAMRA

O *inlay* KAMRA (AcuFocus Inc, Irvine, CA, Estados Unidos) é o mais estudado de sua classe. É aprovado em 50 países além dos Estados Unidos, com mais de 20.000 *inlays* implantados em todo o mundo, e recebeu a aprovação da Food and Drug Administration (FDA), em abril de 2015. A geração atual do *inlay* (modelo ACI7000PDT) é feita com fluoreto de polivinilideno e nanopartículas incorporadas de carbono, tem 5 μm de espessura, abertura artificial microperfurada, diâmetro total de 3,8 mm e abertura central de 1,6 mm (▶ Fig. 15.2). O material permeável opaco apresenta 6,7% de transmissão de luz; além disso, tem padrão de microperfuração pseudoaleatória, que consiste em 8.400 furos com tamanhos de 5 a 11 μm de diâmetro para permitir o fluxo de água e nutrientes e evitar o adelgaçamento da córnea e a descompensação epitelial. O implante de *inlay* é realizado em uma bolsa lamelar criada com *laser* de femtossegundo e 220 μm ou mais.[13] Ao ser combinado com LASIK, o procedimento usa uma técnica de interface dupla. Primeiro, a correção com *Excimer laser* é realizada sob um retalho fino; a seguir, o *inlay* é implantado pelo menos 100 μm abaixo em uma interface de bolso. De modo geral, o *inlay* é inserido diretamente na linha de visão.

O acompanhamento mais longo (5 anos) foi recentemente relatado por Dexl et al. (n = 32).[13] As acuidades visuais binoculares médias não corrigidas melhoraram da seguinte forma: UNVA de 0,4 a 0,1 logMAR e UIVA de 0,2 a 0,1 logMAR. A UDVA diminuiu de -0,2 para -0,1 logMAR. Um *inlay* foi removido após 36 meses por causa da insatisfação do paciente com a visão após a alteração hiperópica no olho cirúrgico, sem perda de CDVA ou CNVA 2 anos após o explante.

A capacidade de executar tarefas diárias comuns sem óculos pode ser, pelo menos do ponto de vista do paciente, um melhor indicador de sucesso funcional do que a acuidade visual real. Dexl et al.[14] também relataram resultados funcionais de visão de perto em termos de desempenho de leitura sem correção usando a

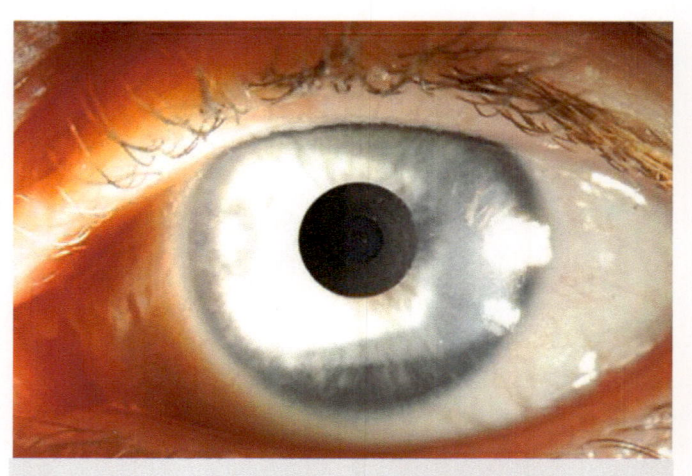

Figura 15.2 *Inlay KAMRA®*: o *inlay* KAMRA® é um *inlay* opaco, microperfurado e de abertura pequena feito com fluoreto de polivinilideno. É com base no princípio da óptica estenopeica (*pinhole*) para aumento da profundidade do foco do olho ao bloquear a luz desfocada.

Mesa de Leitura de Salzburg (*Salzburg Reading Desk*) (*n* = 24). Os resultados da mesa de leitura mostraram mudanças significativas em cada parâmetro testado. Após 12 meses, a distância média de leitura mudou do valor pré-operatório de 46,7 cm para 42,8 cm, e a acuidade média de leitura "na melhor distância" melhorou de 0,33 logRAD (= leitura equivalente de logMAR) para 0,24 logRAD. A velocidade média de leitura aumentou de 141 palavras por minuto (wpm) para 156 wpm, a velocidade máxima de leitura aumentou de 171 para 196 wpm, e o menor tamanho de impressão melhorou de 1,50 para 1,12 mm. As letras pequenas do texto corrente dos jornais ou de uma bula de medicamentos normalmente têm 1,5 a 3,0 mm de tamanho (aproximadamente igual aos valores logMAR entre 0,4 e 0,7 a uma distância de visualização padrão de 40 cm). Assim, basicamente todos os pacientes que conseguem ler tamanhos de impressão de pelo menos 1,5 mm devem ser capazes de lidar com todos os tipos de tarefas diárias de leitura de maneira suficiente.

Seyeddain *et al.*[15] observaram uma redução estatisticamente significativa na sensibilidade ao contraste após 24 meses no olho cirúrgico. Esses achados foram medidos em condições fotópicas em frequências espaciais mais altas. A sensibilidade ao contraste também foi reduzida binocularmente em condições mesópicas na maior frequência espacial medida. Cabe ressaltar, no entanto, que essas pontuações de sensibilidade ao contraste no período pós--operatório permaneceram dentro da faixa normal em todas as frequências pós-operatórias. Vilupuru *et al.*[16] compararam a sensibilidade ao contraste mesópico monocular e binocular e através do foco após o implante monocular com *inlays* de córnea KAMRA e o implante binocular com IOL acomodativas ou multifocais. Os indivíduos com *inlays* KAMRA apresentaram melhora da visão intermediária e de perto, com mínima ou nenhuma alteração na visão a distância, melhor sensibilidade ao contraste no olho com *inlay* em comparação aos multifocais e melhor sensibilidade ao contraste binocular em comparação às três IOLs. Crystalens AO® (Bausch + Lomb) foi superior na visão intermediária não corrigida em comparação ao *inlay* KAMRA, mas não na visão intermediária com correção de distância, e foi inferior na visão de perto. Os multifocais eram superiores na visão de perto em seus respectivos pontos ótimos de foco próximo, mas inferiores na visão intermediária em comparação ao *inlay* KAMRA e Crystalens AO®.

Schwarz *et al.*[17] mediram a acuidade visual binocular como uma função da vergência do objeto em três objetos com um analisador de visão óptica adaptativa binocular. Os autores declararam que as simulações visuais do *inlay* de córnea KAMRA sugerem que o dispositivo estende a profundidade do foco de maneira tão eficaz quanto a monovisão tradicional em luz fotópica, em ambos os casos à custa da soma binocular.

Tomita *et al.*[18] avaliaram a influência do tamanho da pupila na acuidade visual após o implante de *inlay* KAMRA (*n* = 584) e relataram que o tamanho da pupila não influencia a acuidade visual obtida após o procedimento.

Langenbucher *et al.*[19] avaliaram o efeito do *inlay* de córnea KAMRA no brilho da imagem na retina do campo visual periférico por meio do "implante" de um *inlay* KAMRA em um modelo teórico de olho em uma profundidade corneana de 200 μm, variando o tamanho da pupila (2,0- 5,0 mm) e os ângulos de campo de -70 a 70 graus. Nos ângulos de campo grandes, em que o feixe de raios incidentes passa pela córnea periférica, o brilho não é afetado. Nas combinações de pupilas pequenas (2,0 e 2,5 mm) e ângulos de campo de 20 a 40 graus, até 60% da luz pode ser bloqueada pelo KAMRA.

Tabernero[20] sugeriu – usando um modelo teórico dos olhos – que a melhor profundidade de foco possa ser obtida com pequena miopia residual (-0,75 a -1,0 D) no olho tratado com *inlay* KAMRA e uma refração plana no olho contralateral. Como a monovisão pode reduzir a estereovisão, Fernández *et al.*[21] mediram e compararam a estereoacuidade por dois métodos: monovisão e implante monocular de KAMRA; para tanto, utilizaram um analisador de visão óptica adaptativa binocular. Este sistema permite a medição e manipulação simultâneas da óptica nos dois olhos de um paciente. Em todos os casos, o diâmetro da pupila padrão foi de 4 mm, e o diâmetro da pupila pequena foi de 1,6 mm. O uso de uma pequena abertura reduziu significativamente o impacto negativo da monovisão na estereopsia. Os resultados do experimento sugerem que a combinação de micromonovisão com *inlay* KAMRA pode produzir valores de estereoacuidade próximos aos conseguidos na visão binocular normal.

A segurança do *inlay* foi bem documentada em estudos com animais e seres humanos. A inflamação da córnea foi estudada em olhos de coelho submetidos ao implante do *inlay* KAMRA. Um aumento na morte e inflamação das células do estroma foi demonstrado 48 horas após a cirurgia nos olhos submetidos à criação de uma bolsa a *laser* de femtossegundo e à inserção de KAMRA em comparação aos olhos apenas com formação de bolsa. A diferença desapareceu 6 semanas após a cirurgia.[22] Abbouda *et al.*[23] descreveram a aparência da córnea na microscopia confocal após o implante do *inlay* KAMRA e avaliaram a acuidade visual em comparação aos dados da microscopia confocal (*n* = 12). A tolerância da córnea ao *inlay* KAMRA pareceu boa. Um baixo grau de ativação de ceratócitos foi observado em todos os pacientes. O *inlay* modificou a estrutura normal da camada da córnea, mas não foi associado a complicações graves do olho. A ativação de ceratócitos foi o achado mais associado ao resultado visual negativo.

Dexl *et al.*[24] descreveram a deposição central e periférica de ferro na córnea após o implante de KAMRA. Com o *inlay* de primeira geração (ACI7000), 18 (56%) olhos de 32 pacientes desenvolveram deposição de ferro na córnea em até 36 meses após o implante. O intervalo mediano entre o implante e o diagnóstico da deposição de ferro na córnea foi de 18 meses. Os autores concluíram que alterações na espessura do filme lacrimal, sua composição e armazenamento de células basais epiteliais da córnea, decorrentes de alterações na topografia da córnea, podem ser fatores contribuintes para esses depósitos específicos de ferro. Com o projeto de *inlay* KAMRA atualmente comercializado (ACI-7000PDT), a deposição de ferro na córnea foi observada em apenas 1 (4,17%) dos 24 pacientes após 18 meses. A sigla PDT lista as especificações alteradas: P = padrão (um padrão de orifícios de tamanho variável, entre 5 e 11 μm, com 8.400 orifícios, em vez de 1.600); D = mais escuro (do inglês, *darker*; 5% em vez de 7,1% de transmissão de luz através do *inlay*); e T = mais delgado (do inglês, *thinner*; 5 μm em vez de 10 μm de espessura). A técnica cirúrgica também foi modificada; a coorte ACI7000 recebeu um retalho articulado superior de 170 μm, e a coorte ACI7000PDT recebeu uma bolsa de córnea de 230 μm. As alterações na topografia da córnea e a deposição epitelial consecutiva de ferro na córnea ocorreram em frequência significativamente menor com o implante do *inlay* atual. A menor espessura do *inlay* e o aumento do número de poros nutricionais, bem como a técnica modificada de implante, parecem ser os fatores que contribuem para a diminuição das alterações biomecânicas observadas.[25]

Tomita *et al.*[26] compararam por idade a segurança, a eficácia e a satisfação do paciente após LASIK e o implante simultâneo de KAMRA para tratamento de presbiopia hiperópica (*n* = 277) em uma análise retrospectiva. Os pacientes foram divididos em faixas etárias, da seguinte forma: grupo 1 (40-49 anos), grupo 2 (50-59 anos) e grupo 3 (60-65 anos). Todos os grupos apresentaram UDVA média de 0,0 logMAR; os grupos 1, 2 e 3 ganharam 1, 2 e 3 linhas, respectivamente. A UNVA média foi de 0,1 logMAR com 4 linhas no grupo 1 e 5 linhas nos grupos 2 e 3. Embora os resultados fossem comparáveis entre os grupos, o grupo 3 teve o maior ganho em UDVA e UNVA e o maior índice de satisfação do paciente, apesar de ter a menor redução na dependência de óculos de leitura. Os autores concluíram que considerar a idade pode ajudar a alcançar resultados pós-operatórios ideais e melhorar a satisfação do paciente.

Mita et al.[27] relataram uma diminuição de UDVA após a aplicação de terapia fotodinâmica decorrente de uma coriorretinopatia serosa central em um paciente submetido à LASIK combinada ao implante combinado de KAMRA. Degeneração e formação de cicatriz foram observadas no local do *inlay* por causa do calor e da queimadura. O achatamento da topografia da córnea também foi observado no local da cicatriz da córnea, juntamente com uma diminuição significativa de CDVA. Os autores concluíram que, antes de qualquer cirurgia em que o uso de *inlay* de córnea é um impedimento, os cirurgiões devem aproveitar a possibilidade de reversão do implante de KAMRA, realizando sua remoção.

Tan et al.[28] relataram dois casos de cirurgia de catarata com o implante KAMRA. Segundo os autores, a cirurgia não era tecnicamente mais difícil, e o procedimento cirúrgico poderia ser melhorado com rotações oculares adicionais para aumentar a visualização. As leituras da biometria eram confiáveis e, aparentemente, a fórmula SRK/T era precisa para o cálculo do grau da lente intraocular.

Além disso, a cirurgia vítrea foi relatada após o implante do *inlay*. Inoue et al.[29] descreveram a cirurgia realizada com uma lente de contato plana e o foco na retina, com o anel escuro mais desfocado e diminuição no contraste das imagens da retina. Para evitar o bloqueio da visão da retina, o olho deve ser girado durante a cirurgia vítrea. Caso contrário, o *inlay* de córnea também pode ser removido antes da cirurgia vitreorretiniana.

Alió et al.[30] relataram 10 casos de implante de uma das três versões do *inlay* KAMRA (ACI 7000, 7000 T e 7000PDT) acompanhados por um período mínimo de 6 meses após o explante. O motivo da remoção estava relacionado com a insatisfação subjetiva com sintomas visuais (8/10), como brilho noturno, fotofobia, explosão de estrelas (*starburst*), visão embaçada e halos. Um caso de remoção foi relacionado com o retalho fino inadvertido, e o último caso foi causado pela insuficiência da visão de perto. Este estudo sugeriu que a topografia e a aberrometria da córnea não são permanentemente modificadas após a remoção do *inlay* de córnea. Em mais de 60% dos pacientes, os valores de CNVA, CDVA, UNVA e UDVA foram semelhantes aos obtidos antes do procedimento.

Gatinel et al.[31] relataram dois pacientes submetidos ao implante de *inlay* KAMRA com queixa de sintomas visuais e baixa acuidade visual. As distâncias entre o centro do *inlay* e o centro do vértice da córnea eram de 593 μm em sentido nasal e 159 μm em sentido superior no caso 1 e 72 μm em sentido temporal e 17 μm em sentido superior no caso 2. Os dois *inlays* foram novamente centralizados às 2 e 3 semanas pós-operatórias, o que causou a melhoria significativa da acuidade visual e da qualidade da visão. Os autores concluíram que a centralização precisa do *inlay* parece ser um fator importante na obtenção de um resultado satisfatório. A nova centralização é possível e melhora a acuidade visual, se a centralização obtida após a primeira cirurgia não for adequada. Por outro lado, Corpuz et al.[32] investigaram o efeito da descentralização do *inlay* em uma análise retrospectiva de 1.008 pacientes e não encontraram influência da quantidade de descentralização do *inlay* na acuidade visual pós-operatória.

Casas-Llera et al.[33] descreveram a visibilidade central e periférica da retina e a qualidade dos exames de OCT. Sob midríase farmacológica, a retina central e periférica foi explorada sem disturbios por um oftalmologista experiente. As imagens coloridas centrais foram obtidas sem dificuldade, e as imagens periféricas foram precisas, apesar de uma pequena sombra brilhante em todas as imagens. O *inlay* permitiu a visualização normal do fundo central e periférico, bem como a obtenção de imagens centrais e periféricas e exames de OCT de boa qualidade.

15.4 Compensação Cirúrgica Intraestromal da Presbiopia com *Laser* de Femtossegundo

15.4.1 Intracor

Descrito pela primeira vez, em 2009, por Ruiz et al.,[34] o procedimento INTRACOR é uma compensação minimamente invasiva e puramente intraestromal para presbiopia com *laser* de femtossegundo (FEMTEC Laser System; Bausch + Lomb/Technolas Perfect Vision, Munique, Alemanha). O padrão básico para a compensação da presbiopia é uma série de anéis cilíndricos fentodisruptivos começando no estroma posterior, a uma distância variável da membrana de Descemet, e se estendendo anteriormente pelo estroma médio até um ponto anterior a uma distância fixa e predeterminada abaixo da camada de Bowman. O padrão de uso do *laser* é totalmente intraestromal, sem afetar o endotélio, a membrana de Descemet, a camada de Bowman ou o epitélio em qualquer ponto do processo. O efeito líquido é uma inclinação central da superfície anterior da córnea, não na forma de uma ilha central íngreme, mas sim como uma forma da córnea hiperprolada multifocal.[34] Thomas et al.[35] relataram uma inclinação significativa da córnea central de 1,40 D e achatamento médio-periférico de 0,50 D. O padrão intraestromal do *laser* de femtossegundo é composto por cinco anéis[36,37] e pode ser modificado pela colocação de mais oito cortes radiais intraestromais no estroma periférico medial[35] ou com utilização de seis em vez de cinco anéis em um padrão modificado.[38]

O acompanhamento mais longo foi recentemente publicado por Khoramnia et al.,[38] que relataram os resultados de 36 meses de 20 olhos de 20 pacientes presbiópicos com hipermetropia leve (padrão modificado com seis anéis). Os pacientes foram divididos aleatoriamente em três subgrupos para comparação do efeito de três diâmetros diferentes do sexto anel adicional (1,8/2,0/2,2 mm [grupos A/B/C]). A UNVA mediana aumentou de 0,7/0,7/0,7 (grupos A/B/C) para -0,1/0,1/0,1 logMAR 36 meses após a cirurgia. A UDVA mudou pouco, de 0,1/0,2/0,1 para 0,2/0,3/0,1 logMAR. Perdas de duas linhas de CDVA binocular foram observadas em 0/25/0% dos olhos. A satisfação geral do paciente com o procedimento foi de 80%.

Além disso, o cálculo teórico do grau de IOL após o INTRACOR ($n = 25$)[39] foi relatado com fórmulas comuns modernas incorporadas em um dispositivo de biometria de interferometria de coerência parcial (PCI) (IOL-Master neste estudo) após o INTRACOR ter sido relatado como confiável, com subestimação média mínima. Fitting et al.[40] também relataram um caso de um homem de 58 anos de idade submetido à cirurgia de catarata após o INTRACOR. O grau da IOL foi calculado com os dados biométricos ópticos padrões e a fórmula de Holladay I sem fatores de ajuste. A remoção rotineira da catarata foi realizada sem complicações, seguida do implante de uma IOL monofocal. Os autores concluíram que o cálculo do grau da IOL era previsível, e o efeito do tratamento com INTRACOR permaneceu estável e melhorou ainda mais após a cirurgia de catarata. A UNVA pré-tratamento, de 0,8, melhorou para 0,3 logMAR após o tratamento e passou a 0,1 logMAR 6 meses após a cirurgia de catarata.

Três relatos de casos descrevem a ectasia da córnea após a combinação de LASIK com o INTRACOR. Saad et al.[41] relataram um paciente tratado bilateralmente para hipermetropia (duas vezes no olho direito e três vezes no olho esquerdo) com LASIK e obtenção de visão estável. No pré-operatório, não havia fator de risco conhecido para ectasia. Três anos após o último tratamento bem-sucedido com LASIK, o INTRACOR foi aplicado bilateralmente. Após o procedimento, ocorreu uma grave perda na CDVA e na qualidade da visão, associada a um padrão de topografia sugestivo de protrusão central anterior isolada. Taneri et al.[42] relataram um paciente tratado com INTRACOR unilateral para presbiopia e, 2 anos, submetido a aprimoramento com LASIK Excimer (SUPRACOR) em ambos os olhos. O olho tratado com INTRACOR seguido de SUPRACOR LASIK desenvolveu ectasia grave e topograficamente limitada à área alterada pelo INTRACOR, enquanto o olho contralateral continuou estável e ainda não apresenta sinais de ectasia. Courjaret et al.[43] chegaram a descrever achados histopatológicos em um caso de LASIK hiperópico (duas vezes nos dois olhos) seguido de correção bilateral com INTRACOR. Uma ceratoplastia lamelar anterior profunda teve que ser realizada em um olho, e a microscopia eletrônica e óptica do botão da córnea revelaram que a incisão interna intraestromal atravessava a interface da LASIK e provocava deiscência do leito estromal.

No caso de cirurgia intraestromal, os efeitos aditivos na rigidez do estroma da córnea da incisão lamelar da LASIK no plano frontal e das incisões INTRACOR no plano sagital podem alterar a estabilidade estrutural da córnea e causar um efeito progressivo de relaxamento excessivo no leito estromal residual. Portanto, a combinação dos dois procedimentos não pode ser recomendada.

Referências

[1] Lindstrom RL, Macrae SM, Pepose JS, Hoopes PC, Sr. Corneal inlays for presbyopia correction. Curr Opin Ophthalmol. 2013;24(4):281-287
[2] Kezirian GM, Stonecipher KG. Comparison of the IntraLase femtosecond laser and mechanical keratomes for laser in situ keratomileusis. J Cataract Refract Surg. 2004;30(4):804-811
[3] Salomão MQ, Ambrósio R, Jr, Wilson SE. Dry eye associated with laser in situ keratomileusis: mechanical microkeratome versus femtosecond laser. J Cataract Refract Surg. 2009;35(10):1756-1760
[4] Tanna M, Schallhorn SC, Hettinger KA. Femtosecond laser versus mechanical microkeratome: a retrospective comparison of visual outcomes at 3 months. J Refract Surg. 2009;25(7) Suppl:S668-S671
[5] Pinsky PM. Three-dimensional modeling of metabolic species transport in the cornea with a hydrogel intrastromal inlay. Invest Ophthalmol Vis Sci. 2014;55(5):3093-3106
[6] Garza EB, Chayet A. Safety and efficacy of a hydrogel inlay with laser in situ keratomileusis to improve vision in myopic presbyopic patients: one-year results. J Cataract Refract Surg. 2015;41(2):306-312
[7] Chayet A, Barragan Garza E. Combined hydrogel inlay and laser in situ keratomileusis to compensate for presbyopia in hyperopic patients: one-year safety and efficacy. J Cataract Refract Surg. 2013;39(11):1713-1721
[8] Parkhurst GD, Garza EB, Medina AA, Jr. Femtosecond laser-assisted cataract surgery after implantation of a transparent near vision corneal inlay. J Refract Surg. 2015;31(3):206-208
[9] Malandrini A, Martone G, Canovetti A, et al. Morphologic study of the cornea by in vivo confocal microscopy and optical coherence tomography after bifocal refractive corneal inlay implantation. J Cataract Refract Surg. 2014;40(4):545-557
[10] Bouzoukis DI, Kymionis GD, Limnopoulou AN, Kounis GA, Pallikaris IG. Femtosecond laser-assisted corneal pocket creation using a mask for inlay implantation. J Refract Surg. 2011;27(11):818-820
[11] Limnopoulou AN, Bouzoukis DI, Kymionis GD, et al. Visual outcomes and safety of a refractive corneal inlay for presbyopia using femtosecond laser. J Refract Surg. 2013;29(1):12-18
[12] Baily C, Kohnen T, O'Keefe M. Preloaded refractive-addition corneal inlay to compensate for presbyopia implanted using a femtosecond laser: one-year visual outcomes and safety. J Cataract Refract Surg. 2014;40(8):1341-1348
[13] Dexl AK, Jell G, Strohmaier C, et al. Long-term outcomes after monocular corneal inlay implantation for the surgical compensation of presbyopia. J Cataract Refract Surg. 2015;41(3):566-575
[14] Dexl AK, Seyeddain O, Riha W, et al. Reading performance after implantation of a modified corneal inlay design for the surgical correction of presbyopia: 1-year follow-up. Am J Ophthalmol. 2012;153(5):994-1001.e2
[15] Seyeddain O, Bachernegg A, Riha W, et al. Femtosecond laser-assisted smallaperture corneal inlay implantation for corneal compensation of presbyopia: two-year follow-up. J Cataract Refract Surg. 2013;39(2):234-241
[16] Vilupuru S, Lin L, Pepose JS. Comparison of contrast sensitivity and through focus in small-aperture inlay, accommodating intraocular lens, or multifocal intraocular lens subjects. Am J Ophthalmol. 2015;160(1):150-62.e1
[17] Schwarz C, Manzanera S, Prieto PM, Fernández EJ, Artal P. Comparison of binocular through-focus visual acuity with monovision and a small aperture inlay. Biomed Opt Express. 2014;5(10):3355-3366
[18] Tomita M, Kanamori T, Waring GO, IV, Huseynova T. Retrospective evaluation of the influence of pupil size on visual acuity after KAMRA inlay implantation. J Refract Surg. 2014;30(7):448-453
[19] Langenbucher A, Goebels S, Szentmáry N, Seitz B, Eppig T. Vignetting and field of view with the KAMRA corneal inlay. BioMed Res Int. 2013;2013:154593
[20] Tabernero J, Artal P. Optical modeling of a corneal inlay in real eyes to increase depth of focus: optimum centration and residual defocus. J Cataract Refract Surg. 2012;38(2):270-277
[21] Fernández EJ, Schwarz C, Prieto PM, Manzanera S, Artal P. Impact on stereoacuity of two presbyopia correction approaches: monovision and small aperture inlay. Biomed Opt Express. 2013;4(6):822-830
[22] Santhiago MR, Barbosa FL, Agrawal V, Binder PS, Christie B, Wilson SE. Shortterm cell death and inflammation after intracorneal inlay implantation in rabbits. J Refract Surg. 2012;28(2):144-149
[23] Abbouda A, Javaloy J, Alió JL. Confocal microscopy evaluation of the corneal response following AcuFocus KAMRA inlay implantation. J Refract Surg. 2014;30(3):172-178
[24] Dexl AK, Ruckhofer J, Riha W, et al. Central and peripheral corneal iron deposits after implantation of a small-aperture corneal inlay for correction of presbyopia. J Refract Surg. 2011; 27(12):876-880
[25] Dexl AK, Seyeddain O, Grabner G. Follow-up to "central and peripheral corneal iron deposits after implantation of a small-aperture corneal inlay for correction of presbyopia". J Refract Surg. 2011;27(12):856-857
[26] Tomita M, Waring GO, IV. One-year results of simultaneous laser in situ keratomileusis and small-aperture corneal inlay implantation for hyperopic presbyopia: comparison by age. J Cataract Refract Surg. 2015;41(1):152-161
[27] Mita M, Kanamori T, Tomita M. Corneal heat scar caused by photodynamic therapy performed through an implanted corneal inlay. J Cataract Refract Surg. 2013;39(11):1768-1773
[28] Tan TE, Mehta JS. Cataract surgery following KAMRA presbyopic implant. Clin Ophthalmol. 2013;7:1899-1903
[29] Inoue M, Bissen-Miyajima H, Arai H, Hirakata A. Retinal images viewed through a small aperture corneal inlay. Acta Ophthalmol. 2014;92(2):e168-e169
[30] Alió JL, Abbouda A, Huseynli S, Knorz MC, Homs ME, Durrie DS. Removability of a small aperture intracorneal inlay for presbyopia correction. J Refract Surg. 2013;29(8):550-556
[31] Gatinel D, El Danasoury A, Rajchles S, Saad A. Recentration of a smallaperture corneal inlay. J Cataract Refract Surg. 2012;38(12):2186-2191
[32] Corpuz CC, Kanamori T, Huseynova T, Tomita M. Two target locations for corneal inlay implantation combined with laser in situ keratomileusis. J Cataract Refract Surg. 2015;41(1):162-170
[33] Casas-Llera P, Ruiz-Moreno JM, Alió JL. Retinal imaging after corneal inlay implantation. J Cataract Refract Surg. 2011;37(9):1729-1731
[34] Ruiz LA, Cepeda LM, Fuentes VC. Intrastromal correction of presbyopia using a femtosecond laser system. J Refract Surg. 2009;25(10):847-854
[35] Thomas BC, Fitting A, Auffarth GU, Holzer MP. Femtosecond laser correction of presbyopia (INTRACOR) in emmetropes using a modified pattern. J Refract Surg. 2012;28(12):872-878
[36] Holzer MP, Mannsfeld A, Ehmer A, Auffarth GU. Early outcomes of INTRACOR femtosecond laser treatment for presbyopia. J Refract Surg. 2009;25(10):855-861
[37] Menassa N, Fitting A, Auffarth GU, Holzer MP. Visual outcomes and corneal changes after intrastromal femtosecond laser correction of presbyopia. J Cataract Refract Surg. 2012;38(5):765-773

[38] Khoramnia R, Fitting A, Rabsilber TM, Thomas BC, Auffarth GU, Holzer MP. Intrastromal femtosecond laser surgical compensation of presbyopia with six intrastromal ring cuts: 3-year results. Br J Ophthalmol. 2015;99(2):170-176

[39] Rabsilber TM, Haigis W, Auffarth GU, Mannsfeld A, Ehmer A, Holzer MP. Intraocular lens power calculation after intrastromal femtosecond laser treatment for presbyopia: Theoretic approach. J Cataract Refract Surg. 2011;37(3):532-537

[40] Fitting A, Rabsilber TM, Auffarth GU, Holzer MP. Cataract surgery after previous femtosecond laser intrastromal presbyopia treatment. J Cataract Refract Surg. 2012;38(7):1293-1297

[41] Saad A, Grise-Dulac A, Gatinel D. Bilateral loss in the quality of vision associated with anterior corneal protrusion after hyperopic LASIK followed by intrastromal femtolaser-assisted incisions. J Cataract Refract Surg. 2010;36(11):1994-1998

[42] Taneri S, Oehler S. Keratectasia after treating presbyopia with INTRACOR followed by SUPRACOR enhancement. J Refract Surg. 2013;29(8):573-576

[43] Courjaret JC, Matonti F, Savoldelli M, D'Hermies F, Legeais JM, Hoffart L. Corneal ectasia after intrastromal presbyopic surgery. J Refract Surg. 2013;29(12):865-868

16 O *Laser* de Femtossegundo no Tratamento Cirúrgico da Presbiopia no Cristalino: Opções e Limitações

Mateusz M. Kecik ▪ *Ronald R. Krueger*

Resumo

A correção da presbiopia está no centro das atenções da comunidade oftalmológica há séculos, mas os métodos de tratamento propostos são tecnicamente muito complicados ou com base nos princípios errados. A recente introdução dos *lasers* de femtossegundo na cirurgia gerou novas possibilidades interessantes para obtenção do cristalino transparente como estrutura primária para procedimentos de restauro da acomodação. Além de não provocar catarata progressiva no cristalino transparente e sadio, o *laser* de femtossegundo oferece precisão e reprodutibilidade cirúrgica incomparáveis. Novos conceitos, como a fotodisrupção de femtossegundos, já mudaram o paradigma na cirurgia de cristalino, mas precisam ser aperfeiçoados e comprovados em estudos clínicos. Ideias antigas, antes consideradas impossíveis, talvez possam ser revistas e ganhar popularidade. Neste capítulo, apresentamos o consenso científico atual e os resultados clínicos mais recentes sobre a fotodisrupção lenticular, bem como especulamos a possível aplicação da tecnologia de femtossegundos na Phaco-Ersatz e outras técnicas com implantes no cristalino.

Palavras-chave: Correção da presbiopia, restauro da acomodação, fotodisrupção lenticular com *laser* de femtossegundo, Phaco-Ersatz, implante no cristalino

16.1 Introdução

A presbiopia é um processo natural associado ao envelhecimento e envolve alterações bioquímicas, estruturais e anatômicas nos cristalinos, nas zônulas e no músculo ciliar. Provoca uma perda progressiva de acomodação e diminui o foco próximo quando a distância é corrigida, o que influencia profundamente a qualidade de vida dos pacientes e os deixa frustrados. Em 2011, havia cerca de 1.272 bilhão de casos de presbiopia no mundo, com possível perda de produtividade de US$ 25,367 bilhões.[1]

A primeira tentativa de descrição da acomodação pelo movimento do cristalino foi realizada por Kepler, em 1611. A seguir, uma teoria mais precisa foi concebida por Hermann Ludwig von Helmholtz, em 1855 e, em 1864, o aclamado "Sobre as anomalias da acomodação e refração do olho", de Franciscus Cornelis Donders, que identificou erros de refração e presbiopia, foi publicado.

A princípio, a presbiopia era tratada com auxílios ópticos, como lentes de aumento e monóculos; os óculos bifocais foram inventados por Benjamin Franklin, em 1784. Agora, mais de 230 anos depois, a maioria dos pacientes com presbiopia ainda usa óculos bifocais ou de leitura, demonstrando a utilidade da invenção de Franklin e o fato de que a busca pelo verdadeiro restauro da acomodação é considerada o "Santo Graal" da oftalmologia moderna e da cirurgia refrativa.

As abordagens cirúrgicas atuais de pseudoacomodação ou restauro real da acomodação podem ser divididas em três grupos: procedimentos com base na córnea, na esclera ou no cristalino. A criação de *lasers* de picossegundos e femtossegundos permitiu a geração de pulsos ultracurtos, de alta potência e baixa energia que chegam em áreas profundas do cristalino em uma nova possibilidade de restauro da acomodação em cristalinos envelhecidos.[2] O antigo paradigma "não mexa em um cristalino transparente e sem catarata" parece ser coisa do passado, pois agora pulsos de *laser* de femtossegundo são utilizados não apenas para esculpir o cristalino antes da troca por lente refrativa, mas também, quando apropriadamente aplicados, aumentar a flexibilidade interna dos cristalinos envelhecidos sem indução de catarata progressiva ou risco à visão. Além disso, esses *lasers* de femtossegundo aumentaram a precisão das técnicas cirúrgicas de catarata e são uma solução fundamental para conceitos futuristas, como Phaco-Ersatz, cujos primeiros dias pareciam ser limitados pela incapacidade do cirurgião de remoção da catarata por uma pequena abertura capsular e criação dessa abertura anterior periférica, com menos de 1 mm de diâmetro, com alta circularidade e reprodutibilidade.

16.2 A Anatomia e Fisiologia da Acomodação e da Presbiopia

A teoria da acomodação de Helmholtz descreve com precisão os mecanismos básicos por trás da resposta de acomodação. Helmholtz argumentou que a contração do músculo ciliar diminui a tensão zonular, o que permite o aumento da curvatura e da espessura do cristalino e a diminuição de seu diâmetro equatorial. Em termos mais simples, o cristalino se afasta da esclera durante a acomodação. A diferença nos ângulos de inserção zonular anterior e posterior no cristalino e as densidades variáveis do núcleo e do córtex provocam uma modificação mais acentuada da curvatura da superfície lenticular anterior em relação à posterior. Essas alterações aumentam a potência óptica da lente e o foco de perto. O estudo da acomodação com biomicroscopia ultrassônica (UBM) revelou que as superfícies anterior e posterior contribuem para alterações de 63 e 37% na espessura do cristalino durante a acomodação, respectivamente, e demonstrou o movimento anterior subsequente do centro geométrico da lente.[3] Outra mudança acomodativa é a diminuição da profundidade da câmara anterior (ACD) e pressão intraocular (IOP). A córnea é estática e não sofre alterações durante a acomodação.[4]

A capacidade do sistema óptico do olho de aumentar seu poder diminui com a idade, o que leva ao desenvolvimento de presbiopia. Diz-se que a redução ocorre a uma taxa de cerca de -0,19 D por ano, com uma perda completa de acomodações por volta dos 55 anos de idade.[3,5] A causa da presbiopia é multifatorial e ainda não está totalmente esclarecida. Envolve mudanças sutis nas zônulas, nos cristalinos e no músculo ciliar.

As fibras equatoriais das zônulas anteriores diminuem em número com a idade, e a inserção zonular fica progressivamente mais anterior, o que altera as interações mecânicas entre o cristalino e o músculo ciliar.[6] O acúmulo de Ca^{2+} e lipídios contribui para a fragilidade zonular.

Foi demonstrado que o músculo ciliar desenvolve tecido conjuntivo com a idade.[7] No entanto, acredita-se que seja o resultado, e não a causa, da presbiopia. Ao crescer, o cristalino desloca o trato uveal em sentidos anterior e interno, o que, por sua vez, torna irrelevante a contração do músculo ciliar.[5] A teoria de que o desenvolvimento do tecido conjuntivo é uma ocorrência secundária parece ser comprovada pelo fato de que a contração do músculo ciliar não diminui ao longo da vida; na verdade, até aumenta em indivíduos presbiópicos.[7] Esse fenômeno pode ser o esforço vão do músculo ciliar de superar o endurecimento cada vez maior dos cristalinos.

O cristalino sofre as mudanças mais notáveis e é considerado o principal culpado da presbiopia. Sua cápsula é composta por colágeno de tipo IV, que é submetido a um processo natural de reticulação e glicação com a idade. Isso duplica a espessura capsular entre a primeira e a oitava décadas de vida e provoca uma redução concomitante da elasticidade capsular.[8] O cristalino em si é caracterizado por seu crescimento ao longo da vida. As células epiteliais do cristalino (LEC), localizadas na superfície anterior do cristalino, perdem suas organelas e se diferenciam para formar as células fibrosas do cristalino, que são caracterizadas por sua alta concentração de proteínas e ausência de estruturas celulares.[5] As células fibrosas antigas são progressivamente empurradas para o centro e compactadas pelas novas camadas cada vez maiores, como em uma pérola. Esse acúmulo de fibras LEC ao longo da vida aumenta a espessura do cristalino, com pouca alteração no diâmetro equatorial e diminuição progressiva da elasticidade por causa da compactação do cristalino. As mudanças mais pronunciadas ocorrem no núcleo do cristalino, à medida que se torna mais endurecido e compacto, enquanto o córtex, inversamente, se torna mais flexível. De modo geral, o cristalino em crescimento assume uma posição axial mais baixa no olho.

Embora muitos componentes atuem na presbiopia, a modificação da rigidez lenticular geral parece ser o principal fator limitante na perda de acomodação em indivíduos presbiópicos. Um método rotacional de avaliação da elasticidade do cristalino, introduzido por Fischer, em 1971, quantificou a deformação axial dependente da idade em cristalinos cadavéricos rotativos.[9] Um método diferente de alongamento, proposto por Adrian Glasser, em 1998, investigou as mudanças na curvatura lenticular e na focalização dos raios de luz durante o estiramento do corpo ciliar, das zônulas e do complexo cristalino em olhos de cadáveres, com montagem da banda escleral em um dispositivo específico.[10] Esses dois estudos identificaram o endurecimento do cristalino como fator limitante em sua deformação com a idade. Um método diferente para investigação das propriedades mecânicas do cristalino emprega um dispositivo de compressão mecânica que testa a resistência do cristalino a uma força compressiva externa gradualmente crescente. Infelizmente, todos esses métodos são invasivos e só podem ser realizados *ex vivo*.

O exame de acomodação *in vivo*, por outro lado, é complicado, porque a íris compromete a visibilidade do aparato acomodativo humano à investigação externa. Métodos de imagem, como UBM, ressonância magnética (MRI) e Scheimpflug, foram usados para visualização das estruturas oculares durante diferentes estados acomodativos. Baikoff *et al.* estudaram a acomodação em um indivíduo albino por meio de tomografia de coerência óptica (OCT) e puderam confirmar e visualizar diretamente as alterações do segmento anterior, descritas por Helmholtz há mais de 150 anos.[11]

16.3 Fotodisrupção do Cristalino para Restauro da Acomodação

16.3.1 Conceitos Básicos

Como já mencionado, o cristalino parece ser o alvo natural e mais óbvio dos procedimentos de restauro de acomodações. Técnicas como Phaco-Ersatz e projetos inteligentes de IOL acomodativa foram propostos para utilização do aparato acomodativo do olho após a cirurgia de catarata, mas, infelizmente, com resultados inconsistentes. Até o momento, não havia uma técnica proposta de modificação do cristalino que não exija sua extração. Mesmo com os primeiros sintomas da presbiopia começando perto dos 44 aos 45 anos e a perda definitiva de acomodação entre 50 e 55 anos, o desenvolvimento de catarata com comprometimento da visão que justificasse a cirurgia intraocular ainda levaria muitos anos. Idealmente, um procedimento rápido, seguro e minimamente invasivo poderia beneficiar os pacientes em idades presbiópicas e pré-presbiópicas.

A ideia de amolecimento de um núcleo rígido com pulsos de *laser* para restauro da acomodação foi proposta pela primeira vez, em 1998.[12] O objetivo era melhorar o deslizamento das fibras do cristalino e, assim, rejuvenescer suas propriedades de acomodação. O conceito estava realmente à frente de seu tempo, em especial quanto à existente tecnologia de *laser* e à complexidade da correção refrativa dinâmica e tridimensional. O conceito foi avaliado *in vitro* pela primeira vez, em 2001. Cristalinos de cadáveres, recentemente excisados, foram primeiramente colocados em um dispositivo rotacional, e sua elasticidade (deformação rotacional) foi estudada com o método de Fisher, já discutido, confirmando as observações desse autor quanto ao enrijecimento do cristalino com a idade. Em seguida, os pulsos a *laser* de granada de alumínio e ítrio dopados com neodímio (Nd:YAG) foram aplicados em um padrão de anel central (▶ Fig. 16.1), e a deformação rotacional foi medida e comparada ao cristalino contralateral não tratado. O experimento mostrou um aumento significativo da elasticidade no grupo tratado com *laser*; alguns cristalinos apresentaram deformação rotacional comparável à observada em cristalinos

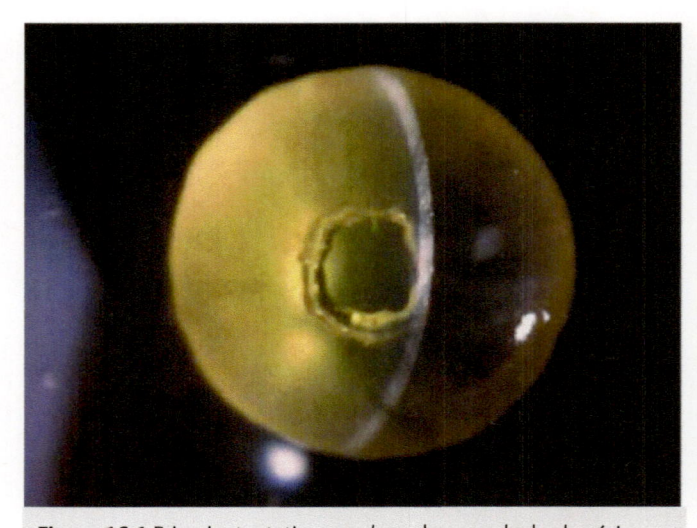

Figura 16.1 Primeira tentativa com *laser* de granada de alumínio e ítrio dopados com neodímio (Nd:YAG) para amolecimento do cristalino.

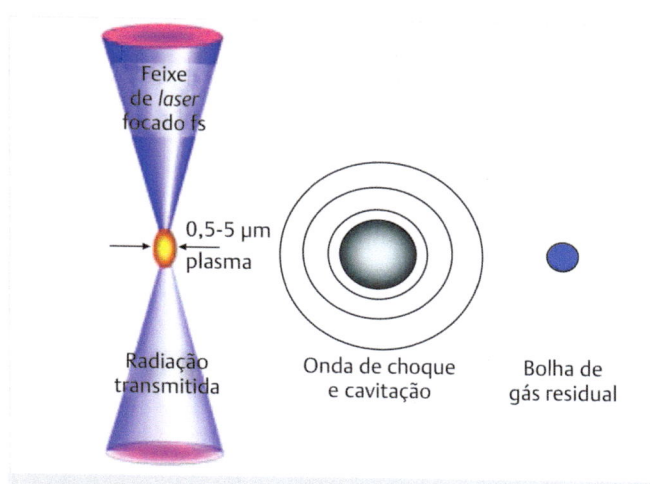

Figura 16.2 O processo de fotodisrupção. (Cortesia de Holger Lubatschowski, PhD).

efeitos, formação de plasma, geração de ondas de choque e formação de bolhas de cavitação, são minimizados (▶ Fig. 16.2). Qualquer calor gerado pelos pulsos ultracurtos do *laser* é muito baixo, e a difusão térmica é muito lenta para dissipar a energia por meio de sua condução. Ao invés disso, um plasma em rápida expansão provoca a criação de uma onda de choque mínima, que é atraumática dentro do tecido circundante e só deixa uma pequena bolha de gás residual, que pode ajudar na separação desse tecido. Esses recursos tornam os *lasers* de femtossegundo uma ferramenta única e essencial nos procedimentos em cristalinos transparentes.

Em 2005, Krueger *et al.* trataram seis olhos vivos de coelho com pulsos de *laser* de femtossegundo de 1 μJ/pulso e espaçamento de 10 μm, com o olho contralateral como controle. Após o tratamento, uma série de bolhas intralenticulares foi observada e se resolveu de forma espontânea, deixando apenas uma leve evidência do padrão de tratamento a *laser* (▶ Fig. 16.3). Os coelhos foram acompanhados por 3 meses; um dos animais desenvolveu catarata no olho tratado e no olho não tratado, o que foi considerado não relacionado com o tratamento com *laser*. Todos os outros olhos apresentaram boa transparência, enquanto vários cristalinos tratados mostraram ainda menos dispersão da luz do que o respectivo olho controle. O exame ultraestrutural demonstrou uma borda densa de elétrons de 0,5 a 1,0 μm com fibras cristalinas circundantes de arquitetura normal (▶ Fig. 16.4).[15]

Os primeiros estudos em longo prazo foram realizados em primatas não humanos;[2] sete macacos rhesus foram incluídos em um experimento semelhante, com tempo de acompanhamento superior a 4,5 anos. Os primatas foram submetidos a iridectomias totais para facilitar a visualização dos cristalinos, zônulas e corpo ciliar. O *laser* usado no estudo tinha largura de pulso de 10 ps e comprimento de onda de 1.064 nm. A energia de pulso e a energia total foram muito superiores às utilizadas no estudo com coelhos, com pulsos de 25 a 45 μJ e 2 a 10 milhões de pontos em cada olho. Mais uma vez, houve formação imediata de bolhas (▶ Fig. 16.5) que desapareceram em 24 horas. Após 4,5 anos, quatro dos sete primatas originais ainda estavam vivos; um nunca recebeu tratamento com *laser*, um recebeu tratamento em apenas um olho, e os dois restantes receberam tratamento em ambos os olhos. O estudo concluiu que não há formação de catarata progressiva em olhos que não apresentavam catarata preexistente. Os achados ao biomicroscópio ocular aos 4,5 anos após o tratamento incluíram transparências tênues indicativas de pulsos de *laser*, mas que ainda permitiam a obtenção de excelentes imagens fundoscópicas (▶ Fig. 16.6). Curiosamente, o primata com catarata preexistente não apresentou progressão após o tratamento com *laser* no final do acompanhamento; no entanto, desenvolveu opacidades centrais que não impediram a visualização clara do polo posterior (▶ Fig. 16.7).

20 anos mais jovens.[13] Esses resultados pareciam promissores, mas o *laser* de nanossegundos usado neste estudo era apenas uma fonte de energia bruta para ilustrar a possibilidade de restauro da acomodação. No entanto, o experimento foi um marco importante e ajudou a alimentar as pesquisas de engenharia necessárias para projetar *lasers* de pulso mais curto e menor energia que poderiam ser empregados para esse fim.

16.3.2 Cataratogênese e Segurança

O conceito de uso de um *laser* para restauro da acomodação em um cristalino transparente só faz sentido se preservar a boa visão, não induzir cataratas progressivas ou representar um risco à visão. No entanto, a própria ideia de modificação cirúrgica do cristalino parece estar comprometida por uma crença profundamente enraizada de que qualquer trauma induz catarata. Certamente, o uso de *lasers* de nanossegundos, com efeitos de alta energia e danos colaterais extensos nos tecidos circundantes, não é seguro em cristalinos transparentes. Vogel *et al.* observaram que a diminuição da duração do pulso do *laser* permite o uso de menos energia e, portanto, causa menos danos colaterais.[14] Com base nessa relação, um protótipo de *laser* de picossegundos e um sistema de liberação muito mais seguro foram criados, permitindo o aumento dos estudos sobre fotodisrupção lenticular. Posteriormente, a unidade comercial de *laser* de femtossegundo, desenvolvida para cirurgia refrativa de catarata assistida por *laser*, permitiu o maior refinamento na liberação de energia e padrões terapêuticos. Ao diminuir o limiar de energia necessário para a fotodisrupção, seus três

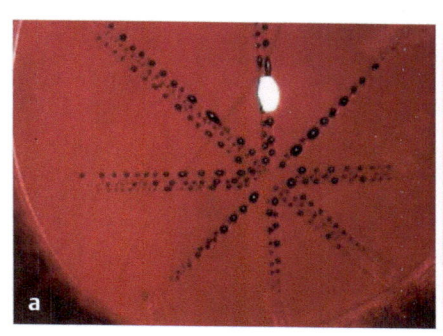

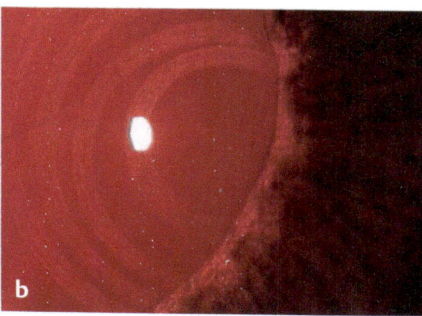

Figura 16.3 Imagens de biomicroscopia ocular de cristalinos de coelhos vivos tratados com pulsos de *laser* de femtossegundo em (**a**) padrão radial e (**b**) padrão anelar. É possível notar uma pequena descentralização dos pulsos decorrente da dificuldade de manutenção da fixação no cristalino de coelhos vivos.

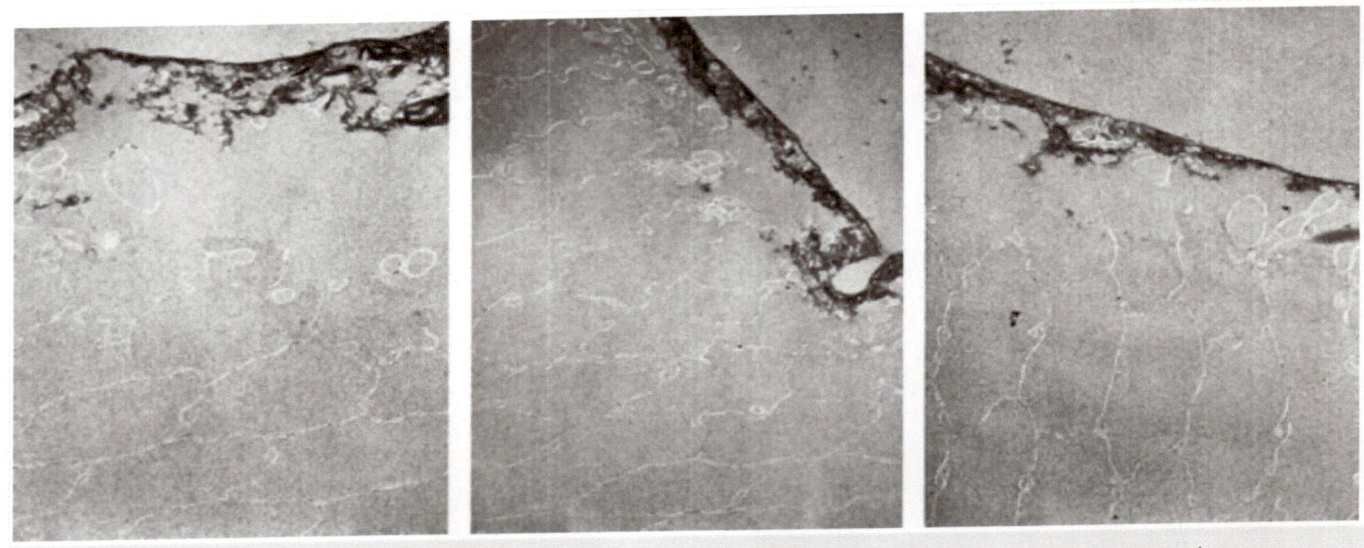

Figura 16.4 Imagens de microscopia eletrônica de transmissão de cristalinos de coelhos demonstrando a presença de uma mudança na camada eletrodensa de 0,5 μm ao longo da borda das bolhas de cavitação. As fibras hexagonais do cristalino circundante parecem inalteradas pelo tratamento a *laser* na região adjacente. (TEM, ampliação original × 5.000).

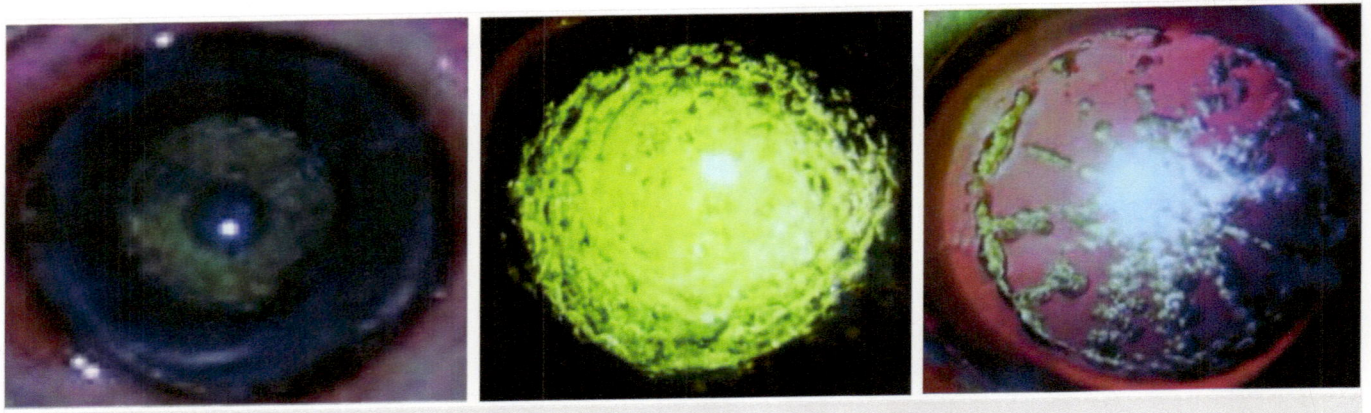

Figura 16.5 Imagens de olhos de primatas 10 minutos após a aplicação de pulsos de *laser* em diferentes padrões.

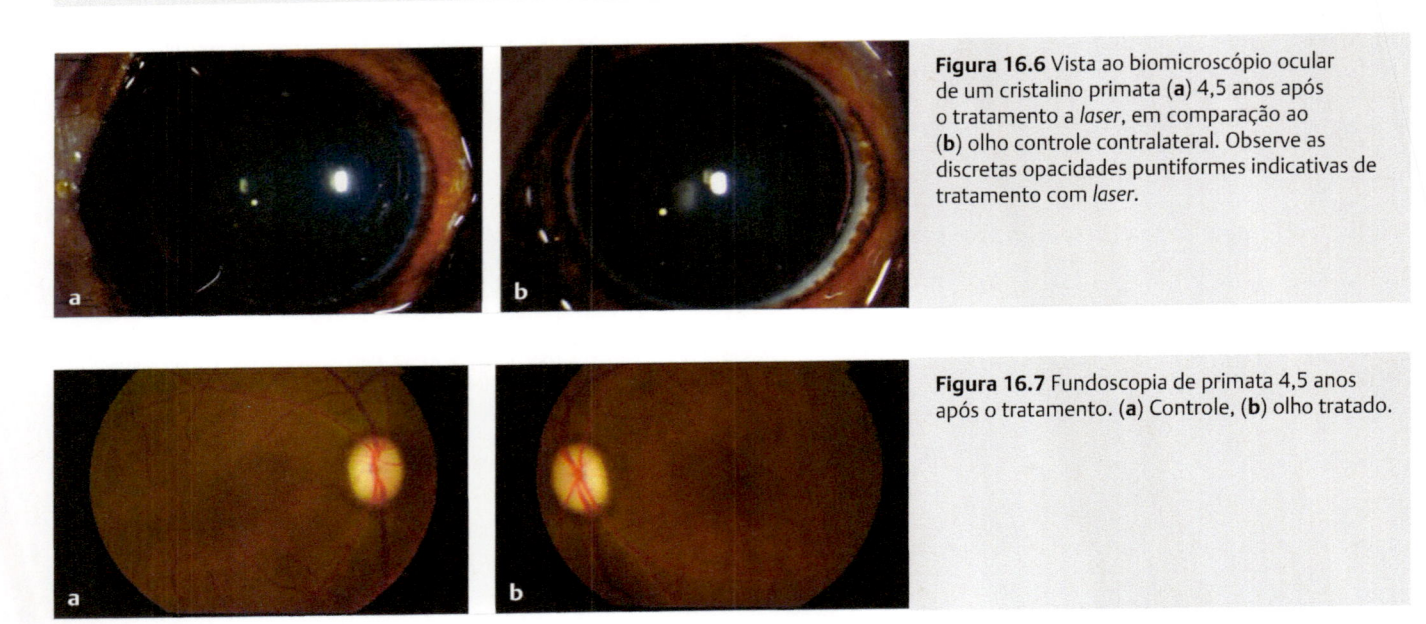

Figura 16.6 Vista ao biomicroscópio ocular de um cristalino primata (**a**) 4,5 anos após o tratamento a *laser*, em comparação ao (**b**) olho controle contralateral. Observe as discretas opacidades puntiformes indicativas de tratamento com *laser*.

Figura 16.7 Fundoscopia de primata 4,5 anos após o tratamento. (**a**) Controle, (**b**) olho tratado.

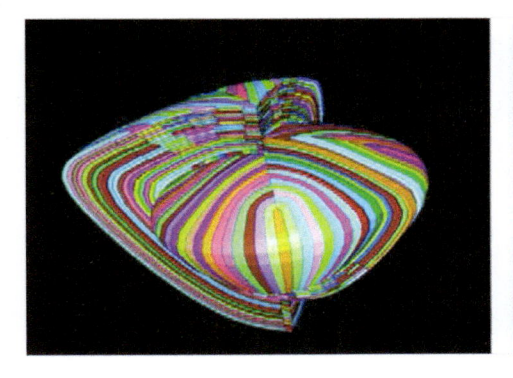

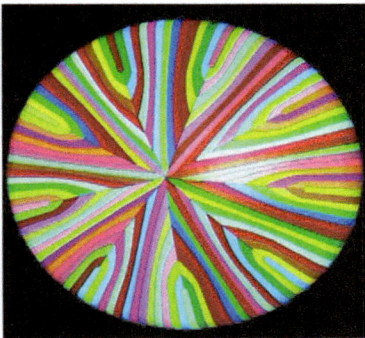

Figura 16.8 Reconstrução computadorizada do modelo complexo de elementos finitos do cristalino humano.

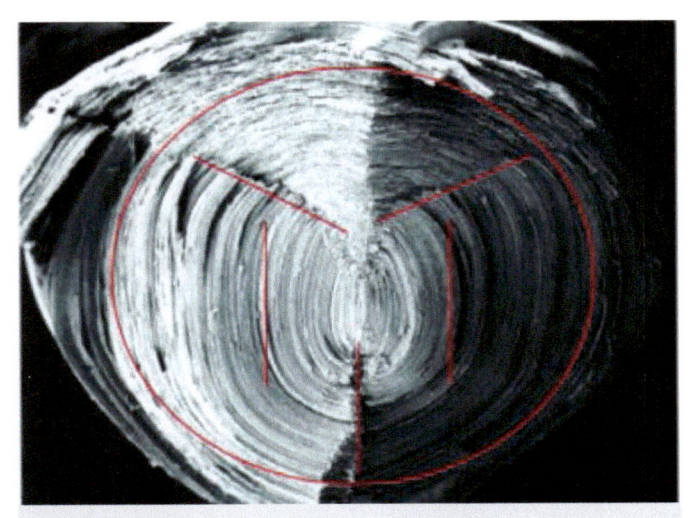

Figura 16.9 Microscopia eletrônica de varredura de um cristalino humano envelhecido. A sobreposição vermelha representa um dos primeiros padrões de tratamento.

puristas podem argumentar que essas fracas opacidades são, de fato, uma catarata, mas, como não são progressivas, podem ser consideradas clínica e visualmente insignificantes, quando os 2 mm centrais do cristalino são poupados. A lição aprendida com o estudo foi evitar o centro do cristalino.

Em uma nota final sobre segurança, a fotodisrupção lenticular, ao contrário da cirurgia intraocular, não é associada a riscos de infecção intraocular. Não há incisões na córnea, e a integridade capsular é preservada por completo, já que o tratamento é confinado exclusivamente ao córtex e núcleo do cristalino

16.3.3 Parâmetros do *Laser* e Padrões Terapêuticos

O desenvolvimento de um bom padrão de *laser* é um desafio. O cristalino humano é uma estrutura complexa, e os padrões de deslizamento criados devem seguir as zonas fisiológicas existentes de descontinuidade e suturas, evitando o centro para minimizar a possibilidade de disfotopsia visual. Além disso, os pontos de *laser* devem ser adequadamente espaçados para que as bolhas de cavitação não interfiram nos pulsos subsequentes, mas próximos o suficiente para ainda gerar um plano de clivagem.[16] Outro obstáculo surge do fato de que núcleo, córtex e periferia do cristalino exigem parâmetros de *laser* apropriados para compensação adequada de sua transparência, profundidade e densidade.

Em 2006, Kuszak *et al.* desenvolveram um modelo de análise de elementos finitos do cristalino com base na análise quantitativa à microscopia eletrônica (▶ Fig. 16.8 e ▶ Fig. 16.9).[17] Era um modelo de cristalino humano criado com 64 molas, representando as zônulas, uma cápsula de espessura variável, fibras corticais interdigitantes de acordo com sua orientação natural e núcleo central de 300 μm de espessura. Esse modelo se mostrou valioso no desenvolvimento de padrões de *laser* mais eficientes e seguros. A princípio, padrões mais intuitivos, como "conchas concêntricas" e "cilindros concêntricos", foram testados; depois,

Um estudo posterior foi conduzido em seres humanos.[2] Embora não tenha mostrado formação progressiva de catarata, alguns pacientes tratados com um padrão de *laser* no centro do cristalino relataram perda de sua melhor acuidade visual corrigida (BSCVA). De fato, durante o primeiro estudo com o protótipo de *laser* no grupo com tratamento mais central, mais de 70% dos olhos perderam duas linhas de BSCVA, e mais de 50% dos pacientes relataram ofuscamento. Isso leva à conclusão de que, embora o tratamento com *laser* de femtossegundo em um cristalino transparente não produza uma catarata progressiva, as transparências pontuais persistentes podem induzir a dispersão da luz e degradar a visão em caso de localização central. Os

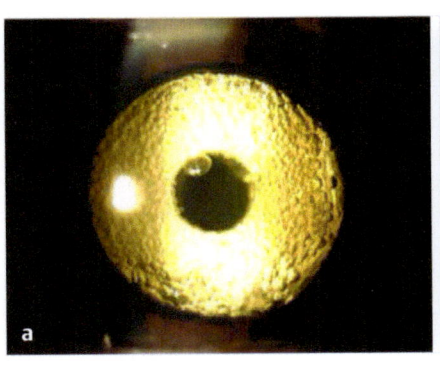

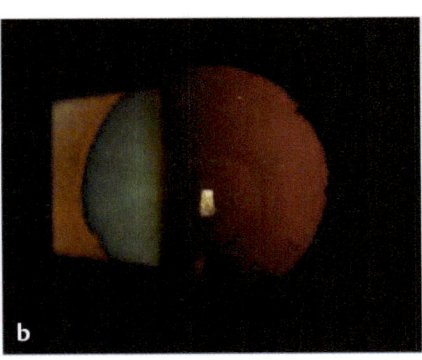

Figura 16.10 Padrão *washer* (anilha) (**a**) 1 hora e (**b**) um mês após o tratamento com *laser*.

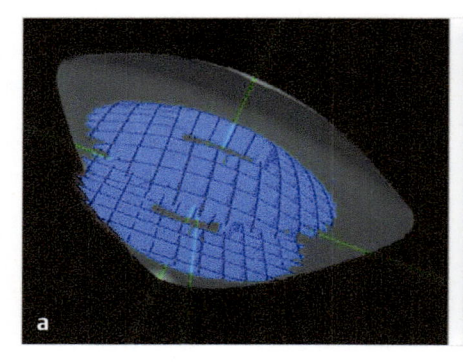

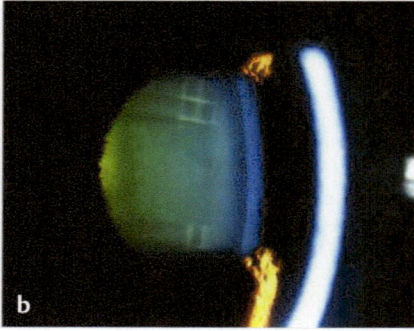

Figura 16.11 (**a**) Reconstrução computadorizada e (**b**) imagem à biomicroscopia ocular do padrão *waffle fries*.

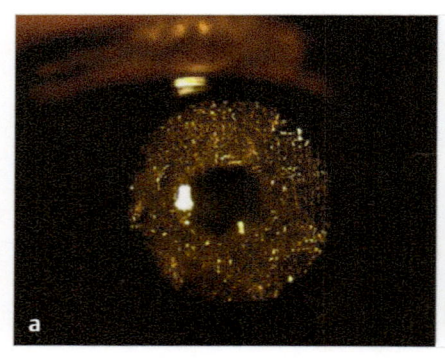

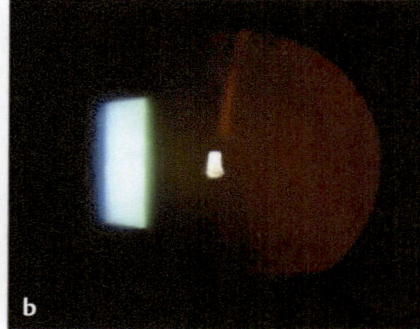

Figura 16.12 Padrão *waffle fries* anterior com zona central não afetada de 2 mm de diâmetro (**a**) 1 hora e (**b**) um mês após a cirurgia.

vieram modelos mais avançados, como o padrão *washer* (anilha) e *waffle fries**. O padrão *washer* (▶ Fig. 16.10) concentra a energia na periferia medial anterior e posterior, permitindo a redução do volume do cristalino e o aumento de sua curvatura central durante a acomodação, poupando o centro da estrutura. O padrão *waffle fries* (▶ Fig. 16.11) é com base no mesmo princípio de densidade do cristalino dos pulsos e evita ainda mais a área central. Por fim, o padrão *waffle fries* anterior (▶ Fig. 16.12) é uma modificação que limita o tratamento com *laser* à porção anterior, apenas no cristalino. A diminuição ainda maior dos pulsos foi proposta e é com base em uma observação clínica de que as micro-opacidades anteriores atrapalham menos a visão.

Até agora, não há padrão perfeito. A questão parece ser ainda mais complicada pelo fato de que, nos primeiros estudos clínicos, a maioria dos indivíduos que relataram uma melhora acentuada da visão de perto foi submetida ao tratamento mais central.[2] Isso poderia ser esperado, já que o núcleo central rígido tem o maior impacto na perda de acomodação e, em condições ideais, deve ser o alvo do tratamento. Consequentemente, o padrão mais apropriado deve ser aquele que maximiza o ganho de acomodação e ainda minimiza os possíveis fenômenos disfotópicos.

16.3.4 Estudos Clínicos

Depois da demonstração do nível de segurança do tratamento com *laser* de femtossegundo em cristalinos de animais e primatas, vieram os primeiros estudos clínicos em humanos. Embora a pesquisa com macacos rhesus tenha estudado a refração e acomodação com o auxílio do refratômetro de coincidência Hartinger (Zeiss, Jena, Alemanha), a interpretação da eficácia do tratamento foi difícil. No estudo com macacos, a acomodação foi induzida farmacologicamente com iontoforese da córnea de 40% de carbacol em ágar ou por estimulação elétrica do mesencéfalo com um eletrodo bipolar implantado no núcleo de Edinger-Westphal. Os resultados demonstraram claramente um efeito acomodativo superior no olho tratado em comparação ao olho controle (▶ Fig. 16.10); no entanto, não se sabe como esse efeito seria traduzido no cenário clínico. É possível que as medições de indução farmacológica tenham superestimado a capacidade de acomodação e que a estimulação elétrica do mesencéfalo, embora eficaz, não seja eticamente reproduzível em seres humanos. Além disso, embora humanos e macacos desenvolvam presbiopia, seus mecanismos são diferentes: as alterações lenticulares são as principais responsáveis nos seres humanos, enquanto as alterações coroides são as maiores responsáveis pelo processo nos macacos.[18] Por fim, Crawford *et al.* demonstraram que a iridectomia cirúrgica diminui a amplitude acomodativa máxima induzida por medicamentos em macacos rhesus.[19] Todas essas descobertas demonstram a importância de estudos clínicos em humanos, particularmente no contexto de presbiopia e restauro de acomodações.

O primeiro estudo clínico foi realizado no México pelo Dr. Ramon Naranjo Tackman, em 2008, com um protótipo de *laser* e depois continuou nas Filipinas, com o Dr. Harvey Uy e novas gerações da plataforma a *laser*. Os indivíduos incluídos no estudo tinham entre 45 e 60 anos de idade e haviam decidido se submeter à cirurgia de catarata ou extração de cristalino transparente. Os critérios de inclusão foram BSCVA de 20/40 ou mais e catarata não superior ao grau 2 na Escala de Classificação de Opacificação do Cristalino II (*Lens Opacities Classification Scale II*, LOCS II). O motivo para inclusão de apenas cataratas de baixo grau foi a maior semelhança aos desafios visuais de pacientes com presbiopia, mas não catarata, e minimizar o tratamento do núcleo cristalino de maior densidade das cataratas de alto grau, que são mais propensas a fraturas durante o tratamento com *laser*. Com a inclusão no estudo, o tratamento unilateral a *laser* foi aplicado com utilização de um dos padrões, escolhido aleatoriamente, que não afeta a área central. O paciente poderia, então, optar por se submeter à cirurgia de catarata 1 mês depois, ou retardar o procedimento e ser acompanhado por até 36 meses. Imediatamente após o tratamento a *laser*, os pacientes relataram distúrbios visuais graves, com visualização de

---

*(NT: batatas fritas dispostas em formato reticulado)

bolhas intralenticulares à biomicroscopia ocular. As bolhas desapareceram em 1 a 2 dias, deixando apenas pequenas opacidades indicativas do tratamento a *laser*. Não foram relatadas complicações intraoperatórias, mas houve um aumento transitório da IOP superior a 25 mm Hg em 10 a 15% dos pacientes, com normalização em 30 minutos. Durante o período de acompanhamento, nenhum indivíduo desenvolveu catarata progressiva com risco à visão ou qualquer efeito colateral adverso da retina. Fenômenos fotópicos, como brilho, halo e explosão de estrelas em condições de pouca luz e muita luz, foram registrados em um questionário. Os pacientes relataram maiores sintomas com padrões de *laser* que se estendiam centralmente além da zona livre de 2 mm. Um achado interessante foi a mudança de refração manifesta nos olhos tratados com *laser*, com observação de uma ligeira mudança de refração hiperópica de +0,5 D, exceto nos olhos submetidos ao tratamento com padrão que abarca completamente o centro. Esse deslocamento hiperópico pode ser esperado, uma vez que o cristalino em tensão de repouso mais elástica seria esticado ainda mais e apresentaria curvatura menor. Os efeitos sobre o restauro da acomodação foram avaliados de maneira objetiva (por refratometria Grand Seiko, Shin-Nippon, Japão), subjetiva (por teste *push-down*) e exames de aumento da melhor acuidade visual de perto corrigida pela distância (BDCNVA). Dos cinco primeiros olhos tratados, dois não tinham acomodação objetiva, dois tinham entre 0,25 e 0,75 D de acomodação objetiva, e um olho tinha uma acomodação objetiva promissora de 1,62 D. Em um grupo maior, com 80 olhos, houve uma melhora na acomodação objetiva em 33% dos olhos em 1 semana que, infelizmente, caiu para 19% em 1 mês. Curiosamente, melhorias na acomodação subjetiva e BDCNVA foram observadas em 53% e 37% dos olhos em 1 semana, respectivamente, e em 55% e 40,8% em 1 mês, respectivamente.

Recentemente, outros estudos clínicos foram realizados pelo Dr. Sunil Shah, na Inglaterra, com um *laser* de nova geração; o delineamento experimental foi semelhante ao anterior, mas a plataforma de *laser* foi diferente. O *laser* em questão era uma unidade comercial LensAR (LensAR Laser Systems, Winter Park, FL, Estados Unidos), já em uso clínico na cirurgia de catarata assistida por *laser* de femtossegundo e aprovado pela FDA nesta aplicação. Com esse *laser*, a duração de pulso é muito mais curta em comparação ao protótipo, com menor energia de pulso e, assim, menor energia dissipada cumulativa (CDE). Além disso, emprega um sistema exclusivo de imagem para melhor visualização do cristalino e de todo o segmento anterior, com maior precisão e segurança no tratamento com *laser*. O padrão de *laser* escolhido, com base na experiência clínica prévia, foi um padrão anterior refinado de *waffle fries* com diferentes graus de não incidência central (▶ Fig. 16.13 e ▶ Fig. 16.14). No primeiro paciente tratado, um hiperópio de 50 anos, houve um desvio miópico de -1,0 D no olho tratado com *laser*, com melhora na UCVA em 16 e 15 letras logMAR na visão a distância e de perto, respectivamente. Outro paciente emetrópico de 57 anos recuperou 1,75 D de alcance acomodativo e manteve a visão em 0,00 logMAR (20/20). Até o momento, 20 olhos foram incluídos na coorte, com resultados promissores. No subgrupo emetrópico de sete olhos, 100% melhoraram de BDCNVA abaixo de 20/40 a 40 cm no período pré-operatório para um valor maior ou igual a esse no pós-operatório, com melhora da distância de leitura média de 8,66 cm.

Estudos subsequentes sobre restauro de acomodações estão sendo realizados por Kermani, Guthoff e Lubatschowski usando outro sistema protótipo de *laser* (Rowiak Inc., Hannover, Alemanha). Trinta pacientes com catarata entre 50 e 65 anos de idade foram incluídos no estudo, e um olho de cada paciente foi

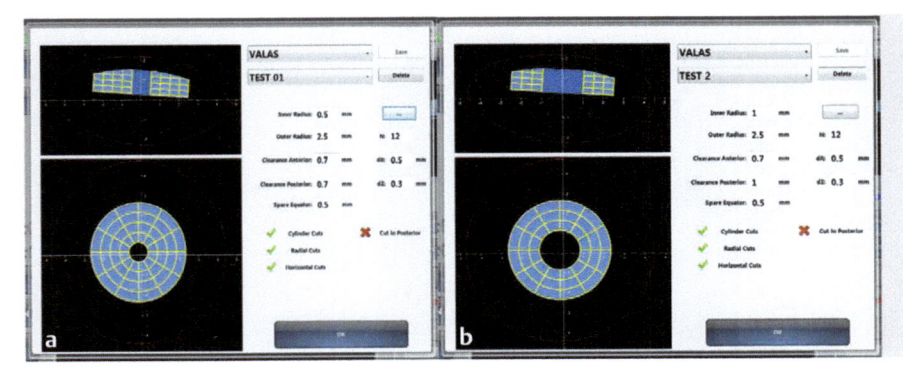

Figura 16.13 Vista do cirurgião do planejamento terapêutico, mostrando o padrão *waffle fries* anterior aperfeiçoado com zona central não afetada (**a**) menor e (**b**) maior.

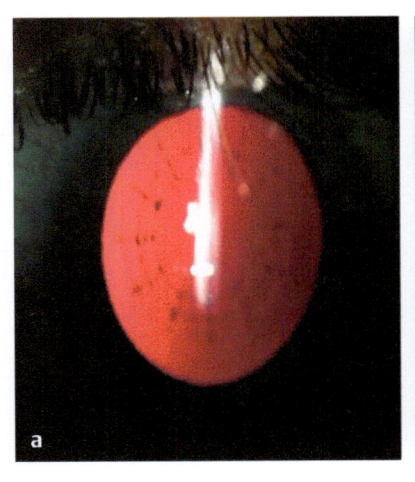

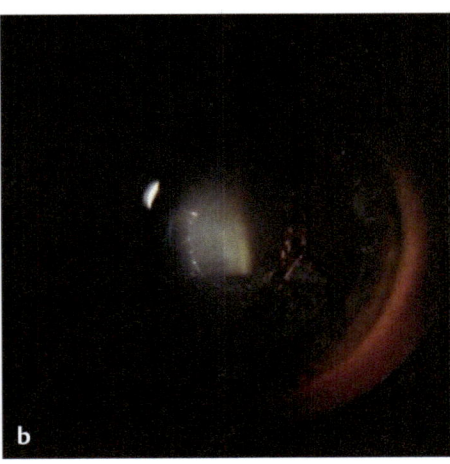

Figura 16.14 Vista pós-operatória do primeiro olho tratado com *laser* comercial e padrão *waffle fries* anterior aperfeiçoado.

tratado e acompanhado por 1 semana antes da realização da cirurgia tradicional de catarata. Os pacientes foram avaliados com um aberrômetro associado à OCT simultânea. Nos resultados preliminares, houve aumento da espessura e da curvatura do cristalino, além de aumento do poder de refração e acomodação da aberração esférica (dados não publicados). Como essas alterações anatômicas e fisiológicas da acomodação se assemelham às das lentes pré-presbiópicas mais jovens, são provas indiretas do restauro da acomodação. No entanto, por causa da natureza proprietária dos dados experimentais e dos padrões de tratamento a *laser*, os detalhes sobre esses resultados ainda não foram totalmente divulgados e aguardam relatos científicos em artigos revistos por pares.

16.3.5 Futuro do Restauro da Acomodação com Fotodisrupção Intralenticular

O conceito promissor percorreu um longo caminho, desde 1998, e contribuiu significativamente para a nossa compreensão dos cristalinos e suas propriedades. Demonstrou claramente que a fotodisrupção intralenticular é viável em seres humanos e pode abrir caminho para futuros tratamentos da presbiopia. Até agora, aprendemos que os procedimentos com *laser* de femtossegundo são seguros se os 2 mm centrais do cristalino forem evitados. Por outro lado, os tratamentos centrais são mais potentes em termos de restauro da acomodação e ainda é possível desenvolver padrões mais eficientes e seguros para o cristalino. Além disso, a fotodisrupção intralenticular pode alterar o erro de refração subjacente do paciente, em especial em cristalinos mais antigos e rígidos, com necessidade de um segundo procedimento de refração para obtenção da correção adequada de distância. Novos estudos são necessários para refinar os padrões de *laser* e tratamento e descobrir por que alguns pacientes não respondem a procedimentos intralenticulares, enquanto outros, aparentemente semelhantes, obtêm um bom grau de acomodação. Mais pesquisas sobre a eficácia e segurança em longo prazo do restauro da acomodação também são necessárias. No futuro, talvez seja possível combinar a fotodisrupção lenticular a um procedimento escleral para aumentar o ganho de acomodação. Por fim, técnicas tradicionais de tratamento da presbiopia, como a monovisão, podem ser propostas a pacientes não totalmente satisfeitos com o restauro da acomodação lenticular para aumentar a flexibilidade da profundidade do foco.

16.4 Implantes na Cápsula do Cristalino

16.4.1 Conceitos Básicos

O conceito de implante de polímero na cápsula do cristalino foi introduzido pela primeira vez por Julius Kessler, nos anos 1950.[20] Foi desenvolvido e ganhou popularidade como Phaco-Ersatz, uma cirurgia de catarata projetada para preservação e restauro da acomodação, em 1981. O procedimento consiste em criar uma minicapsulorrexe na periferia do cristalino, aspirar o conteúdo capsular, encher a bolsa capsular com um material maleável e, posteriormente, a reticulação do polímero com uma fonte de luz externa. Embora viável, foi e é tecnicamente muito desafiador e teve apenas sucessos incrementais limitados, sem instituição clínica.

Uma abordagem diferente foi empregada por Nishi *et al.*, na década de 1990; esses autores desenvolveram um pequeno balão inserido desinflado por uma pequena capsulorrexe e, posteriormente, inflado com um material maleável no interior da cápsula vazia do cristalino. Estudos em primatas demonstraram seu potencial no restauro de acomodações.[21]

Os dois principais problemas dessas técnicas são o vazamento do material injetado e a opacificação da cápsula. Algumas medidas evitam vazamentos, como emprego de balão, tampões de vedação de cápsulas e segmentos de lentes intraoculares de tamanho expansível. Seu sucesso foi limitado principalmente pela difícil tarefa de criação de capsulorrexe submilimétrica de maneira confiável e realização de boa facoemulsificação por uma abertura tão pequena. Para interromper a proliferação de LEC, responsáveis pela opacificação capsular fibrótica regenerativa do cristalino, o emprego de diferentes agentes antimitóticos (metotrexato [MTX], mitomicina C [MMC] e 5-fluorouracil [5-FU]), soluções hiperosmóticas, ácido etilenodiaminotetracético (EDTA) ou toxinas foi proposto. Novamente, os problemas de vedação e vazamento na câmara anterior foram associados à toxicidade do endotélio da córnea e da retina. Malecaze *et al.* propuseram uma terapia gênica para indução da apoptose em LEC com um vetor mediado por vírus; os primeiros estudos foram impedidos por inflamação acentuada, mas o emprego de um gel que permita a liberação *in situ* do vetor na bolsa capsular pode evitar a opacificação posterior da cápsula.[22]

Recentemente, Nishi *et al.* propuseram uma nova abordagem para preenchimento do cristalino com uma IOL que atua tanto como óptica, quanto como tampão para uma capsulorrexe de 3 a 4 mm.[23] Essa lente apresenta borda óptica afiada para impedir a migração de LEC, o que leva à opacificação, e um orifício descentralizado de 0,8 mm para injeção do polímero de silicone. A colocação do orifício permite que o cirurgião o cubra por completo com a borda da capsulorrexe, assegurando a vedação. A técnica também justifica a difícil capsulorrexe posterior e permite o implante inverso de uma segunda IOL para evitar vazamentos e opacificação da cápsula posterior (▶ Fig. 16.15).

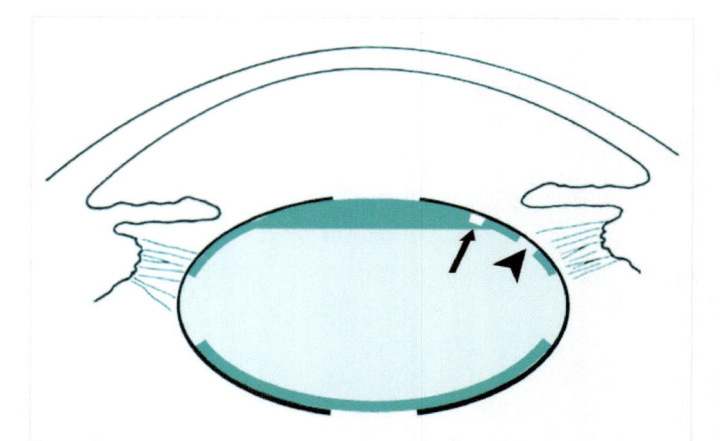

Figura 16.15 Técnica de implante no cristalino proposta por Nishi *et al.* Uma bolsa de posicionamento sem perfuração de 0,2 mm (*seta*) é usada para descentralização da IOL anterior e permitir o acesso a um orifício de 0,8 mm (*ponta de seta*). A bolsa capsular é então preenchida com polímeros de silicone, e a IOL é recentralizada, recobrindo o orifício com a cápsula anterior para evitar vazamentos. Bordas ópticas afiadas impedem a migração de LEC e a subsequente opacificação da IOL. (Modificado com permissão de Okihiro Nishi, MD).

16.4.2 Papel dos *Lasers* de Femtossegundo nas Técnicas de Implante no Cristalino

Embora nenhum autor já tenha empregado *laser* de femtossegundo nessas técnicas, pode-se especular que, com o aumento da utilização da tecnologia a *laser* nas cirurgias de catarata, conceitos antigos sejam revistos, e desafios técnicos superados. Os *lasers* de femtossegundo oferecem capsulotomias mais resistentes, circulares e reproduzíveis em comparação à capsulorrexe curvilínea contínua (CCC) manual.[24] Com o auxílio de técnicas precisas de imagem, sua realização pode ser precisa, mesmo na periferia do cristalino, com ajuste ao tamanho desejado. Alguns autores reavaliam a ideia de uma microválvula capsular que, com a reprodutibilidade das capsulotomias a *laser*, agora pode se ajustar firmemente sobre a borda capsular e evitar vazamentos. A técnica de capsulotomia posterior primária a *laser* proposta por Dick *et al.* também pode beneficiar as abordagens que exigem uma capsulotomia posterior.[25] Em sua técnica, a cirurgia típica de catarata assistida por *laser* é realizada e, após o implante de lentes intraoculares, as margens da capsulotomia posterior podem ser definidas com precisão e tratadas com o *laser*.

Um último benefício digno de nota dos *lasers* de femtossegundo é o amolecimento do cristalino, permitindo a manipulação e aspiração sem preocupação com os fragmentos do cristalino pré-tratado por meio da pequena capsulotomia periférica e sem necessidade de utilização de instrumentos cirúrgicos especiais.

16.5 Pontos Principais

A comunidade oftalmológica precisa de um procedimento seguro e confiável de restauro da acomodação.

O aumento da rigidez do cristalino com a idade é o fator mais significativo para o desenvolvimento de presbiopia em humanos.

Os pulsos do *laser* de femtossegundo não produzem catarata progressiva ou danificam a visão desde que o centro do cristalino seja poupado.

É possível aumentar a flexibilidade do cristalino envelhecido por meio da criação de planos deslizantes em seu interior e uso de fotodisrupção a *laser* em sua periferia.

Alterações na refração após a fotodisrupção lenticular podem justificar um segundo procedimento refrativo para obtenção da boa correção da distância.

A precisão e a reprodutibilidade dos *lasers* de femtossegundo podem justificar a reavaliação de ideias antigas para correção da presbiopia durante a cirurgia de catarata.

Referências

[1] Frick K, Joy S, Wilson D, Naidoo K, Holden B. The global burden of potential productivity loss from uncorrected presbyopia. Ophthalmology. 2015;122(8):1706-1710
[2] Krueger RR, Uy H, McDonald J, Edwards K. Ultrashort-pulse lasers treating the crystalline lens: will they cause vision-threatening cataract? (An American Ophthalmological Society thesis). Trans Am Ophthalmol Soc. 2012;110:130-165
[3] Ramasubramanian V, Glasser A. Prediction of accommodative optical response in prepresbyopic subjects using ultrasound biomicroscopy. J Cataract Refract Surg. 2015;41(5):964-980
[4] Sisó-Fuertes I, Domínguez-Vicent A, del Águila-Carrasco A, Ferrer-Blasco T, Montés-Micó R. Corneal changes with accommodation using dual Scheimpflug photography. J Cataract Refract Surg. 2015;41(5):981-989
[5] Strenk SA, Strenk LM, Koretz JF. The mechanism of presbyopia. Prog Retin Eye Res. 2005;24(3):379-393
[6] Farnsworth PN, Shyne SE. Anterior zonular shifts with age. Exp Eye Res. 1979;28(3):291-297
[7] Pardue MT, Sivak JG. Age-related changes in human ciliary muscle. Optom Vis Sci. 2000;77(4):204-210
[8] Krag S, Olsen T, Andreassen TT. Biomechanical characteristics of the human anterior lens capsule in relation to age. Invest Ophthalmol Vis Sci. 1997;38(2):357-363
[9] Fisher RF. The elastic constants of the human lens. J Physiol. 1971;212(1):147-180
[10] Glasser A, Campbell MC. Presbyopia and the optical changes in the human crystalline lens with age. Vision Res. 1998;38(2):209-229
[11] Baikoff G, Lutun E, Wei J, Ferraz C. An in vivo OCT study of human natural accommodation in a 19-year-old albino [in French]. J Fr Ophtalmol. 2005;28(5):514-519
[12] Myers RI, Krueger RR. Novel approaches to correction of presbyopia with laser modification of the crystalline lens. J Refract Surg. 1998;14(2):136-139
[13] Krueger RR, Sun XK, Stroh J, Myers R. Experimental increase in accommodative potential after neodymium: yttrium-aluminum-garnet laser photodisruption of paired cadaver lenses. Ophthalmology. 2001;108(11):2122-2129
[14] Vogel A, Busch S, Jungnickel K, Birngruber R. Mechanisms of intraocular photodisruption with picosecond and nanosecond laser pulses. Lasers Surg Med. 1994;15(1):32-43
[15] Krueger RR, Kuszak J, Lubatschowski H, Myers RI, Ripken T, Heisterkamp A. First safety study of femtosecond laser photodisruption in animal lenses: tissue morphology and cataractogenesis. J Cataract Refract Surg. 2005;31(12):2386-2394
[16] Tinne N, Knoop G, Kallweit N, et al. Effects of cavitation bubble interaction with temporally separated fs-laser pulses. J Biomed Opt. 2014;19(4):048001
[17] Kuszak JR, Mazurkiewicz M, Zoltoski R. Computer modeling of secondary fiber development and growth: I. Nonprimate lenses. Mol Vis. 2006;12:251-270
[18] Tamm E, Lütjen-Drecoll E, Jungkunz W, Rohen JW. Posterior attachment of ciliary muscle in young, accommodating old, presbyopic monkeys. Invest Ophthalmol Vis Sci. 1991;32(5):1678-1692
[19] Crawford KS, Kaufman PL, Bito LZ. The role of the iris in accommodation of rhesus monkeys. Invest Ophthalmol Vis Sci. 1990;31(10):2185-2190
[20] Kessler J. Experiments in refilling the lens. Arch Ophthalmol. 1964;71(3):412-417
[21] Nishi O, Hara T, Sakka Y, Hayashi H, Nakamae K, Yamada Y. Refilling the lens with inflatable endocapsular balloon. Dev Ophthalmol. 1991;22:122-125
[22] Malecaze F, Lubsen NH, Serre B, et al. Lens cell targeting for gene therapy of prevention of posterior capsule opacification. Gene Ther. 2006;13(19):1422-1429
[23] Nishi O, Nishi Y, Chang S, Nishi K. Accommodation amplitudes after an accommodating intraocular lens refilling procedure: in vivo update. J Cataract Refract Surg. 2014;40(2):295-305
[24] Friedman NJ, Palanker DV, Schuele G, et al. Femtosecond laser capsulotomy. J Cataract Refract Surg. 2011;37(7):1189-1198
[25] Dick HB, Schultz T. Primary posterior laser-assisted capsulotomy. J Refract Surg. 2014;30(2):128-133

17 Aspectos Básicos da Cirurgia de Catarata com *Laser* de Femtossegundo

H. Burkhard Dick

Resumo

A introdução do *laser* de femtossegundo na cirurgia de catarata refinou e aprimorou algumas etapas, como a capsulotomia, em um procedimento já muito eficiente e seguro, realizado por facoemulsificação, desde os anos 1970. Após a primeira operação de catarata de Nagy com um *laser* de femtossegundo, diferentes plataformas foram desenvolvidas. Essas plataformas empregam vários procedimentos de acoplamento (*docking*). O aumento da pressão intraocular (IOP) é uma grande preocupação no processo de *docking*. Esses picos de IOP após o uso de uma lente de contato plana foram relatados com os primeiros *lasers* de femtossegundo (aqueles empregados na cirurgia da córnea). Todos os sistemas atuais de cirurgia de catarata assistida por *laser* (LCS) realizam imagens intraoperatórias - uma abordagem diferente da geração anterior de sistemas de *laser* Er:YAG (granada de alumínio e ítrio dopados com érbio) e Nd:YAG (granada de alumínio e ítrio dopados com neodímio) que não eram com base em imagem. Três dessas plataformas atuais usam tomografia de coerência óptica. O *laser* requer equipe bem treinada e uma sala com espaço suficiente e temperatura constante. A realização do "pré-tratamento" a *laser* no centro cirúrgico é altamente recomendável, pois o transporte do paciente de um "sala de *laser*" especial para o centro cirúrgico consome tempo e é questionável em relação à esterilidade necessária. Afinal, o *laser* de femtossegundo é uma tecnologia relativamente nova na cirurgia de catarata, e seu potencial para desenvolvimento futuro parece promissor.

Palavras-chave: Catalys®, controle, acoplamento (*docking*), Femto LDV®, imagem, interface, pressão intraocular, sala de *laser*, LensAR®, LenSx®, facoemulsificação, configuração, equipe, Victus®

17.1 Introdução

Quando o *laser* de femtossegundo foi introduzido na cirurgia de catarata, após seu bom desempenho nos procedimentos refrativos da córnea, não foi exatamente a invenção da roda nem foi imediatamente reconhecido como o início de uma nova era na oftalmologia. Ao contrário de grandes marcos no progresso médico, como a imunização contra a varíola por Jenner ou a descoberta do primeiro antibiótico por Fleming, o *laser* de femtossegundo não foi responsável pelo súbito preenchimento, com alívio geral, de um vazio terrível. Também não apresentou um avanço em um campo médico, somente oferecia péssimas opções terapêuticas. Na verdade, o *laser* revolucionou uma subespecialidade oftálmica com um grau de sucesso cirúrgico e funcional que seria a inveja da maioria das outras disciplinas invasivas da medicina moderna. Desde a introdução da facoemulsificação por Charles Kelman, o advento de incisões cada vez menores para minimizar o astigmatismo induzido pela cirurgia, e o risco de infecções, associado a uma grande variedade de lentes intraoculares (IOL), fez com que a cirurgia de catarata se tornasse cada vez mais um método refrativo, ao mesmo tempo em que cumpre seu objetivo tradicional, como procedimento de restauro da visão, melhor do que nunca. A cirurgia de catarata já era segura e altamente eficaz, tanto no mundo industrializado quanto nos países em desenvolvimento; no entanto, alguns deles ainda sofrem, infelizmente, com a escassez de cirurgiões, enfermeiros e instalações especializadas e, assim, a catarata continua a ser a principal causa de cegueira no mundo. A cirurgia de catarata foi e ainda é o procedimento cirúrgico mais realizado no mundo – e continuará a ser em um futuro previsível, com números cada vez maiores. Hoje, cerca de 19 milhões de cirurgias de catarata são feitas em todo o mundo a cada ano, cerca de 3 milhões delas nos Estados Unidos, e 700.000 na Alemanha. Com um aumento descontrolado da população global e o envelhecimento demográfico da maioria das sociedades, a demanda por cirurgiões de catarata que utilizem o melhor equipamento possível continuará a crescer. A Organização Mundial de Saúde estima que o número de cirurgias anuais de catarata chegará a 32 milhões até 2020, já que o número de pessoas com 65 anos ou mais dobrará em todo o mundo entre 2000 e 2020.[1]

A introdução de uma nova tecnologia em um campo médico amplamente considerado de desempenho próximo à perfeição parece um risco, em especial se o novo método não for, do ponto de vista econômico, mais do que uma pechincha. E, no entanto, em alguns anos, o *laser* de femtossegundo se tornou uma parte estabelecida da cirurgia de catarata, de forma predominante, se não exclusiva até agora, no mundo industrializado. Os cirurgiões de catarata sabem que o melhor é o inimigo do bom, e muitos deles receberam a nova tecnologia de braços abertos, pois ainda há espaço para aperfeiçoamentos na versão do século XXI de um dos procedimentos invasivos mais antigos da humanidade. A reprodutibilidade e a precisão incomparável de certos passos executados pelo *laser* de femtossegundo – em particular a intervenção mais crucial, a capsulotomia – acrescentaram uma nova dimensão à cirurgia de catarata, pelo menos na percepção da grande maioria dos cirurgiões que empregaram a nova tecnologia. Não surpreende que os cirurgiões com maior experiência em cirurgia de catarata assistida por laser (LCS) de alto volume estejam entusiasmados com esta nova opção sem serem críticos aos desafios e às perguntas ainda não respondidas dessa tecnologia. Os autores dos próximos capítulos são líderes nesse campo e compartilham graciosamente suas experiências e pensamentos com os leitores deste livro. É um campo em rápido desenvolvimento: agora, existem centenas de artigos, estudos e revisões em revistas especializadas e outras publicações.

17.2 Primeiros *Lasers* na Cirurgia de Catarata

A tecnologia a *laser* é parte integrante da oftalmologia há cerca de meio século. No segmento posterior, os *lasers* têm sido empregados no tratamento de diferentes retinopatias, bem como lacerações, reticulações e outras alterações da retina. No segmento anterior, há diversas intervenções a *laser* para o tratamento do glaucoma, desde a trabeculoplastia a *laser* (argônio) até a lise da sutura após a trabeculectomia. Como dito por Zoltan Nagy, não existe tecido ocular que não possa ser tratado com algum tipo de *laser*.[2] Para o público em geral e os pacientes, o termo "laser" tem certa aura: de ser menos invasivo, associado à pouca dor, representando a tecnologia e a medicina de ponta – em todos os aspectos, preferível à "faca", o clássico símbolo de cirurgia. A mania do público pelo *laser* – facilitada pela ampla cobertura da mídia no início da era da exploração espacial, na década de 1960 – não poupou a cirurgia de catarata. As primeiras tentativas de uso de um *laser* para capsulotomia ocorreram na década de 1970. Um dos primeiros desafios foi minimizar os danos ao tecido circundante. Um avanço importante foi o desenvolvimento do *laser* Q-*switched*, com pulsos de duração extremamente curta e, portanto, mínimos danos térmicos. Um dos primeiros relatos descreveu o que era então chamado de facopuntura a *laser* em cataratas moles.[3]

Nos anos seguintes, vários sistemas de *laser* foram testados em cirurgias de catarata, mas nenhum deles foi empregado por muito tempo. A única exceção é a opção terapêutica que, desde então, é usada em pacientes com catarata, embora não na cirurgia em si, mas no enfrentamento de seus principais efeitos colaterais indesejados: o tratamento da opacificação capsular posterior com o *laser* (Nd:YAG), descrito pela primeira vez por Aron-Rosa *et al.*, em 1980.[4] O *laser* Er:YAG, por exemplo, introduzido na cirurgia de catarata, em 1993, e considerado adequado para a facovaporização do cristalino, foi utilizado por ainda menos tempo.[5] Um *laser* Nd:YAG, Dodick Laser Photolysis Surgical System, comercializado pela ARC Laser Corp (Salt Lake City, UT, Estados Unidos) foi aprovado pela Food and Drug Administration (FDA), em julho de 2000. Não era, porém, o procedimento quase não invasivo que alguns pacientes associam ao termo "laser". Nessa intervenção, uma sonda a *laser* era inserida na câmara anterior, e sua ponta entrava em contato com o cristalino. As ondas de choque destruíram o material do cristalino na ponta da sonda, e os fragmentos eram aspirados.[6] Embora esses sistemas confirmassem o fato de que os *lasers* podiam ser utilizados em diversas etapas da cirurgia de catarata, sua utilidade clínica era limitada por causa da ineficiência na liberação de energia do *laser* e fragmentação do cristalino. Os *Excimer lasers*, tão revolucionários nas cirurgias refrativas da córnea, também não foram eficazes na cirurgia de catarata.

A revolução do *laser* no tratamento da principal causa mundial de cegueira e perda de visão veio com outra tecnologia que já havia sido empregada com muito sucesso na cirurgia refrativa. Pela primeira vez, um *laser* de femtossegundo foi usado em uma cirurgia de catarata por Zoltan Z. Nagy e sua equipe na Universidade Semmelweis, em Budapeste, Hungria, em 2008.[7] Com base nos primeiros resultados e experiências do Dr. Nagy, a FDA aprovou as quatro principais etapas da LCS por femtossegundos, em 2009, do LenSx® (Alcon Laboratories, Inc., Fort Worth, TX, Estados Unidos) usado pela equipe de Budapeste. Essas quatro etapas são a capsulorrexe do tipo *fentolaser*, a fragmentação (liquefação) do cristalino, as incisões na córnea e as incisões arqueadas.[2] Ao contrário de outros *lasers*, como Nd:YAG e *Excimer*, os pulsos ultracurtos (10^{-15} segundos) eliminam o risco de dano colateral aos tecidos circundantes e a geração excessiva de calor.

17.2.1 Cinco Plataformas

Hoje, existem cinco sistemas comerciais de *laser* de femtossegundo para cirurgia de catarata. Além do LenSx®, há Catalys Precision Laser System® (Abbott Medical Optics, Abbott Park, IL, Estados Unidos), a plataforma Lensar® (Lensar Inc., Orlando, FL, Estados Unidos), a plataforma Victus® (Bausch and Lomb, Rochester, NY, Estados Unidos) e a plataforma Femto LDV® (Ziemer Ophthalmic Systems, Suíça). Todos, à exceção da plataforma Femto LDV®, estão à disposição nos Estados Unidos. O LenSx é o mais vendido dentre os sistemas.[8] Há várias diferenças entre eles, e algumas devem ser brevemente destacadas aqui.

17.3 Acoplamento (*Docking*)

O acoplamento (*docking*), o estabelecimento de uma conexão segura e confiável entre o sistema de *laser* e o olho do paciente, é um determinante crucial para o sucesso do tratamento. Todos os sistemas atuais requerem que o paciente fique deitado em um leito de tratamento. A grande associação dos sistemas com esse leito tem suas vantagens e desvantagens. O pré-requisito de ficar deitado de costas – e, é claro, de não se mexer – pode impedir que alguns pacientes sejam submetidos à LCS. Pessoas que sofrem de escoliose, principalmente aquelas com doença de Bechterew, podem não conseguir se submeter ao tratamento. O mesmo ocorre com indivíduos muito obesos, o que não é incomum em vários países, como os Estados Unidos – o espaço entre o leito e a unidade de *laser* com a interface que deve ser abaixada até o globo do paciente é limitado. Para as pessoas que sofrem de claustrofobia, os espaços apertados e a incapacidade de se mover durante o tratamento também podem constituir um problema às vezes intransponível. Nesses pacientes, pode ser difícil usar sistemas de *laser* com leito fixo à unidade; unidades menores e móveis, que podem ser posicionadas ao lado do leito sem limitar demais o paciente, podem permitir a realização da LCS mesmo nesses indivíduos problemáticos.

O acoplamento do olho do paciente à unidade tem três objetivos:

- Permitir a liberação do feixe de *laser* nos tecidos oculares transparentes.
- Manter a estabilidade mecânica do olho durante a aplicação do *laser*, ou seja, deixá-lo imóvel.
- Permitir a aquisição (dependendo do sistema de imagem da plataforma) de imagens bidimensionais (2D) e tridimensionais (3D) da anatomia ocular para orientação terapêutica.[9]

O acoplamento também faz parte do procedimento que pode induzir danos aos olhos. A forte deformação ocular durante a aplanação normalmente causa elevação significativa da IOP e pode provocar a formação de grandes áreas de hemorragia subconjuntival bulbar. A pressão da córnea contra uma superfície rígida e curvatura diferente da forma natural dessa estrutura causa deformação de córnea, com geração de dobras indesejadas em sua superfície posterior. Em aplicações na córnea, como a criação do retalho de córnea durante a LASIK (ceratomileuse *in situ* assistida por *laser*), essas dobras não afetam o foco do *laser* no estroma da córnea. No entanto, na cirurgia de catarata, quando o feixe é focado vários milímetros após a córnea, por exemplo, na cápsula anterior e no cristalino, o efeito dessas dobras é importante e pode causar capsulotomias incompletas em decorrência da degradação do ponto focal do feixe de laser.[10]

As plataformas de *laser* de femtossegundo à disposição têm diferentes sistemas de interface com o paciente. O LenSx® emprega o princípio da aplanação curva com interface estéril e descartável e lente de contato gelatinosa de silicone (interface do paciente LenSx SoftFit®). A interface do paciente é abaixada em direção ao olho até entrar em contato com a superfície do globo; a seguir, a sucção é ativada, posicionando o olho da maneira correta. No LenSx®, bem como no Victus®, a interface tem forma côncava, um projeto que substituiu as superfícies anteriores de aplanação e deve causar menor deformação da córnea e menor aumento da pressão intraocular (IOP). O aumento da pressão é uma grande preocupação no processo de acoplamento. Esses picos de IOP após o uso de uma lente de contato plana foram relatados com os primeiros *lasers* de femtossegundo (aqueles empregados na cirurgia de córnea).[11] Em modelos animais *ex vivo*, foram descritos picos curtos de IOP acima de 100 mm Hg.[12] A prevenção dos aumentos drásticos da IOP tem sido um incentivo para o desenvolvimento de interfaces com fluido, como nos sistemas Catalys®, Lensar® e Z8®. A interface óptica líquida (LOI) do Catalys® é um dispositivo de acoplamento com diâmetro interno de 14,1 mm (e uma opção de 12 mm para olhos com fissuras palpebrais estreitas), uma saia de sucção de elastômero de silicone e uma flange de vácuo que permite a fixação na esclera com uma pressão de vácuo de 300 a 700 mm Hg. O projeto adequado deste anel de sucção deve minimizar o aumento da IOP. Além disso, a interface líquida evita a criação de dobras na superfície posterior da córnea associadas a interfaces com curvas rígidas. Schultz *et al.* detectaram um pequeno aumento na IOP, de uma média de 15,6 para 25,9 mm Hg, e uma redução da IOP média para 19,1 mm Hg após o término da sucção e a remoção do anel.[13] Tanto na LOI do Catalys® quanto no Robocone do Lensar®, o grau de sucção é monitorado de maneira contínua, e o procedimento é automaticamente interrompido em casos de vazamento repentino.[14]

Esse processo de acoplamento combina o olho aos elementos de imagem e tratamento do *laser* com um banho de solução salina balanceada (BSS). Assim, seu índice de refração é parecido com o da córnea, reduzindo os efeitos refrativos e as restrições ópticas impostas pela superfície curva da lente de imagem. Embora raro, há o risco de desacoplamento repentino e inesperado dos olhos e da interface, geralmente causado por perda de sucção. A margem palpebral estreita e o movimento abrupto da cabeça podem ser a causa da perda de sucção; outros fatores relacionados são a quimose conjuntival (decorrente de hemorragia ou anestesia local) ou pressão palpebral excessiva. Em razão da alta taxa de repetição do sistema a *laser*, uma fração de segundo após a perda de sucção é tempo suficiente para deslocamento do disparo. A perda durante a capsulotomia pode fazer com que o corte fique incompleto. Nesse caso, uma possível manobra de resgate caso seria o reposicionamento do paciente e a realização de uma capsulotomia com diâmetro maior ou ainda sua conclusão manual. Embora improváveis, danos a alguns tecidos, como córnea ou íris, não podem ser completamente descartados. Os futuros sistemas a *laser* podem vir com processadores mais rápidos que identifiquem a perda de sucção mais cedo, interrompam o tratamento de maneira automática e impeçam as complicações desta interrupção – o que pode ser um lembrete de que a LCS é uma intervenção cirúrgica que, como qualquer outra, tem riscos.[15]

O Victus® utiliza uma interface curva flexível de duas peças com um clipe de sucção separado, e o encaixe é monitorado por sensores de pressão. O equipamento mostra as pressões radiais e verticais, permitindo que o cirurgião ajuste o posicionamento. Esta plataforma é especial por ser aprovada tanto para cirurgia de catarata, quanto para LASIK. Outra plataforma que executa procedimentos adicionais é a Femto LDV Z8®, projetada para realização de anéis intracorneanos, bolsas intraestromais, ceratoplastia lamelar, ceratoplastia penetrante, incisões corneanas e arqueadas, criação de retalhos para LASIK, capsulotomia anterior e fragmentação do cristalino.[10] Esse sistema também usa como interface líquida um dispositivo descartável estéril que é conectado à manopla e preenchido com BSS.[16]

Hoje, esse sistema é uma plataforma móvel e pode ser movido de maneira relativamente fácil de um centro cirúrgico para outro ou uma sala de *laser*.

17.4 Obtenção de Imagens

Os sistemas de imagem das diferentes plataformas são menos variados. Todos os dispositivos de imagem requerem a centralização exata da córnea. A descentralização da córnea pode resultar em incisões arqueadas e corneais em outro local que não o pretendido. É desnecessário dizer que uma capsulotomia excelente e, portanto, o posicionamento final da IOL, também exige o posicionamento centralizado do sistema de imagem. No início da era da LCS, acreditava-se que a obtenção de imagens cirúrgicas da córnea doente, por exemplo, *guttata*, seria difícil. Demonstramos, porém, que essas anomalias não afetam significativamente a qualidade da imagem durante a cirurgia de catarata com *laser* de femtossegundo – e, coincidentemente, que essas córneas em particular podem ser beneficiadas pelo procedimento que Conrad-Hengerer *et al.* provaram ser menos estressantes para o endotélio da córnea do que a facoemulsificação convencional.[17] Nos casos das cicatrizes de córnea, a OCT intraoperatória provou ser vantajosa, pois foi capaz de dar ao cirurgião uma imagem através da cicatriz translúcida e da catarata avançada.[18]

Todos os atuais sistemas de LCS realizam imagens intraoperatórias – uma abordagem diferente da geração anterior dos sistemas a *laser* Er:YAG e Nd:YAG para catarata que não dependiam de imagens, mas sim da visualização do cirurgião, para aplicação da energia, assim como a facoemulsificação. Três sistemas (LenSx®, Victus® e Catalys®) usam OCT. As imagens da OCT em 360 graus são transversais axiais e sagitais e mostram a córnea, o limbo, a íris e o cristalino. Esses dados são usados para o mapeamento 3D da córnea e do cristalino, que é a base para criação dos padrões do tratamento a *laser*.

Na plataforma Femto LDV Z8®, a geração de imagens também é realizada com OCT de domínio espectral, que permite a geração de imagens em dois eixos e a interface líquida com o paciente. A OCT opera em faixa próxima ao infravermelho e é acoplada diretamente na óptica manual; é considerada, portanto, sempre alinhada com precisão ao raio *laser* de femtossegundo.[16]

A geração de imagens de vídeo ao vivo não está integrada no *software* atual, o que pode ser considerado uma desvantagem.

O sistema Lensar® possui um sistema automatizado de geração de imagens com iluminação estruturada confocal Scheimpflug 3D que usa o traçado de raios para identificação de parâmetros oculares como inclinação e espessura do cristalino e o centro da pupila.[19] Na tecnologia Scheimpflug, o plano do objeto, o plano lenticular e a imagem planar não são paralelos um ao outro, mas se cruzam em uma linha reta comum, o que teoricamente permite a maior profundidade de campo e geração de imagens da superfície anterior da córnea e da cápsula posterior do cristalino em uma única imagem. Nos casos de catarata branca, em que a cápsula posterior do cristalino não pode ser bem visualizada, o sistema não permite a fragmentação do cristalino além de sua metade posterior. O sistema detecta e compensa a inclinação do cristalino para que o corte a *laser* seja perpendicular à cápsula anterior.[20] Além disso, o sistema pode medir a densidade do núcleo e ajustar automaticamente o padrão de tratamento. A ciclorrotação também pode ser compensada com uma nova atualização de *software* (Streamline). Antes da cirurgia, uma imagem da íris é obtida com a ceratografia Cassini LED (diodo emissor de luz) (iOptics, Holanda) e copiada para o sistema a *laser*. O *laser* também tira uma foto intraoperatória e compara as duas imagens. Por fim, a ciclorrotação é compensada automaticamente.

17.5 Controle

A forma de controle do sistema influencia o planejamento da cirurgia e da equipe no centro cirúrgico. Se o computador da plataforma for acessado com *mouse* e teclado, uma segunda pessoa além do cirurgião pode ser necessária. O cirurgião pode trabalhar sozinho com tela sensível ao toque, que faz parte, por exemplo, das plataformas Lensar® e Catalys®. O Lensar® possui uma tela especial do cirurgião, além de outra que pode ser usada antes do início da cirurgia para inserir dados do paciente e selecionar padrões predeterminados de secção. A tela do cirurgião está localizada em frente à plataforma do *laser* em um braço giratório, permitindo o acesso de ambos os lados da mesa. O cirurgião pode observar a visão da câmera, e a imagem da OCT enquanto controla as várias etapas do procedimento.[14] A plataforma Catalys® possui tela sensível ao toque comparativamente grande, e a interface do usuário é acessada com facilidade durante o procedimento.[21]

17.5.1 Configuração e Equipe

A incorporação do *laser* de femtossegundo na prática clínica diária será elaborada em mais detalhes em outro capítulo. Aqui, uma palavra sobre pessoal e infraestrutura pode ser suficiente. De acordo com Donaldson *et al.*, pelo menos um técnico com treinamento adequado e exclusivamente dedicado ao uso e calibração do *laser* é necessário em um ambiente isolado, ou seja, em que o procedimento com *laser* – ou "pré-tratamento" – é realizado em uma sala e a remoção do cristalino e a inserção da IOL em outra sala. Nos casos em que o *laser* é instalado no centro cirúrgico, os enfermeiros ou um residente podem ser treinados para supervisionar o *laser* de femtossegundo e, após a sua aplicação, auxiliar as etapas subsequentes do procedimento.[22] Esse último cenário é o que mais recomendamos: a realização do tratamento com *laser* em uma sala especial, geralmente denominada "sala do *laser*" e depois levar o paciente para o centro cirúrgico consome tempo e é questionável em relação à esterilidade necessária. Estudos de microscopia óptica de alta ampliação revelaram cortes completos em várias camadas da córnea após o tratamento com *laser* de femtossegundo, com apenas um mínimo de pontes teciduais.[23] Isso sugere que o olho deve ser considerado "aberto", e que o "transporte do paciente" de um cômodo para outro, talvez por um corredor, deve ser evitado. Sempre que possível, todas as etapas cirúrgicas devem ser realizadas em um único local.[24]

O emprego do *laser* de femtossegundo na cirurgia de catarata ainda está em seu estágio inicial. Embora a cirurgia convencional de catarata seja, como declarado no início deste capítulo, uma das intervenções mais eficazes e bem-sucedidas, os cirurgiões estão sempre se esforçando para tratar seus pacientes de forma ainda melhor, ainda mais segura, com resultados funcionais ainda mais impressionantes. A tecnologia do *laser* de femtossegundo foi adotada imediatamente por muitos cirurgiões; 2 anos após sua introdução, mais de 250.000 operações com o *laser* foram realizadas apenas nos Estados Unidos.[25] As chances oferecidas pela nova tecnologia e as dificuldades que ela já superou, em tão pouco tempo, serão discutidas nos próximos capítulos. Quem sabe o *laser* de femtossegundo seja apenas o começo, a ser seguido por outras tecnologias de *laser* para uma cirurgia que um número sem precedentes de pacientes sofrerá no futuro nos cinco continentes? Como Niels Bohr disse – a citação também é atribuída a Yogi Berra, famoso por motivos completamente diferentes – as previsões são difíceis, principalmente sobre o futuro.

Referências

[1] Brian G, Taylor H. Cataract blindness: challenges for the 21st century. Bull World Health Organ. 2001;79(3):249-256
[2] Nagy ZZ. New technology update: femtosecond laser in cataract surgery. Clin Ophthalmol. 2014;8:1157-1167
[3] Krasnov MM. Laser-phakopuncture in the treatment of soft cataracts. Br J Ophthalmol. 1975;59(2):96-98
[4] Aron-Rosa D, Aron JJ, Griesemann M, Thyzel R. Use of the neodymium-YAG laser to open the posterior capsule after lens implant surgery: a preliminary report. J Am Intraocul Implant Soc. 1980;6(4):352-354
[5] Gailitis RP, Patterson SW, Samuels MA, Hagen K, Ren Q, Waring GO, III. Comparison of laser phacovaporization using the Er-YAG and the Er-YSGG laser. Arch Ophthalmol. 1993;111(5):697-700
[6] Dodick JM. Laser phacolysis of the human cataractous lens. Dev Ophthalmol. 1991;22:58-64
[7] Nagy Z, Takacs A, Filkorn T, Sarayba M. Initial clinical evaluation of an intraocular femtosecond laser in cataract surgery. J Refract Surg. 2009;25(12):1053-1060
[8] Gualdi M. Femtosecond laser in cataract surgery: overview and history. In: Gualdi F, Gualdi L, eds. Femtolaser Cataract Surgery. New Delhi: Jaypee; 2014:17-20
[9] Kohnen T. Interface for femtosecond laser-assisted lens surgery. J Cataract Refract Surg. 2013;39(4):491-492
[10] Grewal DS, Schultz T, Basti S, Dick HB. Femtosecond laser-assisted cataract surgery: current status and future directions. Surv Ophthalmol. 2016;61(2):103-131
[11] Chaurasia SS, Luengo Gimeno F, Tan K, et al. In vivo real-time intraocular pressure variations during LASIK flap creation. Invest Ophthalmol Vis Sci. 2010;51(9):4641-4645
[12] Vetter JM, Holzer MP, Teping C, et al. Intraocular pressure during corneal flap preparation: comparison among four femtosecond lasers in porcine eyes. J Refract Surg. 2011;27(6):427-433
[13] Schultz T, Conrad-Hengerer I, Hengerer FH, Dick HB. Intraocular pressure variation during femtosecond laser-assisted cataract surgery using a fluidfilled interface. J Cataract Refract Surg. 2013;39(1):22-27
[14] Mastropasqua L, Toto L, Mastropasqua R, Mattei PA. Lensar (Topcon): description of the device, procedure and clinical experience. In: Gualdi F, Gualdi L. eds. Femtolaser Cataract Surgery. New Delhi: Jaypee; 2014:125-149
[15] Schultz T, Dick HB. Suction loss during femtosecond laser-assisted cataract surgery. J Cataract Refract Surg. 2014;40(3):493-495
[16] Wirthlin A. Femto LDV Z8 (Ziemer): description of the device and the procedure. In: Gualdi F, Gualdi L, eds. Femtolaser Cataract Surgery. New Delhi: Jaypee; 2014:175-178
[17] Conrad-Hengerer I, Al Juburi M, Schultz T, Hengerer FH, Dick HB. Corneal endothelial cell loss and corneal thickness in conventional compared with femtosecond laser-assisted cataract surgery: three-month follow-up. J Cataract Refract Surg. 2013;39(9):1307-1313
[18] Grewal DS, Basti S, Grewal SPS. Customizing femtosecond laser-assisted cataract surgery in a patient with a traumatic corneal scar and cataract. J Cataract Refract Surg. 2014;40(11):1926-1927
[19] He L, Sheehy K, Culbertson W. Femtosecond laser-assisted cataract surgery. Curr Opin Ophthalmol. 2011;22(1):43-52

[20] Chang JS, Chen IN, Chan WM, Ng JC, Chan VK, Law AK. Initial evaluation of a femtosecond laser system in cataract surgery. J Cataract Refract Surg. 2014;40(1):29-36

[21] Dick HB, Gerste RD, Schultz T. Catalys Precision Laser System: technique, clinical experiences, cases and complications. In: Gualdi F, Gualdi L, eds. Femtolaser Cataract Surgery. New Delhi: Jaypee; 2014:167-175

[22] Donaldson KE, Braga-Mele R, Cabot F, et al. ASCRS Refractive Cataract Surgery Subcommittee. Femtosecond laser-assisted cataract surgery. J Cataract Refract Surg. 2013;39(11):1753-1763

[23] Schultz T, Tischoff I, Ezeanosike E, Dick HB. Histological sections of corneal incisions in OCT-guided femtosecond laser cataract surgery. J Refract Surg. 2013;29(12):863-864

[24] Dick HB, Gerste RD. Plea for femtosecond laser pre-treatment and cataract surgery in the same room. J Cataract Refract Surg. 2014;40(3):499-500

[25] Berdahl JP, Jensen MP. The business of refractive laser assisted cataract surgery (ReLACS). Curr Opin Ophthalmol. 2014;25(1):62-70

18 Cirurgia de Catarata com *Laser* de Femtossegundo: Configuração e Infraestrutura

Timothy V. Roberts

Resumo

A cirurgia de catarata a *laser* é um procedimento novo e diferente da cirurgia manual e requer uma mudança de paradigma no pensamento. Este capítulo examina o cenário e a infraestrutura propícios ao uso ideal da cirurgia de catarata com *laser* de femtossegundo. Entre os tópicos discutidos, estão o *status* e o ambiente regulador, as questões relacionadas com a adoção da tecnologia, com a aquisição e implementação de equipamentos, compra de sistemas, conjunto de cirurgia, logística prática, treinamento de equipe e *marketing*.

Palavras-chave: Lasers de femtossegundo, cirurgia de catarata, logística, hospital-dia, financiamento, centros cirúrgicos ambulatoriais

18.1 Introdução

Como muitas outras áreas da oftalmologia, a cirurgia de catarata se tornou cada vez mais complexa, exigindo mais equipamentos de alta tecnologia e mais habilidades e precisão para que o procedimento ficasse mais previsível, seguro e reproduzível e permitisse a correção simultânea do astigmatismo preexistente. As expectativas dos pacientes com catarata, especialmente aqueles pertencentes à geração "baby boomer", aumentaram de maneira dramática, assim como a complexidade das opções cirúrgicas. Os "*baby boomers*" que impulsionaram o mercado de LASIK (ceratomileuse *in situ* assistida por *laser*) agora completam 65 anos e se tornam o núcleo do mercado de cirurgia de catarata. Esse grupo emergente está mais acostumado a contribuir com o custo de seus cuidados médicos do que as gerações anteriores e está altamente motivado a acessar as melhores tecnologias disponíveis. Esses fatores demográficos variáveis formam uma estrutura realista para a introdução da cirurgia de catarata a *laser* (LCS).

A rápida evolução da tecnologia do *laser* de femtossegundo (FS) teve um efeito importante, aumentando as expectativas de capsulotomia precisa, incisões pequenas e exatas com arquitetura da ferida gerada a *laser*, segurança do paciente e menores taxas de complicações, melhoria em outras tecnologias relacionadas com a cirurgia de catarata, como novas pontas de instrumentos otimizadas para extração menos invasiva do cristalino e aperfeiçoamento da lente intraocular (IOL) por meio de seu posicionamento eficaz. A possibilidade de aumento da segurança e da precisão das principais etapas da cirurgia de catarata, combinada ao aumento dos custos de equipamentos e infraestrutura, tem implicações econômicas e de saúde pública para o sistema de saúde, médicos e pacientes, governos, planos de saúde e hospitais-dia.[1]

A moderna cirurgia de catarata é um procedimento notavelmente bem-sucedido e capaz de mudar a vida do paciente; no entanto, a taxa de erro refrativo residual pós-operatório ainda é um problema significativo, e o procedimento não é isento de complicações. Houve uma mudança de paradigma com uma compreensão e expectativa, hoje, a cirurgia de catarata é um procedimento refrativo, e a visão não corrigida no pós-operatório é o critério para avaliação do "sucesso".

Quais são as implicações para a saúde pública da tecnologia projetada para melhorar os resultados cirúrgicos, a segurança, a previsibilidade e os resultados de refração? Pequenas melhorias incrementais na obtenção da refração alvo são clinicamente relevantes ao considerar os milhões de pacientes submetidos à cirurgia em todo o mundo a cada ano. Uma pequena melhoria geral pode levar a uma grande redução nas "surpresas" refrativas em cada extremidade da distribuição normal, o que significa que muitos outros pacientes deixarão de usar óculos. Da mesma forma, pequenas melhorias incrementais na segurança são clinicamente relevantes ao considerar os milhões de pacientes submetidos à cirurgia em todo o mundo a cada ano.

18.2 Prática Clínica e Difusão da Tecnologia

A cirurgia de catarata é o procedimento oftalmológico mais comum em todo o mundo, com cerca de 19,5 milhões de procedimentos de catarata realizados, em 2011. É também um dos procedimentos cirúrgicos mais seguros e bem-sucedidos de todo o mundo. Nos últimos 50 anos, desenvolvimentos substanciais em equipamentos, tecnologia e técnicas cirúrgicas melhoraram a segurança do paciente e os resultados visuais. As expectativas dos pacientes com catarata e a complexidade das opções cirúrgicas aumentaram de maneira dramática, especialmente desde que a LASIK se tornou popular. Os "*baby boomers*" esperam resultados mais rápidos, seguros e eficazes e os cirurgiões precisarão oferecer uma gama abrangente de opções de refração, como lentes tóricas, incisões de relaxamento límbico e intraestromal e lentes multifocais, além de ter o equipamento relacionado, como *lasers* de FS, sistemas de imagem da córnea e biômetros avançados para medidas do comprimento axial.

Manter-se na vanguarda da prática médica exige muitos recursos financeiros; no entanto, é importante que os resultados dos pacientes, a reputação profissional e a satisfação pessoal acompanhem a tecnologia mais recente. As clínicas, desde pequenas empresas individuais a grandes grupos, devem estar dispostas a investir na mais recente tecnologia para assegurar o melhor interesse de nossos pacientes. A integração da LCS com FS em uma clínica exige tempo e treinamento detalhados de todos os funcionários. O uso das técnicas cirúrgicas e a *laser* precisa ser aprendido, e diferentes cirurgiões terão experiências diversas na curva de aprendizado.

As principais questões financeiras da LCS são a economia (custo para o paciente e dia de internação), o acesso do cirurgião ao *laser*, o retorno do investimento, o impacto no fluxo de pacientes e no tempo do procedimento, a integração prática e o treinamento da equipe. É fundamental que os cirurgiões realmente acreditem na tecnologia e comuniquem esse entusiasmo e comprometimento aos pacientes e funcionários. Uma armadilha a evitar é ter dúvidas e incertezas e não se comprometer totalmente com a nova tecnologia depois que o centro de cirurgia ambulatorial ou o hospital tiver adquirido um sistema de *laser*. Isso gera baixos níveis de utilização, estagnação da curva de aprendizado e atraso na obtenção de experiência clínica e confiança.

18.2.1 *Status* e Ambiente Regulador

O ambiente regulador da LCS varia de maneira significativa em todo o mundo e, portanto, a disponibilidade e a acessibilidade dessa tecnologia também são variáveis. Em quase todos os países, o acesso à LCS exigirá algum copagamento do paciente para cobrir o custo adicional. Nos Estados Unidos, por exemplo, o uso aprovado do *laser* de FS na cirurgia de catarata é principalmente para uso de IOL *premium*. Os cirurgiões não podem cobrar dos pacientes a menos que realizem um procedimento com resultado refrativo aprimorado, como o tratamento do astigmatismo e/ou da presbiopia. A taxa de conversão média nos Estados Unidos é de cerca de 15% e projeta-se que 360.000 procedimentos, ou 9% das cirurgias de cataratas, sejam cirurgias de catarata assistidas por *laser* de femtossegundo (FLACS), em 2016. Outros países, como a Austrália, permitem que a LCS seja oferecida a todos os pacientes, independentemente de uma meta de refração que melhore o estilo de vida, e o paciente pode fazer copagamento além de receber reembolso do governo e do plano de saúde privada. Em alguns países europeus e na Nova Zelândia, os planos de saúde não reembolsam os membros por quaisquer custos associados à cirurgia de catarata em caso de uso do *laser* de FS, e o paciente pode ter que optar por arcar sozinho com a cirurgia.

18.2.2 Penetração da Cirurgia de Catarata a *Laser*

Existem várias questões importantes relacionadas com os cirurgiões que adotam a LCS: economia e reembolso do procedimento, dados clínicos que demonstram seus benefícios, prática e logística da cirurgia em hospital-dia e tempo do procedimento. A tecnologia evolui continuamente e manter-se atualizado requer planejamento cuidadoso e alocação de recursos. Em muitos países, os reembolsos estão diminuindo, e os equipamentos para uma clínica podem ser caros.

As estimativas de penetração da LCS são diferentes na Europa, na América do Norte, na Australásia e em outras regiões. Na Europa, o acesso à LCS aumentou de 5%, em 2011, para 10%, em 2012, e 17%, em 2013. O uso do *laser* de FS aumentou de 2%, em 2011, para 7%, em 2012, e 9%, em 2013. Nos Estados Unidos, estima-se que a LCS represente cerca de 17% do volume total da cirurgia de catarata e aumentará para cerca de 30% em 5 a 10 anos.[2] Na maioria das clínicas de cirurgia de catarata, os *lasers* de FS são rapidamente incorporados, com aumento do uso 6 meses após a instalação, conforme o crescimento da familiaridade do cirurgião e do paciente com a tecnologia. É provável que a penetração aumente ainda mais caso os custos diminuam.

18.3 Aquisição de Equipamentos e Questões de Implementação

Em todo o mundo, a cirurgia de catarata é realizada em centros de cirurgia ambulatorial (ASC) de propriedade de cirurgiões, ASC de propriedades corporativas, ASC de propriedade de hospitais ou centros cirúrgicos hospitalares (ORs). Nos Estados Unidos, quase 50% das cirurgias de catarata são realizadas em ASC de propriedade do cirurgião.[3] A introdução da FLACS exigirá necessariamente mudanças na organização dos serviços de catarata, principalmente quanto à logística e pagamento. A logística do tratamento a *laser* em uma sala separada do centro cirúrgico no conjunto em que o restante da cirurgia é realizado precisa ser considerada. O pagamento do procedimento cirúrgico deve ser tratado de uma maneira financeiramente sustentável – os pacientes pagarão pelos custos totais ou parciais da configuração da tecnologia e pelos materiais de consumo?

Um dos fatores mais importantes é assegurar que os cirurgiões que usarão o *laser* estejam entusiasmados e apoiem a transição para a nova tecnologia. Alguns cirurgiões de uma clínica grande ou departamento hospitalar podem querer mudar para a LCS e acreditar que as vantagens oferecidas tornam o custo agregado uma boa proposta, enquanto outros podem estar perfeitamente satisfeitos com seus resultados atuais e céticos quanto aos desfechos e ao aprendizado de uma nova técnica cirúrgica que exija investimento significativo. O baixo uso coloca pressão financeira nas instalações da cirurgia, mas acaba fazendo com que os cirurgiões nunca passem pela transição com confiança na curva de aprendizado. Isso, por sua vez, leva à falta de confiança e a baixas taxas de conversão, perpetuando o problema. A decisão de comprar um sistema a *laser*, bem como o acordo sobre qual sistema adquirir, deve ser feita com adesão de 100% do grupo de cirurgiões da clínica ou departamento hospitalar. Todo o grupo de médicos precisa estar entusiasmado com a qualidade e os recursos do equipamento e comprometido em usá-lo, independentemente do custo. Se os médicos não estiverem entusiasmados com o equipamento, não o usarão com tanta frequência.

Poe causa do custo da tecnologia, a economia e o modelo de negócios serão desafiadores para um centro cirúrgico de um único profissional, a menos que seja de alto volume. É provável que seja mais viável que um único sistema de *laser* atenda múltiplos cirurgiões e ORs. Dependendo da taxa de reembolso local e da capacidade de copagamento dos pacientes, uma instituição, seja um centro cirúrgico ambulatorial, um hospital particular ou mesmo um hospital público, precisaria realizar aproximadamente 500 procedimentos de catarata por ano para justificar a instalação desta tecnologia. Se a tecnologia evoluir, e a concorrência aumentar, os *lasers* de FS poderão ser aplicáveis em centros menores, fazendo, por exemplo, 200 a 300 casos por ano; no entanto, esses centros podem ter dificuldade em desenvolver um modelo de negócios realista. O plano de negócios deve incluir suposições sobre a conversão prevista dos procedimentos a *laser*. Uma vez estabelecido, os custos são determinados, incluindo mão de obra, suprimentos médicos, custo de capital do sistema a *laser* e contrato de serviço. Esses custos são usados para calcular o preço do procedimento para o paciente.

18.3.1 Aquisição de um Sistema de *Laser* de Femtossegundo

A compra de um sistema de *laser* de FS para cirurgia de catarata é um grande investimento de capital. O equipamento pode ser financiado e ser adquirido um único médico ou de um grupo de médicos, hospitais e hospitais-dia ou terceiros. Antes de comprar um sistema de *laser*, é importante que representantes do grupo de cirurgiões e do hospital/centro cirúrgico visitem uma clínica que implementou a LCS com sucesso. Os profissionais podem observar os diferentes estágios da jornada do paciente pela LCS, desde o aconselhamento e ao agendamento do paciente pela equipe, a internação e o procedimento cirúrgico real, o resultado pós-operatório e a experiência do paciente. Isso dará aos cirurgiões e aos gerentes dos centros cirúrgicos uma visão técnica e logística, a exposição a diferentes sistemas de *laser*, além de entusiasmo com o fato de que essa tecnologia de ponta garanta que suas clínicas continuem a ser líderes de mercado em cirurgia de catarata.

As opções para aquisição ou isso de um sistema são (1) compra definitiva, (2) pagamento por procedimento, (3) contrato de aluguel ou (4) contratos de compra e *cross-merchadising* (CMA). A estrutura de cobrança varia de país para país, dependendo do ambiente regulatório e do modelo de negócios para compra ou acesso ao *laser*. Em algumas instalações, o uso do *laser* de FS é faturado pelo cirurgião para o paciente e, em seguida, uma taxa de internação no hospital-dia (DSF) é cobrada pelo uso do *laser*. Em outras instalações, o DSF cobra o paciente de maneira direta, independentemente do pagamento do cirurgião. A CMA é uma maneira comum de os fornecedores garantirem novos negócios de capital sem que a empresa precise gastar seu orçamento. Na prática, o novo equipamento é pago por um período determinado, cobrando um prêmio por produtos consumíveis. As vantagens para o DSF são a ausência de desembolso de capital (à exceção de um depósito acordado), sem juros, a cobertura garantida de serviços, a inclusão de atualizações, conforme o avanço da tecnologia e o preço congelado do serviço por um período determinado, geralmente de 3 a 5 anos. As vantagens para o fornecedor são um período definido garantido de uso dos materiais de consumo pelo DSF com prêmio pago.

Outro modelo é o estabelecimento de parcerias com empresas que oferecem acesso móvel ao *laser* de FS. Essas empresas levam o *laser* de FS para o DSF ou para o hospital e o configuram, normalmente na noite anterior ao dia da cirurgia. A empresa fornece técnicos experientes que calibram o *laser* e permanecem no centro cirúrgico com o cirurgião durante o período acordado. A presença de um técnico experiente é bastante benéfica para o cirurgião fazer a transição para esta nova tecnologia (▶ Fig. 18.1).

18.3.2 Centro Cirúrgico

Um plano de negócios detalhado e cuidadosamente preparado e um cronograma de implementação são necessários antes da instalação de um *laser* de FS. Na maioria dos casos, o *laser* será instalado em um centro cirúrgico existente, o que impõe certas restrições e limitações, pois é necessário encontrar um espaço adequado no projeto atual. Os principais requisitos devem ser discutidos com o arquiteto, inclusive oportunidades e restrições, para que esse profissional possa entender e incorporar ao projeto a alocação de espaço e o fluxo necessários para pacientes e funcionários. Os diagramas e desenhos de alto nível são revistos para assegurar que os planos representem o cronograma necessário de acomodação, fluxos e relações na planta baixa. É necessário decidir se o *laser* ficará no próprio centro cirúrgico ou em uma sala separada, no interior do centro ou adjacente a ele. Esse espaço é reconstruído e projetado de acordo com as especificações do sistema.

Os *lasers* diferem quanto à área e mobilidade do sistema, e as dimensões mínimas recomendadas da sala são de aproximadamente $3 \times 2,5$ m²; no entanto, especificações exatas devem ser confirmadas com o fabricante. Se o centro cirúrgico for suficientemente grande, o *laser* poderá ser colocado junto ao microscópio cirúrgico e o equipamento de facoemulsificação. A temperatura ambiente deve ser estável, entre 18 a 24 °C, com umidade relativa de 65% ou menos (sem condensação), inclusive enquanto o equipamento não é utilizado. Um sistema exclusivo de ar condicionado com termostato independente é recomendado. Alguns sistemas mais compactos e móveis foram desenvolvidos, oferecendo a possibilidade de uso em vários locais.

A sala deve estar em conformidade com as diretrizes locais do Ministério da Saúde. Essas diretrizes diferem dependendo de a unidade estar instalada em OR ou sala de procedimentos. De modo geral, os regulamentos estipulam as especificações mínimas de tamanho da sala (aproximadamente 12 m²) e filtro HEPA (ar particulado de alta eficiência) como requisitos de ar condicionado. O fluxo e a logística do centro cirúrgico diferem dependendo se o *laser* for adaptado para uma sala já estabelecida ou instalado em um local criado e projetado para esse fim. O planejamento da instalação pode utilizar o núcleo de serviços centrais existente e criar um caminho de circulação linear para os pacientes. As informações do gerente da enfermaria do centro cirúrgico são essenciais em relação ao fluxo de pacientes, ordem de consulta com o anestesista, uso de anestésico tópico ou regional e, se este último, se o procedimento com *laser* de FS é realizado antes da administração do bloqueio.

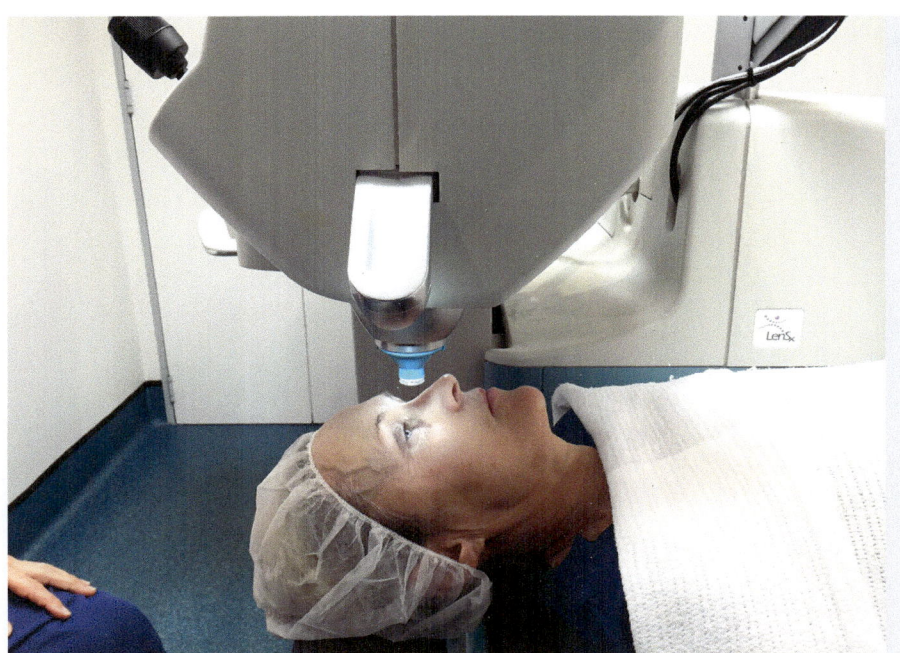

Figura 18.1 Paciente posicionado em LenSx na sala de procedimento a *laser*.

Em nossa instituição, o *laser* está em uma sala projetada para esse fim e adjacente ao centro cirúrgico. O paciente é submetido ao procedimento a *laser* sem sedação e, em seguida, caminha com assistência diretamente para o centro cirúrgico, onde o procedimento intraocular é realizado (▶ Fig. 18.2).

18.4 Fluxo de Trabalho no Centro Cirúrgico

Em nosso Centro de Cirurgia Ambulatorial, o paciente passa por uma primeira consulta com o anestesista após a internação para avaliar a necessidade de sedação oral. Alguns pacientes recebem dose total de sedação, alguns recebem metade da dose e outros operados sem sedação. No início da curva de aprendizado, a maioria de nossos cirurgiões usa sedação; no entanto, com experiência e conforto em torno da aceitação do *laser* pelo paciente, a maioria dos procedimentos é realizada sem sedação oral.[4] Se um cirurgião rotineiramente utilizar bloqueio peribulbar ou subtenoniano, o protocolo é que anestesista veja o paciente antes do *laser*, que é realizado sob anestesia tópica. O procedimento a *laser* exige que o paciente seja posicionado e configurado adequadamente para que a interface fique perpendicular ao olho. Isso otimiza a ergonomia para o acoplamento (*docking*) que, cuidadoso e preciso, é um fator importante na redução de complicações. Após a conclusão do uso do *laser*, o paciente é transferido para o leito anestésico, e o bloqueio anestésico é administrado como de costume. Alguns cirurgiões optam por administrar o bloqueio antes do *laser*; no entanto, isso pode complicar o acoplamento, já que o posicionamento voluntário do paciente pode ser muito útil.

A equipe de enfermagem precisa dar uma expectativa realista do tempo em que o paciente estará na unidade para o próprio indivíduo e sua família. Isso começa no momento do agendamento

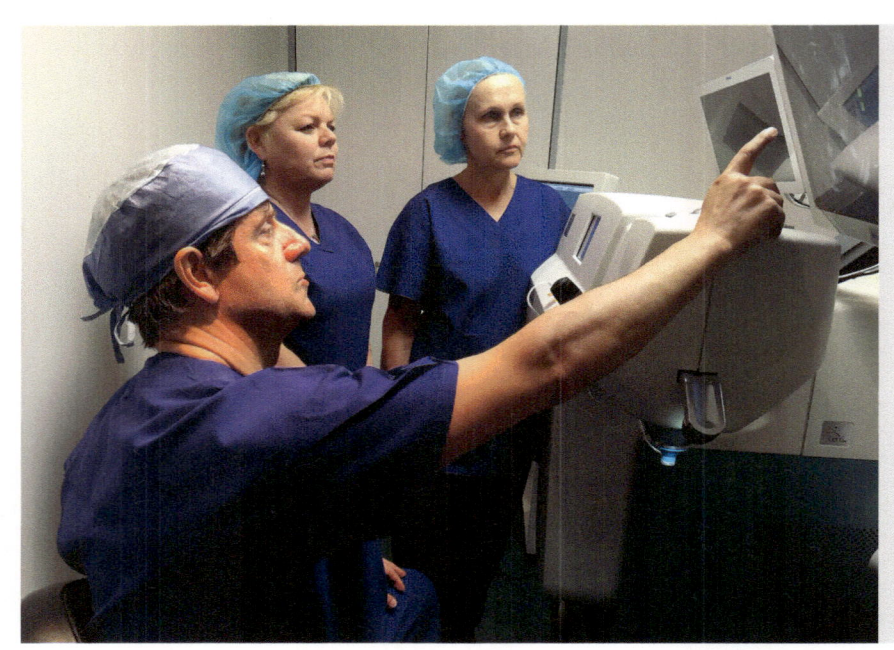

Figura 18.2 *Laser* de femtossegundo em centro cirúrgico.

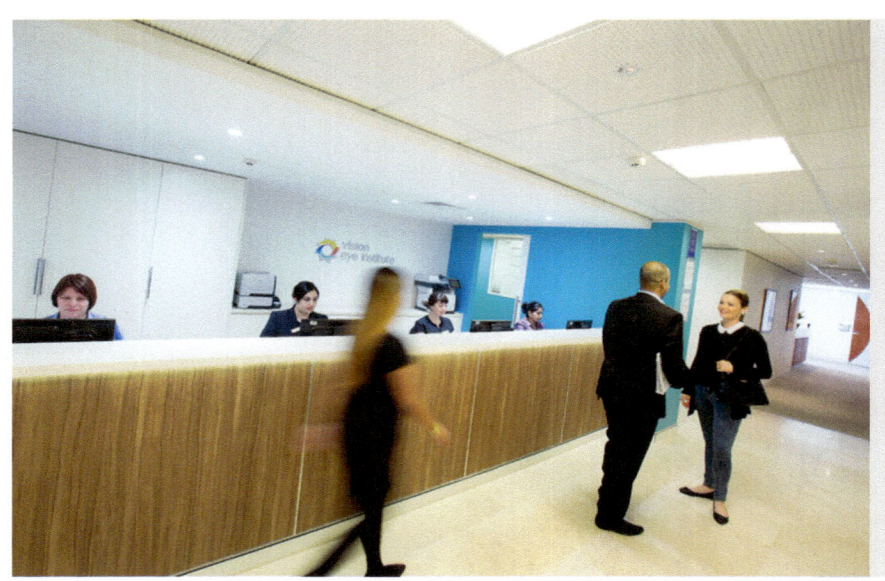

Figura 18.3 Recepção no centro cirúrgico/sala do *laser*.

da cirurgia e é reforçado com um telefonema da enfermagem no dia anterior ao procedimento. A princípio, é aconselhável adicionar 1 hora ao tempo normal para permitir dilatação adequada e o tempo extra necessário a novo procedimento (▶ Fig. 18.3). O telefonema pré-operatório deve também informar o tempo de internação, o período de jejum e por quanto tempo o paciente ficará na unidade. A prescrição ao paciente de um mínimo de tropicamida ou outro colírio dilatador para uso antes de sair de casa aumenta a probabilidade de dilatação adequada e reduz o tempo no centro cirúrgico em seu aguardo. Os colírios podem ser dados ao paciente na consulta de biometria antes da cirurgia. À internação, a enfermeira explica que mais tempo pode ser necessário para a dilatação. Isso é fundamental para a LSC em comparação à cirurgia manual, porque a pupila pequena é um dos principais motivos que podem inviabilizar tecnicamente a LSC, e a explicação evita ou reduz o risco de queixas ou *feedback* negativo por causa dos longos tempos de espera. Em caso de sedação oral, é necessário tempo suficiente para que seja eficaz e diminua a ansiedade do paciente.

Nosso protocolo de colírios pré-operatórios é o seguinte: uma gota de cetorolaco de trometamina quatro vezes ao dia durante 3 dias antes da cirurgia; uma gota de tropicamida, ciclopentolato, cetorolaco de trometamina e ciprofloxacina com 20 minutos de intervalo três vezes no dia da cirurgia; e uma gota de fenilefrina 2,5% com o primeiro conjunto de colírios e outra imediatamente após o *laser*. Se o paciente não apresentar dilatação suficiente, a equipe de enfermagem informará o cirurgião, que poderá alterar a ordem das cirurgias para dar mais tempo. Os pacientes são continuamente assegurados de que a segurança é a principal preocupação e que é "mais seguro esperar". É importante, no entanto, evitar a administração excessiva de colírios dilatadores e anestésicos, que pode causar epiteliopatia corneana tóxica, dificultando a visualização durante a cirurgia.

Não há necessidade de equipe extra no centro cirúrgico, além de um técnico para programar o *laser* e ser responsável por posicionar o paciente e auxiliar seu deslocamento até a área anestésica, se necessário. O paciente é transferido do enfermeiro para o técnico do *laser* e deste para o enfermeiro anestésico. Técnicos e enfermeiros são treinados na avaliação do risco de quedas, principalmente em pacientes idosos. Se o *laser* estiver no centro cirúrgico, não há necessidade de transferências.

O procedimento com *laser* requer mais materiais de consumo. Esses materiais são diferentes, conforme o *laser* específico instalado, mas geralmente incluem espéculo, luvas estéreis, colírios anestésicos tópicos, colírios dilatadores e interface descartável. No centro cirúrgico, a única instrumentação extra necessária é uma espátula projetada especificamente para abertura das incisões da córnea realizadas com o *laser*.

O fluxo no centro cirúrgico dependerá da colocação do *laser* no próprio centro ou sua instalação em uma sala adjacente. Em nosso centro cirúrgico ambulatorial, o cirurgião realiza dois procedimentos com *laser* de FS do início da lista de pacientes do dia e, em seguida, um *laser* de FS entre cada cirurgia de catarata. Isso permite ao anestesista tempo para canulação e sedação (se necessária) de um paciente enquanto o paciente anterior é transferido para o centro cirúrgico e preparado pela equipe, enquanto o cirurgião está na sala do laser. Isso é eficiente, e o tempo extra para o cirurgião é mínimo. Na sala de *laser*, o técnico sempre tem um paciente pronto para o procedimento; assim que o cirurgião terminar no centro cirúrgico, pode ir direto ao *laser*. Em nossas instalações, o cirurgião está na sala do *laser* em menos de 3 minutos, e a eficiência geral da LCS é a mesma da cirurgia manual.

18.5 Logística e Treinamento da Equipe Clínica

Com o planejamento cuidadoso, um cirurgião e um centro cirúrgico ou hospital podem ter êxito na transição para a LCS. O primeiro passo crucial é que toda a equipe e médicos responsáveis pelo encaminhamento compreendam que a LCS é parte de uma estratégia geral para melhorar a segurança e os resultados e que não necessariamente os melhorará de maneira isolada.

Como em qualquer nova tecnologia, médicos, funcionários e pacientes precisam ser educados a seu respeito. Uma discussão sobre a tecnologia a *laser*, a escolha da IOL e consentimento financeiro informado faz parte da consulta com todos os pacientes, e isso leva tempo e requer que a equipe da clínica seja bem treinada. A princípio, nossos médicos se reuniram com a equipe administrativa e a equipe cirúrgica para explicar a nova tecnologia, os motivos da escolha do *laser* e quais seriam os benefícios para nossos pacientes. Explicamos o conceito da jornada de cirurgia de catarata dos pacientes – desde o entendimento do que esperam alcançar, e se essa expectativa é realista, até como decidimos sobre o tipo de lente – monofocal, tórica ou multifocal e quais são os critérios para a seleção de pacientes. O objetivo é combinar o resultado (*provável*) após a cirurgia com as expectativas (*realistas*) do paciente.

Existem várias etapas no caminho da "cirurgia de catarata", o que significa que há várias chances de introdução de um erro refrativo residual. Os membros da equipe precisam entender que a evolução em direção a melhores resultados para os pacientes envolve aperfeiçoamentos graduais em cada uma dessas etapas: avanços na técnica cirúrgica (incisões menores, capsulotomia contínua e centralização da IOL em bolsa); biometria e medições mais precisas; refinamento das fórmulas de determinação do grau da IOL e aprimoramento da tecnologia das IOL.

Uma clínica de cirurgia de catarata deve dar atenção meticulosa a todas as etapas do procedimento e não apenas esperar melhores resultados após a instalação e o uso do *laser* de FS. Não há um fator único que garanta melhores resultados; na verdade, esses resultados dependem de aperfeiçoamentos graduais em cada componente no caminho do paciente: melhor tecnologia a *laser*, melhor planejamento, melhor precisão de refração, melhor aconselhamento do paciente, melhores IOLs e melhor cirurgia.

Transmitir nossa empolgação e entusiasmo à equipe criou uma mentalidade positiva que, então, chegou a todos os pacientes. Todos os funcionários da recepção e do atendimento por telefone foram escalados para observar um caso, para que pudessem ver a nova tecnologia em primeira mão. Houve um *feedback* avassalador de que isso ajudou a equipe a realmente acreditar no procedimento, o que ficou bastante claro para os pacientes.

Os preços diferentes da cirurgia manual e a *laser* precisam ser claramente explicados à equipe para que entenda o benefício adicional da LCS para o paciente e os custos adicionais. A equipe deve entender e transmitir ao paciente que, embora esse procedimento custe mais, é a melhor maneira de realizar uma cirurgia de catarata e, em última análise, será benéfico para o paciente. A documentação apropriada e o consentimento financeiro informado precisam ser preparados com antecedência, para que o caso possa ser gerenciado sem problemas quando o cirurgião o encaminha para agendamento da cirurgia manual ou a *laser*. É importante evitar que um membro da equipe demonstre não conhecer o novo procedimento cirúrgico na frente de um paciente, pois isso cria preocupação e destrói a confiança do indivíduo na clínica e no cirurgião. Os formulários de consentimento financeiro e o termo de consentimento livre e esclarecido das cirurgias de catarata manual e a *laser* são diferentes. A decisão de prosseguir com a LCS é tomada pelo cirurgião no momento da consulta e registrada na documentação da admissão da DSU (unidade cirúrgica do hospital-dia), o que evita confusão no dia da cirurgia.

A gerência e toda a equipe de nossa clínica foram incentivados a discutir regularmente com os médicos o andamento do fluxo de pacientes para que a eficiência pudesse ser mantida; assim, os profissionais entenderam que eram partes interessadas importantes. Tivemos uma reunião com toda a equipe de enfermagem, cirurgiões e anestesistas no final das primeiras listas de pacientes para compartilhar ideias para melhorar e assegurar a comunicação aberta, pois qualquer mudança é estressante para toda a equipe, e qualquer *feedback* ajuda a melhorar o processo geral e a experiência do paciente. Os médicos também se reuniam regularmente para compartilhar suas experiências durante a curva de aprendizado.

Após a instalação do nosso *laser*, a princípio agendávamos menos pacientes para permitir que a equipe de administração, enfermagem, cirurgia e anestesia ficasse o mais relaxada possível e com o mínimo de estresse durante a curva de aprendizado. A seleção inicial dos pacientes foi restrita àqueles com maior probabilidade de ter menos complicações: boa dilatação, fissura palpebral ampla, densidade moderada de catarata e pacientes relaxados e não claustrofóbicos. É melhor retardar o procedimento em pacientes com olhos profundos, fissuras palpebrais estreitas e comorbidades, como síndrome da pseudoesfoliação ou ansiedade. Essa estratégia permitiu que os cirurgiões rapidamente ganhassem confiança na tecnologia antes de passar para casos mais complicados.

Houve uma rápida evolução em *hardware* e *software* a partir da tecnologia de primeira geração e as possíveis complicações únicas da cirurgia de catarata por FS são agora previsíveis e, em grande parte, evitáveis. Uma observação importante para os cirurgiões que consideram adotar essa tecnologia é que as complicações durante o início de nossa curva de aprendizado foram associadas à tecnologia de primeira geração e à relativa inexperiência do cirurgião. As atuais plataformas a *laser* são mais avançadas, seguras e rápidas, e o crescente uso de *lasers* de FS em todo o mundo é associado ao aumento significativo na experiência do cirurgião. Como em outras tecnologias inovadoras em oftalmologia, há uma curva de aprendizado inicial, e a transição pode ser difícil para alguns cirurgiões.[5,6] No entanto, agora há diversos estudos revistos por pares e cursos presenciais que podem dar ao cirurgião em transição uma visão abrangente de técnicas cirúrgicas seguras e eficazes.[7,8,9,10,11]

18.6 *Marketing* e Comunicação

Concluímos que a introdução da LCS é profissional, pessoal e clinicamente recompensadora e acreditamos que será a tecnologia do futuro para a cirurgia de catarata. A conscientização sobre a LCS na comunidade e a opinião entre outros oftalmologistas, optometristas e técnicos diferem de maneira considerável. Um aspecto importante para a implementação da LCS é a educação de optometristas e pacientes. As mensagens de ressonância positiva são que essa é uma nova e empolgante tecnologia que oferece excelentes resultados de refração para o paciente com precisão e segurança impressionantes. Essas alegações são com base nas evidências disponíveis revistas por pares, e os médicos que fazem o encaminhamento para a cirurgia precisam entender as diferenças clínicas dessa nova tecnologia. A LCS é mais uma opção a ser oferecida a pacientes que buscam as tecnologias mais novas e modernas ou ainda que têm medo de cirurgia. À medida que mais e mais oftalmologistas e hospitais/centros de cirurgia ambulatorial oferecem a LCS, fica claro que essa tecnologia provavelmente será o futuro da cirurgia de catarata.

18.7 Conclusão

A introdução de *lasers* de FS na cirurgia de catarata requer uma mudança de paradigma no pensamento, porque a LCS é uma cirurgia nova e diferente da cirurgia manual. Como em outras tecnologias inovadoras em oftalmologia, existe uma curva de aprendizado, e a transição pode ser difícil para alguns cirurgiões. Houve uma rápida evolução em *hardware* e *software* a partir da tecnologia de primeira geração, e as possíveis complicações únicas da cirurgia de catarata por FS são agora previsíveis e, em grande parte, evitáveis. Os custos, o fluxo cirúrgico diário e a logística precisam ser considerados com cuidado. A tecnologia de cirurgia de catarata com *laser* de FS está evoluindo rapidamente, e os próximos anos serão dinâmicos, com o desenvolvimento de melhores tecnologias e técnicas cirúrgicas e aumento da experiência dos cirurgiões de todo o mundo.

Referências

[1] Roberts TV, Lawless M, Chan CC, et al. Femtosecond laser cataract surgery: technology and clinical practice. Clin Experiment Ophthalmol. 2013;41(2):180-186
[2] Lachman M. Femtosecond laser cataract surgery: 2013 user survey. Cataract Refract Surg Today 2014;63–68. Available from: http://bmctoday.net/crstoday/pdfs/crst0913_F_Lachman.pdf
[3] Market Scope. Comprehensive report on the global cataract surgery equipment market. Market Scope 2015;19(3)
[4] Bali SJ, Hodge C, Lawless M, Roberts TV, Sutton G. Early experience with the femtosecond laser for cataract surgery. Ophthalmology. 2012;119(5):891-899
[5] Roberts TV, Sutton G, Lawless MA, Jindal-Bali S, Hodge C. Capsular block syndrome associated with femtosecond laser-assisted cataract surgery. J Cataract Refract Surg. 2011;37(11):2068-2070
[6] Dick HB, Schultz T, Gerste RD. Lessons from a corneal perforation during femtosecond laser-assisted cataract surgery. J Cataract Refract Surg. 2014;40(12):2168-2169
[7] Hodge C, Bali SJ, Lawless M, et al. Femtosecond cataract surgery: a review of current literature and the experience from an initial installation. Saudi J Ophthalmol. 2012;26(1):73-78
[8] Roberts TV, Lawless M, Bali SJ, Hodge C, Sutton G. Surgical outcomes and safety of femtosecond laser cataract surgery: a prospective study of 1500 consecutive cases. Ophthalmology. 2013;120(2):227-233
[9] Conrad-Hengerer I, Al Sheikh M, Hengerer FH, Schultz T, Dick HB. Comparison of visual recovery and refractive stability between femtosecond laser-assisted cataract surgery and standard phacoemulsification: six-month follow-up. J Cataract Refract Surg. 2015;41(7):1356-1364
[10] Nagy ZZ, Mastropasqua L, Knorz MC. The use of femtosecond lasers in cataract surgery: review of the published results with the LenSx system. J Refract Surg. 2014;30(11):730-740
[11] Schultz T, Dick HB. Optic capture in complicated laser-assisted cataract surgery. J Cataract Refract Surg. 2015;41(7):1520-1522

19 Etapas Cruciais I: Capsulotomia

Mark Cherny

Resumo

A capsulotomia é a etapa mais crítica na cirurgia de catarata. O *laser* de femtossegundo possibilita grande precisão e consistência na formação de capsulotomias. Uma compreensão mais completa das capacidades e limitações da tecnologia é necessária para formar capsulotomias com maior precisão. São descritas técnicas para lidar com pupilas pequenas, rupturas por sucção e tratamentos interrompidos.

Palavras-chave: Capsulotomia a *laser* de femtossegundo, tomografia de coerência óptica, pupila pequena, Catalys, catarata, segurança

19.1 Introdução

Os estagiários de cirurgia de catarata costumam aprender que a criação de uma capsulotomia é a base de um procedimento seguro.[1] A cirurgia de catarata assistida por *laser* de femtossegundo (FLACS) evoluiu com o objetivo de melhorar a precisão e a segurança de diversos aspectos da cirurgia de catarata, incluindo a formação da capsulotomia.[2] As perspectivas do autor foram desenvolvidas usando o Sistema Catalys em mais de 2.000 casos nos três anos, desde julho de 2012. Desde então, o autor planejou todos os casos de FLACS, e só precisou reverter o faco padrão em quatro casos, em razão de problemas posturais ou extensas sinéquias posteriores.

19.2 História

Tentativas de usar *laser* para criar uma capsulotomia datam desde 1998, quando Geerling usou um *laser de Nd:YLF de picossegundo* (fluoreto de ítrio e lítio dopado com neodímio).[3]

Estudos em animais do tamanho, formato e força da capsulotomia realizada com *laser* de femtossegundo[4] foram seguidos pelos estudos clínicos iniciais.[5]

19.3 Princípios

Todos os sistemas de catarata por *laser* de femtossegundo possuem um sistema de imagem e *software* que auxilia na detecção da cápsula anterior. Opções de ajuste manual e verificações de confirmação de segurança são características padrão.

19.4 Recursos Das Plataformas Comerciais Disponíveis

Os sistemas de imagem são tomografia de coerência óptica (OCT) com base nos sistemas LenSx, Catalys, Ziemer e Victus. O sistema LensAR possui um sistema de imagem com base em Scheimpflug (▶ Fig. 19.1).

O sistema LenSx desdobra efetivamente o exame da capsulotomia em uma tela linear, e isso permite que portas acima e abaixo da capsulotomia sejam ajustadas para garantir que a capsulotomia esteja completa em 360 graus. O sistema de encaixe SoftFit, que foi introduzido, em 2012, para substituir a interface de encaixe rígido, é projetado para reduzir a distorção da córnea e dobras que podem representar imperfeições de microapêndice e macroapêndice na capsulotomia (▶ Fig. 19.2).

O sistema Catalys usa uma interface líquida que evita distorção da córnea (▶ Fig. 19.1).[6]

O sistema Ziemer é único na ausência de qualquer visualização do tecido em tempo real. Isso pode ser pouco vantajoso porque o movimento do olho antes ou durante o tratamento pode não ser visualizado e poderia arriscar a capsulotomia

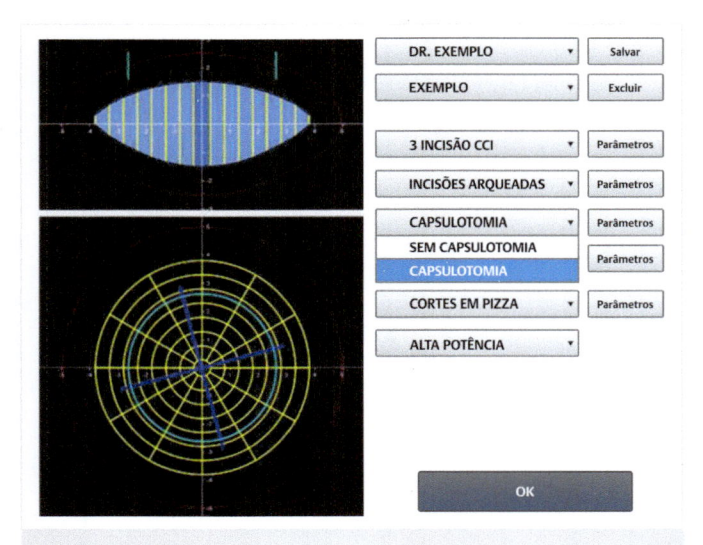

Figura 19.1 LensAR.

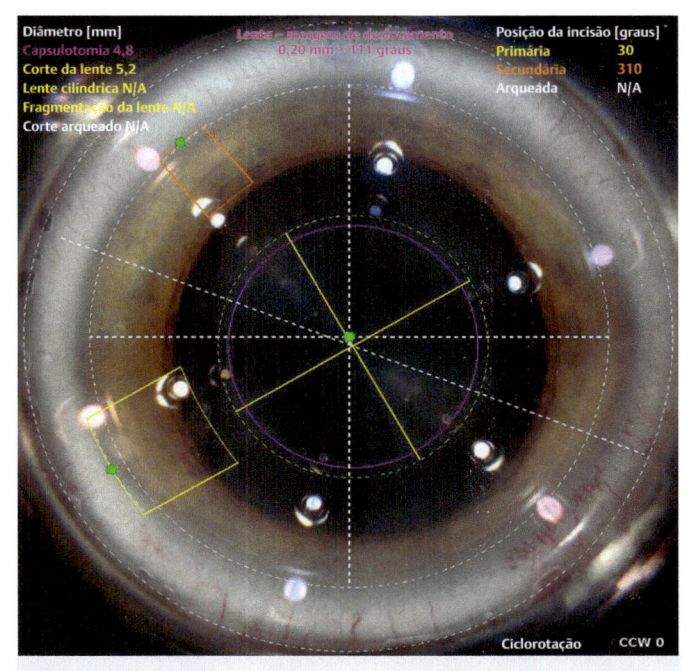

Figura 19.2 LenSx.

ficar incompleta, deslocada ou associada a danos por *laser* em outras estruturas.

19.5 Organização da Sala de Cirurgia

A localização do *laser* de femtossegundo pode afetar o sucesso dos resultados da capsulotomia.

Em alguns centros, ele está localizado a certa distância da sala de cirurgia e também bem longe da baía de anestesia, onde bloqueios regionais são administrados. Isso cria um incentivo logístico para que o *laser* seja realizado antes do bloqueio anestésico, nas situações em que os bloqueios são utilizados, e pode criar um desincentivo logístico ao uso de bloqueio. Como será discutido, o uso de bloqueios regionais antes da aplicação do *laser* ajuda na estabilidade do globo e, portanto, na segurança, particularmente em alguns grupos de pacientes.

19.6 Seleção de Pacientes

Cirurgiões com acesso à FLACS adotaram uma variedade de abordagens para selecionar pacientes para FLACS.

Isso inclui a escolha de pacientes com base no seguinte:

- Desejo de resultados refrativos *premium*.
- Casos com situações clínicas menos complexas ou arriscadas.
- Seleção de casos com certas situações de alto risco.[7]
- Adoção universal como padrão preferido para todos os pacientes com cataratas.

Este último tem sido a abordagem do autor. Em 2.200 casos, apenas quatro foram excluídos por cifose, fissura palpebral estreita ou extensa adesão do pigmento da íris à cápsula posterior. Pacientes com pupilas pequenas não foram excluídos, mas a técnica de três etapas descrita adiante foi usada. Nenhum paciente pediátrico com catarata participou desta série.

19.7 Preparação do Paciente

19.7.1 Dilatação das Pupilas

A dilatação da pupila é fundamental para a formação ideal da capsulotomia. O protocolo do autor inclui o uso de cetorolaco a 0,5% quatro vezes ao dia (*quater in die* [QID]), começando três dias antes da cirurgia e ciclopentolato a 1% QID a partir de um dia antes da cirurgia.

Ao chegar no centro cirúrgico diurno é instilada uma formulação com gel dilatador pré-misturado.

A formulação de preparação é a seguinte:

- 1,5 mL de xilocaína gel a 2%.
- Dezesseis gotas de fenilefrina a 2,5% no mínimo.
- Oito gotas de tropicamida a 1% no mínimo.
- Oito gotas de ciclopentolato a 1%.
- Treze gotas de Voltarem.

Tudo o que foi dito anteriormente é misturado e extraído em doses de 0,2 mL para instilação no fórnice da conjuntiva.

Isso é complementado com fenilefrina adicional a 2,5% ou tropicamida a 1% a cada 15 minutos durante uma hora, sujeito ao estado cardiovascular do paciente. Recomenda-se evitar fenilefrina a 10% para reduzir os riscos de efeitos colaterais cardiovasculares.

Pacientes em tratamento no início de uma lista de cirurgia podem, às vezes, chegar à sala de *laser* com a pupila dilatada abaixo do ideal. Recomenda-se que esse problema seja evitado por meio de protocolos eficazes de dilatação, avaliação do tamanho da pupila na chegada e aplicação acelerada de agentes midriáticos. Os enfermeiros de internação requerem instruções específicas sobre esse assunto e devem aprender a usar um medidor de pupila para medir com precisão o tamanho da pupila e comunicar imediatamente ao cirurgião se a pupila tiver menos de 6 mm, 15 minutos após a administração do primeiro gel dilatador. Às vezes, é necessário adiar o tratamento do paciente logo no início da lista, se o tamanho da pupila não for de 5,5 mm ou mais. É necessário ter paciência em nome do cirurgião. Enquanto estamos sempre ansiosos para iniciar a lista, um pequeno atraso para obter dilatação adequada pode evitar grandes dificuldades mais tarde.

19.7.2 Mobilidade do Paciente

No centro do autor, muitos pacientes com sedação tópica podem ir à sala de *laser* e à sala de cirurgia a pé.

Pacientes com bloqueios movem-se em cadeira de rodas, com assistência da enfermagem, para ir e voltar do leito de *laser* e do leito da sala de cirurgia.

Isto provou ser uma prática segura. Sempre que possível, a sedação intravenosa é evitada no momento da administração do bloqueio para facilitar a transferência segura do paciente dentro e fora do leito de *laser*.

19.7.3 Posicionando os Pacientes

Os pacientes devem estar confortáveis, quentes e imóveis para a aplicação do *laser*. Recomenda-se instruir os pacientes sobre o que eles irão vivenciar e explicar que eles não devem se mover ou falar durante aproximadamente três minutos depois de serem posicionados sob o *laser*.

Pacientes com problemas de cifose ou fusão espinhal podem ser difíceis de posicionar sob o *laser*. É útil usar almofadas embaixo das nádegas e da cintura. Elevação dos pés em até 50 cm com uma cesta virada para cima e almofadas quase sempre possibilita posicionamento bem-sucedido. Isso pode demorar; no entanto, é um tempo bem gasto, uma vez que esses pacientes geralmente sejam portadores de cataratas avançadas e igualmente difíceis de posicionar na sala de cirurgia. Na experiência do autor, o tratamento a *laser* bem-sucedido ajuda muito no sucesso e na segurança do procedimento uma vez na sala de cirurgia. Esses pacientes costumam correr os mais altos riscos de complicações, como perda vítrea, e uma cirurgia prolongada pode ser muito difícil se o paciente precisar estar em uma postura desconfortável por um longo período. Portanto, o uso da FLACS é bastante recomendado nesses casos para maximizar a segurança do procedimento.

19.7.4 Anestesia

Aproximadamente metade dos meus pacientes recebe anestesia tópica e metade recebe um bloqueio regional antes da aplicação do *laser*. Ocasionalmente, alguns pacientes agendados para anestesia tópica requerem conversão para um bloqueio porque não possuem capacidade suficiente para manter os olhos imóveis e fixos em um ponto depois que são acoplados ao *laser*. Nesses casos, o autor os desacopla e pede ao anestesista que administre o bloqueio, no leito de *laser* ou na sala de recuperação antes de retornar para a aplicação do *laser*.

É essencial evitar a aplicação de *laser* em um paciente se ele tiver uma órbita excessivamente apertada por causa do uso excessivo de anestésico ou se houver hemorragia orbital. Essas situações são mais bem tratadas adiando ou cancelando o procedimento. Prosseguir com o *laser* obriga você a abrir o olho e lidar com um ambiente cirúrgico imprevisível e hostil, onde complicações, como rupturas capsulares, núcleos caídos, perda vítrea e coroide ou hemorragias expulsivas, serão mais prováveis do que de costume.

19.8 Comunicação com os Pacientes

Instruções pré-operatórias claras, antecipando a experiência do paciente, são úteis.

Recomendam-se reforçar estas instruções:

- Evite falar.
- Evite se mover.
- Fixe na luz-alvo.

Saber o quanto conversar com os pacientes durante os dois a três minutos de aplicação do *laser* é uma habilidade que vale a pena aprimorar. O autor acredita que algumas palavras tranquilizadoras e um lembrete das principais instruções no início do acoplamento funcionam melhor para a maioria dos pacientes, seguido por silêncio até a finalização do tratamento. Isso evita a tendência de o paciente responder a qualquer comunicação verbal com um aceno de cabeça ou resposta verbal, o que pode perturbar a aplicação precisa do *laser* por conta dos movimentos faciais associados.

Ocasionalmente, descobrimos que pacientes muito ansiosos ou claustrofóbicos requerem comentários verbais ininterruptos do cirurgião para se sentirem mais à vontade. O autor tenta falar com eles de uma maneira que eles não precisem responder.

19.9 Tamanho da Capsulotomia

O tamanho de capsulotomia preferido do autor é de 4,8 mm. Isso proporciona uma sobreposição constante da óptica no intervalo de 0,4 a 0,8 mm para a maioria dos implantes. Raramente o autor reduz isso se a dilatação da pupila estiver na faixa de 5,0 a 5,5 mm. O menor tamanho de capsulotomia que o autor usará é de 4,1 mm.

Nos pacientes cujas pupilas não dilatarão além de 5 mm, o autor insere um anel de Malyugin antes de aplicar o *laser*. Isso é chamado de "procedimento em três etapas", dado que o tratamento começa na sala de cirurgia, passa para a sala de *laser* e, depois, volta para a sala de cirurgia. Esta técnica é detalhada mais adiante.

19.10 Centralização da Capsulotomia

Os sistemas têm capacidades diferentes para escolher a centralização da capsulotomia (▶ Fig. 19.3).

A maioria dos usuários do Catalys encontrara uma centralização ideal da capsulotomia na lente intraocular (IOL) escolhendo a opção "cápsula digitalizada" para centralização. O software Catalys analisa as seções da imagem das cápsulas anterior e posterior e as extrapola para identificar o equador teórico da bolsa capsular. Dado que, teoricamente, a IOL se estabelecerá no equador simetricamente, isso deve levar à capsulotomia simetricamente centralizada na IOL. A observação do autor é que esta técnica trabalha com previsibilidade extremamente alta (▶ Fig. 19.4).

Se ocorrer um sinal de erro decorrente da capsulotomia estar dentro de 500 μm da margem da pupila, ele pode ser retificado revertendo para uma capsulotomia centrada na pupila (▶ Fig. 19.5).

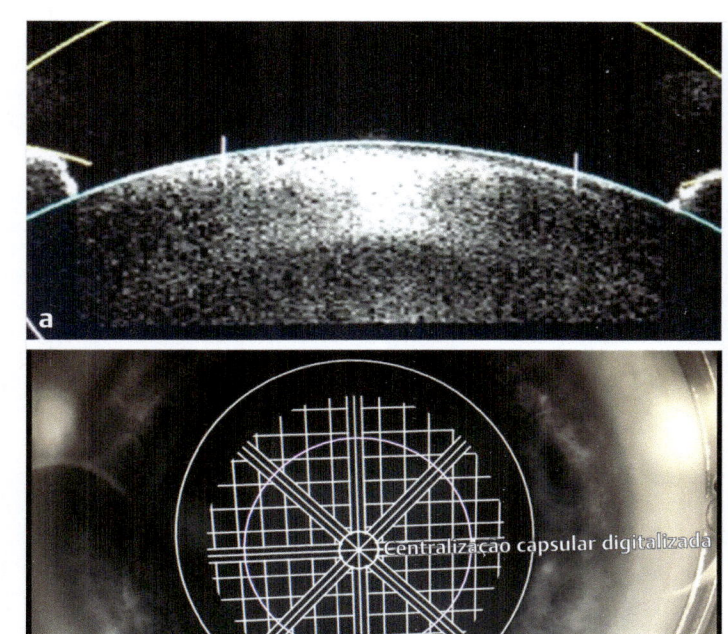

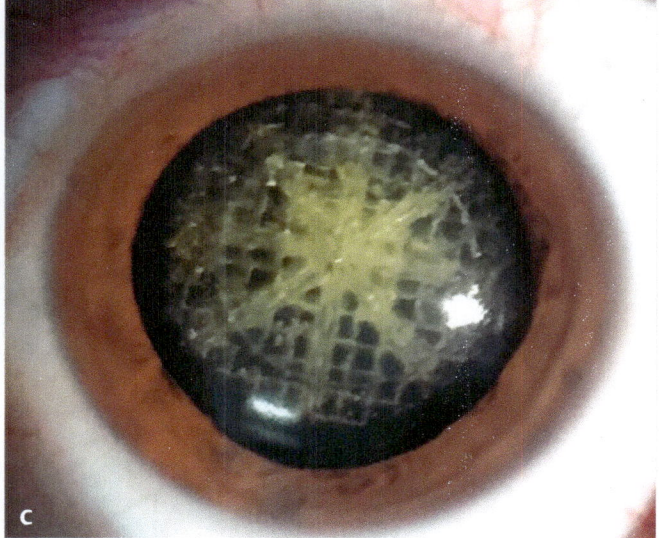

Figura 19.3 Capsulotomia pretendida após a programação no Abbott Catalys. (**a**) Incidência infravermelha. (**b**) Incidência da tomografia de coerência óptica. (**c**) Concluído.

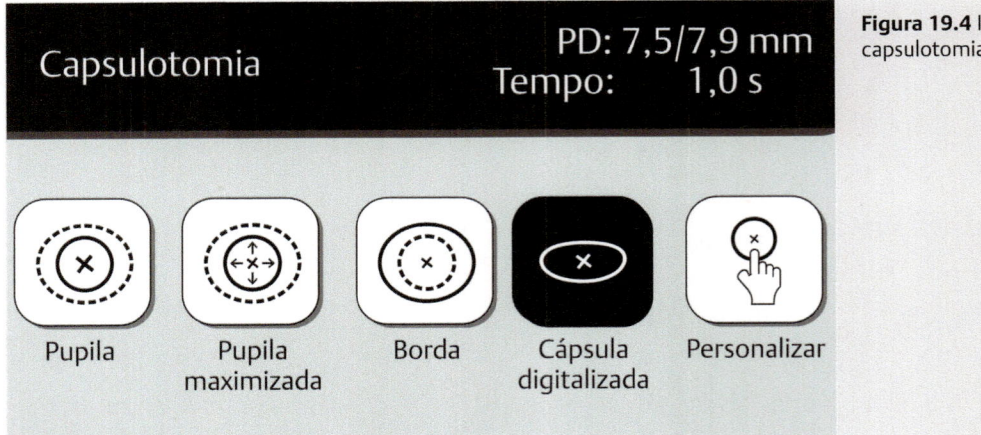

Figura 19.4 Imagem das opções de centralização da capsulotomia no Catalys.

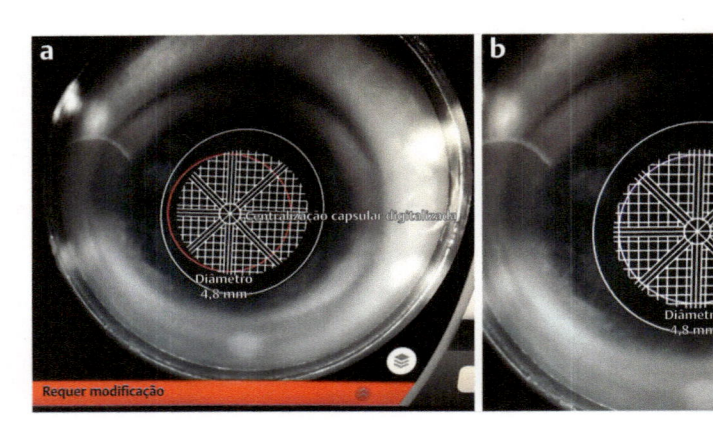

Figura 19.5 (a) Centralização da capsulotomia digitalizada causando sinal de erro por causa da invasão dentro de 500 μm da pupila. **(b)** A mudança para capsulotomia centrada na pupila supera o sinal de erro.

19.11 Duração do tratamento

As durações do tratamento podem ser medidas de várias maneiras.

- Tempo do paciente na sala de *laser*.
- Tempo do cirurgião na sala de *laser*.
- Tempo acoplado.
- Duração do tratamento com capsulotomia.
- Duração de toda a aplicação de *laser*.

O tempo do paciente na sala de *laser* pode ser de até 15 a 20 minutos, mas muito disso pode ser o tempo para transferir o paciente do leito em uma posição confortável e esperar a chegada do cirurgião. Muitas vezes, são apenas 5 minutos.

O tempo do cirurgião na sala de *laser* é importante pois reflete o impacto no fluxo de pacientes que a tecnologia a *laser* tem sobre a produtividade do cirurgião e da sala de cirurgia. Isso impacta na economia da tecnologia, afetando tanto o cirurgião, quanto as instalações hospitalares. Também tem influência sobre o quão bem-sucedida a máquina a *laser* pode ser compartilhada entre dois ou mais cirurgiões, conduzindo listas de cirurgias simultaneamente em uma única sala de cirurgia. Inicialmente, esse intervalo tem até 10 minutos durante nossa curva de aprendizado primário e trabalhando com a primeira geração de *software*. Agora é geralmente menor que 5 minutos. Economizou-se tempo aumentando a eficiência na obtenção e manutenção do acoplamento bem-sucedido da interface do paciente e maior velocidade e usabilidade do *software*. Recentemente, o autor não realizou nenhuma aplicação de *laser* na córnea para incisões ou tratamentos astigmáticos, e isso também diminuiu a duração dos tratamentos.

"Tempo acoplado" é o período que começa com a sucção do dispositivo de interface do paciente (PID) no olho e termina quando a sucção é concluída, geralmente após a conclusão do tratamento. Atualmente, são de 2 a 2,5 minutos com as técnica e configurações do autor. A variabilidade ocorre, se houver necessidade de repetir a OCT e depende do tamanho da pupila e do volume da lente a ser tratada.

A maioria das capsulotomias com Catalys pode ser finalizada com 1 a 2 segundos de aplicação de *laser*.

19.12 Confirmação por Imagem

O sistema Catalys fornece imagens de corte transversal da OCT do segmento anterior visto em dois planos em ângulo reto, e também imagem infravermelha em tempo real do segmento anterior. O sistema usa algoritmos de autodetecção para detectar as principais características anatômicas:

- Córnea anterior (na OCT).
- Córnea posterior (na OCT).
- Superfície anterior da lente (na OCT).
- Superfície posterior da lente (na OCT).
- Margem da pupila (na imagem infravermelha).

Importante para o sucesso do tratamento é a correlação precisa dessas estruturas, conforme identificadas pelo *software*, com

Etapas Cruciais I: Capsulotomia

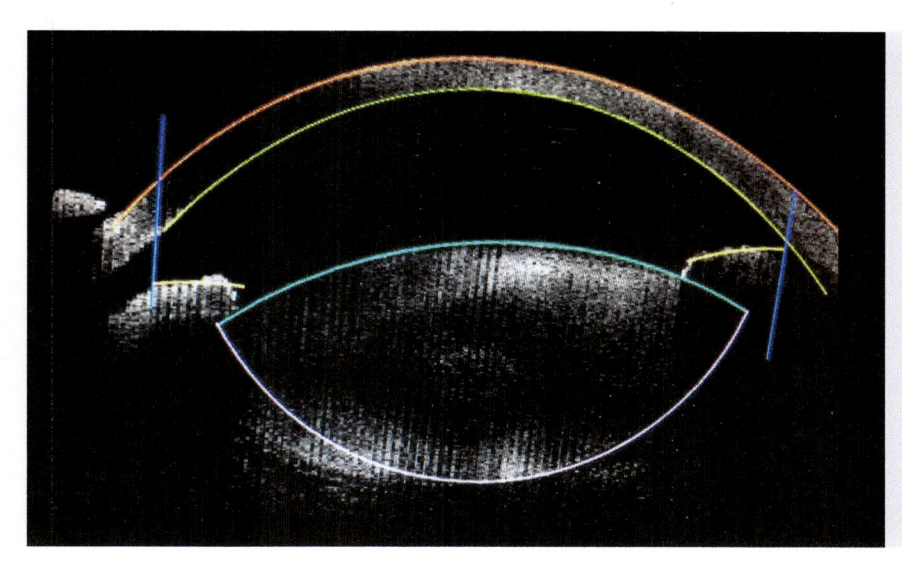

Figura 19.6 Tomografia de coerência óptica mostrando anatomia do segmento anterior e incidência infravermelha da pupila (sistema Catalys).

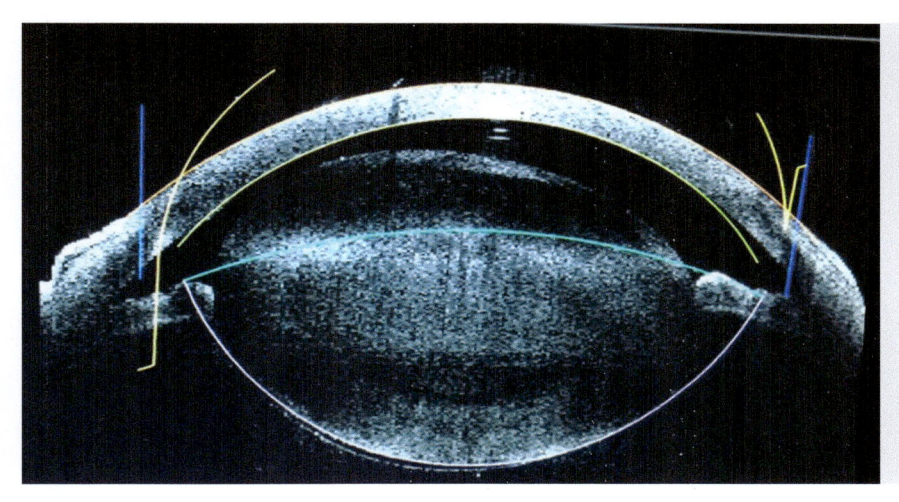

Figura 19.7 Imagem da tomografia de coerência óptica da lente subluxada na câmara anterior.

a verdadeira posição das estruturas quando o *laser* é aplicado. É essencial que a identificação anatômica correta seja confirmada pelo cirurgião. Os algoritmos das máquinas têm limitações, particularmente em circunstâncias incomuns (▶ Fig. 19.6).

Na ▶ Figura 19.7, há uma deficiência de suporte zonular em um caso de esferofaquia congênita, que não foi diagnosticada antes da cirurgia. Isso resultou em uma subluxação da lente na câmara anterior quando acoplada para a FLACS. O *software* identificou incorretamente a posição da cápsula anterior. A anormalidade foi identificada pelo cirurgião e FLACS (▶ Fig. 19.7).

Uma das principais tarefas do cirurgião é monitorar o movimento do globo no plano X-Y.

Muitas vezes, há um ligeiro movimento do globo em relação ao PID após o acoplamento, principalmente se apenas anestesia tópica for usada, mas, às vezes, o movimento pode ser visto mesmo que um bloqueio regional tenha sido aplicado, em razão da função muscular extraocular residual e da pequena quantidade de movimento do globo que pode ocorrer em relação à margem conjuntival ao qual a sucção é aplicada.

A conexão de um pequeno diodo emissor de luz (LED) na carcaça do *laser* na frente do olho contralateral ajuda muito a alcançar estabilidade ideal do olho tratado. Conforme o paciente oscila sob a carcaça do *laser*, ele é lembrado de "olhar para a luz verde na frente do olho que não estamos tratando". Uma vez iniciada a imagem, se houver qualquer movimento do olho sendo tratado, o paciente é lembrado de "olhar para a luz verde". Nesse ponto, muitas vezes é possível ver um movimento de refixação do olho em tratamento, que se torna bastante fixo. O técnico, então, ativa o botão "redigitalizar", e a OCT é reiniciada, com o olho em uma posição estável (▶ Fig. 19.8).

A borda da pupila geralmente é identificada com precisão pelo *software*. Em uma pequena porcentagem de casos, é mal identificada e precisa de seleção manual. Uma vez identificada, pode ser usada como um ponto de referência contínuo para a detecção do movimento X-Y do olho. Como a digitalização de identificação da pupila não é repetida (a menos que uma "redigitalização" seja iniciada manualmente), a imagem infravermelha em tempo real da pupila pode ser monitorada para qualquer movimento relativo à marcação da sua posição pelo *software*.

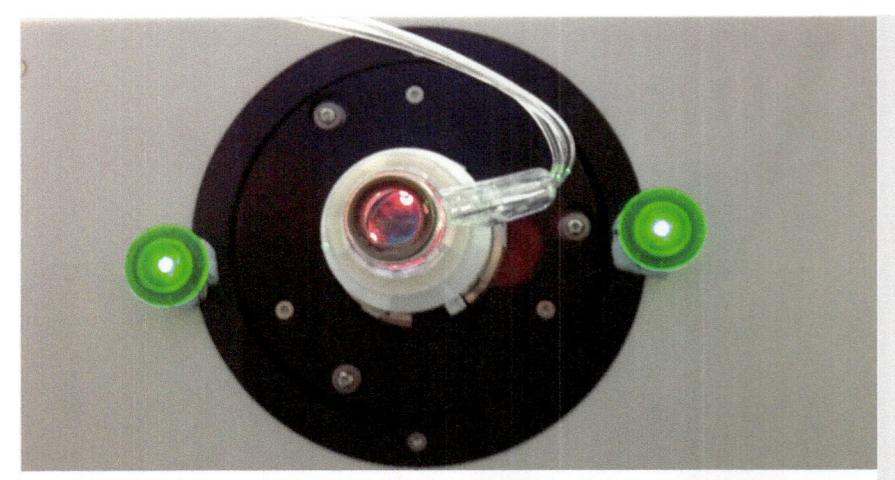

Figura 19.8 Fixação da luz para olho contralateral.

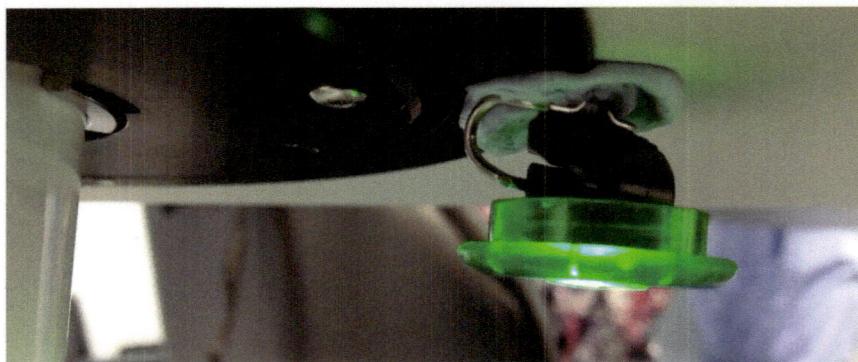

Figura 19.9 Uma matriz de 300 μm na tela e escala milimétrica.

19.13 Estabelecendo um Senso de Escala

É útil ter em mente um senso de escala na tela. O autor logo se familiarizou com o tamanho dos "cubos" para seus padrões na matriz, que são 300 μm transversalmente e cerca de 5 mm na tela. Isso dá uma noção do que é um grau aceitável de movimento ou desvio que pode ser tolerado ao colocar o *laser* no núcleo. Pequenos desvios de até 300 μm podem ser tolerados. Mais que isso exigirá a interrupção do tratamento até a fixação ser restabelecida e o indicador da pupila se alinhar com a imagem de vídeo da pupila. Se isso não puder ser alcançado e mantido, às vezes, é aconselhável cancelar a última fase do tratamento nuclear (e, portanto, o tratamento da córnea também) em vez de arriscar *laser* inadvertido na cápsula da lente mediana periférica, o que pode ser uma causa de ruptura da cápsula anterior (▶ Fig. 19.9).

19.14 Tratando Pupilas de Tamanho Limítrofe, 5 a 6 mm de Diâmetro

As pupilas que dilatam mal requerem gotas adicionais de fenilefrina a 2,5% e tropicamida a 1%, e tempo suficiente para esses agentes agirem.

Figura 19.10 Aviso de capsulotomia cruzando a íris (sistema Catalys).

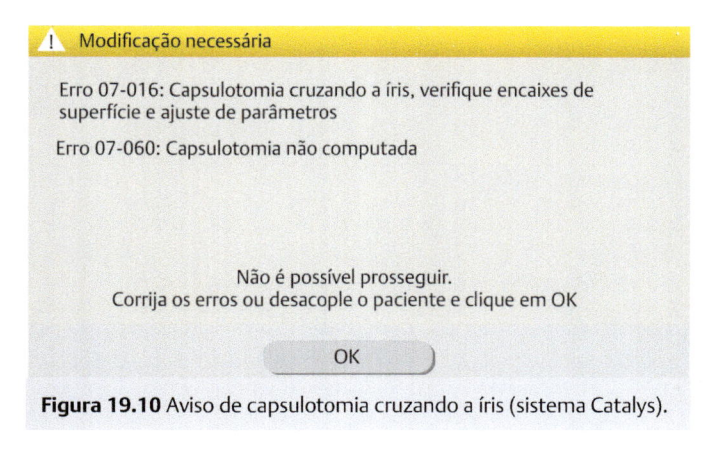

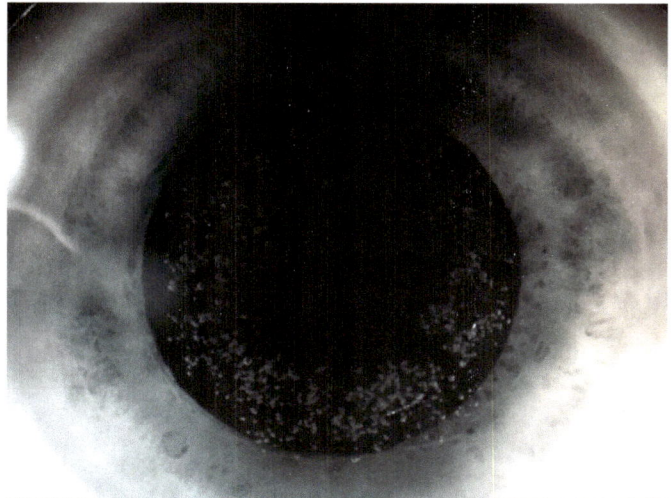

Figura 19.11 "Bolhas de champanhe" de 360 graus após a conclusão da capsulotomia (sistema Catalys).

Se a pupila permanecer com menos de 5 mm, a técnica do autor é inserir um anel de Malyugin antes do *laser* (consulte o "procedimento em três etapas", adiante).

Se a pupila tiver um tamanho de 5 a 6 mm, o autor permitirá que o *software* identifique a margem da pupila e determine se é possível colocar a capsulotomia de 4,8 mm com as zonas de segurança necessárias, com base no posicionamento da "cápsula digitalizada". Se não for esse o caso, é dado um aviso pelo *software* e é recomendável que se altere o posicionamento da capsulotomia para o modo "centralizado na pupila" (▶ Fig. 19.10).

Se isso ainda gerar uma mensagem de erro, tenta-se a configuração maximizada da pupila, onde o *software* indica o tamanho da capsulotomia que se pode colocar com segurança. Ele geralmente oferece uma capsulotomia que varia entre 4,7 a 4,0. Raramente o autor aceitará trabalhar com uma capsulotomia tão pequena quanto 4,1 mm. Muitas vezes, o autor tentará aumentar artificialmente o indicador de tamanho da pupila. Esta não é uma técnica recomendada pelo fabricante do Catalys, mas é uma técnica que tem funcionado com segurança nas mãos do autor. O autor redefine manualmente a posição da pupila em até 300 μm além da verdadeira posição da pupila em qualquer ponto. Isso é cerca de 5 mm no monitor de vídeo. Em seguida, o *software* recalculará o novo tratamento e tamanho da capsulotomia. O autor procura obter o maior tamanho possível de capsulotomia (de preferência de 4,8 mm, mas, ocasionalmente, é de apenas 4,1 mm) enquanto ainda mantém uma margem de segurança visível de 200 a 300 μm da margem verdadeira da pupila, conforme visualizado na imagem infravermelha em tempo real. Ao trabalhar com essa margem de segurança reduzida é importante certificar-se de que o olho esteja completamente imóvel e estável antes de iniciar a aplicação do *laser*. Por esse motivo, é útil usar um bom alvo de fixação e, muitas vezes, um bloqueio anestésico local para o globo.

19.15 Aplicação do *Laser*

Quando todos os parâmetros forem confirmados, é recomendável revisar se o olho está completamente imóvel por alguns segundos antes de ativar o pedal. No sistema Catalys, é importante não retirar o pé do pedal do *laser* durante a capsulotomia. Se o fizer, o sistema não permitirá que você recomece o tratamento. Com as configurações atuais do autor, a capsulotomia leva 1,1 segundo; portanto, a probabilidade de movimento significativo do paciente ou erros no sistema durante esse período é pequena. O autor, no entanto, vivenciou um erro no sistema de capsulotomia média, e desenvolveu uma técnica para realizar uma capsulotomia secundária (maior) concêntrica à primeira.

Durante a capsulotomia, a sobreposição é desligada e observada para o aparecimento de um anel completo de 360 graus de "bolhas de champanhe". Se estiverem presentes (o que é quase sempre o caso), o autor está confiante de que o botão de capsulotomia não terá anexos significativos quando o caso for iniciado na sala de cirurgia (▶ Fig. 19.11).

Quando o *laser* inicia a fragmentação nuclear, é aconselhável observar atentamente o início do padrão de matriz aparecendo na posição axial do núcleo. Isso é para garantir que o *laser* não iniciou um tratamento muito profundamente no olho, caso em que o *laser* pode, em teoria, ser aplicado ao vítreo e, logo em seguida, à cápsula posterior. Uma causa disso pode ser um "encaixe falso" do PID às lentes descartáveis. Nesse caso, o PID se recoloca após a imagem de OCT inicial, a correlação do eixo Z é alterada, e o *laser* é definido para tratar em um nível mais profundo do que o pretendido. Um aviso de que isso está ocorrendo é uma breve liberação de bolhas de champanhe, centralmente no vítreo, no instante anterior à o *laser* atingir a parte posterior da cápsula. O autor nunca teve esse problema em 2.000 casos, mas deve-se estar atento para garantir que o PID esteja corretamente acoplado com a lente descartável e que se bolha de champanhe central for vista no início do tratamento da fase nuclear, é fundamental interromper o tratamento imediatamente e cancelar o tratamento do núcleo.

19.16 Prevenção de Miose

Após o tratamento com *laser*, muitos pacientes terão um atraso de 10-30 minutos antes de chegar à sala de cirurgia. Muitos centros adotaram um fluxo de trabalho em que dois pacientes são tratados com *laser* no início da lista, de modo que um esteja pronto para entrar na sala de cirurgia assim que ela for redefinida. Para reduzir o risco de miose durante esse período de espera de 20 minutos, recomenda-se instilar fenilefrina a 2,5% ou tropicamida (ou ambas) na conclusão da aplicação do *laser*, bem como Prednefrin Forte e cetorolaco. A fenilefrina não é recomendada, se a pressão arterial estiver elevada. Essa abordagem pode ajudar a reduzir o cenário de pacientes que chegam à sala de cirurgia com uma pupila pequena obscurecendo as bordas da capsulotomia a *laser*. Se isso ocorrer, recomenda-se o uso de viscoelástico e, se necessário, um anel de Malyugin para aumentar a pupila. É necessário tomar cuidado ao inserir um anel de Malyugin após a capsulotomia a *laser*, para garantir que o anel não engate e, potencialmente, rasgue a cápsula. É útil elevar a íris da cápsula com viscoelástico dispersivo antes de injetar o anel de Malyugin. A íris subincisional pode ser elevada injetando através da porta lateral, depois de criar uma curva de 90 graus na cânula viscoelástica.

19.17 Coloração da Cápsula

É útil injetar uma mistura de Vision Blue e xilocaína a 1% na câmara anterior através da porta lateral. Isso ajuda a identificar o botão da capsulotomia e a visualizar a cápsula durante o caso.

19.18 Inserção Viscoelástica

Tente não deslocar o botão da capsulotomia ao preencher primeiro a câmara anterior com viscoelástico dispersivo. Se houver anexos residuais, as forças vetoriais criadas pelo viscoelástico podem ser direcionadas perifericamente a partir desses anexos, induzindo rupturas capsulares.

Recomenda-se colocar a ponta da cânula sobre o disco de capsulotomia antes de injetar, para que o disco de capsulotomia seja empurrado para baixo e não se desloque nesta etapa (▶ Fig. 19.12).

Nas câmaras anteriores rasas, pode não ser possível realizar essa manobra. Nestes casos, recomenda-se a utilização de uma injeção lenta e suave do viscoelástico para minimizar as forças sobre a cápsula.

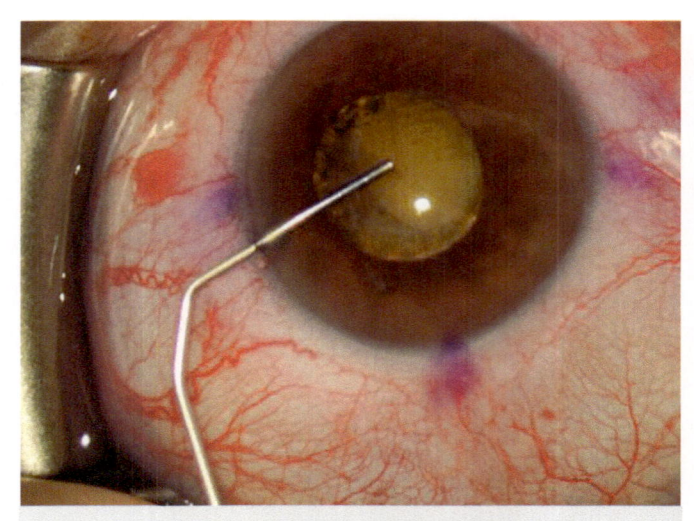

Figura 19.12 Cânula curvada posicionada sobre a capsulotomia para injeção viscoelástica.

O viscoelástico desloca o Vision Blue diluído a partir da câmara anterior.

19.19 Remoção da Cápsula: técnica *Dimple Down*

Durante a implementação inicial da FLACS, geralmente era recomendado remover o disco de capsulotomia usando um fórceps de capsulorrexe e imitar o movimento circular convencionalmente usado na capsulorrexe. Isso foi particularmente necessário já que as primeiras tecnologias, configurações e técnicas estavam em algumas situações propensas a terem apêndices residuais ou pontes onde a capsulotomia não estava completa. Movimento do disco da cápsula com forças vetoriais para fora pode resultar em rupturas capsulares nos pontos de fixação, daí a instrução de realizar um movimento de ruptura radial para garantir que todos os anexos foram rompidos para criar uma capsulotomia redonda e contínua.

À medida que a tecnologia e as técnicas se desenvolveram, o autor concluiu que a remoção do disco de capsulotomia costuma ser uma etapa simples. O autor usa uma manobra modificada de "cova", e não tem mais um fórceps de capsulorrexe em seu conjunto padrão de catarata. Ele usa um gancho Seibel curvado e rombo como segundo instrumento padrão. Depois que a câmara anterior é preenchida com viscoelástico dispersivo, a localização da cápsula é observada. Como descrito anteriormente, deslocamento com viscoelástico é evitado. Muitas vezes, há um deslocamento visível de uma borda do disco a partir da cápsula circundante decorrente da elasticidade da cápsula e do córtex hidratante expandindo a capsulotomia, abrindo-a um pouco. Frequentemente, aproximadamente 270 graus da cápsula estão bem retraídos a partir do botão de capsulotomia, e um arco em forma crescente, de material cortical, pode ser visto na borda circundante estreita.

O autor usa o gancho Seibel para aplicar uma força suave sobre a área da cápsula que parece estar na junção da parte "possivelmente anexada" e "claramente não anexada" da cápsula. A força é projetada para arrastar a cápsula central e levemente para baixo no córtex da lente. Recomenda-se tentar criar um movimento de 1 a 2 mm da borda do botão da capsulotomia para dentro do centro. Repetir este movimento em pontos sequenciais do botão de capsulotomia no sentido de a cada 1 a 2 horas confirma que o botão está livre de anexos. Por fim, se a lente tiver grau 3 ou menos, geralmente a parte central do disco é pressionada cerca de 2 mm no núcleo da lente, fazendo com que se agrupe em um aspecto de "roseta". Se o núcleo for mais duro, o autor examinará suavemente o disco, fazendo com que ele se enrole. Em ambos os casos, o autor sabe onde está o disco e está confiante de que está livre de quaisquer anexos à cápsula periférica. Isto pode ser removido quando a sonda faco for introduzida no olho, e o autor tenta observar sua remoção.

Em raras ocasiões, particularmente com cataratas brancas, pode ser difícil visualizar a capsulotomia ou pode haver maior risco de anexos residuais. Nestes casos, o autor recorrerá ao uso de fórceps de capsulorrexe, e um método mais tradicional de movimento de ruptura circular.

Um dos benefícios de não usar o fórceps de capsulorrexe é a incidência reduzida de prolapso da íris, que pode ocorrer entre os braços do fórceps.

Se houver alguma dúvida de que a capsulotomia está completa, ela é removida com o fórceps, colocada na superfície da córnea e, em seguida, é utilizada uma seringa com solução salina balanceada (BSS) para abri-la para inspeção. Quase invariavelmente, está redonda e intacta. Isso garante ainda mais a segurança de uma capsulotomia perfeita, antes da hidrodissecção e da desmontagem nuclear. No caso de haver dúvida de que uma capsulotomia completa e redonda foi realizada, podem ser realizadas inspeção cuidadosa e recuperação da cápsula restante, possivelmente auxiliadas por viscoelástico adicional.

19.20 Cápsula Retida

Ocasionalmente, um disco de cápsula pode evitar a remoção durante o fragmento da lente e remoção cortical, e pode ser visto no final do revestimento aplicado à córnea central ou periférica. Geralmente é fácil remover com um sistema de irrigação-aspiração. Vale a pena estar atento a essa possibilidade ao inspecionar os olhos antes da implantação da lente e novamente após a conclusão. Foram relatados casos em que o disco de capsulotomia foi retido, necessitando de um retorno à sala de cirurgia posteriormente.

19.21 Erros do *Laser*

O sistema Catalys possui muitos algoritmos de verificação de segurança interna, e ocasionalmente ocorrerão erros na tela, geralmente durante a fase de imagem da OCT e a fase de conformação do tratamento.

Os erros podem ser superados pelas seguintes etapas:

1. Repetir a digitalização da OCT.
2. Desacoplar o paciente e voltar a acoplá-lo, fazendo um esforço para limitar qualquer inclinação do olho quando acoplado.
3. Remover e reinserir o dispositivo de lente descartável na plataforma Catalys.

Ocasionalmente, pode ser necessária uma reinicialização da máquina ou suporte direto dos técnicos corporativos.

19.22 Técnica de Retomada da Capsulotomia a *Laser*

Em raras ocasiões, pode haver uma interrupção do tratamento durante a aplicação do componente de capsulotomia do tratamento a *laser*. O sistema Catalys possui um algoritmo padrão que impede o reinício do tratamento naquele momento. A razão para isso é que, se houver um desvio X, Y ou Z da posição do globo ocular e um tratamento secundário realizado, os dois tratamentos parciais não estariam no mesmo local, e a capsulotomia resultante poderia ser irregular, incompleta e com maior risco de ruptura periférica.

Nessas ocasiões, o autor criou com sucesso uma capsulotomia secundária maior e concêntrica, com a inicial incompleta, usando o sistema Catalys. Esta técnica não é aprovada pelo fabricante do Catalys, mas se provou segura na experiência do autor.

Isso requer as seguintes etapas:

1. Desacoplar o paciente.
2. Analisar por que a máquina parou. O cirurgião tirou o pé do pedal? Erro na máquina? Se não tiver certeza do funcionamento da máquina, faça uma recalibração. Se você tiver certeza de que o sistema possui nenhum mau funcionamento, continue com as próximas etapas.
3. Criar um novo paciente no banco de dados com o nome do paciente modificado, por exemplo, John Smith2.
4. Reativar o sistema com o código de uso único a partir de uma nova caixa descartável (não é necessário trocar o conjunto de tubos).
5. Soltar e reinserir a lente descartável.
6. Reacoplar o paciente.
7. Escolher o modo de identificação manual da pupila.
8. Colocar a posição da pupila exatamente sobre a capsulotomia original.
9. Ampliar a posição da pupila (sem alterar sua centralização) para o maior tamanho possível sem exceder a margem real da pupila.
10. Redefinir o tamanho da capsulotomia para 0,3 ou 0,4 mm maior que o original, ou seja, 4,8 passa para 5,1 mm.
11. Garantir que o olho esteja parado e que o tratamento proposto pareça estar simetricamente além da localização da primeira tentativa incompleta.
12. Prosseguir com o tratamento a *laser* normalmente.
13. Certificar-se de verificar a integridade do botão e da capsulotomia uma vez que esteja no olho.
14. Você pode solicitar à empresa de *laser* um crédito no "clique" extra que foi usado (▶ Fig. 19.13).

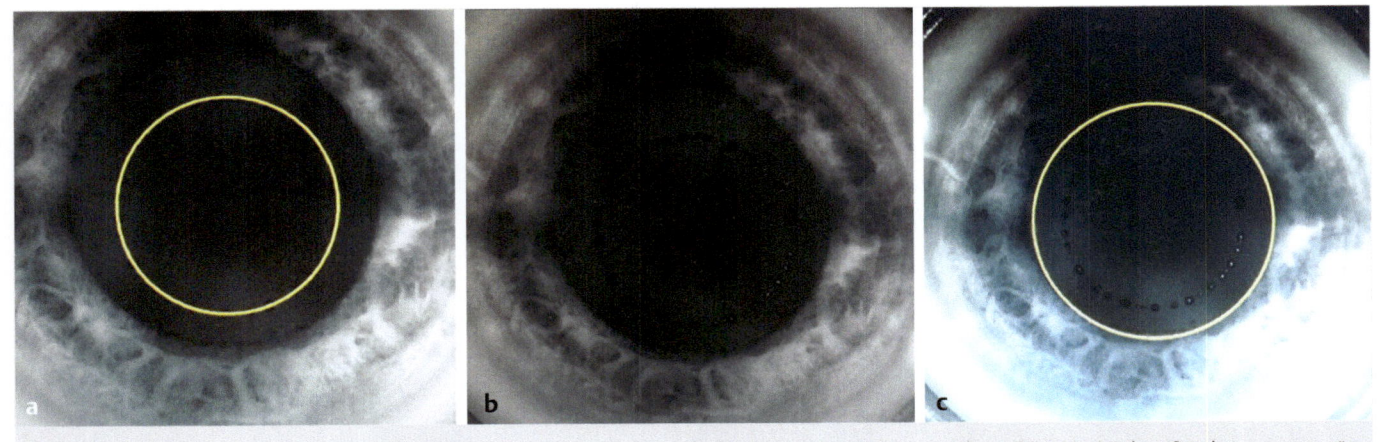

Figura 19.13 Técnica de resgate por capsulotomia a *laser* (sistema Catalys). (**a**) Capsulotomia incompleta. (**b**) A íris é "identificada novamente" na capsulotomia incompleta original. (**c**) Íris ampliada para caber dentro da verdadeira margem da íris.

19.23 Técnica de Três Etapas para Pupilas Pequenas

Um equívoco comum da FLACS é que ela não tem aplicação em casos de pupilas pequenas.

Burkhard Dick[8] mostrou que o *laser* pode ser aplicado com sucesso após a pupila ter sido expandida com um anel de Malyugin ou ganchos de pupila. Dick foi pioneiro neste conceito em seu centro onde a máquina a *laser* está na sala de cirurgia, e ele realiza a operação inteira no leito que está integrado à máquina a *laser* com muita atenção à assepsia. Ele descreve uma técnica de "três etapas" para pupilas pequenas:

- Fenilefrina intracameral.
- Viscoelástico.
- Anel de Malyugin.

O autor trata pupilas menores que 5 mm após o máximo de dilatação farmacológica com um procedimento de "três etapas" diferente:

- Inserção do anel de Malyugin na sala de cirurgia.
- Tratamento a *laser* na sala de *laser*.
- Conclusão do procedimento na sala de cirurgia.

O *laser* do autor não fica na sala de cirurgia, mas a 10 m de distância, do outro lado do corredor da sala de cirurgia. Dick expressou preocupações teóricas sobre mover o paciente para a sala de *laser* durante o intraoperatório,[9] mas no julgamento e na experiência do autor os benefícios que o *laser* oferece para capsulotomia e desmontagem nuclear superam os inconvenientes e quaisquer riscos teóricos na movimentação dos pacientes para lá e para cá, todos os quais podem ser mitigados (▶ Fig. 19.14).

As etapas detalhadas são as seguintes:

1. Preparar e isolar com assepsia completa na sala de cirurgia.
2. Iniciar o caso como de costume, mas sem o uso da coloração de cápsula Vision Blue.
3. Encher a AC com Healon. (Evitar um viscoelástico dispersivo que pode ser mais difícil de remover e mais frágil para a imagem de OCT).
4. Inserir um anel de Malyugin de 6,5 mm de diâmetro.
5. Remover o viscoelástico.
6. Injetar antibióticos intracamerais.
7. Realizar a hidratação do estroma para garantir que as incisões estejam firmes.
8. Fórnice irrigado com iodopovidona, depois, BSS.
9. Protetor ocular estéril preso.
10. Paciente transferido em cadeira de rodas para a sala de *laser*.
11. Utilizando técnica asséptica, capsulotomia a *laser* e tratamento nuclear aplicados.
12. Olho protegido.
13. Paciente retorna à sala de cirurgia em cadeira de rodas.
14. Paciente preparado e coberto pelo campo cirúrgico novamente.
15. Viscoelástico injetado e procedimento continuado.

O autor não realizou capsulotomias Catalys com ganchos de íris aplicados. O autor acha que o dispositivo de Malyugin é preferível, já que os ganchos podem interferir mecanicamente no acoplamento e podem estar mais propensos a vazamentos e instabilidade da AC.

19.24 Sinéquias Posteriores

As sinéquias posteriores podem impedir a adaptação adequada ou dilatação simétrica e aplicação do *laser*.

Elas podem ser cirurgicamente divididas com viscoelástico e espátulas, antes de reposicionar o paciente para tratamento a *laser*, conforme discutido anteriormente nas técnicas para pupilas pequenas (▶ Fig. 19.15).

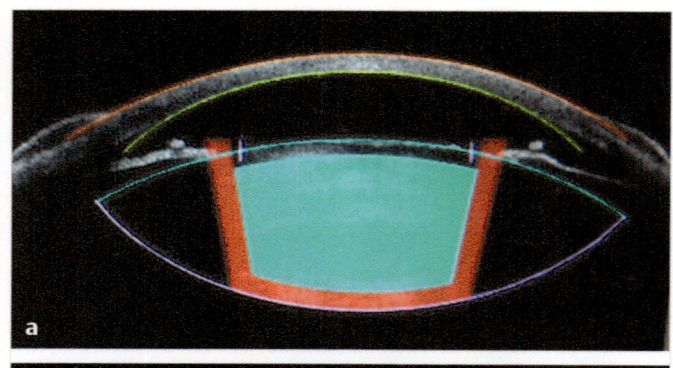

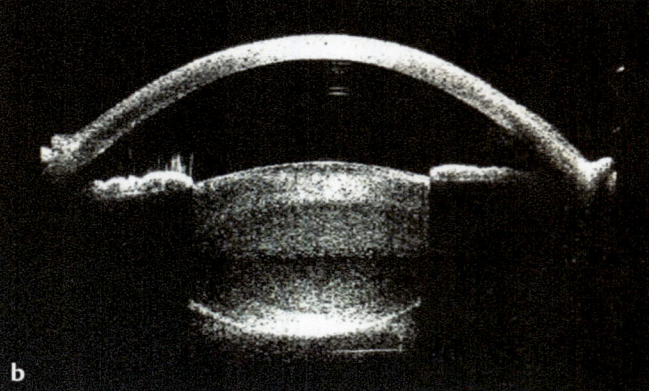

Figura 19.14 (**a**) Incidência da tomografia de coerência óptica da íris com anel de Malyugin *in situ*. (**b**) Incidência infravermelha do anel de Malyugin posicionado e capsulotomia concluída.

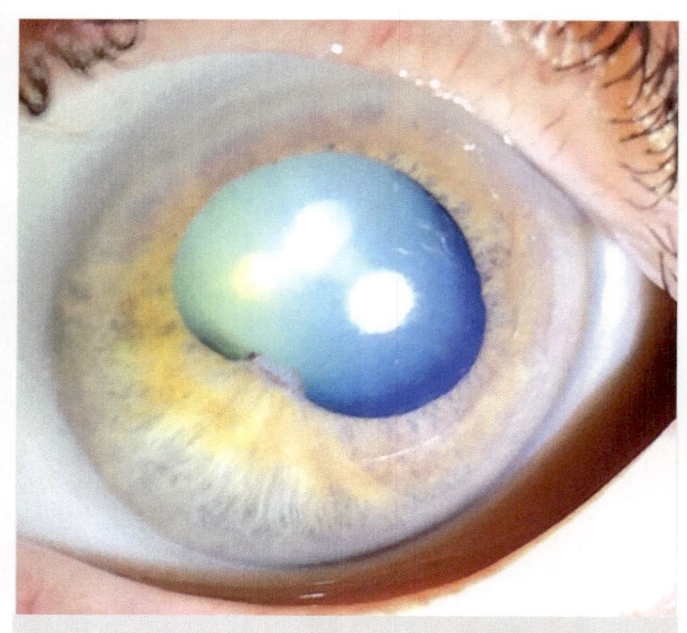

Figura 19.15 As sinéquias posteriores podem impedir uma capsulotomia de tamanho e posição ideais.

19.25 Pinçamento por Sucção Para Evitar a Perda de Sucção

Outra modificação importante da técnica prescrita para o sistema Catalys, que o autor agora emprega rotineiramente, é projetada para reduzir a necessidade de realojar ou cancelar os tratamentos decorrentes da perda de sucção.

A perda de sucção geralmente é resultado da saída de fluidos do cone do PID, através da gaxeta de sucção inferior na margem da córnea. É identificado pelo ar que entra no cone e aparece como uma bolha periférica na visão da câmera infravermelha da AC. Se o *laser* ainda não tiver iniciado, o cirurgião deve repetir o acoplamento. Se o *laser* tiver iniciado, o tratamento a *laser* deve ser descontinuado, e a cirurgia manual iniciada. Somente quando a pressão de vácuo cair drasticamente, o erro aparecerá na tela, e o sistema descontinuará o tratamento automaticamente.

A reacoplagem é inconveniente e, quando realizada repetidamente em um paciente, arrisca o aparecimento de inchaço conjuntival, hemorragias e ulceração da córnea.

Tratamentos a *laser* interrompidos podem deixar partes do tratamento a *laser* incompletos.

Em nossa experiência, prender o tubo de sucção à gaxeta da margem da córnea com um fórceps de artéria adjacente ao reservatório de segurança de fluido provou ser uma maneira segura de evitar esse problema. Esta não é uma técnica endossada pelo fabricante. Ela desvia efetivamente o mecanismo de perda automática de vácuo, para que caiba ao cirurgião remover imediatamente o pé do pedal do *laser*, se houver um movimento repentino do olho do paciente ou perda do alinhamento normal do paciente (▶ Fig. 19.16).

O efeito desta técnica é impedir que o fluido seja sugado para fora da câmara do PID, caso ocorram pequenas quebras de sucção. O nível de sucção na margem da córnea pode chegar a zero, mas a vedação é forte o suficiente a partir de forças mecânicas e de forças de tensão superficial para manter o nível de fluido no PID suficiente para manter a imagem correta e a aplicação do *laser*. O fórceps da artéria deve ser liberado na conclusão do caso, para permitir o desacoplamento.

O autor realizou essa técnica de pinçamento em mais de 1.000 casos, sem eventos adversos.

19.26 Mal de Parkinson

O mal de Parkinson e outras condições que causam corpo distônico ou movimentos de cabeça não são necessariamente uma barreira para o sucesso da FLACS. De fato, o autor usa rotineiramente a FLACS para tais casos e acha que acrescenta consistência e segurança a essas situações mais difíceis.

Sempre que possível, é preferível o uso de um bloqueio orbital, a cabeça é fixada, e fita cirúrgica é aplicada à testa. As cunhas de silicone fornecidas com o sistema Catalys também são úteis. A sedação intravenosa no leito do *laser* pode também ajudar a reduzir os movimentos do paciente. Colocando-se uma mão gentilmente sobre o queixo do paciente ou, se necessário, duas mãos na cabeça, também podem ajudar. Usar duas mãos para prender a cabeça requer um assistente para controlar a tela de toque e, possivelmente, os pedais.

Antes de ativar o *laser*, é fundamental que o olho do paciente ainda esteja efetivamente imóvel sob os sistemas de imagem. Em mais de 2.000 casos, o autor não excluiu nenhum paciente ou não conseguiu tratar com sucesso todos os pacientes por causa de distúrbios do movimento.

Ser capaz de realizar uma capsulotomia perfeita com 1,1 segundo de *laser* nesses casos difíceis contribuiu muito para a segurança dos cuidados na experiência do autor.

19.27 Ansiedade do Paciente

Em uma pequena proporção de pacientes, problemas de ansiedade podem tornar desafiadora a cirurgia de catarata. Na cirurgia de facoemulsificação padrão, anestesia geral pode ser uma boa opção. Na FLACS, não costuma ser uma opção para o componente de aplicação do *laser*, pois os sistemas a *laser* geralmente não estão na sala de cirurgia principal, e o equipamento anestésico geral não está disponível.

A claustrofobia também pode fazer parte do problema. No sistema Catalys, o rosto do paciente é colocado próximo ao compartimento do *laser*, um pouco semelhante aos limites geralmente pouco tolerados de uma tomografia computadorizada (TC) ou ressonância magnética (RM).

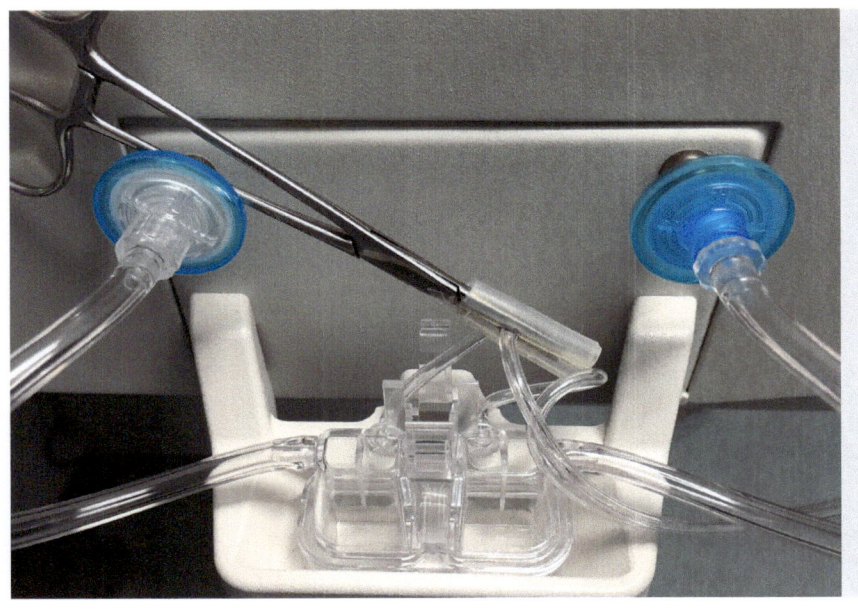

Figura 19.16 Grampo aplicado à linha de sucção da junção da margem da córnea no dispositivo de interface do paciente (PID) Catalys para evitar a entrada de ar no PID.

Aconselhamento cuidadoso, sedação oral ou intravenosa, bloqueio regional e apoio verbal constante têm sido soluções úteis nessas situações. Nenhum paciente de nossa série foi incapaz de ser tratado por causa da ansiedade. Deve-se prestar atenção para garantir que o paciente não fale durante os segundos críticos de aplicação do *laser* à cápsula.

19.28 Cataratas Pediátricas

O professor Dick publicou relatórios de suas experiências bem-sucedidas, incluindo o uso do *laser* para realizar capsulotomias posteriores na conclusão dos casos. Crianças de até dois meses de idade foram tratadas com sucesso.[10,11] Existe alguma variabilidade dependente da idade na correlação entre o tamanho da capsulotomia programada e da obtida, e a fórmula de Bochum está disponível para acrescentar consistência.[11]

19.29 Capsulotomias Posteriores

Conforme mencionado anteriormente, o professor Dick não apenas realizou capsulotomias posteriores em casos pediátricos, mas também teve experiências bem-sucedidas na realização de capsulotomias posteriores em adultos como profilaxia para opacificação capsular.

O sistema Catalys ainda não possui *software* projetado para esta aplicação, mas o *software* pode ser manipulado para colocar a capsulotomia na cápsula posterior, rotulando manualmente a imagem da OCT da cápsula posterior como "cápsula anterior".

Que eu saiba, a adoção rotineira dessa técnica ainda não ocorreu em nenhum lugar em casos adultos. Os inconvenientes incluem perda do suporte da cápsula posterior, no caso de ser necessário trocar a lente e o requisito para compra adicional de uma "taxa de clique" para uso do *laser*.

19.30 Cataratas Brancas

A catarata branca tem riscos adicionais na realização de capsulorrexe manual. Existe o risco do "sinal da bandeira da argentina", onde forças do material da lente intumescente fazem com que a cápsula se rompa radialmente antes que uma capsulorrexe segura seja concluída.

O uso de FLACS em cataratas brancas foi endossado por alguns autores. Outros apontaram que rupturas radiais podem ainda ocorrer nessas situações e recomendaram técnicas modificadas.

A preferência do autor é usar uma capsulotomia de 4,8 mm, com configurações modificadas, para reduzir a largura dos pontos horizontal e vertical e para aumentar a energia.

A tabela de configurações do autor para cataratas brancas com *laser* Catalys é o seguinte:

- Profundidade da incisão: 1.000 μm.
- Espaçamento horizontal entre pontos: 4 μm.
- Espaçamento vertical entre pontos: 7 μm.
- Energia de pulso: 6,0 μJ.

Nas cataratas verdadeiramente brancas, não há benefício funcional de aplicar *laser* ao núcleo, uma vez que será ineficaz.

O *software* pode exigir uma identificação manual da cápsula posterior, a fim de iniciar mesmo um tratamento da cápsula anterior. Isso não deve ser invocado para qualquer tratamento do núcleo.

As configurações anteriores estendem-se, deliberadamente, 500 μm abaixo e acima da cápsula identificada para maximizar a probabilidade de capsulotomia completa.

O professor Dick descreveu um procedimento a *laser* em duas etapas para catarata branca intumescente, onde uma pequena abertura de ventilação central é feita inicialmente, seguida por um corte maior secundário.

Nas cataratas brancas, recomenda-se o uso de coloração com cápsula azul de tripano, assim que o olho for aberto para maximizar a visibilidade do disco de capsulotomia e para identificar se há marcas residuais que possam estar presentes. As marcas podem exigir uma ruptura cuidadosa de um círculo completo com um fórceps de capsulorrexe, caso identificadas. Se houver incerteza quanto à completude da capsulotomia a laser, recomenda-se pegar a borda mais identificável e realizar uma manobra semelhante à rexis para reduzir o risco de criar uma ruptura radial a partir de forças vetoriais não controladas em um apêndice.

19.31 Cápsulas Calcíficas

Calcificações identificáveis em uma cápsula podem ser tratadas colocando-as na zona da capsulotomia.

19.32 Força da Capsulotomia

Antes da comercialização do conceito de FLACS, estudos feitos em animais foram utilizados para avaliar a força das capsulotomias.[4] Abell relatou preocupações sobre a incidência de rupturas capsulares anteriores com FLACS e destacou os contornos irregulares das capsulotomias realizadas por FLACS quando visualizadas elétron e microscopicamente e as comparou aos contornos mais suaves da capsulorrexe contínua curvilínea.[1]

Os cirurgiões experientes em FLACS relataram baixas taxas de ruptura capsular anterior[12] e acreditam que técnicas aprimoradas e refinamento da configuração do *laser* reduziram as preocupações com essa questão. O grupo de Moorefield também mostrou um nível baixo de ruptura capsular anterior.

As etapas recomendadas para reduzir a incidência de rupturas capsulares incluem as seguintes:

1. Uso de uma interface de acoplamento de fluido ou gel.
2. Alvo de fixação para olho contralateral.
3. Bloqueio orbital para pacientes com baixa capacidade de fixação.
4. Configurações refinadas de capsulotomia, particularmente aumentando a separação dos *spots* verticais para 15 μm.
5. Poupar 1.000 μm de núcleo sob a cápsula para evitar *laser* inadvertido na cápsula anterior.
6. Injeção viscoelástica dispersiva diretamente acima da capsulotomia.
7. Técnica de múltiplas covas para separação das cápsulas.

A tabela de configurações padrão do autor para capsulotomias com *laser* Catalys é a seguinte:

- Profundidade da incisão: 500 μm.
- Espaçamento horizontal entre pontos: 4 μm.
- Espaçamento vertical entre pontos: 15 μm.
- Energia de pulso: 4,0 μJ.
- Duração: 1,1 segundo.

19.33 Movimentos Causados pela Respiração

Burkhard Dick propôs que excursões respiratórias são responsáveis por imperfeições nas capsulotomias a *laser* em alguns pacientes.[13] Na avaliação do autor, partindo do princípio de que não está exagerando, e o paciente está imóvel, não é necessário pedir ao paciente que modifique a respiração ou ativar o *laser* em um ponto específico do ciclo respiratório. Este autor não recomenda instruções de segurar a respiração. É mais provável que isso induza maior excursão respiratória compensatória, com maior probabilidade de criar problemas.[14]

19.34 Rupturas Capsulares a Partir do *Laser* Capsular Anterior de Periferia Média

Se pulsos de laser forem inadvertidamente aplicados à periferia média da cápsula anterior, então as rupturas podem irradiar a partir desses pontos para trás ou para frente. As rupturas que irradiam para frente podem atingir a margem da capsulotomia. Tais rupturas serão idênticas às rupturas que irradiam a partir da capsulotomia. Portanto, pode ser possível inadvertidamente interpretar mal a etiologia dessas rupturas.

Pulsos de *laser* aberrante na cápsula anterior periférica média são mais prováveis de ocorrer na conclusão da aplicação nuclear do *laser*. Neste ponto, o *laser* está sendo aplicado mais anteriormente, e qualquer movimento do globo a partir de sua posição, quando formada imagem, será cumulativo.

Por esse motivo, recomenda-se uma margem de segurança completa da cápsula anterior de 1.000 μm.

19.35 Deslocamentos por Pontos Verticais

Scott[12] analisou o formato da energia distribuída por cada pulso de *laser* e postulou que se estende aproximadamente (x) μm para frente e para trás. Usando essas informações, ele postula que é ideal separar anéis sequenciais de pulsos em 15 μm para reduzir o risco de pulsos aberrantes criando oposição da cápsula adjacente à capsulotomia ou um corte secundário com frondes ou irregularidades. Ele acredita que isso pode reduzir o risco de ruptura da cápsula anterior.

19.36 Liberação de Prostaglandina

Estudos[14] mostraram um nível mais alto de liberação de prostaglandina na câmara anterior se a capsulotomia for realizada com um *laser* comparado à capsulorrexe manual. Para evitar complicações decorrentes das prostaglandinas, recomenda-se pré-tratamento com anti-inflamatórios não esteroides antes da cirurgia e, após a administração do *laser*, reaplicar não esteroides, prednisolona e fenilefrina a 2,5%.

Referências

[1] Abell RG, Kerr NM, Vote BJ. Femtosecond laser-assisted cataract surgery compared with conventional cataract surgery. Clin Experiment Ophthalmol. 2013;41(5):455-462
[2] Palanker DV, Blumenkranz MS, Andersen D, et al. Femtosecond laser-assisted cataract surgery with integrated optical coherence tomography. Sci Transl Med. 2010;2(58):58ra85
[3] Geerling G, Roider J, Schmidt-Erfurt U, et al. Initial clinical experience with the picosecond Nd:YLF laser for intraocular therapeutic applications. Br J Ophthalmol. 1998;82(5):504-509
[4] Friedman NJ, Palanker DV, Schuele G, et al. Femtosecond laser capsulotomy. J Cataract Refract Surg. 2011;37(7):1189-1198
[5] Nagy Z, Takacs A, Filkorn T, Sarayba M. Initial clinical evaluation of an intraocular femtosecond laser in cataract surgery. J Refract Surg. 2009;25(12):1053-1060
[6] Talamo JH, Gooding P, Angeley D, et al. Optical patient interface in femtosecond laser-assisted cataract surgery: contact corneal applanation versus liquid immersion. J Cataract Refract Surg. 2013;39(4):501-510
[7] Martin AI, Hodge C, Lawless M, Roberts T, Hughes P, Sutton G. Femtosecond laser cataract surgery: challenging cases. Curr Opin Ophthalmol. 2014;25(1):71-80
[8] Dick HB, Schultz T. Laser-assisted cataract surgery in small pupils using mechanical dilation devices. J Refract Surg. 2013;29(12):858-862
[9] Dick HB, Gerste RD. Plea for femtosecond laser pre-treatment and cataract surgery in the same room. J Cataract Refract Surg. 2014;40(3):499-500
[10] Dick HB, Schultz T. Femtosecond laser-assisted cataract surgery in infants. J Cataract Refract Surg. 2013;39(5):665-668
[11] Dick HB, Schelenz D, Schultz T. Femtosecond laser-assisted pediatric cataract surgery: Bochum formula. J Cataract Refract Surg. 2015;41(4):821-826
[12] Scott WJ. Re: Abell et al.: anterior capsulotomy integrity after femtosecond laser-assisted cataract surgery (ophthalmology 2014;121:17-24). Ophthalmology. 2014;121(7):e35-e36
[13] Schultz T, Joachim SC, Tischoff I, Dick HB. Histologic evaluation of in vivo femtosecond laser-generated capsulotomies reveals a potential cause for radial capsular tears. Eur J Ophthalmol. 2014;25(2)
[14] Schultz T, Joachim SC, Stellbogen M, Dick HB. Prostaglandin release during femtosecond laser-assisted cataract surgery: main inducer. J Refract Surg. 2015;31(2):78-81

20 Etapas Cruciais II: Fragmentação da Lente

Sumitra S. Khandelwal ▪ Douglas D. Koch

Resumo

A fragmentação e o amolecimento nuclear oferecem uma nova opção para auxiliar na cirurgia de catarata. Vários estudos mostram que menos poder de ultrassom é utilizado em cirurgia de catarata assistida por *laser* de femtossegundo em comparação à facoemulsificação manual e há evidências de uma redução modesta na perda de células endoteliais. Isso pode resultar em melhora dos resultados para os pacientes e em uma cirurgia segura, embora sejam necessários estudos adicionais.

Palavras-chave: Fragmentação das lentes, *laser* de femtossegundo, cirurgia de catarata, facoemulsificação de femtossegundo, cirurgia da córnea, OCT

20.1 Introdução

Os *lasers* de femtossegundo possuem uma gama de capacidades incisionais para cirurgia da córnea para auxiliar na colocação de revestimentos, ceratoplastia e ceratomileuse. Esses *lasers* também possuem a capacidade de cortar estruturas mais profundas, como a cápsula anterior e a lente cristalina, para auxiliar na facoemulsificação durante a cirurgia de catarata. Os objetivos da cirurgia de catarata assistida por *laser* de femtossegundo (FLACS) incluem capsulotomia mais precisa, redução na energia da facoemulsificação e, por último, melhores resultados em comparação à facoemulsificação manual.

Uma etapa importante na FLACS é a fragmentação do núcleo. A facoemulsificação utiliza energia de ultrassom para emulsionar e aspirar pedaços da lente. Uma energia maior do ultrassom pode resultar em danos às estruturas circundantes.[1] Alterações nas técnicas manuais, como o corte, podem reduzir a energia do ultrassom e preservar as células endoteliais.[2,3] A melhora na tecnologia e na configuração da facoemulsificação também pode servir para proteger as estruturas oculares circundantes.[4,5] A cirurgia de catarata por femtossegundo utiliza o *laser* para fragmentar a lente antes de entrar no olho, a fim de reduzir a energia do ultrassom e, possivelmente, melhorar a segurança.

20.2 Imagem Intraoperatória da Lente

O *laser* de femtossegundo para cirurgia de catarata utiliza imagens intraoperatórias proprietárias da estrutura da câmera anterior. Imagens ao vivo da tomografia de coerência óptica (OCT) da lente cristalina permitem a visualização de pontos importantes, como as cápsulas anterior e posterior. Com base nessa imagem, os padrões de capsulotomia e fragmentação da lente são determinados pela máquina, com a capacidade do cirurgião de verificar a imagem e alterar os parâmetros, dependendo de fatores como inclinação e qualidade da imagem.

Em seguida, o cirurgião verifica o tratamento e o *laser* de femtossegundo prossegue com a capsulotomia, permitindo que a cápsula seja cortada de maneira limpa, sem obstrução da energia do *laser* a partir das bolhas de ar que seriam liberadas durante a fragmentação nuclear. Depois, a lente é fragmentada na direção posterior para anterior, mais uma vez para permitir a transmissão ideal de pulsos de *laser*. Por fim, as incisões da córnea podem ser construídas, incluindo incisões arqueadas e incisões cirúrgicas.

Cada etapa possui margens de segurança e permite a verificação e ajustes do cirurgião. Para a fragmentação em particular, a margem de segurança da cápsula posterior é essencial, com alertas ao cirurgião, se houver preocupação de que pulsos possam atingir a cápsula. Além disso, o cirurgião pode escolher mudar onde as margens da cápsula anterior e da cápsula posterior são planejadas com base no encaixe, na inclinação e no movimento do paciente. O *software* do *laser* possui uma "margem de segurança" programável com um deslocamento típico de 500 a 700 μm a partir da cápsula posterior. Consideramos que a margem de 500 μm tem a vantagem de amolecer grande parte do epinúcleo, de modo que o epinúcleo seja amplamente removido, e o cirurgião raramente precise lidar com uma espessa placa epinuclear. No entanto, cirurgiões mais iniciantes podem querer utilizar uma margem de segurança maior, especialmente em pacientes que não conseguem ficar parados. Como a tecnologia de femtossegundo melhorou, menos ajustes são exigidos do cirurgião durante esse processo.

Limitações da imagem intraoperatória do núcleo incluem dilatação insuficiente, visualização ruim através da córnea e acoplamento ruim. A movimentação do paciente também pode limitar a imagem, o que pode ser minimizado com sedação leve para diminuir a ansiedade do paciente (▶ Fig. 20.1).

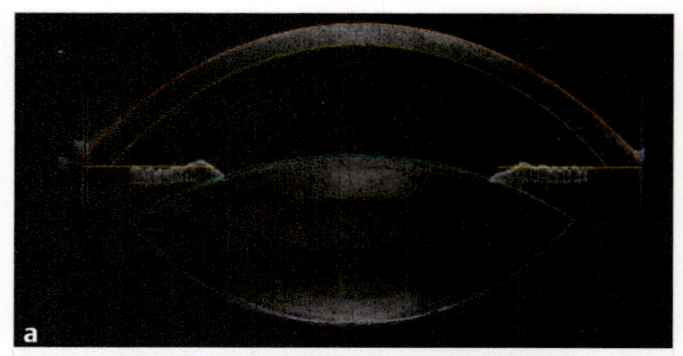

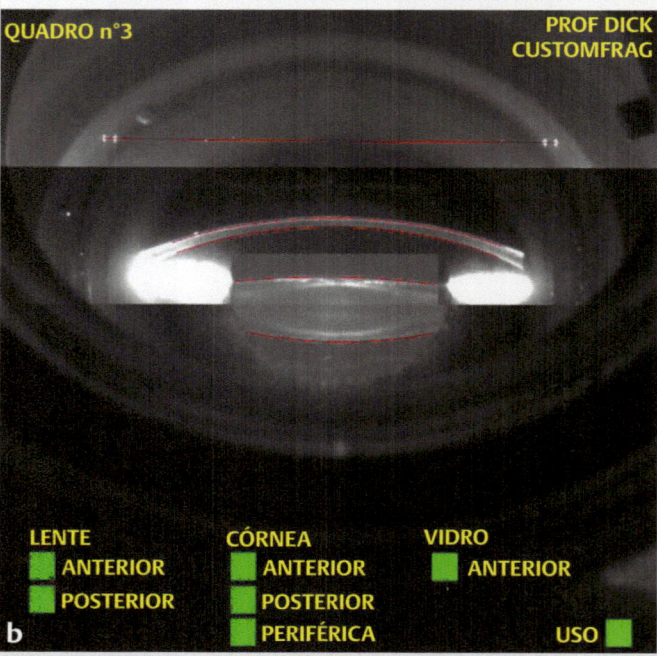

Figura 20.1 Imagem intraoperatória do núcleo.

20.3 Energia do *Laser*

É possível programar uma série de padrões de pontos e configurações de energia do *laser*, incluindo espaçamento de pontos horizontal e vertical e variações na energia do *laser* nas porções anterior e posterior do núcleo. Para núcleos mais macios, tendemos a usar maior espaçamento entre pontos e menos energia no núcleo anterior do que no núcleo posterior. Para núcleos densos, reduzimos o espaçamento entre pontos e aumentamos a energia do ponto anterior para corresponder àquela usada no núcleo posterior.

20.4 Padrões de Fragmentação

Os padrões de segmentação incluem a divisão do núcleo da lente em quadrantes, sextantes ou octantes. Além disso, padrões cilíndricos podem ser construídos com base no dispositivo usado e na preferência do cirurgião. Padrões de espaçamento em grade podem ser feitos para suavizar a lente em cubos do tamanho desejado, com cortes verticais combinados com a pneumodissecção das camadas da lente para criar as formas do cubo.

Uma lente amolecida pode levar à redução da energia de facoemulsificação (tempo efetivo de facoemulsificação [EPT]) necessária para remover uma catarata. O EPT mais baixo geralmente resulta em melhora da acuidade visual no início do período pós-operatório.[6] Estudos anteriores mostraram que o uso de técnicas de *phaco-chop*, comparadas a técnicas de dividir e conquistar, resulta em menos energia de ultrassom e até mesmo redução na perda de células endoteliais.[2,7]

Na facoemulsificação de femtossegundo, os estudos mostraram uma diminuição absoluta no EPT, comparável à redução da densidade da lente a um nível de classificação mais baixo.[8] Em uma série de casos comparativos retrospectivos, Mayer *et al.* mostraram uma redução estatisticamente significativa na perda de células endoteliais, bem como no EPT de 4,17 para 1,58 segundo no grupo FLACS comparado aos controles.[9] Abell *et al.* mostraram uma redução de mais de 80% do EPT na FLACS em comparação à cirurgia padrão, com eliminação completa da potência do faco em 30% dos casos de FLACS.[10]

A correspondência entre o padrão de fragmentação e a densidade da lente também pode desempenhar uma função. Normalmente, tamanhos de cubo maiores (por exemplo, de 750 μm lados) são usados para lentes mais suaves, e tamanhos menores (por exemplo, 250-200 μm) são usados para núcleos mais densos, dependendo da preferência do cirurgião e da capacidade do dispositivo. Obviamente, quanto menores os cubos, mais energia é colocada nas lentes, resultando em tratamentos mais longos e na geração de mais bolhas de ar. Comparando grades de fragmentação de 350 a 500 μm feitas com o sistema AMO Catalys, Conrad-Hengerer *et al.* mostraram que a grade de menor tamanho resultou em menor EPT em cataratas moderadas e avançadas.[11] Outros estudos mostraram redução na contagem de células endoteliais usando combinações de seções transversais e cilindros.[9] Dispositivos e *softwares* mais novos podem determinar a densidade da lente durante a imagem OCT intraoperatória e determinar o padrão de grade ou padrão de fragmentação ideal (▶ Fig. 20.2).

20.5 Técnicas de Fragmentação

Após a fragmentação de femtossegundo, o cirurgião tem várias opções para desmontar a lente amolecida. Estas incluem soprar, dividir e conquistar e técnicas de corte. Por causa do deslocamento do *laser* a partir da cápsula posterior, muitas vezes o *laser* não divide completamente os fragmentos da lente. Um segundo instrumento ajuda a dividir totalmente os segmentos que foram pré-cortados pelo *laser* para garantir a fragmentação completa.

Outra opção é o faco supracapsular da lente amolecida, embora seja necessário tomar cuidado para evitar a síndrome do bloqueio capsular ao tentar prolapsar o núcleo para dentro da câmara anterior. Nesta técnica, a lente é inclinada verticalmente, de modo que metade da lente seja prolapsada na câmara anterior. O segundo instrumento é usado para cortar a lente em suas marcas de fragmentação criadas pelo *laser*. Com esta técnica, as lentes amolecidas podem ser aspiradas na câmara anterior sem ranhurar ou rolar, exigindo pouco ou nenhum poder de faco.

20.5.1 Benefícios da Fragmentação

A perda de células endoteliais durante a cirurgia de catarata não apresenta consequências para a maioria dos pacientes, mas certamente preocupa aqueles que têm comprometimento preexistente de células endoteliais, como a distrofia da córnea de Fuchs. É lógico que esses pacientes podem se beneficiar dos tempos menores de facoemulsificação associados à FLACS em comparação à facoemulsificação padrão (SP), e alguns estudos mostraram uma redução modesta na perda de células endoteliais em pacientes de FLACS em comparação aos controles normais.[12,13] No entanto, não existem estudos prospectivos para mostrar os benefícios da FLACS em comparação à SP para olhos com endotélio comprometido.

Outro potencial benefício da fragmentação a *laser* da lente é uma redução na manipulação da lente, o que poderia resultar em menos danos zonulares durante a cirurgia. Isso pode permitir que o femtossegundo seja a escolha ideal em pacientes com risco de zonulopatia ou instabilidade da lente, como síndrome de Marfan, pseudoesfoliação, trauma ou cirurgia prévia.[14,15,16]

20.5.2 Complicações da Fragmentação

As complicações da FLACS incluem rupturas capsulares anteriores, rupturas capsulares posteriores e incisões com vazamento. Muitas dessas taxas foram relatadas nos primeiros casos, e os resultados mais recentes são muito melhores, em comparação à cirurgia de ultrassom padrão, usando *lasers* com *software* e sistemas de acoplamento aprimorados. Além disso, parece haver uma curva de aprendizado associada ao uso da FLACS.[17,18] As complicações resultantes da incisão e da capsulotomia anterior são discutidas em outra seção. No entanto, o processo de fragmentação também deve ser monitorado com cuidado, pois qualquer irregularidade na cápsula anterior pode evoluir para uma ruptura radial durante o processo de desmontagem da lente ou remoção cortical.

A fragmentação da lente libera bolhas de cavitação que podem criar um bloqueio capsular. Essas bolhas de gás criadas durante a porção do *laser* podem permanecer dentro ou atrás da lente, e seu volume é proporcional à quantidade de *laser* utilizada e à densidade da lente. A titulação da quantidade de líquido e a taxa de hidrodissecção podem prevenir complicações. É necessária uma hidrodissecção suave para evitar a ruptura posterior da cápsula nesta fase inicial do caso.

Consideramos a hidrodissecção mais fácil em casos de FLACS, pois a pneumodissecção auxilia o processo, e pouco fluido é necessário. Uma técnica envolve balançar suavemente a lente com a cânula após a primeira pequena onda de fluido, o que auxiliará na descompressão do ar. A remoção de parte do viscoelástico do olho antes da hidrodissecção pode reduzir o risco de bloqueio capsular. Por fim, pode-se continuar sem hidrodissecção, pois o gás pode pneumodissecar a lente posteriormente, durante a remoção nuclear.

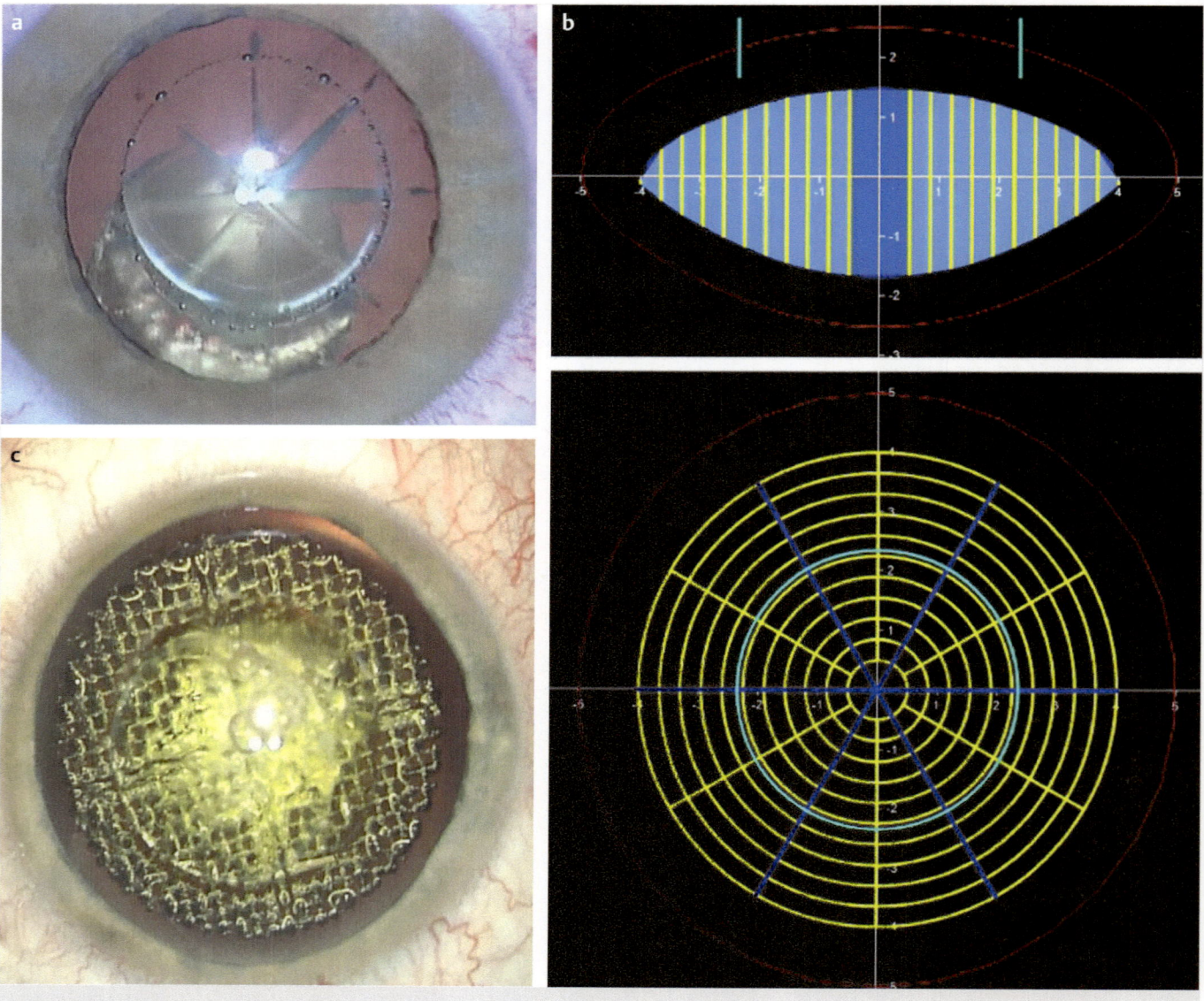

Figura 20.2 Padrões de fragmentação.

Felizmente, a violação direta da cápsula posterior a partir do *laser* é rara. As plataformas de femtossegundo utilizam imagens sofisticadas da lente para determinar a posição dos pontos do *laser* em relação às cápsulas anterior e posterior. No entanto, qualquer caso em que a sucção seja perdida durante o pré-tratamento com femtossegundo deve ser tratado com cuidado. Uma causa mais comum de ruptura da cápsula posterior é a ruptura da cápsula anterior que continua além do equador.

A criação de cubos nucleares, enquanto suaviza claramente as lentes, pode apresentar outro desafio, uma vez que geralmente sejam de cor clara e possam se esconder sob a íris e no ângulo.[15] Irrigação circunferencial cuidadosa com solução salina equilibrada no final do caso pode auxiliar na liberação desses cubos.

20.6 Conclusão

A fragmentação e o amolecimento nuclear oferecem uma nova opção para auxiliar na cirurgia de catarata. Vários estudos mostram que menos potência de ultrassom é utilizada na FLACS em comparação à facoemulsificação manual, e há evidências de uma redução modesta na perda de células endoteliais. Isso pode levar a melhoras nos resultados dos pacientes e cirurgias mais seguras, embora sejam necessários estudos adicionais.

Referências

[1] Gogate P, Ambardekar P, Kulkarni S, Deshpande R, Joshi S, Deshpande M. Comparison of endothelial cell loss after cataract surgery: phacoemulsification versus manual small-incision cataract surgery: six-week results of a randomized control trial. J Cataract Refract Surg. 2010;36(2):247-253

[2] DeBry P, Olson RJ, Crandall AS. Comparison of energy required for phacochop and divide and conquer phacoemulsification. J Cataract Refract Surg. 1998;24(5):689-692

[3] Storr-Paulsen A, Norregaard JC, Ahmed S, Storr-Paulsen T, Pedersen TH. Endothelial cell damage after cataract surgery: divide-and-conquer versus phaco-chop technique. J Cataract Refract Surg. 2008;34(6):996-1000

[4] Sandoval HP, de Castro LE, Vroman DT, Solomon KD. Randomized, doublemasked clinical trial evaluating corneal endothelial cell loss after cataract extraction and intraocular lens implantation:

Fluid-based system versus ultrasound phacoemulsification. Cornea. 2006;25(9):1043-1045

[5] Georgescu D, Kuo AF, Kinard KI, Olson RJ. A fluidics comparison of Alcon Infiniti, Bausch & Lomb Stellaris, and Advanced Medical Optics Signature phacoemulsification machines. Am J Ophthalmol. 2008;145(6):1014-1017

[6] Fine IH, Packer M, Hoffman RS. Power modulations in new phacoemulsification technology: improved outcomes. J Cataract Refract Surg. 2004;30(5):1014-1019

[7] Pirazzoli G, D'Eliseo D, Ziosi M, Acciarri R. Effects of phacoemulsification time on the corneal endothelium using phacofracture and phaco chop techniques. J Cataract Refract Surg. 1996;22(7):967-969

[8] He L, Sheehy K, Culbertson W. Femtosecond laser-assisted cataract surgery. Curr Opin Ophthalmol. 2011;22(1):43-52

[9] Mayer WJ, Klaproth OK, Hengerer FH, Kohnen T. Impact of crystalline lens opacification on effective phacoemulsification time in femtosecond laserassisted cataract surgery. Am J Ophthalmol. 2014;157(2):426-432.e1

[10] Abell RG, Kerr NM, Vote BJ. Toward zero effective phacoemulsification time using femtosecond laser pretreatment. Ophthalmology. 2013;120(5):942-948

[11] Conrad-Hengerer I, Hengerer FH, Schultz T, Dick HB. Effect of femtosecond laser fragmentation of the nucleus with different softening grid sizes on effective phaco time in cataract surgery. J Cataract Refract Surg. 2012;38(11):1888-1894

[12] Abell RG, Darian-Smith E, Kan JB, Allen PL, Ewe SY, Vote BJ. Femtosecond laser-assisted cataract surgery versus standard phacoemulsification cataract surgery: outcomes and safety in more than 4000 cases at a single center. J Cataract Refract Surg. 2015;41(1):47-52

[13] Conrad-Hengerer I, Al Juburi M, Schultz T, Hengerer FH, Dick HB. Corneal endothelial cell loss and corneal thickness in conventional compared with femtosecond laser-assisted cataract surgery: three-month follow-up. J Cataract Refract Surg. 2013;39(9):1307-1313

[14] Crema AS, Walsh A, Yamane IS, Ventura BV, Santhiago MR. Femtosecond laser-assisted cataract surgery in patients with Marfan syndrome and subluxated lens. J Refract Surg. 2015;31(5):338-341

[15] Alder BD, Donaldson KE. Comparison of 2 techniques for managing posterior polar cataracts: Traditional phacoemulsification versus femtosecond laserassisted cataract surgery. J Cataract Refract Surg. 2014;40(12):2148-2151

[16] Conrad-Hengerer I, Hengerer FH, Schultz T, Dick HB. Femtosecond laserassisted cataract surgery in eyes with a small pupil. J Cataract Refract Surg. 2013;39(9):1314-1320

[17] Bali SJ, Hodge C, Lawless M, Roberts TV, Sutton G. Early experience with the femtosecond laser for cataract surgery. Ophthalmology. 2012;119(5):891-899

[18] Roberts TV, Lawless M, Bali SJ, Hodge C, Sutton G. Surgical outcomes and safety of femtosecond laser cataract surgery: a prospective study of 1500 consecutive cases. Ophthalmology. 2013;120(2):227-233

21 Etapas Cruciais III: Incisão da Córnea, Principal e Lateral

Rozina Noristani ▪ Tim Schultz ▪ Burkhard Dick

Resumo

"As incisões realizadas manualmente na córnea estão associadas a muitas dificuldades cirúrgicas – ceratectomia radial, por exemplo, em muitos casos levou a uma mudança hiperópica em longo prazo. O *laser* de femtossegundo oferece a opção de ceratotomia intraestromal para corrigir o astigmatismo, principalmente porque os sistemas a *laser* modernos não causam uma aplanação da córnea central e, assim, a criação de dobras pode ser evitada. Essas incisões intraestromais provaram ser seguras e eficazes, se realizadas durante LCS não causam custos adicionais. A previsibilidade é considerada mais alta do que nas técnicas manuais; as únicas complicações comuns que foram relatadas até agora são inflamação de baixo grau e microperfurações, que são, em sua maioria, autocurativas. O *laser* também pode realizar com segurança incisões claras na córnea principal e na porta lateral com avaliações microscópicas mostrando uma alta qualidade de corte e muito poucas pontes de tecido restantes. O descolamento da membrana de Descemet, no entanto, é uma complicação potencial, embora não seja frequente.

Palavras-chave: Ceratotomia astigmática intraestromal, incisões nas portas principais e laterais assistidas por *laser*

21.1 Base

A córnea consiste em cinco camadas (epitélio, camada de Bowman, estroma, membrana de Descemet e endotélio) com espessura central de aproximadamente 0,52 mm e espessura periférica de aproximadamente 0,65 mm, dependendo da idade e de outros fatores individuais (▶ Fig. 21.1). Como a córnea apresenta a superfície refrativa principal do olho com um poder de refração total superior a 48 D, erros de refração, como o astigmatismo, podem resultar de irregularidades na superfície. O estroma está localizado entre a camada de Bowman e a membrana de Descemet e representa cerca de 90% da espessura da córnea. Consiste em fibrilas de colágeno, agrupadas uniformemente paralelamente à superfície da córnea.[1] Uma cicatriz permanente da córnea pode ocorrer assim que a camada de Bowman, a segunda camada da córnea localizada sob o epitélio, for rompida. Para o tratamento do astigmatismo, são realizadas incisões na periferia da córnea. Essas incisões achatam a porção central da córnea e, portanto, modificam o formato da córnea.[2] É de grande interesse não afetar a camada de Bowman ao realizar incisões na córnea, a fim de evitar a formação de cicatriz no tecido da córnea.

O astigmatismo é um erro refrativo muito comum que pode ocorrer naturalmente e também após procedimentos cirúrgicos como cirurgia de catarata ou ceratoplastia.[3,4] Hoffmann e Hütz *et al.* descobriram que em 23.239 olhos, 36,1% tinham um astigmatismo acima de 0,75 D com um astigmatismo médio de 0,98 D.[5]

Achados semelhantes foram feitos em pacientes antes da cirurgia de catarata. Aqui, 34% dos pacientes com catarata tinham um astigmatismo de 1,0 D e mais.[6]

A extensão do astigmatismo após a cirurgia de catarata pode variar dependendo do procedimento cirúrgico. A diminuição da acuidade visual no pós-operatório pode causar uma insatisfação distinta que pode ser muito frustrante não apenas para o paciente, mas também para o cirurgião. Além disso, o astigmatismo pode causar certos efeitos halo, que são descritos até como piores em olhos com alto astigmatismo induzido por cirurgia.[7]

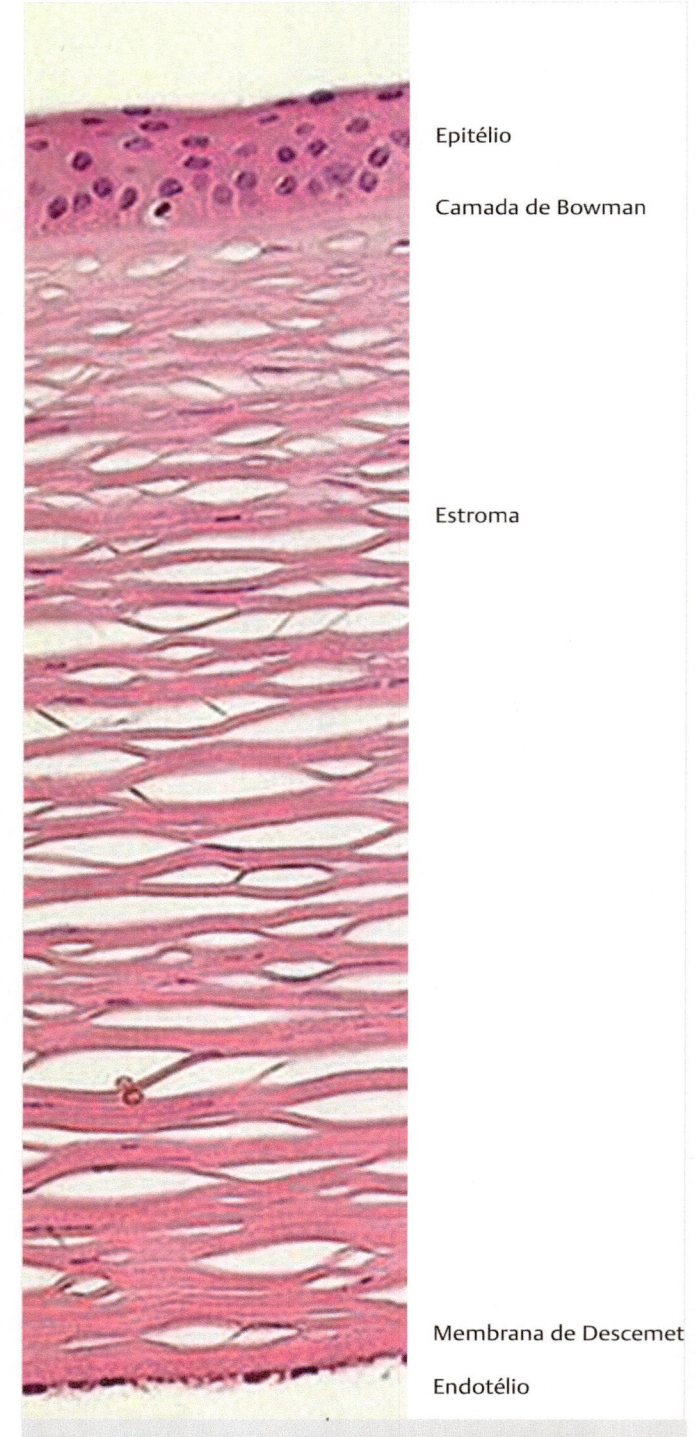

Figura 21.1 Histologia da córnea. (Distância entre a fibrina da córnea é um artefato de preparação).

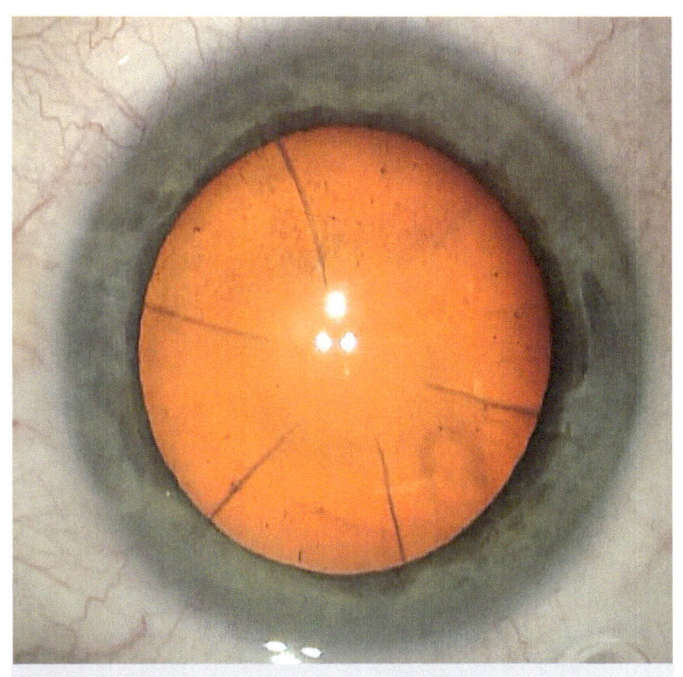

Figura 21.2 Imagem intraoperatória em todo o microscópio cirúrgico de um olho após ceratotomia radial com seis incisões radiais da córnea.

tratamento bem-sucedida para erros de refração.[9] No entanto, em longo prazo os resultados revelaram uma refração instável por causa de um deslocamento hiperópico progressivo.[10,11] A ceratotomia astigmática (AK) manual é descrita como tendo baixa confiabilidade e previsibilidade, além de outras complicações relatadas, como infecções e perfuração da córnea.[12]

Além disso, as incisões realizadas manualmente estão associadas a muitas dificuldades cirúrgicas, o que leva à opinião generalizada de que elas devem ser realizadas apenas por cirurgiões experientes. Além disso, as incisões também podem ser realizadas com energia de femtossegundo assistida por *laser*.

21.2 Ceratotomia Astigmática Intraestromal Assistida por *Laser* de Femtossegundo

Além de realizar manualmente incisões na córnea em olhos com astigmatismo significativo, as incisões astigmáticas também podem ser concluídas com ceratotomia assistida por *laser*. Em 2009, a cirurgia a *laser* de femtossegundo foi introduzida na oftalmologia para cirurgia de catarata. Desde então, as incisões orientadas por imagem podem ser realizadas, onde a localização e a extensão das incisões podem ser navegadas com muita precisão. Aqui, dois métodos diferentes foram desenvolvidos para visualizar a córnea no intraoperatório. A imagem rotativa de Scheimpflug ou a tomografia de coerência óptica (OCT) de domínio espectral podem fornecer incisões da córnea orientadas por imagem. A cirurgia a *laser* de femtossegundo pode concluir uma AK penetrante ou intraestromal, onde uma ou duas incisões curvas na córnea são realizadas no meridiano mais íngreme do astigmatismo (▶ Fig. 21.3).[13,14] É importante mencionar que os antigos sistemas de *laser* de femtossegundo tiveram um efeito de aplanação na curvatura da córnea através do sistema de encaixe. O encaixe proporcionou uma superfície plana, mas, ao mesmo tempo, induziu a formação de dobras da córnea. Atualmente, os sistemas de *laser* estabelecidos não causam aplanação da superfície central da córnea, o que evita o dobramento da córnea central. Assim, com as interfaces líquidas, a curvatura da córnea permanece mais em sua for-

A fim de reduzir a deficiência visual e os fenômenos fóticos decorrentes do astigmatismo clinicamente significativos, várias abordagens cirúrgicas foram realizadas nas últimas décadas. Todos os tratamentos têm como objetivo principal realizar incisões na córnea no meridiano íngreme do astigmatismo. As incisões na córnea podem ser realizadas manualmente, como ceratectomia radial (RK) e ceratotomia arqueada. Durante a década de 1960, a RK foi introduzida pela primeira vez na oftalmologia para tratar miopia e astigmatismo (▶ Fig. 21.2).[8] Desde então, muitos outros estudos se seguiram em que a RK foi considerada uma opção de

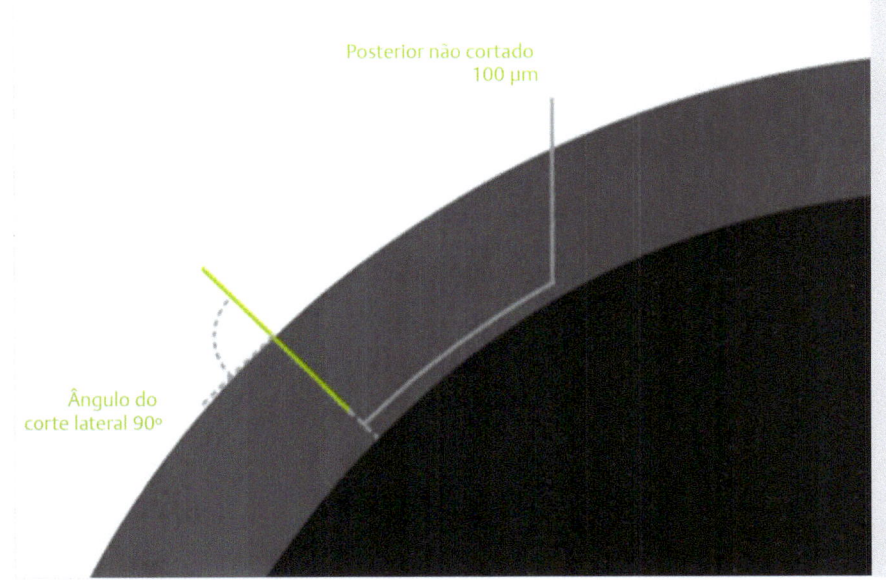

Figura 21.3 Tela de planejamento para penetração de incisões arqueadas (captura de tela).

ma natural durante o tratamento a *laser*, o que potencialmente apresenta uma vantagem dos sistemas a *laser* de femtossegundo usados hoje em dia com interfaces líquidas. Estudos podem até mostrar que essas dobras da córnea podem levar a uma capsulotomia incompleta durante o tratamento a *laser*.[15]

Sobre a estabilidade das AKs de femtossegundo assistidas por *laser*, Day e Stevens publicaram recentemente um estudo, onde analisaram a queratometria da córnea após cirurgia de catarata com e sem AK. A mudança no astigmatismo induzido cirurgicamente (SIA) entre 1 e 6 meses após a cirurgia foi semelhante nos dois grupos e mostrou magnitude semelhante da regressão do SIA.[16]

Além disso, estudos puderam mostrar que a eficácia das incisões varia de acordo com sua profundidade e comprimento.[17] Como ambos os parâmetros podem ser ajustados individualmente com as configurações do *laser*, a eficácia pode ser personalizada com a magnitude do astigmatismo pré-operatório. Especialmente nos olhos após ceratoplastia penetrante (PKP), uma variação da profundidade incisional pode ser de grande interesse, que foi relatado variar entre 75% e 90% da espessura da córnea.[18,19] Wetterstrand et al. também relataram que existe uma correlação da profundidade incisional com a eficácia e declararam que uma incisão mais profunda leva a uma correção astigmática mais eficaz. Aqui, 20 olhos pós-ceratoplastia foram tratados com incisão arqueada assistida por *laser* de femtossegundo no interior do estroma do enxerto.[20] Eliwa et al. publicaram recentemente um estudo em que 23 olhos foram submetidos a incisões relaxantes limbares (LRIs), e 22 olhos não foram submetidos a nenhuma incisão astigmática durante a cirurgia de catarata.[21] No grupo da LRI, o astigmatismo topográfico pode ser reduzido para 51,9% do astigmatismo pré-operatório ($p < 0,0001$).

Day e Stevens et al. puderam mostrar que incisões intraestromais representam um tratamento seguro para reduzir significativamente o astigmatismo. Em 196 olhos, a correção média do astigmatismo foi de 63% com pacientes com um cilindro corneano pré-operatório médio de 1,21 D (variação: 0,75-2,64 D). Day et al. também mencionaram algumas vantagens da AK assistida por *laser*, onde descreveram a programação a *laser* como muito fácil, sem gerar custos adicionais à cirurgia de catarata assistida por *laser* de femtossegundo (LCS).[22] Esse procedimento barato pode subsequentemente apresentar um tratamento lucrativo, especialmente para pacientes com contraindicações para lentes intraoculares (IOL) tóricas. Em um estudo de Yoo et al, o astigmatismo residual foi analisado após o implante de IOL tórica e foi comparado à AK assistida por *laser* de femtossegundo. Aqui eles até documentaram que AKs assistidas por *laser* apresentam uma alternativa viável ao implante de lente tórica para astigmatismo com resultados comparáveis.[23] Em relação aos resultados de longo prazo das LRIs, não foi detectada nenhuma alteração significativa das aberrações de ordem superior (HOA) após três anos, razão pela qual Monaco et al. concluíram que as LRIs apresentam uma opção de tratamento adequada para o astigmatismo.[24]

Curiosamente, esses achados contrastam com outros estudos, nos quais foi demonstrado que AK aumenta a HOA.[25]

21.3 Nomogramas

Hoje, existem diferentes nomogramas que podem ser usados para o cálculo individual da profundidade e do eixo do LRI. Os principais nomogramas são o nomograma Donnenfeld LRI, o nomograma de Julian Stevens e a calculadora Femto LRI ASSORT (Sistema Estatístico de Alpins para Técnicas de Cirurgia Refrativa Oftálmica). É importante mencionar que o nomograma de Stevens et al. apresenta o único nomograma disponível para incisões intraestromais da córnea e, portanto, é altamente preferido por muitos cirurgiões.

O nomograma Donnenfeld LRI foi desenvolvido originalmente para incisões manuais da córnea e não é oficialmente recomendado pela empresa editora para incisões assistidas por *laser* de femtossegundo.

Existem muitos cirurgiões que postulam que é necessário um ajuste futuro dos nomogramas para melhorar a eficácia da AK assistida por *laser*.[26] Outra preocupação com o LRI é a baixa previsibilidade.[27] No entanto, a previsibilidade ainda é considerada maior do que outras técnicas manuais.[28] Como mencionado anteriormente, o resultado refrativo das incisões corneanas realizadas manualmente, como a RK, é relativamente instável por causa de uma mudança hiperópica que ocorre anos após o tratamento. Bouwhuis et al. demonstraram que a ceratotomia arqueada intraestromal assistida por *laser* de femtossegundo tem uma excelente estabilidade refrativa.[29] Mesmo com IOLs tóricas, estudos de longo prazo podem mostrar que a estabilidade da rotação nem sempre pode ser garantida, o que pode potencialmente levar a um resultado visual reduzido.[30,31] Kohnen et al. concluíram que, nos casos de astigmatismo mais alto, as IOLs tóricas em combinação com LRI apresentam um tratamento preciso, a fim de corrigir adequadamente o astigmatismo.[32]

Para AKs e IOLs tóricas é necessário encontrar o eixo correto no intraoperatório. Vários marcadores de tintura e digitais estão disponíveis. A opção mais usada é o marcador conduzido por gravidade. Por exemplo, o modelo produzido por Geuder (Heidelberg, Alemanha) possui uma distância ajustada entre as lâminas do marcador para evitar o bloqueio do feixe de *laser* pela tinta durante a capsulotomia. Os sistemas digitais podem executar um registro intraoperatório da íris e combinar dados pré e intraoperatórios para encontrar o eixo correto para as AKs (▶ Fig. 21.4; ▶ Fig. 21.5).

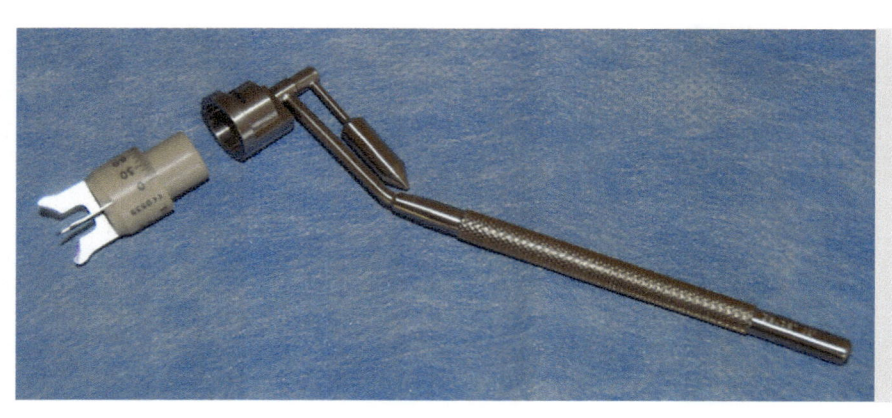

Figura 21.4 Um marcador conduzido por gravidade comumente usado, produzido por Geuder (projetado pelo Dr. Schultz). O dispositivo é usado para marcar o eixo correto para ceratotomias astigmáticas ou implantação de lentes intraoculares tóricas.

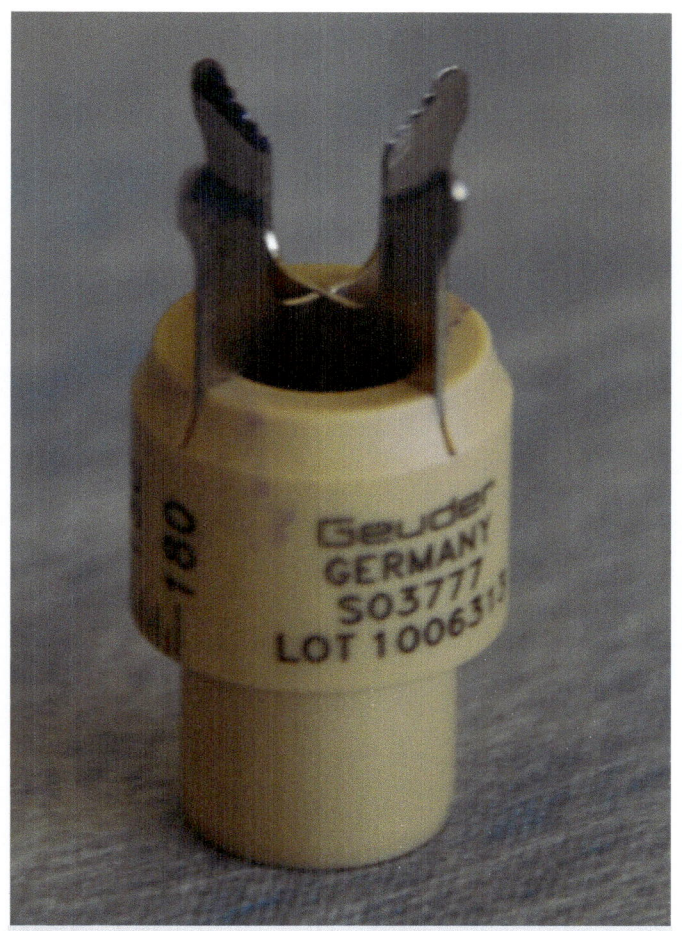

Figura 21.5 *Close-up* do marcador conduzido por gravidade produzido por Geuder. A distância entre as lâminas do marcador evita um bloqueio do feixe do *laser* pela tinta na córnea durante a capsulotomia.

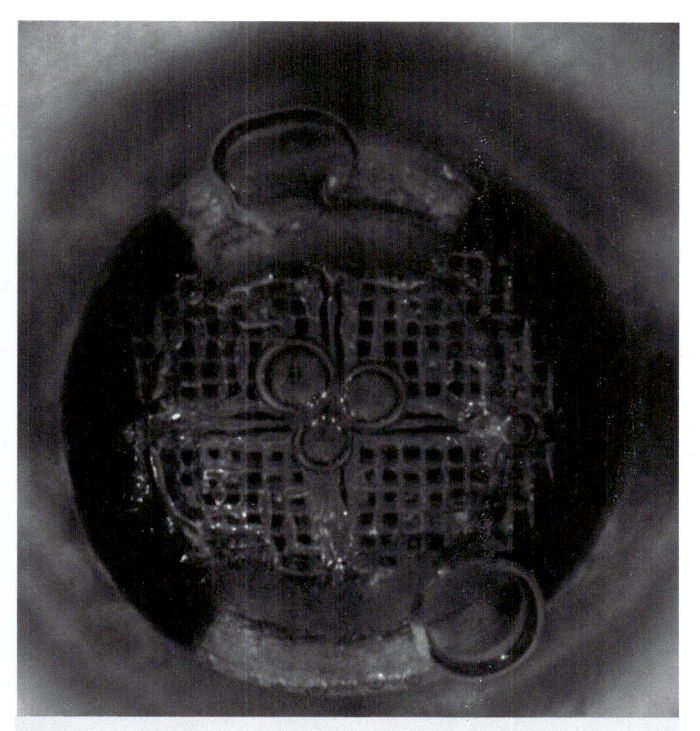

Figura 21.6 Formação de bolhas de gás subepiteliais durante incisões arqueadas intraestromais assistidas por *laser* de femtossegundo.

21.4 Complicações

Até agora, as únicas complicações comuns relacionadas com as incisões de AK de femtossegundo são inflamação de baixo grau e microperfurações, que, em sua maioria, desapareciam sozinhas. Contudo, Cherfan *et al.* publicaram um relatório de caso, em 2014, em que ocorreu perfuração da córnea após AK assistida por *laser* de femtossegundo.[33] Eles afirmaram que nos casos em que o endotélio ou o epitélio é perfurado, podem ser observadas bolhas de cavitação na câmara anterior, que devem consideradas um alerta para o cirurgião interromper o procedimento a *laser*. Isso também foi confirmado em uma carta de Dick *et al.*[34]

Também é importante mencionar que a eficácia da correção do astigmatismo pode diminuir se o gás escapar durante o processo incisional (▶ Fig. 21.6). Posteriormente, o *laser* pode não causar uma dissecção de tecido na área posterior ao gás, o que leva a uma correção inadequada do astigmatismo. Independentemente da profundidade da incisão da córnea, o *laser* sempre visa concluir a incisão no estroma sem afetar outras estruturas da córnea. Como mencionado anteriormente, as incisões que penetram na camada de Bowman da córnea têm um risco maior de desenvolver cicatrizes pós-operatórias com uma abertura maior da incisão. Na imagem ao vivo, por exemplo, com OCT tridimensional ou imagem rotativa Scheimpflug, o cirurgião pode confirmar que o tratamento a *laser* incisional estará estritamente localizado no estroma da córnea (▶ Fig. 21.7). Movendo cuidadosamente a cabeça do paciente sob imagens em tempo real, ele pode navegar com precisão pela localização dos pontos do *laser*. Schultz *et al.* publicaram um artigo onde avaliaram a estrutura da córnea após incisão da arcada intraestromal. A avaliação histológica pós-enucleação pode mostrar que a camada epitelial foi poupada do tratamento a *laser* sem a ocorrência de células inflamatórias e pontes teciduais.[35] Como o epitélio permanece fechado, o risco de infecções da córnea pode ser bastante reduzido, o que apresenta uma grande vantagem sobre incisões corneanas realizadas manualmente, onde o epitélio está aberto. Posteriormente, complicações relacionadas com infecções da córnea após o tratamento de AK assistida por *laser* de femtossegundo raramente são descritas; apenas os olhos, após penetrar as incisões de AK, desenvolvem infecção na córnea.[36]

Em conclusão, existem diversos estudos que relataram que a AK intraestromal assistida por *laser* de femtossegundo apresenta um tratamento eficiente, preciso e seguro para o astigmatismo com uma rápida recuperação visual, razão pela qual as incisões de córnea assistidas por *laser* de femtossegundo apresentam uma opção de tratamento estabelecida cirurgicamente e minimamente invasiva para astigmatismo.

21.5 Astigmatismo Pós-Ceratoplastia

Erros astigmáticos são um achado muito comum nos olhos após a PKP. Existem inúmeras técnicas para tratar o astigmatismo pós--PKP, como ceratomileuse *in situ* a *laser* (LASIK), ceratectomia fotorrefrativa (PRK), incisões relaxantes e ressecções em cunha. Muitos estudos podem mostrar que a AK assistida por *laser* de

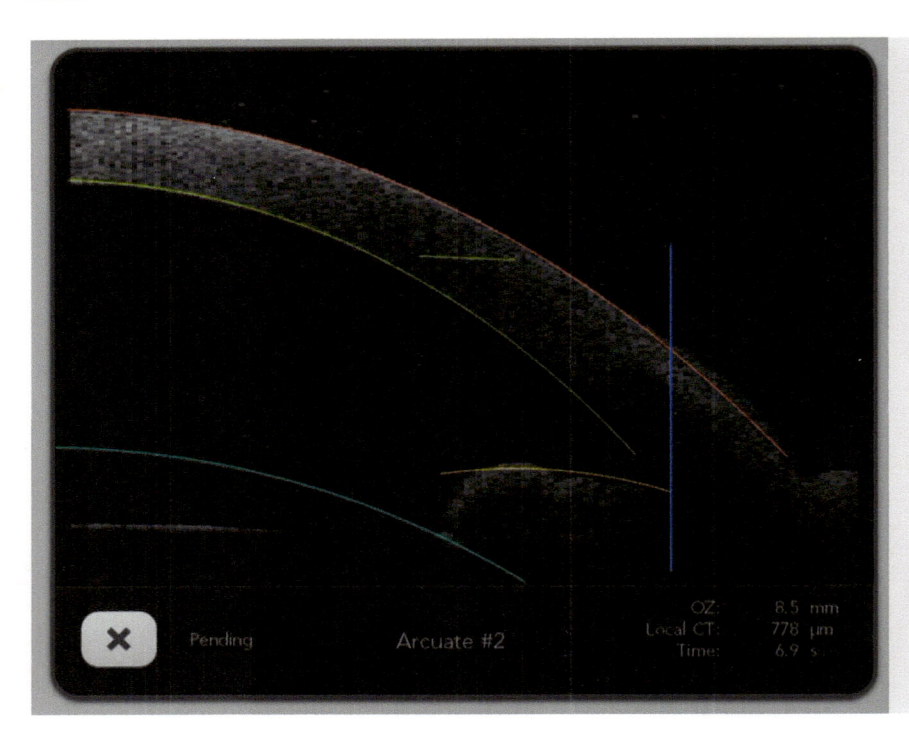

Figura 21.7 Confirmação da posição da incisão arqueada intraestromal com tomografia de coerência óptica de domínio espectral tridimensional ao vivo (taxa de repetição de aproximadamente 1 Hz).

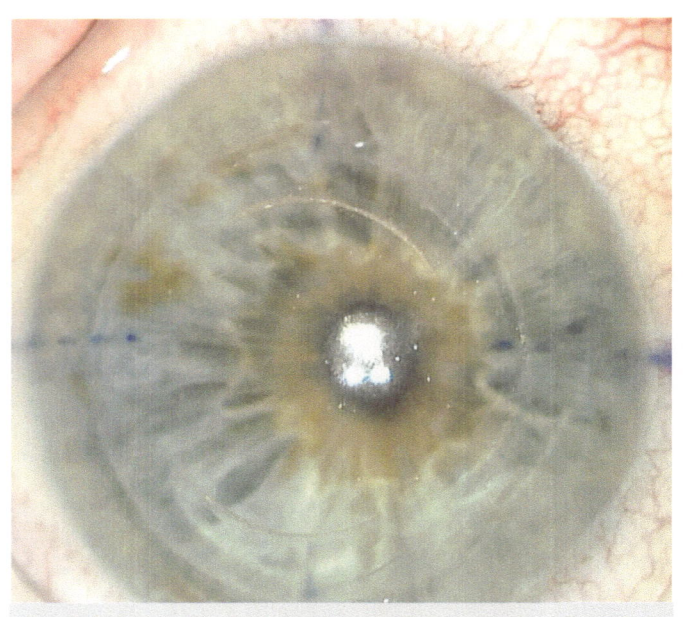

Figura 21.8 Incisões arqueadas penetrantes em um caso com alto astigmatismo da córnea após ceratoplastia penetrante.

femtossegundo apresenta uma abordagem cirúrgica precisa para tratar o astigmatismo após PKP.

Bahar et al. compararam 20 olhos de AKs realizadas manualmente com 20 olhos tratados com laser de femtossegundo após PKP. Aqui, eles encontraram uma melhora significativamente melhor de acuidades visuais não corrigidas e mais bem corrigidas, com uma menor taxa de astigmatismo no pós-operatório no grupo tratado com o laser.[18] Além disso, Fadlallah publicou uma série de casos retrospectivos, em 2015, onde AKs auxiliados por laser de femtossegundo foram concluídos em 62 olhos para corrigir o astigmatismo altamente irregular (> 5 D) após PKP. O astigmatismo absoluto pré-operatório médio foi de 7,1 ± 1,72 D, podendo ser reduzido em seis meses de pós-operatório para 2,6 ± 2,4 D ($p < 0,001$). Após 28 meses, as acuidades visuais não corrigidas e corrigidas e o astigmatismo permaneceram estáveis. Ele concluiu que a AK assistida por laser de femtossegundo apresenta um método eficiente para tratar altas magnitudes de astigmatismo após a PKP.[36]

Hoffart et al. confirmaram a eficácia da AK assistida por laser de femtossegundo em um estudo prospectivo e randomizado, em que 10 olhos receberam AK assistida por laser de femtossegundo e 10 olhos foram tratados manualmente com um queratoma. No pré-operatório, o cilindro médio foi de 8,6 ± 3,0 e 6,7 ± 2,1 D, que pode ser reduzido para 3,9 ± 2,4 D após AK assistida por laser e 4,7 2,4 D após AK mecanizada. Não foi possível detectar significância estatística entre os dois grupos (▶ Fig. 21.8).[26]

21.5.1 Incisões nas Portas Principal e Lateral Assistidas por *Laser* de Femtossegundo

Não apenas incisões astigmáticas podem ser realizadas com o laser, mas também incisões claras na córnea (CCIs) para cirurgia de catarata. Existem diversos estudos que podem mostrar que as CCIs assistidas por laser têm muitas vantagens sobre as incisões corneanas realizadas manualmente. Em 2014, 60 olhos para cirurgia de catarata foram randomizados em dois grupos: um grupo com CCI assistida por laser (LensX, Alcon Laboratories, Inc., Fort Worth, TX) e outro com incisões manuais. Aqui, Mastropasqua et al. descobriram que o astigmatismo era significativamente menor no grupo CCI aos 30 e 180 dias ($p = <0,05$).[37] Outra vantagem do grupo CCI era que a contagem de células endoteliais centrais era significativamente maior. Como a morfologia e a arquitetura dos cortes incisionais também foram melhores com menos lacunas, eles concluíram que as CCIs assistidas por laser apresentam uma técnica precisa para realizar uma CCI mais precisa e segura, com menor taxa de complicações.[37]

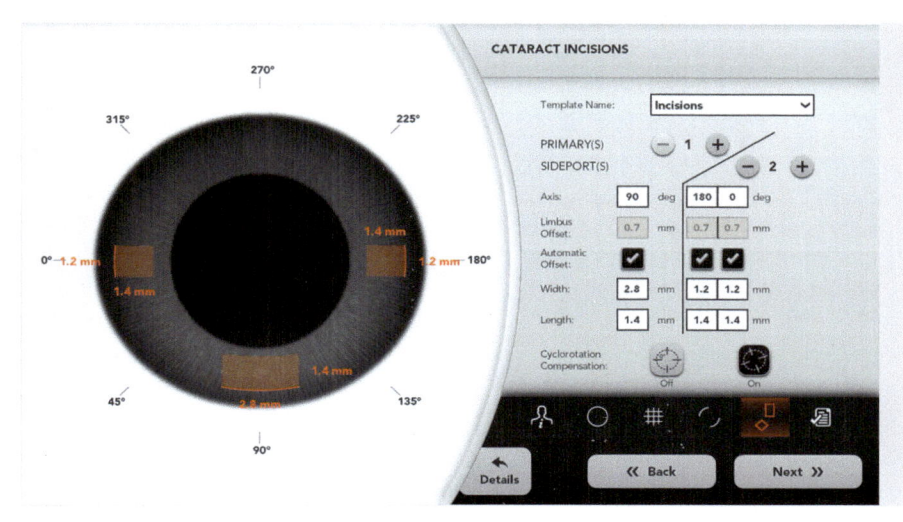

Figura 21.9 Tela de planejamento da incisão da porta lateral e principal assistida por *laser* de femtossegundo com o Catalys Precision Laser System.

Após a enucleação, Schultz *et al.* analisaram a qualidade histopatológica e a precisão das principais incisões penetrantes de catarata realizadas *in vivo*. Com a microscopia de luz, eles mostraram que as incisões correspondiam muito bem ao plano incisional previamente determinado. A qualidade do corte era altamente satisfatória, com apenas algumas pontes de tecido que podiam ser abertas facilmente com dissecção romba.[35]

Nosé *et al.* publicaram uma série de casos em que relataram cerca de quatro pacientes que desenvolveram um descolamento da membrana de Descemet após o tratamento assistido por *laser* de femtossegundo.[38] Aqui, a fragmentação das lentes e a capsulotomia foram realizadas sem intercorrências em todos os casos. No entanto, durante a criação da incisão principal ou secundária, ocorreu um descolamento da membrana de Descemet na área peri-incisional como uma das principais complicações. Um dos pacientes até desenvolveu um edema de córnea persistente que foi tratado com ceratoplastia endotelial de membrana de Descemet (DMEK). O descolamento de membrana de Descemet é relatado como uma complicação muito rara da facoemulsificação. O aumento da taxa de realização de incisões de córnea assistidas por *laser* pode aumentar potencialmente o risco de desenvolver essa complicação após a cirurgia de catarata. Os autores do estudo também afirmam que a probabilidade da ocorrência dessa complicação independe da experiência do cirurgião ou do equipamento de femtossegundo.[35] Além disso, Alió *et al.* publicaram um estudo no qual analisaram a configuração das incisões na córnea. Aqui, 20 olhos foram submetidos a LCS com incisões primárias e secundárias assistidas por *laser*. As análises dos comprimentos e das médias dos ângulos de superfície das incisões mostraram resultados estáveis.[39]

Atualmente, a CCI apresenta a técnica cirúrgica mais preferida para cirurgia de catarata. Desde que a CCI foi estabelecida, muitos estudos foram concluídos para analisar as alterações topográficas da córnea. Agora, na era do LCS, é de grande interesse como a CCI assistida por *laser* afeta a topografia da córnea. Em um estudo experimental de globos oculares humanos, Serrao *et al.* mostraram que CCIs de 2,75 mm de femtossegundo induzem pequenas alterações na topografia da córnea central anterior com um maior achatamento da área após uma semana.[40]

Isso pode ser explicado pelo fato de que CCIs assistidas por *laser* criam uma incisão mais longa e mais central do que as realizadas manualmente.[40] No entanto, um mês após a cirurgia, a topografia da córnea era semelhante às incisões manuais, sem diferenças significativas. No centro da córnea, não ocorreram mudanças de curvatura após a CCI assistida por *laser*, quando comparada às CCIs realizadas manualmente com uma faca descartável. Curiosamente, eles observaram que, na área periférica, as CCIs assistidas por *laser* causam menos inclinação da córnea. No entanto, o impacto real das CCIs assistidas por *laser* na topografia da córnea permanece discutível. O impacto no astigmatismo induzido pela cirurgia pode ser considerado insignificante, uma vez que as CCIs geradas por *laser* não apresentem maior risco de astigmatismo pós-cirúrgico do que as incisões realizadas manualmente.[41,42]

Com base nesse conhecimento, o cirurgião pode ajustar individualmente as configurações do *laser* antes do tratamento. Estudos podem mostrar que as características morfológicas pretendidas das incisões correspondem principalmente ao resultado morfológico pós-operatório real (▶ Fig. 21.9; ▶ Fig. 21.10; ▶ Fig. 21.11).[43]

Análises experimentais em tecidos de cadáveres humanos com microscopia eletrônica e de luz também podem provar que as incisões assistidas por *laser* não vazam e causam apenas dano celular limitado.[44]

Existem também possíveis desvantagens. Em caso de opacificação periférica da córnea, o tratamento a *laser* pode ser incompleto, e a abertura cega da incisão não é possível. Por outro lado, o olho está potencialmente aberto após o tratamento a *laser*. Por esse motivo, o sistema a *laser* precisa ser posicionado na sala de cirurgia, e o tratamento a *laser* deve ser realizado em condições estéreis, se forem realizadas incisões na córnea.[45] Em comparação às incisões manuais, isso pode ser demorado.

Em suma, pode ser importante mencionar que todos os resultados das CCIs criadas por *laser* não podem ser generalizados, pois cada sistema de *laser* de femtossegundo possui configurações e recursos diferentes que podem influenciar substancialmente o resultado do procedimento de maneira diferente.

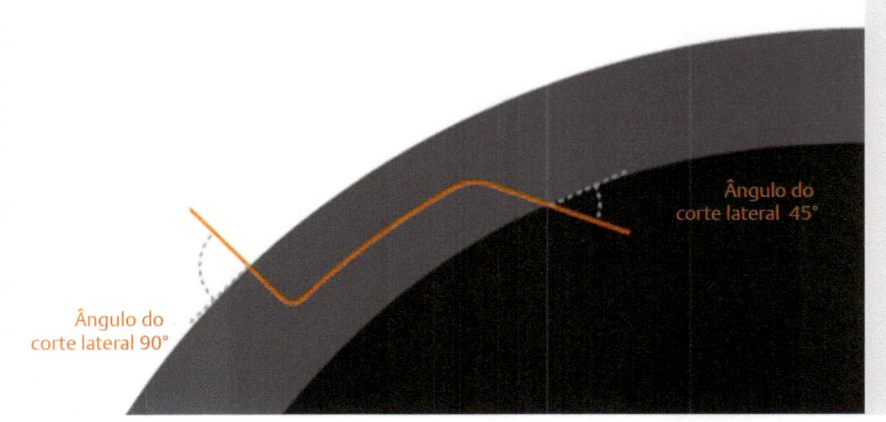

Figura 21.10 Perfil triplanar da incisão principal clara da córnea com o *laser* de femtossegundo.

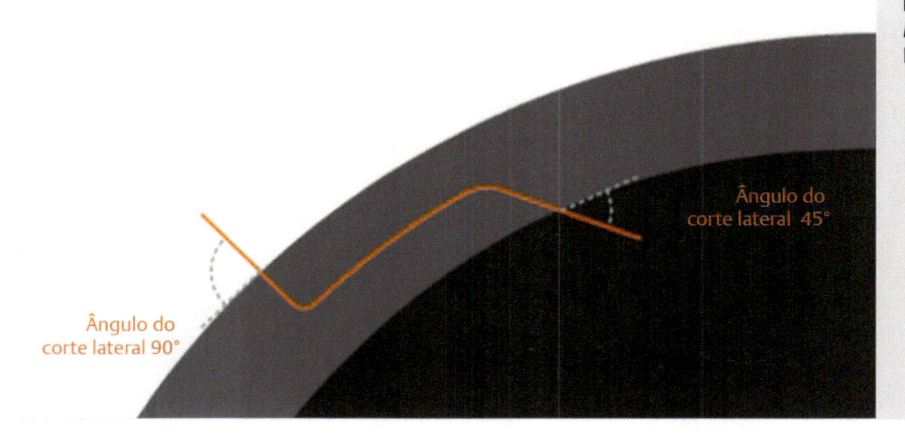

Figura 21.11 Dissecção da incisão principal do *laser* triplanar com uma espátula romba (Geuder, Dick).

Referências

[1] Meek KM, Knupp C. Corneal structure and transparency. Prog Retin Eye Res. 2015;49:1-16
[2] Simon G, Ren Q. Biomechanical behavior of the cornea and its response to radial keratotomy. J Refract Corneal Surg. 1994;10(3):343-351, discussion 351-356
[3] Feizi S, Zare M. Current approaches for management of postpenetrating keratoplasty astigmatism. J Ophthalmol. 2011;2011:708736
[4] Thanigasalam T, Reddy SC, Zaki RA. Factors associated with complications and postoperative visual outcomes of cataract surgery; a study of 1,632 cases. J Ophthalmic Vis Res. 2015;10(4):375-384
[5] Hoffmann PC, Hütz WW. Analysis of biometry and prevalence data for corneal astigmatism in 23,239 eyes. J Cataract Refract Surg. 2010;36(9):1479-1485
[6] Miyake T, Kamiya K, Amano R, Shimizu K. Corneal astigmatism before cataract surgery. Nippon Ganka Gakkai Zasshi. 2011;115(5):447-453
[7] Dick HB, Krummenauer F, Schwenn O, Krist R, Pfeiffer N. Objective and subjective evaluation of photic phenomena after monofocal and multifocal intraocular lens implantation. Ophthalmology. 1999;106(10):1878–1886
[8] Sato T, Akiyama K, Shibata H. A new surgical approach to myopia. Am J Ophthalmol. 1953;36(6 1):823-829
[9] Waring GO, III. Evolution of radial keratotomy for myopia. Trans Ophthalmol Soc U K. 1985;104(Pt 1):28-42
[10] Charpentier DY, Garcia P, Grunewald F, Brousse D, Duplessix M, David T. Refractive results of radial keratotomy after 10 years. J Refract Surg. 1998;14(6):646-648
[11] Waring GO, III, Lynn MJ, McDonnell PJ. Results of the prospective evaluation of radial keratotomy (PERK) study 10 years after surgery. Arch Ophthalmol. 1994;112(10):1298-1308
[12] Panda A, Das GK, Vanathi M, Kumar A. Corneal infection after radial keratotomy. J Cataract Refract Surg. 1998;24(3):331-334
[13] Ahlemeyer B, Beier H, Semkova I, Schaper C, Krieglstein J. S-100beta protects cultured neurons against glutamate- and staurosporine-induced damage and is involved in the antiapoptotic action of the 5 HT(1A)-receptor agonist, Bay x 3702. Brain Res. 2000;858(1):121-128
[14] Venter J, Blumenfeld R, Schallhorn S, Pelouskova M. Non-penetrating femtosecond laser intrastromal astigmatic keratotomy in patients with mixed astigmatism after previous refractive surgery. J Refract Surg. 2013;29(3):180-186
[15] Talamo JH, Gooding P, Angeley D, et al. Optical patient interface in femtosecond laser-assisted cataract surgery: contact corneal applanation versus liquid immersion. J Cataract Refract Surg. 2013;39(4):501-510
[16] Day AC, Stevens JD. Stability of keratometric astigmatism after nonpenetrating femtosecond laser intrastromal astigmatic keratotomy performed during laser cataract surgery. J Refract Surg. 2016;32(3):152-155
[17] Akura J, Matsuura K, Hatta S, Kaneda S, Ikeda T. Experimental study using pig eyes for realizing ideal astigmatic keratotomy. Cornea. 2001;20(3):325-328
[18] Bahar I, Levinger E, Kaiserman I, Sansanayudh W, Rootman DS. IntraLaseenabled astigmatic keratotomy for postkeratoplasty astigmatism. Am J Ophthalmol. 2008;146(6):897-904.e1
[19] Nubile M, Carpineto P, Lanzini M, et al. Femtosecond laser arcuate keratotomy for the correction of high astigmatism after keratoplasty. Ophthalmology. 2009;116(6):1083-1092
[20] Wetterstrand O, Holopainen JM, Krootila K. Femtosecond laser-assisted intrastromal relaxing incisions after penetrating keratoplasty: effect of incision depth. J Refract Surg. 2015;31(7):474-479
[21] Eliwa TF, Abdellatif MK, Hamza L. Effect of limbal relaxing incisions on corneal aberrrations. J Refract Surg. 2016;32(3):156-162

[22] Day AC, Lau NM, Stevens JD. Nonpenetrating femtosecond laser intrastromal astigmatic keratotomy in eyes having cataract surgery. J Cataract Refract Surg. 2016;42(1):102-109

[23] Yoo A, Yun S, Kim JY, Kim MJ, Tchah H. Femtosecond laser-assisted arcuate keratotomy versus toric IOL implantation for correcting astigmatism. J Refract Surg. 2015;31(9):574-578

[24] Monaco G, Scialdone A. Long-term outcomes of limbal relaxing incisions during cataract surgery: aberrometric analysis. Clin Ophthalmol. 2015;9:1581-1587

[25] Montés-Micó R, Muñoz G, Albarrán-Diego C, Rodríguez-Galietero A, Alió JL. Corneal aberrations after astigmatic keratotomy combined with laser in situ keratomileusis. J Cataract Refract Surg. 2004;30(7):1418-1424

[26] Hoffart L, Proust H, Matonti F, Conrath J, Ridings B. Correction of postkeratoplasty astigmatism by femtosecond laser compared with mechanized astigmatic keratotomy. Am J Ophthalmol. 2009;147(5):779-787, 787.e1

[27] Bradley MJ, Coombs J, Olson RJ. Analysis of an approach to astigmatism correction during cataract surgery. Ophthalmologica. 2006;220(5):311-316

[28] Wu E. Femtosecond-assisted astigmatic keratotomy. Int Ophthalmol Clin. 2011;51(2):77-85

[29] Bouwhuis MG, Suciu S, Kruit W, et al. European Organisation for Research and Treatment of Cancer Melanoma Group. Prognostic value of serial blood S100B determinations in stage IIB-III melanoma patients: a corollary study to EORTC trial 18952. Eur J Cancer. 2011;47(3):361-368

[30] Kwartz J, Edwards K. Evaluation of the long-term rotational stability of singlepiece, acrylic intraocular lenses. Br J Ophthalmol. 2010;94(8):1003-1006

[31] Chang DF. Comparative rotational stability of single-piece open-loop acrylic and plate-haptic silicone toric intraocular lenses. J Cataract Refract Surg. 2008;34(11):1842-1847

[32] Kohnen T, Koch DD. Methods to control astigmatism in cataract surgery. Curr Opin Ophthalmol. 1996;7(1):75-80

[33] Cherfan DG, Melki SA. Corneal perforation by an astigmatic keratotomy performed with an optical coherence tomography-guided femtosecond laser. J Cataract Refract Surg. 2014;40(7):1224-1227

[34] Dick HB, Schultz T, Gerste RD. Lessons from a corneal perforation during femtosecond laser-assisted cataract surgery. J Cataract Refract Surg. 2014;40(12):2168-2169

[35] Schultz T, Tischoff I, Ezeanosike E, Dick HB. Histological sections of corneal

[36] incisions in OCT-guided femtosecond laser cataract surgery. J Refract Surg. 2013;29(12):863-864

[37] Fadlallah A, Mehanna C, Saragoussi JJ, Chelala E, Amari B, Legeais JM. Safety and efficacy of femtosecond laser-assisted arcuate keratotomy to treat irregular astigmatism after penetrating keratoplasty. J Cataract Refract Surg. 2015;41(6):1168-1175

[38] Mastropasqua L, Toto L, Mastropasqua A, et al. Femtosecond laser versus manual clear corneal incision in cataract surgery. J Refract Surg. 2014;30(1):27-33

[39] Nosé RM, Rivera-Monge MD, Forseto AS, Nosé W. Descemet membrane detachment in femtosecond laser-assisted cataract surgery. Cornea. 2016;35(4):562-564

[40] Alió JL, Abdou AA, Soria F, et al. Femtosecond laser cataract incision morphology and corneal higher-order aberration analysis. J Refract Surg. 2013;29(9):590-595

[41] Serrao S, Lombardo G, Ducoli P, Rosati M, Lombardo M. Evaluation of femtosecond laser clear corneal incision: an experimental study. J Refract Surg. 2013;29(6):418-424

[42] Nagy ZZ, Dunai A, Kránitz K, et al. Evaluation of femtosecond laser-assisted and manual clear corneal incisions and their effect on surgically induced astigmatism and higher-order aberrations. J Refract Surg. 2014;30(8):522-525

[43] Diakonis VF, Yesilirmak N, Cabot F, et al. Comparison of surgically induced astigmatism between femtosecond laser and manual clear corneal incisions for cataract surgery. J Cataract Refract Surg. 2015;41(10):2075-2080

[44] Grewal DS, Basti S. Comparison of morphologic features of clear corneal incisions created with a femtosecond laser or a keratome. J Cataract Refract Surg. 2014;40(4):521-530

[45] Hill JE, Binder PS, Huang LC. Leak-Free Clear Corneal Incisions in Human Cadaver Tissue: Femtosecond Laser-Created Multiplanar Incisions. Eye Contact Lens 43 (4), 257-261. 7 2017

[46] Dick HB, Gerste RD. Plea for femtosecond laser pre-treatment and cataract surgery in the same room. J Cataract Refract Surg. 2014;40:499-500

22 Capsulotomia Posterior, Saco na Lente e Técnicas de Evolução

H. Burkhard Dick ▪ Tim Schultz ▪ Ronald D. Gerste

Resumo

Um novo método está sendo descrito com potencial para reduzir a opacificação da cápsula posterior e, portanto, a necessidade de tratamento da catarata secundária. A capsulotomia posterior, cujas diferentes técnicas são apresentadas neste capítulo, usa um recurso anatômico, o espaço de Berger, para impedir a migração futura do epitélio da lente. Na técnica de saco na lente (BIL), as cápsulas anterior e posterior são colocadas no flange da lente intraocular após a criação de uma capsulorrexe anterior e primária posterior. A principal vantagem da técnica assistida por *laser* de femtossegundo para realizar o implante de lente intraocular com BIL é a segurança e a reprodutibilidade da criação de capsulotomias anteriores e posteriores perfeitas, com tamanho, centralização e simetria adequados. A realização de uma minicapsulotomia antes da capsulotomia "de verdade" provou ser útil em cataratas intumescentes com o aumento da pressão intracapsular.

Palavras-chave: Membrana hialoide anterior, técnica de saco na lente, espaço de Berger, catarata intumescente, minicapsulotomia, opacificação da cápsula posterior, capsulotomia posterior, técnica de resgate

22.1 Introdução

Há alguma ironia no fato de que a cirurgia de catarata como a conhecemos – seja realizada "convencionalmente" apenas com facoemulsificação ou com *laser* de femtossegundo – não é apenas a intervenção invasiva mais frequente na medicina moderna, mas também é a mais bem-sucedida – e, ao mesmo tempo, abre caminho para o que parece ser a segunda intervenção mais frequente: o tratamento da opacificação da cápsula posterior (PCO), ocasionalmente também chamado de catarata secundária ou pós-catarata. Fong *et al.* descreveram uma incidência de PCO em três anos de 38,5%[1]; outros autores relataram taxas ainda mais altas. Certos grupos são particularmente propensos a desenvolver PCO; em pacientes pediátricos, essa complicação tardia é amplamente considerada como quase inevitável.[2]

As causas da PCO são células epiteliais da lente (LEC) abandonadas na bolsa capsular. É provável que essas células induzam a opacificação da cápsula posterior por meio de uma variedade de mecanismos, entre eles proliferação, migração, transição epitelial paramesenquimal (EMT), deposição de colágeno e regeneração das fibras da lente.[3] Foram feitas diversas modificações para reduzir a prevalência de PCO como se fossem diferentes técnicas cirúrgicas, alterações no *design* e material das lentes intraoculares (IOLs), o uso de uma infinidade de agentes terapêuticos e as tentativas de eliminar as LEC sem solucionar o problema. Todas essas mudanças recentes atrasaram o início da PCO em vez de eliminar o problema.[4]

O tratamento padrão de PCO é capsulotomia a *laser* de Nd:YAG (neodímio dopado com ítrio-alumínio), que é fácil e rápida, mas não sem o potencial de complicações. Várias complicações foram relatadas na literatura após a capsulotomia posterior a *laser* de Nd:YAG. Entre estas estão pressão intraocular (IOP) elevada, irite, lesão na córnea e danos à IOL. Houve casos de edema macular cistoide, bem como ruptura da superfície hialoide anterior, risco aumentado de descolamento de retina e, às vezes, movimento ou deslocamento da IOL.[5] Foram descritos pequenos efeitos na refração do olho após a capsulotomia a *laser* de Nd:YAG; eles tendem a desaparecer, após cerca de três meses.[6] Além disso, a acuidade visual dos pacientes diminui lentamente ao longo do tempo antes que o diagnóstico de PCO seja feito, e é necessário esforço organizacional para planejar o tratamento com Nd:YAG. Como o *primum nil nocere* é a luz guia do médico desde os dias de Hipócrates, os cirurgiões de catarata do século XXI se esforçam muito para fazer tudo o que estiver ao seu alcance para impedir a PCO e, assim, poupar seus pacientes de outro procedimento.

22.2 Capsulotomia Posterior Primária Assistida a *Laser*

A resposta pode ser encontrada na anatomia do olho. Normalmente, o espaço de Berger é um pequeno vazio anatômico entre a cápsula posterior e a membrana hialoide anterior. No final da cirurgia de catarata após o implante da IOL, essa pequena lacuna geralmente é maior do que antes – e maior que o esperado – mas até recentemente não havia como visualizar e avaliar essa estrutura de maneira confiável no intraoperatório. O advento do *laser* de femtossegundo mudou isso. Uma característica exclusiva dos sistemas de *laser* de femtossegundo é uma nova qualidade de imagem. O sistema Catalys, por exemplo, vem com uma tomografia de coerência óptica (OCT) tridimensional (3D) de domínio espectral. Este sistema de imagem visualiza as superfícies oculares e emprega algoritmos para processar a imagem, detectar superfícies automaticamente e criar zonas de segurança. A interface do paciente cheia de líquido do sistema a *laser* aumenta a IOP apenas minimamente e permite um acoplamento sem complicações após a abertura do olho.[7] A anatomia do segmento anterior, minutos após o implante da IOL, nunca havia sido examinada em 3D antes. Na topografia revelada pela OCT 3D neste momento e em uma aplicação adicional do *laser* de femtossegundo no final do procedimento, existe uma nova opção para impedir a PCO.

O *laser* de femtossegundo demonstrou seu valor na realização de uma capsulotomia posterior que pode superar as dificuldades que uma capsulorrexe manual representa ao cirurgião.[8] A capsulotomia posterior primária assistida a *laser* (PPLC) foi realizada usando diferentes técnicas. Seja qual for empregada, a princípio, a cirurgia regular de catarata a *laser* é concluída. São realizadas capsulotomia anterior, fragmentação da lente e incisões de córnea opcionais. Em seguida, o paciente é desacoplado do sistema a *laser* e colocado sob o microscópio cirúrgico, onde o material da lente é removido e, em seguida, as superfícies da cápsula anterior e posterior da lente podem ser polidas usando irrigação e aspiração bimanual após a remoção dos restos corticais.

A bolsa capsular e a câmara anterior são preenchidas com dispositivo viscocirúrgico oftálmico (OVD). Uma IOL acrílica (uma peça, duas peças ou placa háptica) é implantada, e as peças de mão bimanuais para irrigação e aspiração são usadas para remover o OVD na frente e atrás da IOL. Uma cânula cega redonda é usada para injetar uma pequena quantidade de OVD homogeneamente atrás da óptica da IOL. Com pressão mínima na óptica, o

OVD se espalha uniformemente atrás da IOL. As incisões da córnea são hidratadas, e o olho é encaixado novamente no sistema a *laser*. A OCT de domínio espectral 3D é realizada, e as superfícies oculares são detectadas pelo *software*. Na incidência axial e sagital da OCT, a superfície anterior e posterior da IOL pode ser facilmente identificada. As bordas da capsulotomia anterior podem ser vistas como duas linhas finas e brancas entre a íris e a superfície da lente anterior.

Dependendo da situação anatômica, uma das seguintes técnicas pode ser executada:

- Técnica 1: a membrana hialoide anterior é conectada à cápsula posterior (▶ Fig. 22.1).
- Técnica 2: a membrana hialoide anterior *não* é conectada à cápsula posterior (▶ Fig. 22.2).

22.2.1 Técnica 1

Se a cápsula posterior estiver diretamente conectada à membrana hialoide anterior, o terço inferior da zona de tratamento da capsulotomia cilíndrica é colocado na cápsula posterior, por meio de um ajuste na superfície, para que o encaixe da cápsula anterior corresponda à superfície da cápsula posterior. Dependendo do tamanho do espaço de Berger, uma profundidade de incisão entre 400 e 800 μm é programada para permanecer no espaço de Berger. A energia do pulso é ajustada para 8 a 10 μJ, e o diâmetro da capsulotomia costuma ser de 3,5 mm ou mais. Na visão da câmera infravermelha, a capsulotomia posterior é centrada na óptica da IOL ou na capsulotomia anterior. Após a confirmação das zonas de tratamento, o *laser* libera pulsos no vítreo e, em uma direção anterior, atinge a membrana hialoide anterior

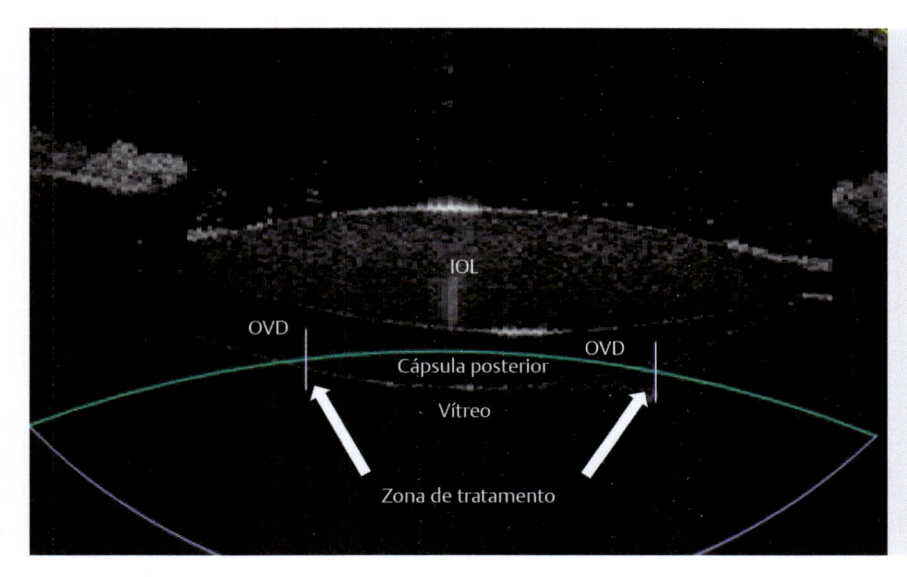

Figura 22.1 Tela de planejamento da tomografia de coerência óptica tridimensional intraoperatória da capsulotomia posterior primária. O vítreo está anexado à cápsula posterior. IOL, lente intraocular; OVD, dispositivo viscocirúrgico oftálmico.

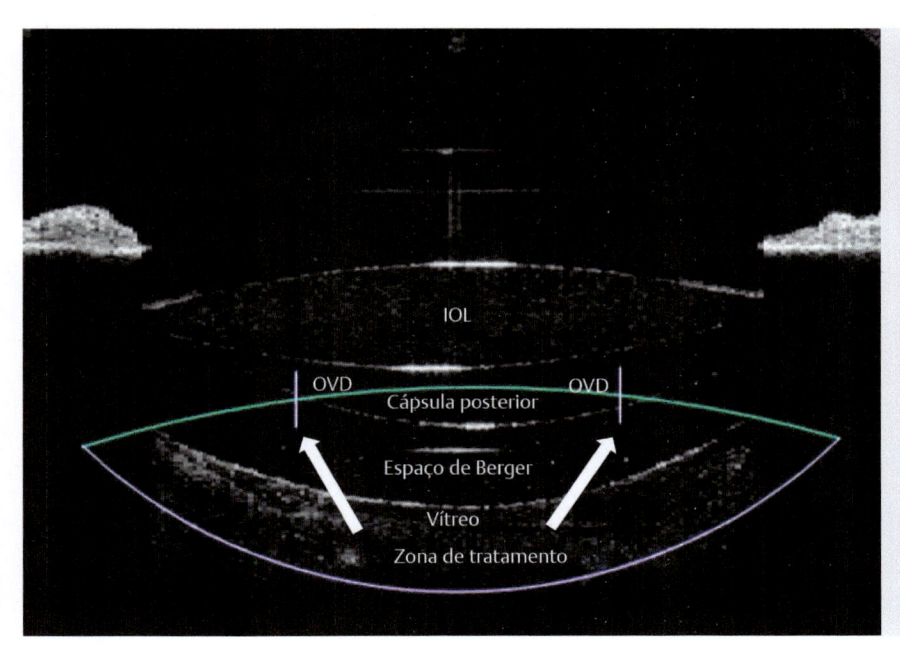

Figura 22.2 Tela de planejamento da tomografia de coerência óptica tridimensional intraoperatória da capsulotomia a *laser* posterior primária. O vítreo não está anexado à cápsula posterior. O tratamento pode ser realizado sem danificar a lente intraocular (IOL) ou a membrana hialoide anterior. OVD, dispositivo viscocirúrgico oftálmico.

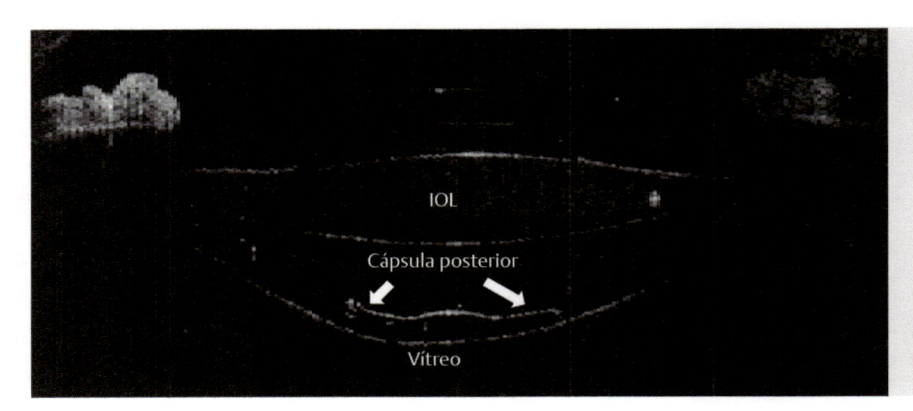

Figura 22.3 Imagem da tomografia de coerência óptica do segmento anterior imediatamente após capsulotomia a *laser* posterior primária. A cápsula posterior repousa sobre a membrana hialoide anterior. IOL, lente intraocular.

e a cápsula posterior. Formações de pequenas bolhas podem ser vistas enquanto o *laser* atinge o vítreo e o OVD entre a cápsula posterior e a IOL. Após desacoplar, o paciente é girado sob o microscópio cirúrgico para inspeção. Na maioria dos casos, o disco da cápsula posterior cortado se enrola e pode ser visto como um triângulo ou quadrado na superfície hialoide anterior. Nenhuma outra manipulação no olho é necessária.

22.2.2 Técnica 2

Se a cápsula posterior não estiver conectada à superfície hialoide anterior, semelhante à técnica 1, a profundidade da incisão da zona de tratamento é adaptada ao tamanho do espaço de Berger e deve ser definida entre 400 e 800 μm. O terço inferior do tratamento cilíndrico é colocado na cápsula posterior. A energia do pulso é ajustada para 7 a 10 μJ, e o diâmetro da capsulotomia é de 3,5 mm ou mais. A imagem da câmera infravermelha é usada para centralizar a capsulotomia posterior à capsulotomia anterior. Após a confirmação das zonas de tratamento, a aplicação do *laser* é iniciada no espaço de Berger sem cortar o vítreo. Dois círculos de bolhas podem ser vistos na tela infravermelha. Um imita o círculo de tratamento, e o outro se move para o centro do círculo. Após o término do tratamento a *laser*, a capsulotomia posterior livre cai sobre a superfície hialoide anterior intacta. Isso pode ser confirmado nas imagens da OCT após novo exame do olho no intraoperatório (▶ Fig. 22.3). Após desacoplar, o paciente é girado de volta ao microscópio operacional para uma inspeção mais aprofundada. O disco da cápsula posterior livre pode ser visto como um triângulo ou um quadrado (▶ Fig. 22.4). Com um movimento mínimo do olho, a cápsula posterior se move para fora do eixo visual. Nenhuma manipulação adicional é necessária.

22.3 Um Futuro Livre de Opacificação da Cápsula Posterior?

Usando a OCT de domínio espectral do sistema de *laser* de femtossegundo, tornou-se aparente que o espaço de Berger, entre a superfície posterior da óptica da IOL e a membrana hialoide anterior, é de um tamanho considerável em muitos casos. Em um estudo recente, o tamanho do espaço de Berger foi medido em 155 pacientes no final da cirurgia. O objetivo do estudo foi determinar o número de pacientes nos quais a técnica 2 pode ser realizada. O comprimento axial médio dos pacientes foi de 23,74 ± 1,5 mm. No total, 72% dos casos tinham espaço de Berger de 400 μm ou maior e, portanto, eram adequados para o tratamento. Todos os olhos com comprimento axial de 25 mm ou mais tinham pelo menos 500 μm. Uma combinação de fatores pode levar a essa constelação anatômica intraoperatória. A remoção da lente natural cria mais espaço. Esse espaço é expandido pelo fluido que se move pelas zônulas, enquanto a cirurgia de catarata está em andamento. Além disso, as forças gravitacionais em um paciente deitado de costas estão puxando o vítreo em direção ao polo posterior. A injeção de OVD atrás da IOL na bolsa capsular, conforme descrito nas técnicas 1 e 2, proporcionará uma distância segura entre a cápsula posterior e a IOL.

Este procedimento adicional provou ser seguro em todos os casos; não ocorreram complicações (▶ Fig. 22.5). Até o momento, isso sugere que o procedimento de PPLC poderia ser mais facilmente adotado pelos cirurgiões de catarata do que a capsulorrexe posterior manual. O PPLC tem um imenso potencial para eliminar a PCO, a complicação mais comum em longo prazo da cirurgia de catarata.[8]

22.4 Técnica da Bolsa na Lente

Outra estratégia para prevenir a PCO é a técnica de saco na lente (BIL). O crédito pela introdução desta técnica notável é dado à nossa querida colega Marie-Jose Tassignon, de Antuérpia, Bélgica. Na técnica BIL, as cápsulas anterior e posterior são colocadas no flange da IOL após a criação de uma capsulorrexe anterior e uma primária posterior (▶ Fig. 22.6). O flange da IOL é definido pelos hápticos ovais anterior e posterior da IOL, que são orientados perpendicularmente um ao outro. O estudo de referência de Tassignon foi publicado, em 2002,[9] e levou vários cirurgiões a empregar esse método em pacientes adultos e em pacientes pediátricos, geralmente com resultados muito satisfatórios.[10]

Mais uma vez, a precisão, a reprodutibilidade e, acima de tudo, os sistemas de imagem superiores dos *lasers* de femtossegundo oferecem aos cirurgiões de catarata o potencial de fazer uma grande inovação ainda melhor. A marca registrada da técnica assistida por *laser* de femtossegundo orientada por imagem para realizar o implante de BIL é a segurança e a reprodutibilidade da criação de capsulotomias anteriores e posteriores perfeitas, com tamanho, centralização e simetria adequados. A imagem de alta resolução fornece boa visualização da cápsula posterior e da superfície hialoide anterior. A capacidade de ajustar o tratamento com base nas superfícies identificadas permite a realização da capsulotomia posterior com todas as vantagens da orientação por imagem, como controle de inclinação e posicionamento preciso.

Para a capsulotomia anterior, nos casos com técnica BIL, é utilizado um diâmetro de 5,0 mm e uma energia de pulso de 4 μJ. A profundidade da incisão é de 600 μm. Para a fragmentação da lente, são usados um espaçamento de grade de 350 ou 500 μm

Capsulotomia Posterior, Saco na Lente e Técnicas de Evolução

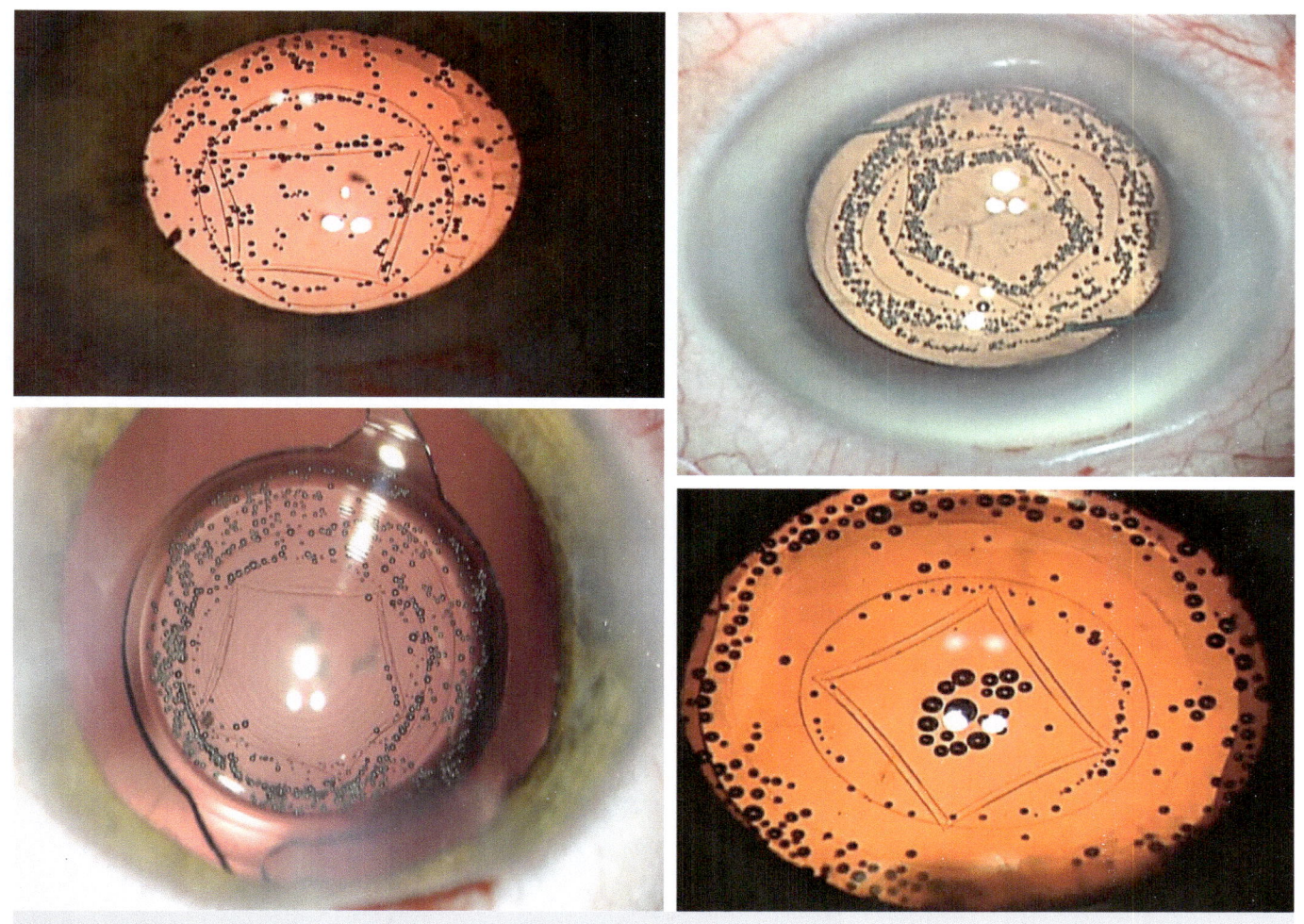

Figura 22.4 Capsulotomia a *laser* posterior primária. Incidência intraoperatória através do microscópio cirúrgico diretamente após o *laser*.

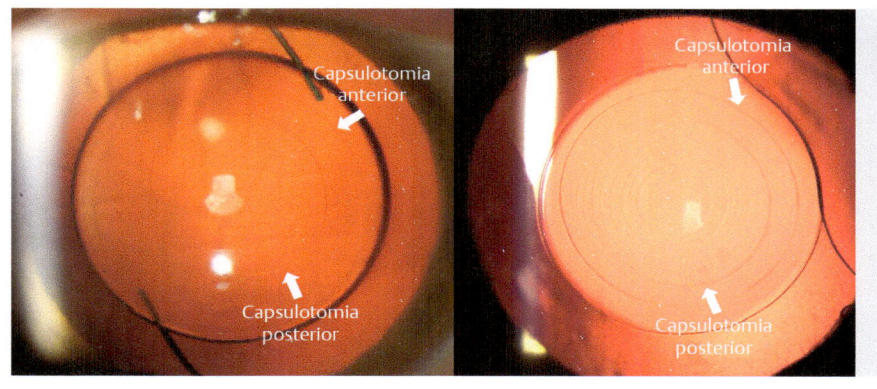

Figura 22.5 Imagem de lâmpada de fenda da capsulotomia posterior primária.

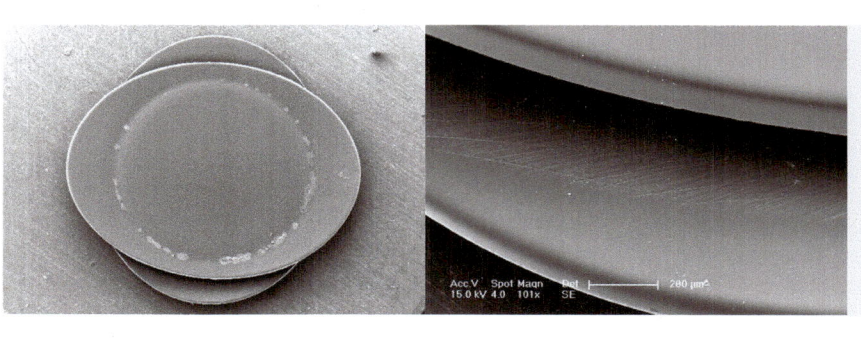

Figura 22.6 Visão geral e imagem de microscopia eletrônica de varredura no *design* da borda óptica da lente intraocular no saco da lente.

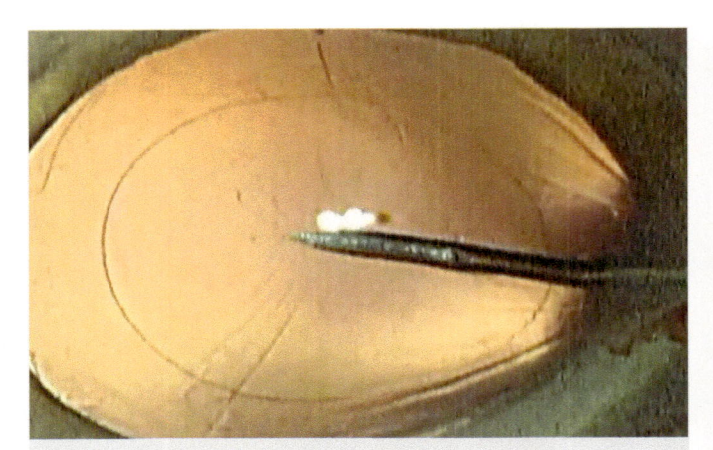

Figura 22.7 Punção da cápsula posterior.

e energia de pulso de 9,5 a 10 μJ. Para o segundo tratamento, está prevista uma capsulotomia posterior com 4,6 mm de diâmetro e uma energia de 9,5 J. Após o acoplamento, o sistema de orientação de imagem integrado determinará a localização e a dimensão da córnea, da câmara anterior, da cápsula anterior e da cápsula posterior, bem como a espessura da lente cristalina. Nesse primeiro encaixe, serão realizadas capsulotomia anterior, fragmentação da lente (segmentação e amolecimento) e incisões na córnea (se desejado). Depois de concluir o tratamento com *laser*, o cirurgião irá desacoplar o olho e continuará com a remoção da lente usando apenas irrigação/aspiração ou ultrassom, e se as incisões da córnea não foram realizadas com o *laser*, o cirurgião precisará criá-las manualmente. Após a aspiração do córtex, a cápsula posterior é perfurada com uma agulha auto-dobrável de calibre 27 (▶ Fig. 22.7) e hialuronato de sódio a 1% (Healon, Abbott Medical Optics) é injetado pela cápsula perfurada para empurrar a superfície vítrea anterior e elevar a cápsula posterior (▶ Fig. 22.8). O hialuronato de sódio a 1% também é injetado na câmara anterior para reformá-la. O anel de sucção é colocado no olho do paciente sob o microscópio, observando quaisquer alterações na câmara anterior. Em seguida, o paciente é girado de volta para o *laser* de catarata de femtossegundo para o segundo acoplamento.

O sistema de orientação da imagem examinará o olho mais uma vez e, neste momento, o *software* indicará que modificações são necessárias porque foram capturadas imagens anormais. Nesta situação específica, esta mensagem deve ser ignorada. As imagens axiais e sagitais da OCT geralmente mostram a cápsula posterior em formato convexo e o hialoide anterior em formato côncavo e um espaço entre eles preenchido com hialuronato de sódio a 1%. As superfícies para o tratamento precisam ser personalizadas, a imagem anterior convexa (a cápsula posterior) é interpretada como a cápsula anterior, a imagem côncava posterior (o hialoide anterior) é interpretada como a cápsula posterior, e o espaço entre elas é interpretado como a lente. A pupila é verificada, e a localização pretendida da capsulotomia posterior é verificada como sendo dentro do diâmetro da capsulotomia anterior, geralmente com 4,5 a 4,8 mm de diâmetro.

Depois de confirmar a posição da pupila e a localização da cápsula posterior, é iniciado o tratamento com *laser* para a capsulotomia posterior. Geralmente, leva alguns segundos. Depois que o vácuo é liberado, e o paciente é desacoplado, o paciente é novamente posicionado sob o microscópio cirúrgico. As bordas da capsulotomia posterior são facilmente vistas por causa das bolhas de ar criadas. A câmara anterior é preenchida com

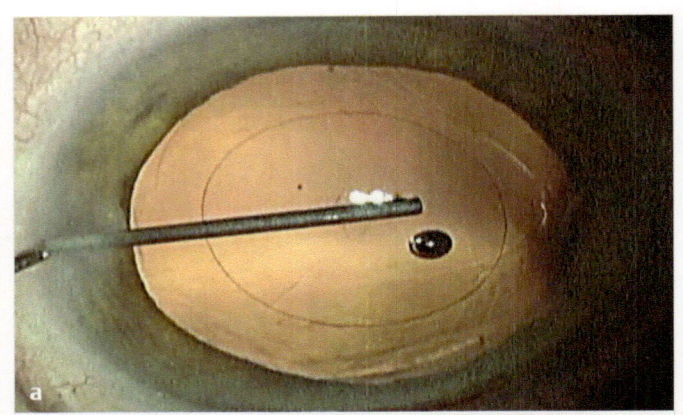

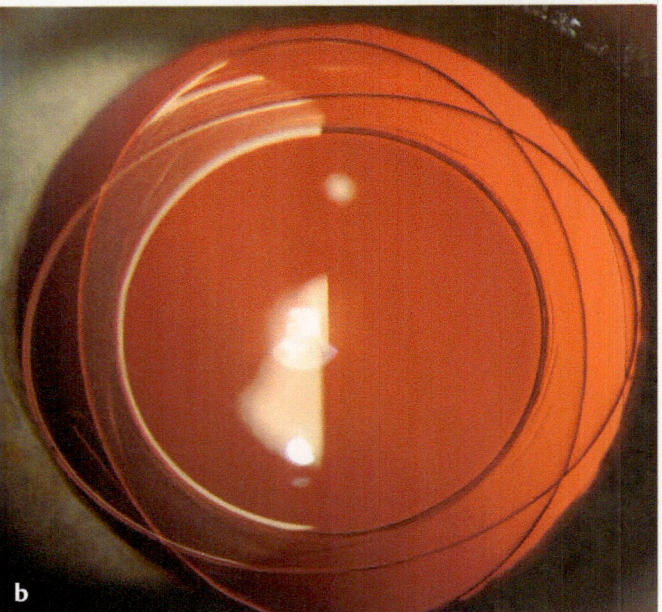

Figura 22.8 (a) Injeção do dispositivo viscocirúrgico oftálmico entre a cápsula posterior e a membrana hialoide anterior. **(b)** Saco na lente *in situ* após capsulotomia anterior e posterior assistida por *laser* (fotografia da lâmpada de fenda).

hialuronato de sódio a 1%. Usando um microfórceps (microfórceps de Koch, Geuder, Heidelberg), o cirurgião verifica se a capsulotomia foi concluída e a remove com cuidado. A incisão principal é então ampliada para 2,75 mm a 2,8 mm de largura. Em seguida, o Tassignon BIL IOL tipo 89A (Morcher GmbH, Stuttgart, Alemanha), que é uma lente hidrofílica dobrável, é carregado em um cartucho de 2,8 mm (Medicel) e injetado na câmara anterior. No momento da injeção, uma espátula é colocada embaixo da IOL para impedir a injeção no vítreo. Depois que a IOL é completamente inserida e desdobrada na câmara anterior, os hápticos posteriores são colocados atrás da cápsula posterior e os hápticos anteriores em frente à cápsula anterior, mantendo as cápsulas anterior e posterior no sulco da IOL (▶ Fig. 22.8).

Após a colocação da IOL, o hialuronato de sódio a 1% é aspirado. Miochol é injetado na câmara anterior para obter a pupila em miose. A paracentese e a incisão principal são hidratadas e fechadas de forma impermeável, se necessário por hidratação estromal. Pilocarpina a 2% é instilada para contribuir para a miose. No pós-operatório, as cápsulas anterior e posterior podem ser vi-

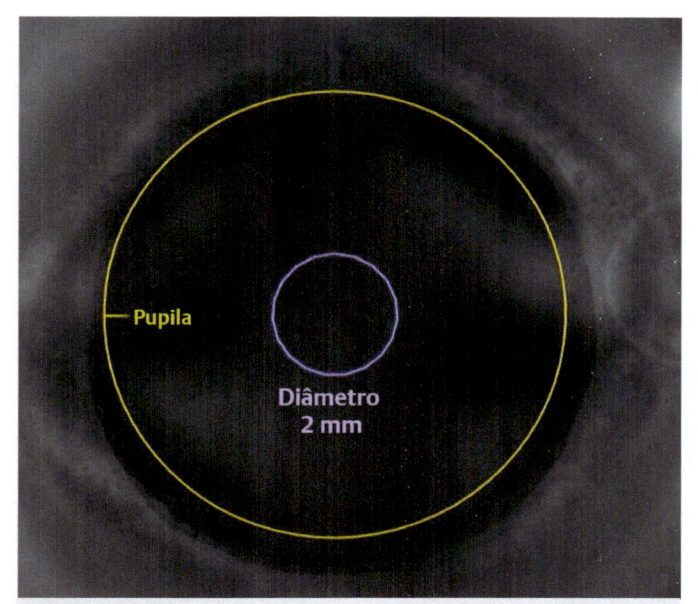

Figura 22.9 Tela de planejamento da minicapsulotomia a *laser* (2 mm de diâmetro).

Figura 22.10 Erupção de fluido durante a minicapsulotomia a *laser*.

sualizadas no sulco formado pelos hápticos anterior e posterior, usando o segmento anterior da OCT.

Nenhuma complicação ocorreu até agora nos pacientes operados dessa maneira no Bochum University Eye Hospital. As vantagens publicadas anteriormente da técnica BIL são a ausência de PCO sem aumento da incidência de glaucoma pós-operatório, edema macular ou descolamento de retina e ausência de necessidade de vitrectomia anterior. A principal vantagem da técnica assistida por *laser* de femtossegundo para realizar o implante da IOL no BIL é a segurança e a reprodutibilidade na criação de capsulotomias anteriores e posteriores perfeitas com tamanho, centralização e simetria adequados.[11]

22.5 Minicapsulotomia

Cataratas intumescentes não são uma ocorrência comum na prática oftalmológica do dia a dia no mundo industrializado. A esmagadora maioria dos pacientes com catarata é submetida à cirurgia muito antes de suas lentes se tornarem "hipermaduras" ou "maduras" – em benefício do paciente e do cirurgião. Para este último, é um desafio e, para o primeiro, apresenta maior probabilidade de complicações do que na cirurgia de uma opacificação normal da lente. Cataratas intumescentes tendem a ter aumento da pressão intralenticular por causa da liquefação do córtex e núcleo duro ou brunescente subjacente a uma opacidade cortical anterior e/ou posterior. A etapa mais difícil da cirurgia de catarata em casos intumescentes hipermaduros é a realização de capsulorrexe contínua curvilínea (CCC) segura sem complicações adicionais da cápsula anterior.[12] Até 28% das capsulotomias em pacientes com catarata intumescente foram registradas como incompletas, em oposição a 0,8 a 4,0% na população em geral de catarata.[13] A capsulorrexe manual apresenta um risco aumentado de ruptura capsular nesses casos, com potenciais consequências prejudiciais para a acuidade visual pós-operatória do paciente.

Provou-se útil em um número limitado de pacientes ($n = 9$) liberar a pressão da lente branca intumescente antes de prosseguir. Assim, foi introduzida a técnica de realizar uma minicapsulotomia assistida por *laser* (LMC) antes da capsulotomia "de verdade".

Após o acoplamento da interface do paciente preenchida de líquido, o segmento anterior do olho é medido automaticamente pelo sistema OCT de domínio espectral 3D integrado. Em seguida, a cápsula anterior é identificada e a LMC (2 mm de diâmetro, energia de pulso de 4 µJ, profundidade de incisão de 600 µm, espaçamento horizontal entre pontos de 5 µm, espaçamento vertical entre pontos de 10 µm, tempo de tratamento com *laser* de 0,7 segundo, taxa de repetição básica de *laser* de 120 kHz) é alinhada com o centro da pupila (▶ Fig. 22.9). Durante o tratamento, é observada uma descarga explosiva do material da lente na câmara anterior (▶ Fig. 22.10). O paciente é então girado de volta sob o microscópio cirúrgico, e uma paracentese manual de 1,2 mm é realizada com um queratoma metálico na posição das 10 horas. O azul de tripano (Vision Blue; D.O.R.C. International, Zuidland, Países Baixos) é injetado para tingir a cápsula. Um OVD (Healon; Abbott Medical Optics) é homogeneamente instilada para estabilizar a câmara anterior, e o centro da cápsula é pressionado para baixo com a cânula romba do OVD (manobra central da cova). Uma segunda paracentese de 1,2 mm é realizada, e o OVD e o líquido leitoso na câmara anterior são substituídos por solução salina balanceada via irrigação/aspiração. Não é realizada nenhuma aspiração dentro da bolsa capsular. Deve-se tomar cuidado para que a câmara anterior não fique achatada (▶ Fig. 22.11). Depois de hidratar cuidadosamente as paracenteses, o olho é acoplado ao sistema a *laser* pela segunda vez. O segmento anterior é novamente visualizado, e a segunda capsulotomia anterior maior (4,5 mm de diâmetro, energia de pulso de 4 µJ, profundidade de incisão de 1.000 µm, espaçamento horizontal entre pontos de 5 µm, espaçamento vertical entre pontos de 10 µm) é posicionada na cápsula anterior achatada e centrada na pupila. A OCT de *streaming* integrada é usada para verificar uma câmara anterior estável durante o planejamento. Comparável a um caso de rotina, o tempo de tratamento em média é de 1 segundo. Não é realizada nenhuma fragmentação da lente.

23 Cirurgia Pediátrica de Catarata com *Laser* de Femtossegundo

Ronald D. Gerste ▪ *Tim Schultz* ▪ *H. Burkhard Dick*

Resumo

O *laser* de femtossegundo foi empregado com sucesso em vários casos de catarata pediátrica (utilização não recomendada no rótulo). O cirurgião enfrenta uma série de desafios anatômicos e precisa lidar com, por exemplo, pupilas pequenas e fissuras palpebrais apertadas. Diferentemente da cirurgia de catarata com *laser* de femtossegundo em adultos, não realizamos a fragmentação das lentes com o *laser*, usamos o *laser* apenas para capsulotomia. O diâmetro da capsulotomia acabou sendo maior do que o pretendido na maioria dos casos – um aumento que depende da idade: quanto mais jovem o paciente, mais pronunciado é o aumento. Como consequência, foi desenvolvida a fórmula de correção de Bochum, que é uma ferramenta valiosa para obter diâmetros de capsulotomia anterior e posterior exatos e pré-calculados.

Palavras-chave: Técnica do saco na lente, fórmula de Bochum, capsulotomia, catarata congênita, capsulorrexe curvilínea contínua, catarata pediátrica

23.1 Introdução

Há um grupo de pacientes em que os cuidados do cirurgião de catarata assumem uma dimensão completamente nova: os pacientes pediátricos. Meninos e meninas com catarata pediátrica – seja a opacificação das lentes congênita ou adquirida, se eles serão operados com três semanas, três meses, três anos ou quando jovens (quase) adultos com 17 anos – carregarão os resultados dos esforços do cirurgião de catarata por toda a vida.[1] Dadas as atuais expectativas de vida no mundo industrializado, isso significa provavelmente 70 a 80 anos. Portanto, é de primordial importância proporcionar a esses pacientes jovens o melhor que podemos oferecer a eles.

Há indicações de que o *laser* de femtossegundo pode contribuir para esse tratamento essencial de última geração. No entanto, deve-se acrescentar que apenas os primeiros passos desta nova opção de tratamento foram dados. A experiência no *laser* de femtossegundo no tratamento da catarata de bebês, crianças e adolescentes é limitada. E deve-se ressaltar que é um procedimento não recomendado no rótulo – como costuma acontecer quando os médicos tratam crianças, em oftalmologia e em outras disciplinas médicas.

Embora relativamente rara na Europa e na América do Norte, a catarata infantil é responsável por cerca de 10% da cegueira no mundo todo, principalmente por causa da falta de infraestrutura necessária para cirurgia ocular em algumas partes do mundo.[2] A cirurgia pediátrica de catarata requer um planejamento meticuloso, principalmente em relação ao tempo: atrasar uma cirurgia ou diagnosticar o paciente tarde demais pode prejudicar o desenvolvimento visual da criança. O cirurgião deve estar pronto para enfrentar as dificuldades apresentadas por bebês e crianças, dentre as quais:

- Tecidos oculares moles, particularmente baixa rigidez escleral.
- Examinar o olho no pré e pós-operatório, bem como operar sob anestesia geral.
- A dificuldade de calcular a potência da lente intraocular (IOL) e a necessidade de queratometria automatizada e um exame de imagem na sala de cirurgia.
- Ser capaz de realizar vitrectomia.
- O requisito pós-operatório para correção de erro refrativo residual e possivelmente profilaxia da ambliopia.

Se a catarata bilateral deve ser operada simultaneamente é motivo de intenso debate há bastante tempo. Os argumentos a favor da remoção de ambas as cataratas em uma sessão são a redução do risco de complicações relacionadas com a anestesia, a redução de internações hospitalares e a chance de obter uma acuidade visual melhorada e uma visão binocular mais rapidamente. Razões médico-legais são argumentos contra cirurgia simultânea, assim como os riscos de complicações pós-operatórias bilaterais, como uma endoftalmite e a incapacidade do médico de alterar seus planos cirúrgicos para o segundo olho, se surgirem complicações ao longo do tempo após a cirurgia do primeiro olho.[3] Na cirurgia de catarata pediátrica assistida por *laser* de femtossegundo, o sistema a *laser* foi empregado em duas das etapas mais cruciais: capsulotomias anterior e posterior. Em razão das lentes geralmente macias nos olhos das crianças, ele não era utilizado para fragmentação das lentes.

Existem vários requisitos para o cenário e para a equipe quando se trata de cirurgia de catarata com *laser* de femtossegundo em bebês. É um pré-requisito ter o sistema a *laser* na sala de cirurgia – como uma ferramenta em um procedimento completamente estéril (▶ Fig. 23.1).[4] Essas são condições essenciais, principalmente se for necessário reacoplar o *laser* durante o procedimento. O sistema de controle climático da sala deve ser suficiente e deve haver espaço suficiente para um acréscimo à equipe cirúrgica usual: a equipe de anestesia e seu equipamento dedicado.

A realização da capsulotomia anterior com o *laser* em casos pediátricos provavelmente será apreciada por todos os cirurgiões que já tentaram capsulorrexe contínua curvilínea manual (CCC) em bebês e crianças pequenas. Sua cápsula tende a ser extremamente elástica, e a pressão intravítrea muito maior do que o esperado em um adulto. Além disso, as pupilas das crianças em geral se dilatam mal. Portanto, a CCC manual é bastante difícil em crianças. Além da elasticidade da cápsula, a pressão do vítreo que move toda a lente anteriormente contribui para os problemas que podem levar à "rexe fugitiva", uma extensão inadvertida para o equador da lente. Vasavada *et al.* relatam que a taxa de falha na criação de uma CCC intacta é de até 80%.[5]

Como nenhum dos sistemas de *laser* de femtossegundo foi criado para o tratamento de crianças pequenas, a colocação da interface entre o *laser* e o globo às vezes requer uma pequena cantotomia lateral superficial. Felizmente, pelo menos uma empresa até agora introduziu uma interface menor, especialmente para pacientes com fissura palpebral apertada com um diâmetro de 12 mm em relação aos 14,1 mm regulares (▶ Fig. 23.2, ▶ Fig. 23.3).

O uso de um *laser* de femtossegundo orientado por imagem para cirurgia pediátrica de catarata foi descrito pela primeira vez, em 2013. Este caso pode servir como um exemplo de procedimento típico – não que algo "típico" ou "regular" possa ser esperado nesses pacientes. Uma criança de sete meses de idade com catarata esclerótica nuclear congênita no olho esquerdo foi submetida à cirurgia de catarata assistida por *laser* de femtossegundo (Catalys Precision Laser System, Abbott Medical Optics) sob anestesia geral e condições estéreis no leito Catalys. A inter-

Cirurgia Pediátrica de Catarata com *Laser* de Femtossegundo

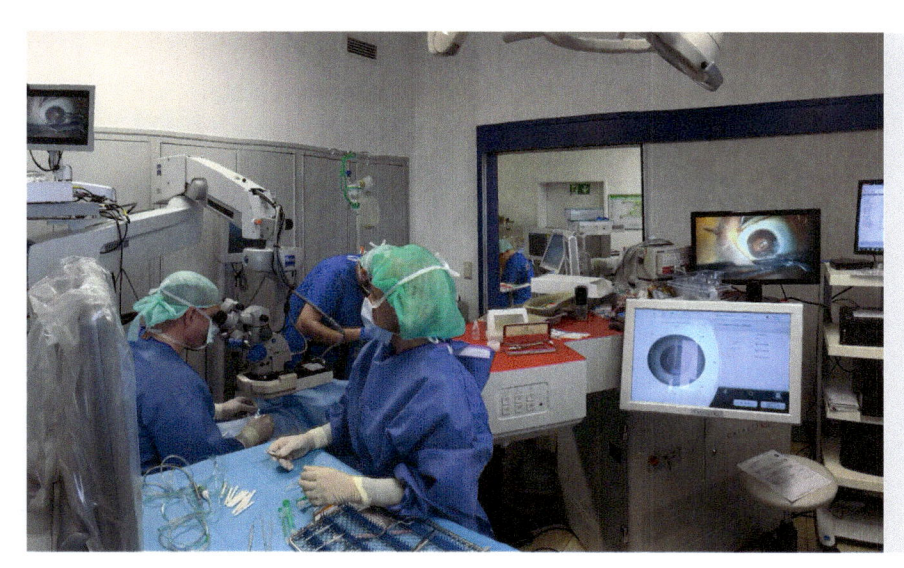

Figura 23.1 Configuração em cirurgia pediátrica de catarata assistida por *laser*. O *laser* está posicionado na sala de cirurgia.

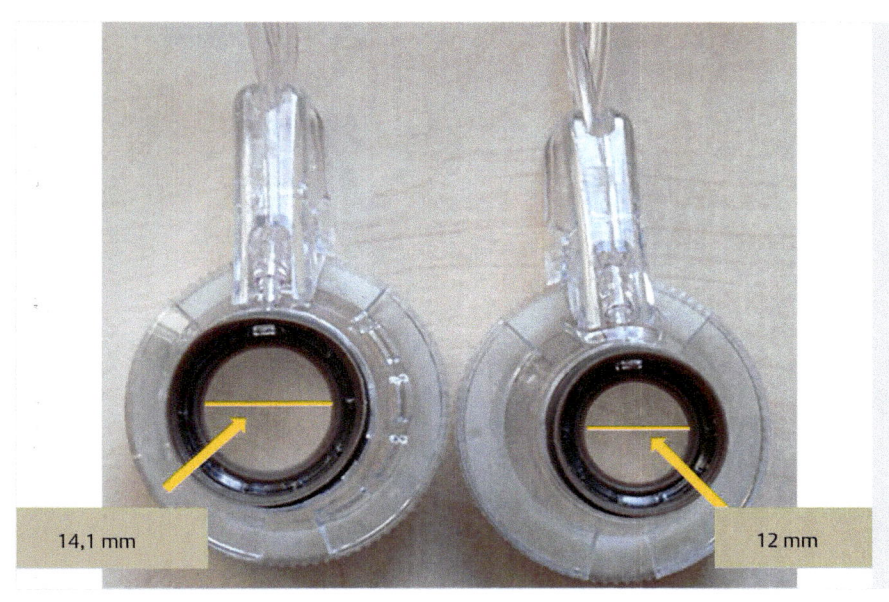

Figura 23.2 Interface do paciente preenchida com líquido. Diâmetro interno de 12 e 14,1 mm.

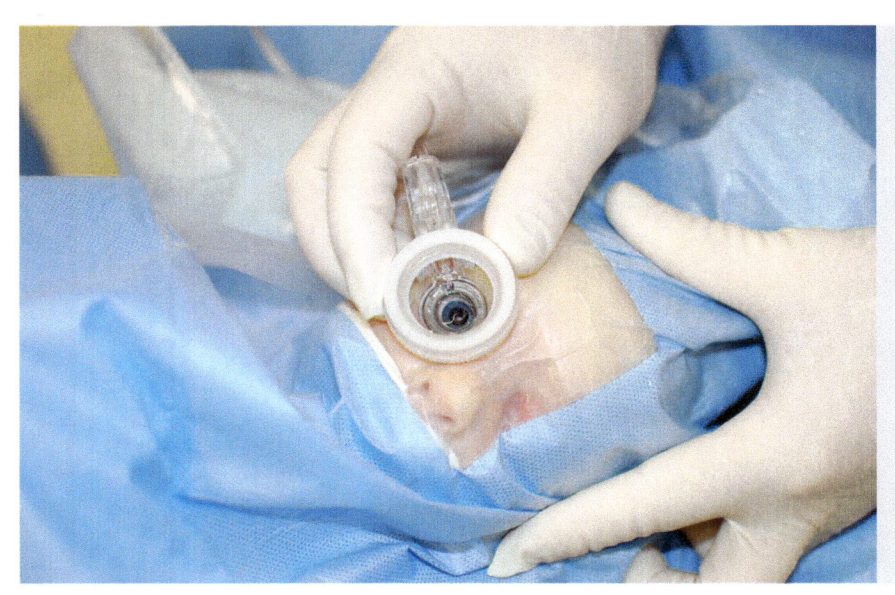

14,1 mm 12 mm

Figura 23.3 Acoplamento em cirurgia de catarata pediátrica assistida por *laser* com a interface óptica líquida (diâmetro de 12 mm).

face cheia de fluido não planante entre o *laser* e o globo ocular foi colocada na esclera, e o vácuo foi ativado. A interface do paciente foi então preenchida com solução salina balanceada e acoplada às lentes estéreis descartáveis do sistema. O *software* criou um plano de tratamento tridimensional com base em imagens de tomografia de coerência óptica (OCT) de domínio espectral da córnea e da lente. Após a confirmação das cápsulas anterior e posterior e das zonas de segurança da íris, o *laser* foi ativado. O tempo de tratamento para a capsulotomia anterior (energia de 4 mJ, profundidade de incisão 600 mm) e fragmentação da lente (energia de 9 mJ, espaçamento de 100 mm em "grade em waffle", espaçamento de profundidade de 40 mm, espaçamento entre pontos de 10 mm) foi de 58,2 segundos. O *laser* foi desencaixado e removido.

A cirurgia da lente foi concluída no mesmo leito, que fica montado permanentemente no *laser*. Duas incisões claras de 1,2 mm na porta lateral da córnea foram feitas na posição de 10 e 2 horas com um bisturi de paracentese. O azul de tripano (VisionBlue, D.O.R.C. International BV) foi usado para tingir a cápsula anterior para obter visibilidade. Após a injeção do dispositivo viscocirúrgico oftálmico (OVD; hialuronato de sódio a 1,0% [Healon]), o disco de capsulotomia flutuante livre foi removido com um fórceps. Nenhuma aderência ou ruptura radial foi identificada. O córtex e o núcleo da lente foram removidos com irrigação/aspiração (I/A) bimanual, usando o dispositivo de facoemulsificação Stellaris (Bausch & Lomb, Rochester, NY). A câmara anterior foi preenchida com OVD, e as portas laterais foram hidratadas e fechadas com sutura de *nylon* 11-0. A mesma interface estéril do paciente foi usada para acoplar o olho novamente. A OCT tridimensional da cápsula posterior permitiu apontar manualmente o *laser* usando a opção de ajuste. O tempo de tratamento para a capsulotomia posterior (energia de 4 mJ, profundidade da incisão de 1.000 mm) foi de 7,1 segundos. Após desacoplar, foi utilizado um microfórceps Koch (Geuder AG) para remover o disco da cápsula posterior sem rasgar (▶ Fig. 23.4). Anexos muito pequenos foram observados na borda do disco da cápsula nas posições de 6, 3 e 12 horas. A face vítrea não foi cortada pelo *laser*. Cautelosa vitrectomia anterior central de calibre 23 foi realizada bimanualmente pelas portas laterais sem remover o vítreo periférico ou posterior. As incisões da córnea foram hidratadas e fechadas com uma sutura de *nylon* 11-0. O olho foi deixado afácico, e uma lente de contato de silicone (C26.0 D, lentes de contato Wöhlk) foi colocada no olho para a reabilitação visual inicial. O tempo total de tratamento foi de 50 minutos. A cantotomia, como mencionado anteriormente, tornou-se desnecessária na maioria dos pacientes, graças à nova e menor interface.[6]

Em uma série de casos prospectivos de Dick *et al.*, 50 olhos foram tratados com *laser* de femtossegundo orientado por imagem. A idade média das crianças era de 8 anos, com a mais nova com 2 meses, e a mais velha com 18 anos. A capsulotomia anterior foi bem-sucedida em todos os olhos, com pontes teciduais mínimas descobertas em 10 olhos. A capsulotomia posterior foi bem-sucedida em 45 olhos. Não houve casos de rupturas anteriores ou posteriores, nenhuma síndrome de contração, perda vítrea ou inflamação incomum. Em 15 casos, a técnica de saco na lente foi realizada.

Enquanto as capsulotomias anteriores e posteriores foram precisamente centralizadas e de perfeita circularidade, o diâmetro da capsulotomia acabou sendo maior do que o pretendido na maioria dos casos – um aumento que depende da idade: quanto mais jovem o paciente, mais pronunciado é o aumento (▶ Fig. 23.5). Como consequência, foi desenvolvida a fórmula de correção de Bochum[7], que é uma ferramenta valiosa para alcançar o diâmetro exato pré-calculado das capsulotomias anterior e posterior (▶ Fig. 23.6):

$$\text{Diâmetro programado (mm)} = \frac{\text{diâmetro pretendido (mm)}}{(1{,}34 + (0{,}009 \times \text{idade (anos)}))}$$

A cirurgia é o primeiro passo para a recuperação visual de uma criança com catarata, seguida por cuidados prolongados prestados pelo oftalmologista. Os pais (ou responsáveis) devem ser informados sobre a necessidade de acompanhamento contínuo, para que complicações, como inflamação, glaucoma e opacificação da cápsula posterior, possam ser detectadas e tratadas assim que surgirem, e erros de refração possam ser corrigidos e a terapia com ambliopia realizada. No pós-operatório imediato, os pais devem tomar o cuidado de administrar a terapia farmacológica, conforme

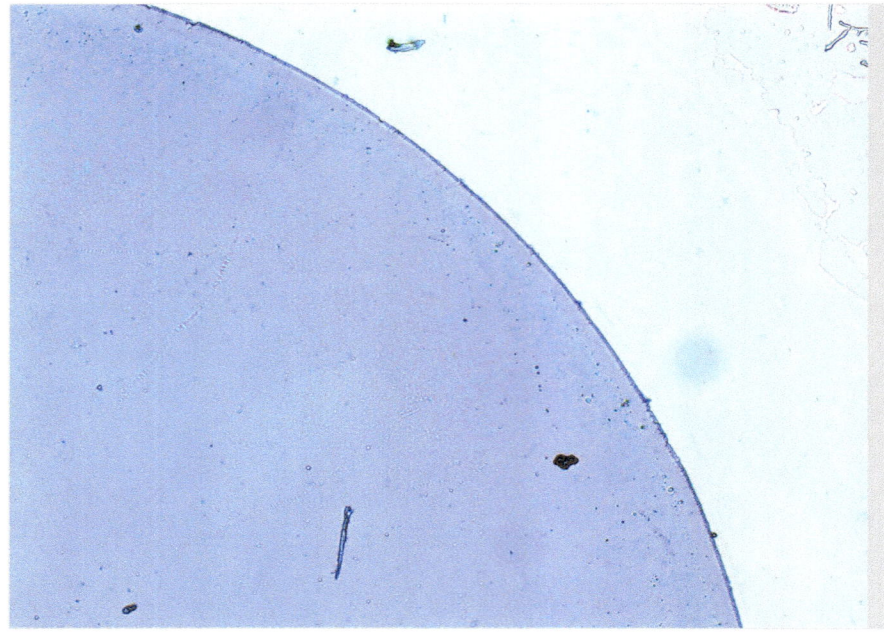

Figura 23.4 Microscopia de luz da qualidade do corte na cirurgia de catarata pediátrica assistida por *laser*.

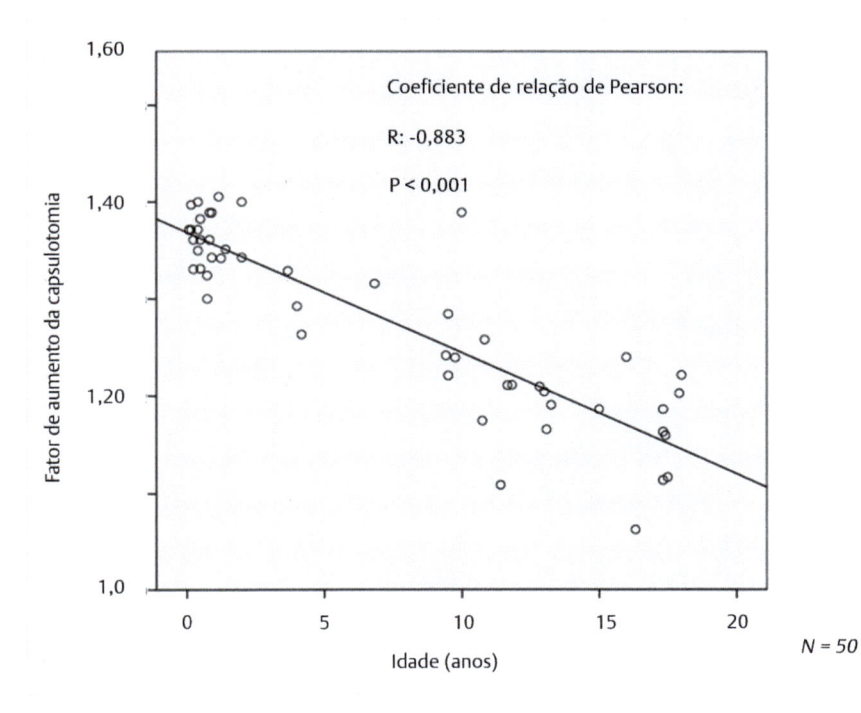

Figura 23.5 Relação entre o fator de aumento da capsulotomia e a idade na cirurgia de catarata congênita usando um *laser* de femtossegundo.

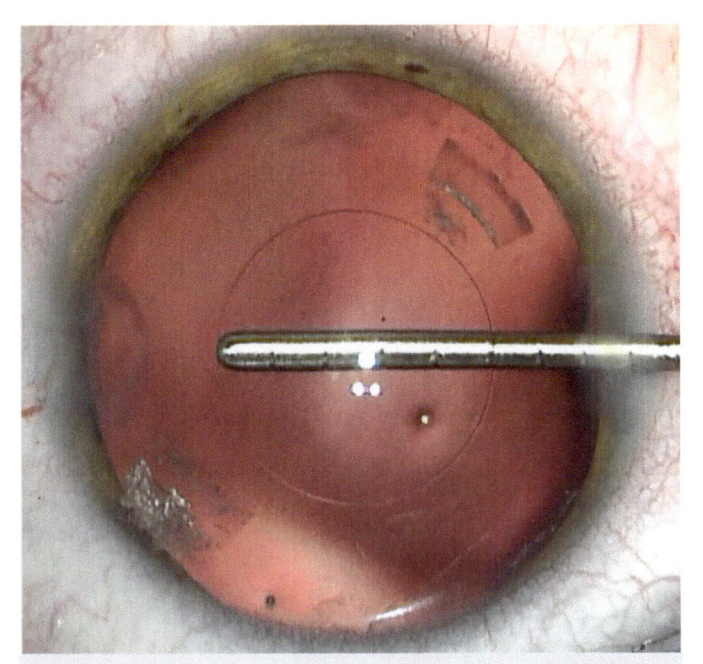

Figura 23.6 Diâmetro da capsulotomia anterior atingido com precisão de 5 mm usando a fórmula de Bochum, medido com a régua de medição de Engel.

recomendado pelo cirurgião ou pelo oftalmologista responsável pelo acompanhamento. Normalmente, três tipos diferentes de medicamentos são instilados, como colírios: antibióticos, agentes anti-inflamatórios e midriáticos/cicloplégicos. Antibióticos, como fluoroquinolonas, costumam ser administrados por cerca de uma semana após a cirurgia, em regimes a cada seis horas. Este grupo de antibióticos costuma ser bem tolerado; é relatado que a ciprofloxacina tem efeitos colaterais sistêmicos adversos mínimos e é bem tolerada pelo endotélio da córnea. Fluoroquinolonas de quarta geração, como gatifloxacina e moxifloxacina, têm sido empregadas com sucesso em crianças submetidas à cirurgia de catarata, no pré e no pós-operatório.

Como a resposta inflamatória à cirurgia de catarata pode ser bastante intensa em crianças, a administração frequente de esteroides tópicos e, algumas vezes, até sistêmicos é crucial para reduzir o risco de complicações, como formação de membrana fibrinosa, sinéquia, formação de depósitos inflamatórios na IOL e edema macular cistoide. Administração tópica pode significar a aplicação de colírios, como acetato de prednisolona a 1% a cada 1 a 6 horas. Dependendo da apresentação clínica do paciente, a aplicação tópica de esteroides – certamente a forma mais comum de terapia anti-inflamatória pós-operatória – continuará por até 12 semanas. Nos casos em que complicações relacionadas com esteroides, como atraso na cicatrização de feridas ou aumento da IOP, são um problema, os AINEs (anti-inflamatórios não esteroides), como diclofenaco ou colírio cetorolaco, podem ser usados.

A lógica por trás da administração pós-operatória de midriáticos e cicloplégicos é a redução da dor dilatando a pupila, prevenindo a inflamação, estabilizando a barreira sangue-aquosa e diminuindo o risco de sinéquia, bloqueio pupilar e espasmo ciliar.

Como o *status* de refração de uma criança muda frequentemente durante os primeiros anos de vida, os exames são recomendados a cada 2 a 3 meses. Os óculos bifocais para essas crianças sem acomodação geralmente não são tolerados antes dos 5 ou 6 anos de idade. Particularmente em crianças menores com IOL, pode-se esperar uma mudança miópica considerável.

Para o oftalmologista que orienta uma família com uma criança que passou por cirurgia de catarata através do processo de recuperação visual, o desafio educacional não pode ser enfatizado demais. A regra de ouro é explicar o cronograma de terapia/acompanhamento/exame com muita frequência do que ficar calado demais na conversa com eles; os pais de pacientes pediátricos com catarata, como Erraguntla *et al.* mostraram, tendem a superestimar sua compreensão do processo e serem excessivamente otimistas.[8]

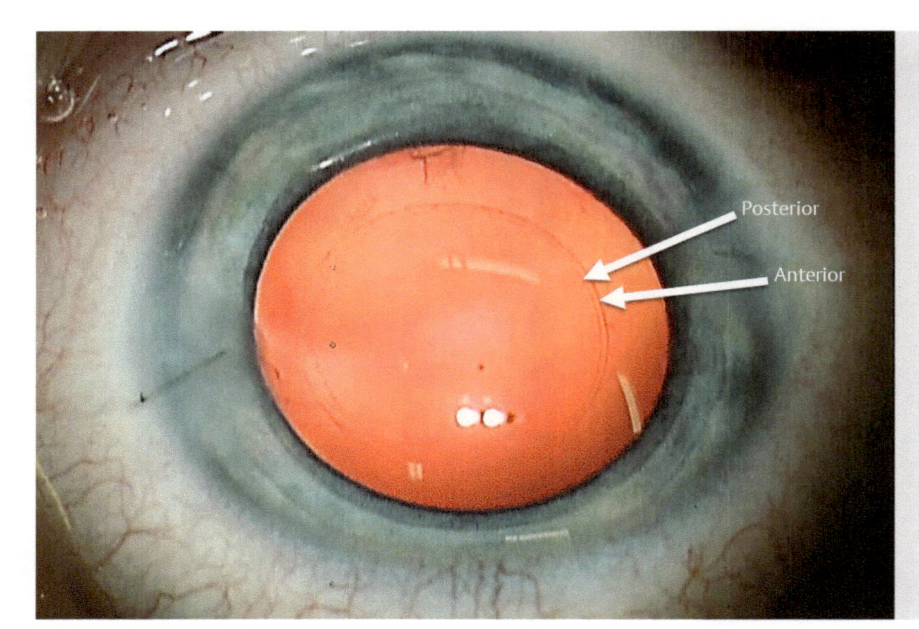

Figura 23.7 Capsulotomia anterior e posterior após cirurgia de catarata assistida por *laser* de femtossegundo.

O tratamento de uma criança com catarata deve dar ao cirurgião de catarata uma pequena pausa em sua rotina diária, uma pequena pausa em um cronograma às vezes sobrecarregado e um incentivo para algumas reflexões: a criança que acabamos de operar carregará as marcas de nossa intervenção no futuro. O menino ou a menina de hoje, durante uma vida de muitas décadas, será tratado não apenas pela próxima geração de oftalmologistas, mas também pela geração após a próxima. Esses colegas verão e diagnosticarão o que foi feito por um cirurgião de catarata – por nós – muito tempo depois. Para esses futuros colegas médicos, será uma retrospectiva, uma experiência não muito diferente da que alguns oftalmologistas tiveram no final do século XX e que, sem dúvida, causou arrepios: quando um paciente nonagenário de Sir Harold Ridley e, portanto, da era pioneira da cirurgia moderna de catarata estava sentado na lâmpada de fenda. Esses últimos pacientes sobreviventes da idade da IOL provocaram empatia – e admiração por aqueles que uma vez lideraram o caminho. Nossos pacientes pediátricos e o trabalho que realizamos neles um dia, no futuro, provocarão as mesmas emoções (▶ Fig. 23.7)?

Referências

[1] Jacobson SG, Mohindra I, Held R. Development of visual acuity in infants with congenital cataracts. Br J Ophthalmol. 1981;65(10):727-735
[2] Foster A, Gilbert C, Rahi J. Epidemiology of cataract in childhood: a global perspective. J Cataract Refract Surg. 1997;23 Suppl 1:601-604
[3] Kim DH, Kim JH, Kim SJ, Yu YS. Long-term results of bilateral congenital cataract treated with early cataract surgery, aphakic glasses and secondary IOL implantation. Acta Ophthalmol. 2012;90(3):231-236
[4] Dick HB, Gerste RD. Plea for femtosecond laser pre-treatment and cataract surgery in the same room. J Cataract Refract Surg. 2014;40(3):499-500
[5] Vasavada AR, Nihalani BR. Pediatric cataract surgery. Curr Opin Ophthalmol. 2006;17(1):54-61
[6] Dick HB, Schultz T. Femtosecond laser-assisted cataract surgery in infants. J Cataract Refract Surg. 2013;39(5):665-668
[7] Dick HB, Schelenz D, Schultz T. Femtosecond laser-assisted pediatric cataract surgery: Bochum formula. J Cataract Refract Surg. 2015;41(4):821-826
[8] Erraguntla V, De la Huerta I, Vohra S, Abdolell M, Levin AV. Parental comprehension following informed consent for pediatric cataract surgery. Can J Ophthalmol. 2012;47(2):107-112

24 Cirurgia de Catarata Assistida por *Laser* de Femtossegundo em Comorbidades Oculares

Surendra Basti ▪ *Rushi K. Talati*

Resumo

Os cirurgiões estenderam os limites de uso da tecnologia de *laser* de femtossegundo em cirurgia de catarata, utilizando-a não apenas em cataratas de rotina, mas também em situações desafiadoras e complexas de catarata. Neste capítulo, examinamos atentamente as evidências e sugerimos recomendações para a utilização otimizada dessa tecnologia para as seguintes situações complexas de catarata: instabilidade zonular, olhos submetidos à cirurgia prévia (ceratoplastia, ceratotomia, glaucoma e cirurgia da retina), olhos com pupila pequena e catarata polar posterior.

Palavras-chave: Cirurgia de catarata a *laser* de femtossegundo, FLACS, catarata complexa, *femtolaser*, catarata subluxada, catarata polar posterior

24.1 Introdução

Como quase todos os novos avanços médicos, a cirurgia de catarata assistida por *laser* de femtossegundo (FLACS) foi usada inicialmente nos chamados "casos de rotina". O reconhecimento de que a FLACS é capaz de fornecer interrupções teciduais localizadas e previsíveis sugere que pode ser vantajoso em casos clínicos complexos e de alto risco. De fato, isso foi confirmado como evidenciado pelo número crescente de relatos que aludem ao uso de lasers de femtossegundo em pacientes com características oculares heterogêneas.[1,2,3,4,5,6,7,8,9,10]

Essas revisões de capítulos relataram experiências nos olhos com comorbidades oculares. Embora a maioria seja um relato de caso ou uma série de casos curtos, eles fornecem um vislumbre de como os recursos da tecnologia de *laser* de femtossegundo pódem ser estendidos para tratar com êxito esses casos. Há todos os motivos para acreditar que a inovação com a tecnologia a *laser* está apenas começando e que haverá mais por vir.

24.2 Seleção de Pacientes

Antes de considerar as aplicações do *laser* de femtossegundo na cirurgia de catarata em pacientes com comorbidades, é útil revisar as características tradicionalmente consideradas abaixo do ideal para a FLACS:

- Pupila que não se dilata a pelo menos 5,0 mm.
- Opacidade da córnea que impede a transmissão eficaz da energia do *laser*.
- Glaucoma avançado com nervo óptico tênue.
- Um paciente não cooperativo ou excessivamente ansioso.
- Pequenas fissuras interpalpebrais que podem interferir no acoplamento seguro do *laser*.

Os critérios de exclusão estão sendo constantemente revisados e atualizados, à medida que a tecnologia de *laser* de femtossegundo continua a melhorar, e os cirurgiões ganham experiência em seu uso. Nas seções a seguir, discutiremos novas abordagens que adaptaram a FLACS a várias comorbidades dos pacientes, obtendo frequentemente resultados superiores à facoemulsificação manual.

24.3 Instabilidade Zonular

Um grupo de pacientes que pode se beneficiar do *laser* de femtossegundo inclui pacientes com zônulas fracas, como aqueles com pseudoesfoliação, síndrome de Marfan ou olhos que desenvolvem catarata e ruptura zonular após trauma. A fraqueza zonular é um fator de risco significativo para complicações durante a cirurgia de catarata e deve ser cuidadosamente avaliada no pré-operatório. Os sinais diretos incluem subluxação da lente, zônulas ausentes ou esparsas, como evidenciado pelo endireitamento do equador da lente, iridodonese ou facodonese. Além disso, a idade avançada, a presença de uma câmara anterior (AC) superficial, desigual ou hiperprofunda e o tamanho reduzido da pupila costumam ser prognosticadores clínicos indiretos de instabilidade zonular.

24.3.1 Desafios Cirúrgicos

A fraqueza zonular apresenta uma variedade única de desafios durante a cirurgia. A redução da tensão capsular anterior aumenta a força necessária para perfurar a cápsula ao formar a capsulorrexe.[11] Além disso, a correção de uma capsulorrexe incorreta é mais difícil na ausência de contração zonular. A ruptura zonular também pode ocorrer secundária às manobras de rotina necessárias para dividir e girar os fragmentos da lente.[11]

O *laser* de femtossegundo oferece um benefício claro para pacientes com fraqueza zonular, pois o *laser* não depende da contração zonular para criar uma capsulotomia. Além disso, a capacidade de posicionar a capsulotomia conforme desejado com a FLACS permite centralizar a capsulotomia na bolsa capsular, mesmo nos olhos com lentes parcialmente deslocadas.

24.3.2 Evidência Relatada

A experiência clínica inicial ressalta as vantagens do *laser* em olhos com fraqueza zonular. Grewal *et al*. relataram um paciente com catarata subluxada traumática submetida à FLACS e descreveram as modificações e vantagens cirúrgicas intraoperatórias da FLACS.[4] Houve quase cinco horas de diálise zonular com subluxação da lente e uma catarata traumática após trauma ocular contuso. Um diâmetro de capsulotomia de 5 mm foi selecionado e, conforme a imagem intraoperatória e o cenário de capsulotomia personalizado, este estava centrado na bolsa capsular e não na margem da pupila. A energia de pulso foi maximizada para 10 µJ, e a profundidade da incisão aumentou para 1.000 µm.[4] A fragmentação da lente foi realizada usando o padrão sextante. Nenhum amolecimento da lente foi realizado, e a lente subluxada permaneceu estável durante o acoplamento da FLACS e a aplicação do *laser*.[4] A FLACS permitiu a criação de uma capsulotomia circular centralizada na bolsa capsular, permitindo o uso de ganchos de suporte capsular e remoção nuclear antes da inserção do anel de tensão capsular (▶ Fig. 24.1). A capacidade de criar uma capsulotomia e segmentar a lente em uma câmara fechada é única no *laser* de femtossegundo, minimizando ainda mais a manipulação intraocular durante as etapas subsequentes da cirurgia de catarata. Nesse caso, a segmentação a *laser* permitiu a remoção dos sextantes das lentes com relativa facilidade, minimizando o estresse zonular durante a facoemulsificação (▶ Fig. 24.1).

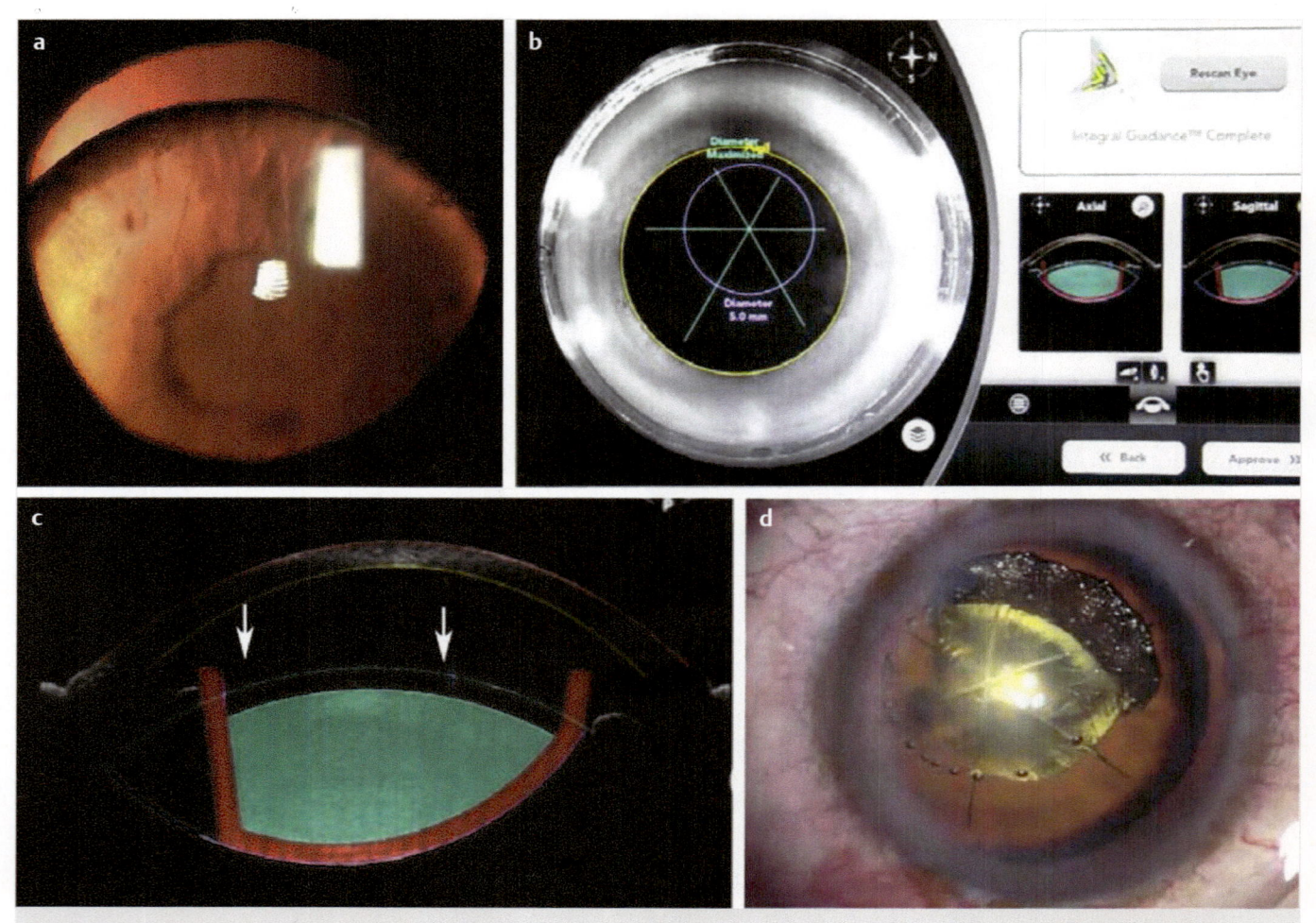

Figura 24.1 Catarata subluxada. (**a**) Imagem de lâmpada de fenda pré-operatória mostrando subluxação da lente e perda zonular juntamente com a catarata traumática. Imagem AS-OCT intraoperatória mostrando a capsulotomia de 5 mm centralizada na bolsa capsular e não na pupila. (**b**) O padrão sextante compreendendo três linhas de interseção que fragmentaram o núcleo em seis cortes em pizza foi usado para fragmentação da lente. (**c**) As setas brancas indicam as margens da capsulotomia, que foi centrada na bolsa capsular com base em imagens intraoperatórias nas seções axial e sagital usando AS-OCT, que também confirmou a subluxação da lente. A faixa vermelha na imagem AS-OCT ilustra a zona de segurança de 500 μm. (**d**) Fotografia intraoperatória mostrando a capsulotomia centrada na bolsa capsular e fragmentação da lente em um padrão sextante. A bolsa capsular foi recentrada com ganchos de suporte capsular, e uma capsulotomia centrada no eixo visual foi alcançada após a colocação de um anel de tensão capsular.

Schultz et al. descreveram o uso do *laser* de femtossegundo para capsulotomia em uma lente subluxada em um paciente de 10 anos de idade com síndrome de Marfan.[5] A capsulotomia era de flutuação livre e poderia ser realizada dentro de uma área completamente visível. A capsulotomia a *laser* bem centrada abriu caminho para a aspiração subsequente da lente macia com dispositivos de irrigação e aspiração bimanuais padrão, o uso de um anel de tensão capsular (anel Cionni tipo 1 L, Morcher, Stuttgart, Alemanha) e, por fim, implantação de lente intraocular (IOL) sem descentralização.[5] Mais recentemente, Crema et al. relatam FLACS bem-sucedidas em três olhos com subluxações leve, moderada e grave da lente.[12] No olho levemente subluxado, foi realizada uma capsulotomia de rotina com 4,8 mm de diâmetro e centrada manualmente na lente subluxada, usando uma configuração de posicionamento livre (*laser* LenSx, Alcon Laboratories, Fortworth, TX). Foi então aplicado um padrão de fragmentação de lente híbrida com duas linhas de reticulação de 4,7 mm e um cilindro de 2,0 mm de diâmetro. No olho moderadamente subluxado, a capsulotomia foi dimensionada para 4,6 mm para permitir um posicionamento satisfatório. A fragmentação da lente foi ajustada para duas linhas cruzadas de 4,5 mm, e um cilindro de 2,0 mm de diâmetro. O olho mais gravemente subluxado recebeu uma capsulotomia de 3,5 mm, duas linhas cruzadas de 3,6 mm, e um cilindro de 2,0 mm de diâmetro para fragmentação da lente. Os olhos leve e moderadamente subluxados também receberam incisões relaxantes intraestromais da córnea para diminuir o astigmatismo da córnea. Não foram encontradas complicações, e todos os três olhos alcançaram acuidade visual a distância não corrigida de 20/25 ou melhor, estáveis durante 12 meses de acompanhamento.[12]

O uso de FLACS foi descrito em várias situações pós-traumáticas, como lesão penetrante na córnea,[6] danos capsulares nas lentes[2,3] e cataratas traumáticas brancas após trauma contuso.[3] Szepessy et al. relataram o uso bem-sucedido do *laser* de femtossegundo em um caso de catarata traumática.[6] Um homem de 38 anos de idade sofreu uma lesão ocular penetrante por um fio. A laceração da córnea foi suturada primeiro. No período pós-operatório, ele desenvolveu uma catarata cortical, e havia uma área de ruptura da cápsula anterior. Duas semanas após o reparo primário, foi realizada cirurgia de catarata com o *laser* LenSx. A área de ruptura capsular anterior foi incluída na capsulotomia criada pelo *laser*, obtendo-se uma capsulotomia intacta e circular.

24.3.3 Resumo das Recomendações

Vários relatos de casos documentaram a utilidade da FLACS em olhos com fraqueza zonular. Com base na literatura publicada e na experiência dos autores, consideramos importantes os seguintes pontos no uso da FLACS na fraqueza zonular:

- Imagens precisas são a base do sucesso da FLACS de catarata com fraqueza zonular.
- É importante examinar cuidadosamente a imagem intraoperatória dos limites da lente antes de ativar o *laser*. Verifique se as cápsulas anterior e posterior foram corretamente identificadas e delineadas pelo *software* do *laser*.
- Na subluxação traumática, o *status* da cápsula posterior precisa ser inspecionado na tomografia de coerência óptica intraoperatória (OCT) para identificar eventuais rupturas preexistentes. Nesta última situação, as forças de expansão criadas pelas bolhas de cavitação, formadas durante a fragmentação da lente, podem aumentar uma deiscência capsular posterior preexistente. É melhor manter a segmentação nuclear e o amolecimento no mínimo nessas situações.
- Para maximizar a probabilidade de centralizar a capsulotomia na bolsa capsular, use a capsulotomia personalizada ou, se disponível, a configuração da cápsula digitalizada.
- Amplie as portas do tratamento a *laser* enquanto cria a capsulotomia para garantir a criação de uma capsulotomia nos olhos com inclinação da lente.
- Recomendações adicionais para facilitar a FLACS em olhos com fraqueza zonular estão na ▶ Tabela 24.1.

24.4 Olhos com Cirurgias Prévias

Não é incomum que os cirurgiões de catarata encontrem olhos que tiveram procedimentos cirúrgicos anteriores. Alguns desses procedimentos podem representar desafios únicos durante a cirurgia de catarata. Nesta seção, consideraremos os desafios apresentados nessas situações e as opções para mitigá-los, executando a FLACS em vez da facoemulsificação manual.

24.4.1 Olhos que já Foram Submetidos à Ceratoplastia Penetrante

Desafios Cirúrgicos

A cirurgia de catarata em um paciente com ceratoplastia penetrante prévia (PKP) requer uma consideração cuidadosa de uma série de questões para garantir alta qualidade da cirurgia de catarata e a sobrevivência em longo prazo do transplante de córnea. A visualização na junção do enxerto-hospedeiro e em sua periferia pode ser difícil por causa de uma combinação de astigmatismos regular e irregular alto, da cicatriz da incisão na córnea e qualquer patologia preexistente na córnea periférica. Esses fatores podem dificultar as manobras cirúrgicas durante a cirurgia de catarata manual. Um risco em particular é a probabilidade de a capsulorrexe se romper inadvertidamente em razão da visualização ruim. O dano endotelial decorrente da necessidade excessiva de energia ultrassônica (como é frequentemente necessário em cataratas densas) pode causar ou acelerar a falha da córnea. A facoemulsificação tradicional pode exigir o uso conservador de ultrassom e coloração capsular entre outras técnicas para mitigar esses desafios. O *laser* de femtossegundo oferece benefícios distintos para esses pacientes, permitindo que a imagem em tempo real guie a colocação da capsulotomia e diminuindo também o tempo e a energia do ultrassom durante a remoção do núcleo fragmentado e amolecido.[13,14]

Evidência Relatada

Martin *et al.* relataram o tratamento de 12 pacientes pós-PKP submetidos à FLACS.[7] O acoplamento em todos os casos foi bem-sucedido com a interface do paciente SoftFit (*laser* LenSx). Eles sugeriram aumentar o nível de energia, se necessário, em olhos com clareza da córnea reduzida. Para a aplicação do *laser*, suas configurações iniciais estavam entre 10 e 12 µJ, com as configurações finais reduzidas para 6 µJ. Nagy *et al.* relataram um homem de 33 anos de idade que foi submetido à FLACS após PKP.[8] A OCT intraoperatória identificou a cicatriz na junção enxerto-hospedeiro, e a cicatriz não interferiu na capsulotomia a *laser*. As incisões da córnea foram criadas manualmente por causa da localização periférica do transplante de 7 mm. Eles relataram que o ultrassom não foi necessário para remover a lente, e que a contagem de células endoteliais permaneceu inalterada até um ano após a cirurgia.

Resumo das Recomendações

Um resumo das recomendações é apresentado na ▶ Tabela 24.2.

24.4.2 Olhos Submetidos à Ceratotomia Radial Prévia

Os olhos submetidos à RK prévia apresentam cicatrizes radiais da córnea com o potencial de interferir na aplicação do *laser* e podem criar uma capsulotomia incompleta (▶ Fig. 24.2a,b). Para nosso conhecimento, não há relatórios publicados sobre esse tópico. No entanto, na experiência dos autores, os prós e contras de tais olhos são semelhantes aos descritos para olhos com PKP anterior. Nos olhos com quatro incisões para RK, podem ser feitas incisões claras na córnea (CCIs). A imagem na OCT intraoperatória pode ser usada para posicionar a CCI, garantindo que ela não se sobreponha a nenhuma das incisões da RK (▶ Fig. 24.2c).

Tabela 24.1 Diretrizes para Realizar FLACS em Cataratas Subluxadas

Não fazer	Fazer
Criar uma capsulotomia grande	Em vez disso, personalize o tamanho da capsulotomia para garantir uma sobreposição capsular óptica adequada para lentes intraoculares
Centralizar a capsulotomia com referência na pupila	Personalizar a posição da capsulotomia centrada no saco capsular descentralizado
Usar energia excessiva ou amolecimento extensivo da lente	Definir a taxa de repetição e o número de segmentos com base na densidade nuclear
Ser agressivo com a vitrectomia anterior	Estabilizar o saco, com segurança, o mais cedo possível. Se não houver vítreo na região da capsulotomia, estabilizar o saco antes de fazer uma vitrectomia anterior
Ancorar o saco apenas em um segmento onde a fraqueza zonular seja extensa	Em olhos com fraqueza global, use segmentos de tensão capsular múltipla para estabilizar o saco antes de prosseguir com a facoemulsificação

Tabela 24.2 Diretrizes para a Realização de FLACS em Olhos que Foram Submetidos Anteriormente à Ceratoplastia Penetrante e Ceratotomia Radial

Não fazer	Fazer
• Criar uma incisão clara na córnea nos olhos com ceratoplastia penetrante ou ceratotomia radial (especialmente em olhos com mais de quatro incisões na córnea)	• Posicionar a interface óptica líquida perpendicular à córnea e simetricamente fora do transplante
	• Garantir que a borda da capsulotomia está central à junção do enxerto hospedeiro em toda a volta
	• Aumentar as configurações de energia (especialmente para capsulotomia) para olhos com cicatrizes na córnea ou falta de clareza na córnea
	• Manchar com *vision blue* e usar um fórceps *rexis* para confirmar que não há marcas de capsulotomia anterior
	• Usar a manobra de cova

24.4.3 Olhos Submetidos à Cirurgia Prévia de Filtração de Glaucoma

Desafios Cirúrgicos

Em pacientes com glaucoma que foram submetidos à trabeculectomia anteriormente, a bolha pode atuar como um obstáculo no processo de acoplamento adequado durante a FLACS. As interfaces de imersão em líquidos oferecem a oportunidade de evitar pressão excessiva na bolha de filtração e deformação excessiva do globo. Uma consideração importante em pacientes com glaucoma é não ter uma elevação significativa da pressão intraocular (IOP) durante o acoplamento para evitar a possibilidade de danos à cabeça do nervo óptico já comprometida.

Schultz *et al.* investigaram mudanças na IOP durante a FLACS. Eles relatam apenas um aumento moderado da IOP ao usar uma interface cheia de fluido para acoplar ao sistema.[15] Em um grupo de 100 olhos usando o *laser* Catalys, um aumento médio de apenas 10,3 mmHg foi relatado, e a IOP uma hora após a cirurgia não foi significativamente maior que os valores pré-operatórios, sugerindo que seria improvável um dano adicional relacionado com a IOP em pacientes com glaucoma submetidos à FLACS.[15]

Evidência Relatada

De acordo com a nossa experiência, a colocação do anel de sucção não ocorreu em olhos com bolhas filtrantes pequenas e moderadas. Kinnas *et al.* realizaram a FLACS com sucesso em um olho com cirurgia prévia de filtração de glaucoma (▶ Fig. 24.3). O sistema de *laser* de femtossegundo Catalys e os anéis de sucção de 16 mm foram utilizados sem intercorrências no caso, permitindo imagens eficazes e FLACS (Comunicação pessoal, Spero Kinnas, MD, Westchester, IL). A bolha de filtragem permaneceu inalterada durante um período de 10 meses de acompanhamento. Martin *et al.* forneceram um breve relato de sua experiência na realização da FLACS com a plataforma LenSx de femtossegundo em oito olhos pós-trabeculectomia.[7] Eles não encontraram maior dificuldade com acoplamento ou hemorragia intrabolha após tratamento com *laser*.[7] Em todos os olhos, morfologia da bolha, IOP, campos visuais e OCT da camada de fibras nervosas da retina permaneceram estáveis após seis meses de acompanhamento (▶ Fig. 24.3).

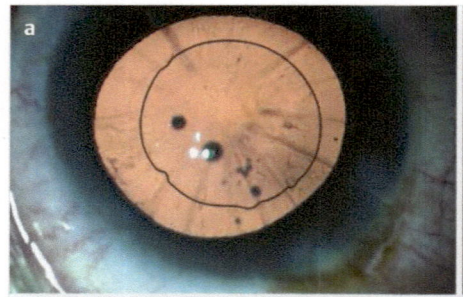

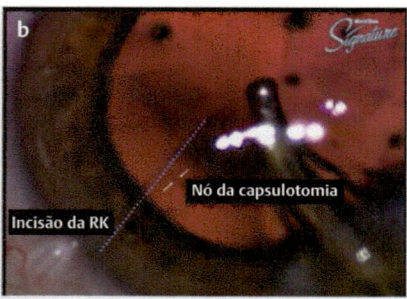

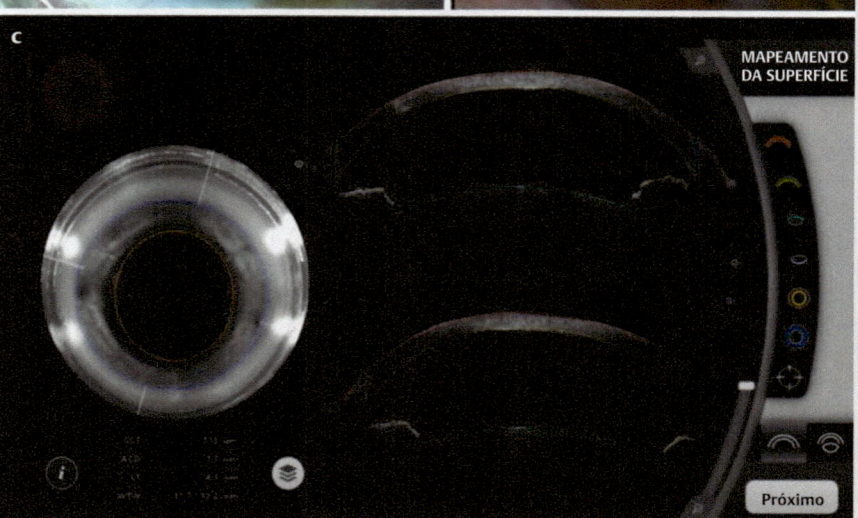

Figura 24.2 Ceratotomia radial prévia. (**a,b**) Imagens intraoperatórias mostrando cicatrizes radiais da córnea provenientes de ceratotomia radial (RK) prévia, resultando em capsulotomia incompleta. (**c**) A imagem frontal na tomografia de coerência óptica intraoperatória pode ser usada para posicionar incisões claras na córnea entre as incisões da RK. A imagem transversal da córnea mostra o contorno achatado da córnea, típico dos olhos que fizeram RK.

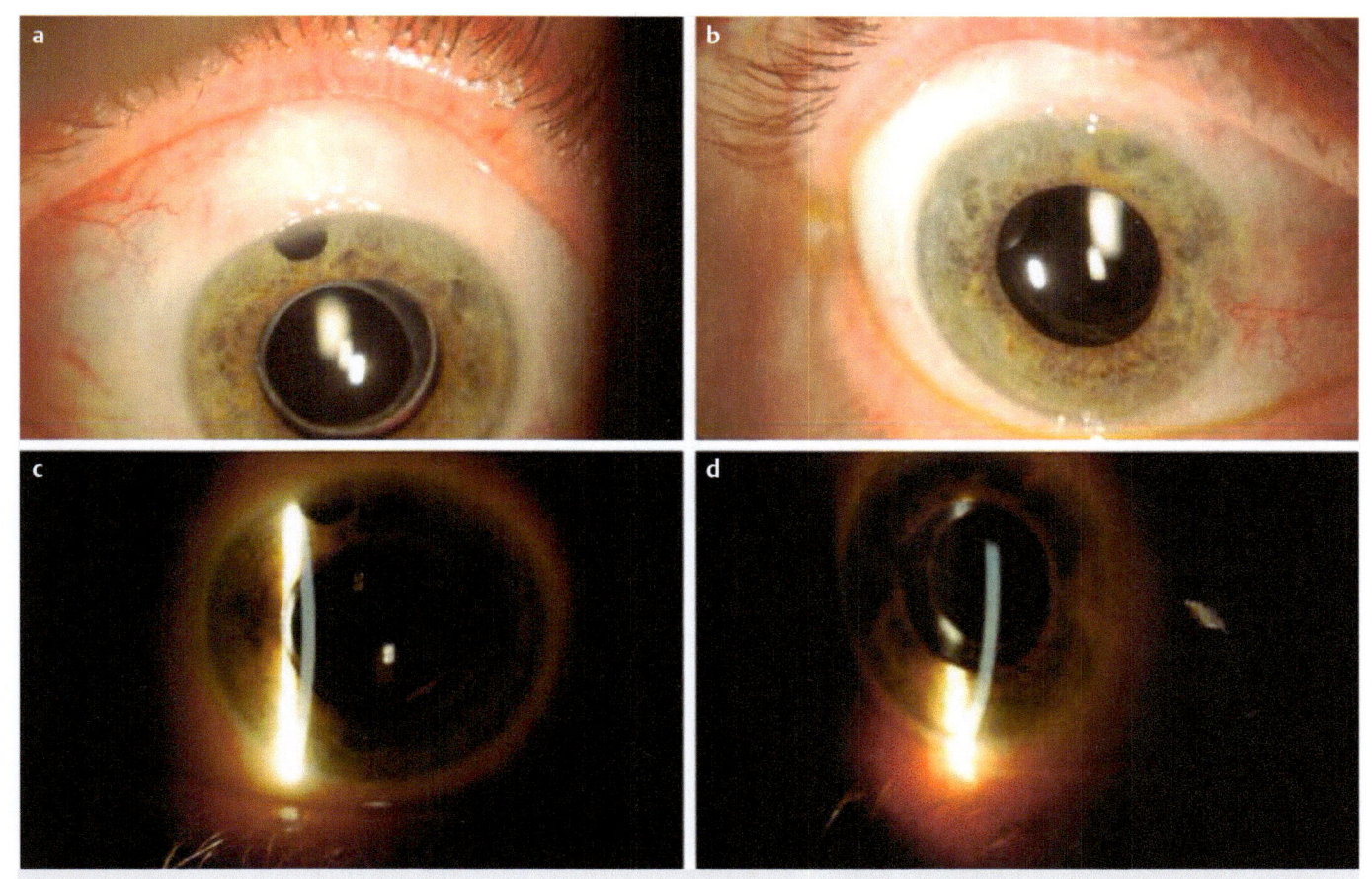

Figura 24.3 O acompanhamento pós-operatório de dois olhos submetidos à cirurgia de catarata assistida por *laser* de femtossegundo mostra (a,b) uma bolha de filtro intacta superiormente e (c,d) uma lente intraocular bem centrada na câmara posterior.

Resumo das Recomendações

Um resumo das recomendações é apresentado na ▶ Tabela 24.3.

24.4.4 Olhos que Tiveram uma Vitrectomia Prévia com Injeção de Óleo de Silicone

Desafios Cirúrgicos

Em pacientes pós-vitrectomia que receberam injeção de óleo de silicone, o óleo residual pode emulsionar e migrar para vários locais do globo.[16] Apesar dos esforços para remoção a tempo, as gotículas podem gravitar da cavidade vítrea para a AC e o ângulo, mesmo através de pequenas lacunas na aparelho zonular.[17] Essa migração pode apresentar um desafio único nos olhos submetidos à cirurgia de catarata por causa de maior risco de complicações do segmento anterior, incluindo alteração da estrutura ou integridade da córnea e aumento da IOP.[18] Em pacientes submetidos à FLACS, o óleo de silicone emulsionado na AC também pode prejudicar a penetração do sinal da OCT ou a aplicação do *laser* de femtossegundo. A detecção pode ser desafiadora, pois o óleo pode se alojar em um ângulo superior, onde pode não ser visível em um exame de rotina com lâmpadas de fenda. Um histórico cuidadoso no pré-operatório e gonioscopia podem revelar qualquer óleo de silicone na AC. A inspeção cuidadosa da tomografia de coerência óptica do segmento anterior intraoperatório (AS-OCT) durante a FLACS para a presença de corpos esféricos hiper-reflexivos na AC na AS-OCT intraoperatória durante a FLACS pode ajudar a diagnosticar e orientar a tomada de decisão subsequente.

Tabela 24.3 Diretrizes para a Realização da FLACS em Olhos com Bolha de Filtro

Não fazer	Fazer
• Realizar cirurgia de catarata assistida por *laser* de femtossegundo nos olhos com bolhas císticas grandes e finas	• Usar uma interface óptica líquida (LOI) de grande diâmetro, se disponível (por exemplo, LOI de 16 mm para *laser* Catalys)
• Persistir nas tentativas de obter sucção se houver perda repetida de sucção decorrente de sucção firme inadequada na região da bolha	

Evidência Relatada

Grewal *et al.* relataram dois casos de FLACS envolvendo pacientes com vitrectomia prévia com injeção de óleo de silicone.[19] Ambos os olhos tiveram o óleo removido posteriormente, e o exame pré-operatório de lâmpada de fenda não mostrou óleo na AC. Em ambos os olhos, a FLACS foi realizada usando configurações-padrão, mas no intraoperatório foi observado um quadrante bem definido onde o tratamento a *laser* não estava presente. Sob o microscópio operacional, o óleo de silicone emulsionado era visível na AC e foi evacuado injetando-se o dispositivo vis-

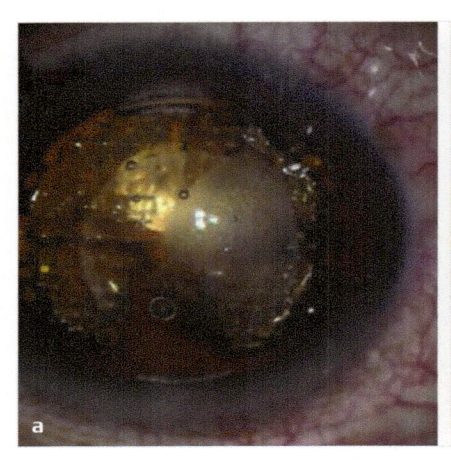

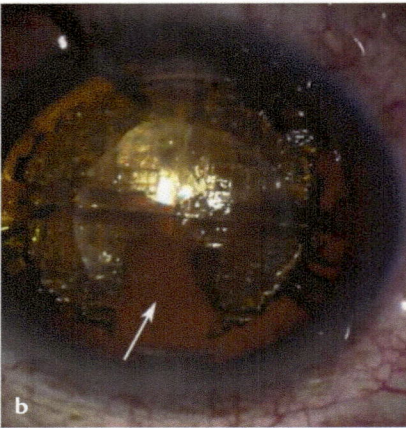

Figura 24.4 (a) Imagem intraoperatória mostrando o óleo de silicone emulsionado na câmara anterior. O óleo de silicone deslocou-se durante o movimento do paciente no leito de *laser* de femtossegundo para a mesa cirúrgica. **(b)** Imagem intraoperatória após a remoção do óleo de silicone emulsionado intracameral, mostrando capsulotomia incompleta e fragmentação da lente (seta) na área abaixo do óleo de silicone.

cocirúrgico oftálmico (OVD) na AC (▶ Fig. 24.4). A capsulotomia incompleta foi concluída com um fórceps de capsulorrexe. Além disso, a remoção do núcleo na área que não foi amolecida e segmentada exigiu energia ultrassônica adicional, mas foi concluída sem intercorrências.[19] Nos dois casos, as cirurgias foram concluídas sem complicações adicionais.

Uma revisão subsequente das gravações em vídeo das imagens intraoperatórias da OCT mostrou uma linha hiper-reflexiva ao longo do endotélio com um defeito subjacente na sombra (▶ Fig. 24.5). Não houve penetração do sinal AS-OCT subjacente a essa área com óleo de silicone. Eles recomendam uma revisão cuidadosa da OCT intraoperatória para detectar qualquer presença de óleo de silicone nesses olhos. O reconhecimento da presença de óleo de silicone pode ajudar o cirurgião a se preparar para as etapas seguintes da cirurgia nesses casos (▶ Fig. 24.4, ▶ Fig. 24.5).

Resumo das Recomendações

Um resumo das recomendações é apresentado na ▶ Tabela 24.4.

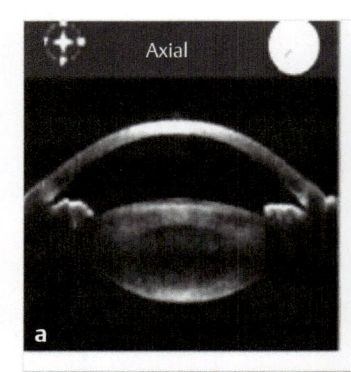

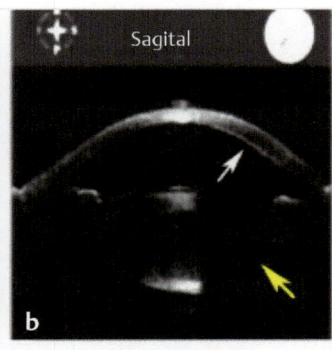

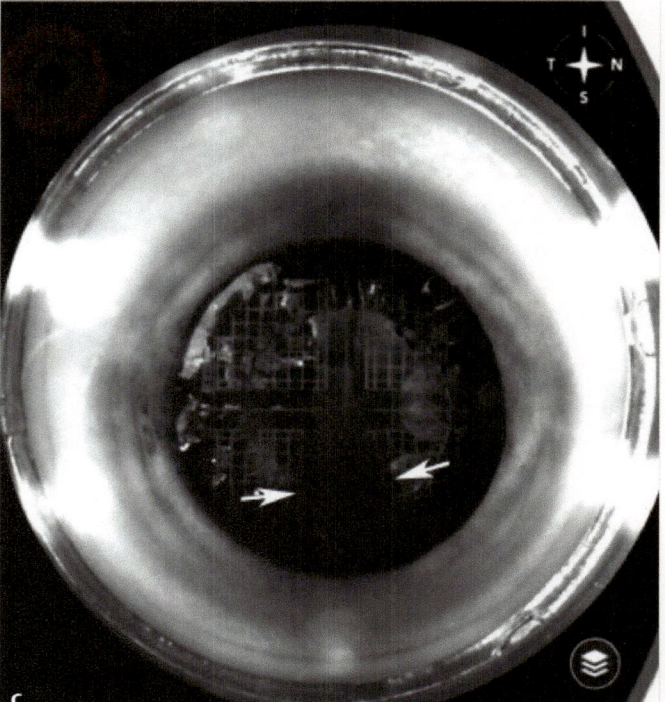

Tabela 24.4 Diretrizes para a Realização da FLACS em Olhos Submetidos à Cirurgia Prévia da Retina com Injeção de Óleo de Silicone

Não fazer	Fazer
• Confiar apenas no exame de rotina de lâmpada de fenda pré-operatória para detectar a presença de óleo de silicone emulsionado	• Realizar um exame completo, incluindo gonioscopia cuidadosa ou tomografia de coerência óptica (OCT) do segmento anterior do ângulo superior para identificar a presença de óleo de silicone emulsionado na câmara anterior
	• Procurar evidências de óleo de silicone nas imagens intraoperatórias da OCT nesses olhos
	• Injetar corante *vision blue* para manchar a cápsula anterior e verificar a integridade da capsulotomia se for observado óleo de silicone intraoperatório

Figura 24.5 (a) A tomografia de coerência óptica do segmento anterior axial intraoperatório (AS-OCT) mostrou anatomia normal do segmento anterior. **(b)** AS-OCT sagital intraoperatória mostrou uma linha retrocorneal hiper-reflexiva correspondente ao óleo de silicone emulsionado (seta branca) e uma sombra subjacente correspondente causada pela falta de penetração do sinal da OCT (seta amarela). **(c)** Imagem infravermelha intraoperatória mostrando o glóbulo de óleo de silicone emulsionado como uma área hiporreflexiva escura (setas brancas) com a não penetração correspondente do *laser* de femtossegundo para capsulotomia e fragmentação da lente embaixo.

24.5 Cicatrizes da Córnea

O tecido da córnea consiste em uma estrutura altamente organizada de células e proteínas, permitindo a clareza óptica essencial para a visão. O tecido cicatricial compromete a estrutura da córnea altamente ordenada, resultando na dispersão da luz incidente do *laser*.[20] Consequentemente, a eficácia do *laser* pode estar comprometida nesses olhos.

24.5.1 Desafios Cirúrgicos

A opacidade causada pela cicatrização pode prejudicar a visualização além da córnea, apresentando um desafio para os cirurgiões de catarata. A visão obscurecida pode fazer com que as bordas da capsulorrexe se percam ou que a matéria residual da lente permaneça no saco. A ceratectomia superficial e o excimer *laser* de PTK são opções viáveis para limpar a córnea antes da cirurgia. Durante o procedimento, os cirurgiões podem-se beneficiar do uso de uma fonte de luz externa, do aumento da pupila ou da utilização de técnicas de coloração capsular. O transplante de córnea geralmente é bem-sucedido, mas deve ser evitado, se possível.

A FLACS é contraindicada em casos com graves opacidades centrais da córnea e anormalidades da córnea. No entanto, o *laser* pode ser usado em olhos com opacidade densa e aderências iridocorneais, onde a imagem pré-operatória pode demonstrar que a extensão da cicatriz está fora da zona de aplicação do *laser*. A FLACS pode ser vantajosa nesses casos, pois a localização da capsulotomia e os parâmetros de profundidade e energia podem ser modificados para realizar com êxito a capsulotomia. A imagem intraoperatória pode ser usada para evitar a área da cicatriz da córnea e, ao mesmo tempo, avaliar a integridade capsular anterior e posterior.

24.5.2 Evidência Relatada

Grewal *et al.* descreveram recentemente um caso de catarata intumescente subjacente a uma densa cicatriz paracentral da córnea causada por trauma penetrante prévio.[9] A OCT no intraoperatório foi vantajosa nessa situação, pois era capaz de visualizar a imagem através da cicatriz translúcida e da catarata avançada.[9] A capacidade de personalizar o *laser* a ser tratado pela córnea clara central e paracentral permitiu sucesso, embora com uma capsulotomia menor (4,7 mm), permitindo a conclusão bem-sucedida da cirurgia (▶ Fig. 24.6).

Hou *et al.* relatam FLACS bem-sucedida usando o *laser* LenSx em um caso de anomalia de Peters tipo 2, um distúrbio congênito caracterizado por opacificação central da córnea com ausência de endotélio, membrana de Descemet e estroma posterior.[21] Nesses pacientes, visualização ruim através da córnea, tração da cápsula anterior e tração decorrente de aderências corneolenticulares dificultam a construção manual da capsulorrexe.[21] Hou *et al.* descrevem a FLACS como uma ferramenta para mitigar esses desafios usando a OCT intraoperatória para personalizar a posição e inclinação da capsulotomia para a cápsula anterior distorcida. Após acoplar o olho cirúrgico no *laser*, foi gerada uma varredura transversal axial do olho cirúrgico. A capsulotomia foi colocada com precisão para evitar a cicatriz central da córnea, aderências e bolhas de ar residuais. Em seguida, uma varredura rolada da circunferência da capsulotomia foi gerada. Foram feitos ajustes na altura e profundidade da capsulotomia para garantir que o intervalo do corte a *laser* incluísse a cápsula anterior em todos os 360 graus da capsulotomia. Após esses ajustes, o tratamento prosseguiu rotineiramente, e uma capsulotomia completa bem centrada foi alcançada. Os autores relatam uma acuidade visual

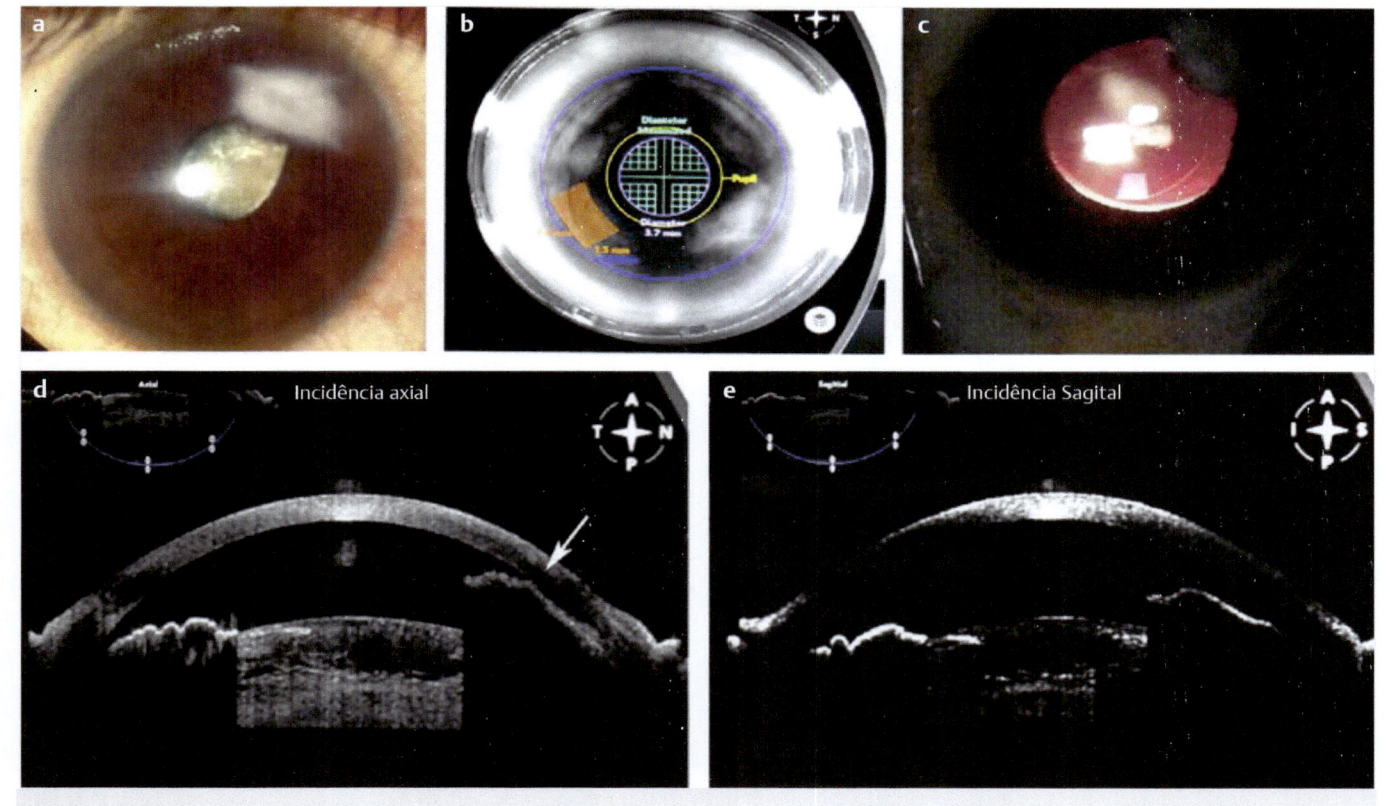

Figura 24.6 Tomografia de coerência óptica intraoperatória em olhos com catarata polar posterior. Defeito preexistente na cápsula posterior presente (seta).

corrigida de 20/200 a distância e 20/60 na proximidade sete meses após a cirurgia.[21]

24.5.3 Resumo das Recomendações

Com base na literatura publicada e na experiência dos autores, consideramos importantes os pontos a seguir no uso de FLACS em córneas com cicatrizes:

- Avalie os pacientes no pré-operatório para garantir uma dilatação adequada da pupila e para avaliar se as aderências iridolenticulares ou iridocorneais não interferem nos 4,0 mm centrais do eixo visual.[21]
- Revise cuidadosamente a OCT intraoperatória para determinar a anatomia da cicatriz subjacente.
- Use a configuração de capsulotomia personalizada para personalizar o tamanho e o local da capsulotomia, de modo a ficar central na borda interna da cicatriz da córnea (nas cicatrizes periféricas) ou fora da área das cicatrizes centrais.
- Colorir a cápsula com corante *vision blue* e elevar cuidadosamente o disco; certifique-se de que a cápsula ou as aderências não cortadas sejam puxadas circunferencialmente para ter uma capsulotomia completa.

24.6 Cataratas Polares Posteriores

A catarata polar posterior é uma forma distinta de opacidade da lente localizada na região subcapsular posterior central da lente (▶ Fig. 24.6). Embora a fisiopatologia exata dessa condição não seja bem compreendida, acredita-se que seja uma anormalidade genética nas fibras das lentes. As fibras das lentes malformadas ficam desorganizadas e prejudicam a estrutura do tecido altamente organizada, causando a opacidade resultante na região da cápsula polar posterior. Essas fibras podem, ocasionalmente, tornar-se aderentes à cápsula posterior.

24.6.1 Desafios Cirúrgicos

A catarata polar posterior pode representar um desafio para os cirurgiões de catarata por causa do risco aumentado de ruptura da cápsula posterior e consequente perda do vítreo. Estudos recentes relatam a incidência de ruptura da cápsula posterior em tais olhos de 6% a 7%.[22,23] A hidrodelineação convencional e o delineamento de dentro para fora são duas estratégias preferidas para proteger a cápsula posterior fraca com a facoemulsificação tradicional, evitando o rápido aumento da pressão hidráulica no interior do saco capsular que pode ocorrer com a hidrodissecção.

A plataforma a *laser* de femtossegundo pode fornecer as vantagens da imagem intraoperatória em tempo real e da precisão do *laser* para facilitar a remoção e desbridamento de material nuclear antes da abordagem do núcleo adjacente ao polo posterior. Por estar integrado à imagem ao vivo da OCT, a FLACS não apenas mostra a integridade da cápsula posterior, mas também permite que o cirurgião mantenha uma margem de segurança a partir da cápsula posterior. Esse último recurso garante que não haja danos inadvertidos na cápsula posterior decorrentes de efeitos colaterais da fotodisrupção criada pelo *laser* de femtossegundo.

24.6.2 Evidência Relatada

Vasavada *et al.* relataram seus resultados de uma série prospectiva de casos intervencionistas, em que eles realizaram FLACS em 45 pacientes com catarata polar posterior tendo cirurgia para catarata.[24] Eles descrevem uma técnica chamada femtodelineação, na qual o *laser* de femtossegundo é usado para criar três cilindros concêntricos dentro do núcleo e que atuam como amortecedores durante a cirurgia. Esses cilindros impedem a transmissão de forças mecânicas e turbulência fluídica para a parte mais fraca da cápsula posterior até o final da cirurgia. E, como não é realizado nenhum hidroprocedimento, o risco de aumento da pressão hidráulica dentro da bolsa é eliminado. Durante a facoemulsificação, a partir da camada mais interna, cada uma das camadas bem delineadas é emulsionada de dentro para fora, com a camada externa imediata servindo de almofada. No final da remoção do núcleo, permanece uma almofada epinuclear espessa e uniforme. Por causa da parede vertical afiada criada pelo *laser* de forma circunferencial, a almofada epinuclear pode ser facilmente retirada com facilidade dos fórnices do saco capsular nos dois quadrantes opostos à ponta do faco. OVD coesivo é injetado no AC antes da remoção da sonda de faco. Por fim, irrigação/aspiração bimanual (I/A) é realizada para descolar e, depois, aspirar lentamente o epinúcleo. Com essa técnica, eles relatam uma incidência de ruptura da cápsula posterior de 4,4% (dois olhos). Além disso, eles recomendam o uso de um deslocamento de 500 μm a partir da cápsula posterior.[24] No entanto, nos casos em que a integridade da cápsula posterior é violada (por exemplo, defeito de catarata posterior preexistente), recomenda-se um deslocamento de 700 a 800 μm.[24]

Titiyal *et al.* relatam separadamente uma série de casos de FLACS em 25 olhos com catarata polar posterior e esclerose nuclear graus II a III.[25] Para a nucleotomia, um padrão híbrido consiste em três cortes (comprimento de 6,0 mm) e três cilindros concêntricos (2,0, 4,0 e 6,0 mm) foram selecionados. As configurações do *laser* foram definidas para deslocamento anterior de 500 μm, deslocamento posterior de 800 μm, energia de 12 μJ, separação de manchas de 14 μm e separação de camadas de 14 μm. Durante a facoemulsificação, os fragmentos nucleares foram gentilmente separados ao longo dos planos de clivagem preexistentes criados pelo padrão híbrido. A emulsificação foi realizada de dentro para fora. Nem a hidrodissecção nem a hidrodelineação foram realizadas em nenhum caso. Usando essa abordagem, Titiyal *et al.* relatam zero lesões capsulares posteriores e uma acuidade visual pós-operatória não corrigida de 20/25 ou melhor em todos os casos.

Ambas as abordagens relatadas por Vasavada e Titiyal destacam a capacidade do *laser* de femtossegundo para aumentar a segurança da facoemulsificação por meio de precisão e orientação por imagem. Ambas as técnicas envolvem a criação de três cilindros concêntricos para servir como almofadas de segurança – uma manobra que não poderia ser realizada sem o *laser* de femtossegundo.

Para FLACS em olhos em que o *laser* não fornece o padrão de cilindro concêntrico como uma seleção (por exemplo, plataforma de *laser* de femtossegundo Catalys), os autores recomendam a criação de um padrão de segmentação sextante sem amolecimento. Após o tratamento a *laser*, a inclinação cuidadosa e suave do núcleo com uma cânula Chang permite a liberação de algum gás intralenticular. Posteriormente, é realizada uma hidrodelineação suave. Na experiência dos autores (dados não publicados), as manobras anteriores permitem uma cirurgia FLACS controlada e bem-sucedida em olhos com catarata polar posterior (▶ Fig. 24.7).

24.6.3 Resumo das Recomendações

Com base na literatura publicada e na experiência dos autores, apresentamos a seguir importantes considerações sobre o uso da FLACS em casos de catarata polar posterior:

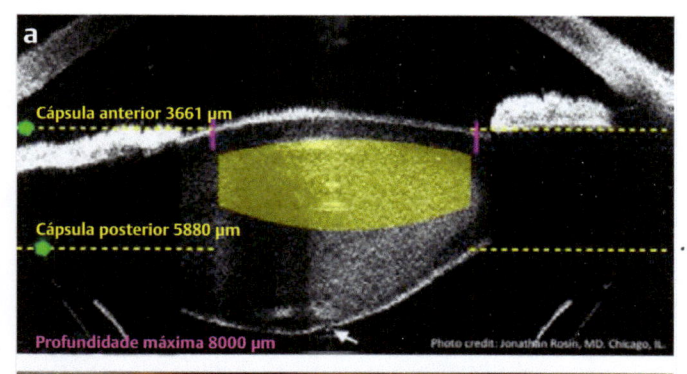

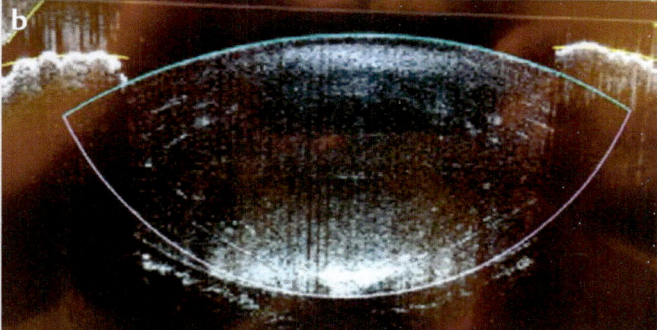

Figura 24.7 Tomografia de coerência óptica intraoperatória em olhos com catarata polar posterior. A placa polar posterior está fixada ao polo posterior, porém a cápsula está intacta.

Avalie cuidadosamente a OCT intraoperatória para o ajuste em tempo real da zona de segurança posterior, com base nas características morfológicas da opacidade polar posterior.

Antes de prosseguir com a etapa de corte, considere bater no núcleo com uma cânula romba para facilitar o escape das bolhas de cavitação geradas pelo *laser* de femtossegundo. Essas bolhas podem aumentar a pressão intralenticular e levar à síndrome do bloqueio capsular (▶ Tabela 24.5).

24.7 Pupilas Pequenas

Obter midríase adequada antes da cirurgia de catarata é importante para visualizar a área da capsulotomia, bem como o núcleo e o epinúcleo da lente. A midríase é comumente alcançada por meio de uma combinação de gotas tópicas parassimpaticolíticas e simpatomiméticas aplicadas 30 a 60 minutos antes da cirurgia. A pupila-alvo deve ter pelo menos 7,0 mm, porque os olhos com pupila com diâmetros dilatados pré-operatórios menores apresentam maior risco de complicações intraoperatórias.[26,27,28] Nesta seção, consideraremos os desafios apresentados pelos olhos com pupila pequena e várias opções para tratar esses casos usando o *laser* de femtossegundo.

24.7.1 Desafios Cirúrgicos

Uma pupila pequena apresenta desafios tanto para a FLACS quanto para os casos tradicionais de facoemulsificação. Do ponto de vista da visibilidade, o efeito limitante de uma pupila pequena pode levar a complicações graves que ameaçam a visão, como rupturas nas cápsulas anterior e posterior, traumatismo da íris e retenção de material nuclear e cortical.

Pupilas pequenas nos casos de FLACS justificam cuidadosa consideração e planejamento. A FLACS exige que a pupila seja dilatada o suficiente para realizar uma capsulotomia anterior de tamanho adequado. Embora o diâmetro padrão na maioria das plataformas de *laser* de femtossegundo seja geralmente de 5,0 mm, a capsulotomia pode ser reduzida para dar conta dos olhos com uma pupila pequena. Foi relatado um maior risco de fimose capsular se o diâmetro da capsulotomia for inferior a 4,0 mm.[29]

Ao planejar casos de FLACS, deve-se estar ciente de que a aplicação da interface do paciente pode diminuir ligeiramente o tamanho da pupila. Além disso, a aplicação de energia a *laser* induz miose pupilar, provavelmente por causa da liberação de prostaglandina após o fornecimento de energia a *laser*.[30] Isso pode fazer com que a pupila contraia mais de 2,0 a 3,0 mm entre a etapa de tratamento a *laser* e o início da facoemulsificação. A miose, no entanto, costuma ser reversível por injeção de epi-Shugarcaína intracameral após a aplicação do *laser*.

24.7.2 Evidência Relatada

Várias abordagens foram propostas para alcançar o sucesso do tratamento a *laser* em olhos com pupila pequena. Conrad-Hengerer et al. descreveram uma abordagem gradual para lidar com pupilas pequenas antes da FLACS em uma série de 40 olhos com tamanho intraoperatório inferior a 5,5 mm.[31] A primeira etapa foi a adrenalina intracameral. Se esta etapa não atingir a dilatação adequada, OVD é injetado para viscomidríase adicional. Se, após a injeção do OVD, o tamanho desejado não for atingido, será realizada a implantação de um anel de Malyugin expansor de pupilas (▶ Fig. 24.8). O ponto final para esse processo gradual é o aumento da pupila para pelo menos 5,5 mm para possibilitar FLACS com um diâmetro de capsulotomia anterior de pelo menos 4,5 mm. Eles relataram que a epinefrina sozinha era suficiente em 7% dos olhos, foi necessária viscomidríase adicional em 25%, e um expansor de pupila foi implantado em 68%. As comorbidades mais frequentes foram pseudoesfoliação da cápsula da lente (30%) e síndrome da íris flexível no intraoperatório (12,5%). Marcas semelhantes à língua da capsulotomia foram detectadas em cinco olhos. Os autores recomendam que essas manobras sejam realizadas apenas quando o tratamento com FLACS e a cirurgia de catarata possam ser realizados na mesma sala estéril, uma vez que a movimentação do paciente entre salas e ambientes estéreis ou não estéreis após a criação de incisões possa aumentar o risco de infecção e possível perda de integridade do globo.[32]

Kránitz et al. relataram FLACS bem-sucedida em um paciente com glaucoma facomórfico agudo, uma AC rasa e uma catarata madura.[33] O paciente foi tratado com terapia conservadora anti-

Tabela 24.5 Diretrizes para a Realização da FLACS nas Cataratas Polares Posteriores

Não fazer	Fazer
Prosseguir com a cirurgia usando as configurações padrão do *laser*	Inspecionar cuidadosamente a tomografia de coerência óptica intraoperatória em busca de pistas anatômicas em relação à cápsula posterior; fazer ajustes de acordo
Usar hidrodissecção manual	Evitar hidroprocedimentos e transbordamento da câmara anterior com dispositivos viscocirúrgicos oftálmicos
Gerar forças anteroposteriores excessivas no saco capsular durante o corte	Usar os princípios de dividir e conquistar usando o padrão cilíndrico ou a segmentação

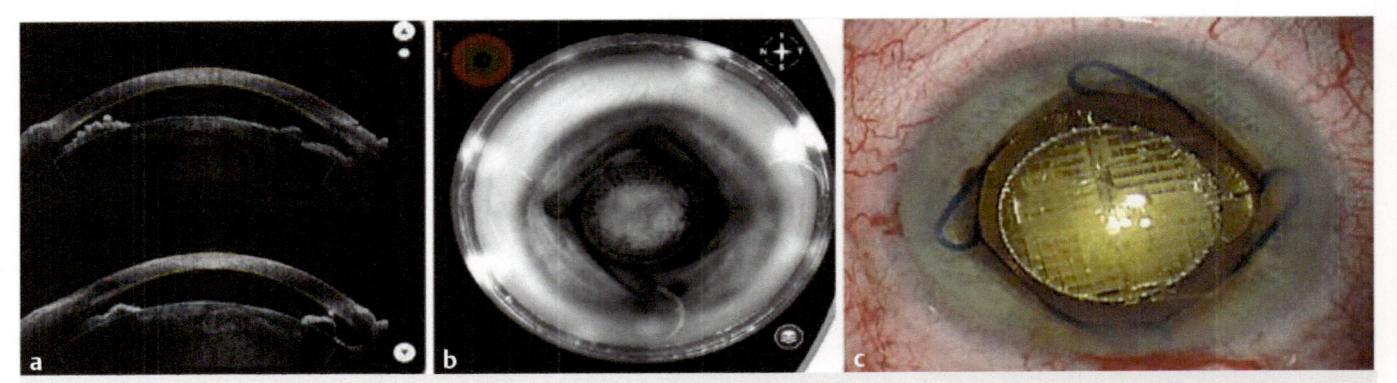

Figura 24.8 (**a**) Imagens de tomografia de coerência óptica intraoperatória do segmento anterior após a inserção do anel de Malyugin mostram a pupila dilatada e uma seção transversal do anel de Malyugin (pequeno círculo branco). Há distorção da cápsula anterior por causa do anel Malyugin. (**b**) Imagem infravermelha de femtossegundo mostrando que foi obtida a midríase adequada com o anel Malyugin para permitir a criação de uma capsulotomia de 5 mm. (**c**) Imagem intraoperatória mostra o padrão de capsulotomia de 5 mm e fragmentação da lente.

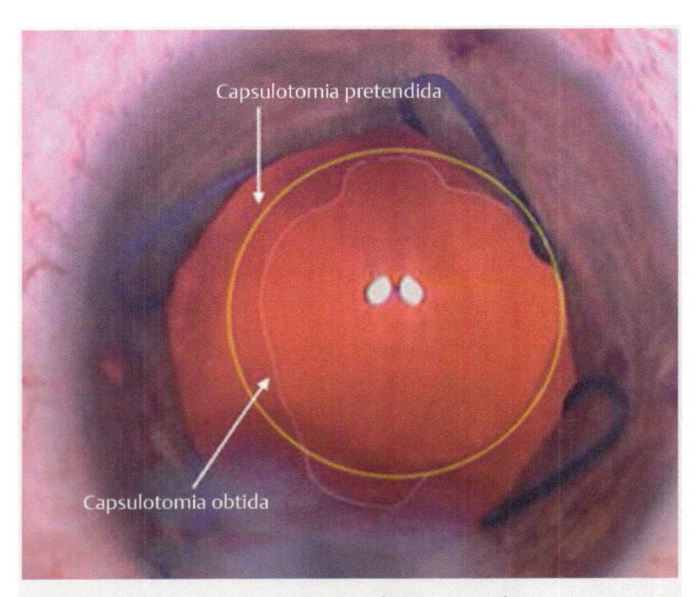

Figura 24.9 Imagem intraoperatória de uma capsulotomia incompleta resultante de uma mistura de dispositivo viscocirúrgico oftálmico e solução salina balanceada que permanece na câmara anterior durante o tratamento a *laser*.

glaucoma e iridotomia com Nd:YAG (neodímio dopado com ítrio-alumínio) antes de prosseguir com a cirurgia de catarata. Após implantar um anel de Malyugin para facilitar a dilatação mecânica da pupila, o *laser* de femtossegundo foi usado para criar uma capsulotomia de 4,8 mm e realizar a fragmentação da lente. Não foram encontradas complicações. No pós-operatório, a acuidade visual do paciente aumentou de movimentos das mãos para 4/10 no gráfico de Snellen.[33]

Nos relatórios que descrevem a colocação de um anel de Malyugin antes do uso do *laser* de femtossegundo, o tratamento com *laser* foi realizado deixando o OVD no lugar[31,34,35] ou após a remoção do OVD da AC e preenchendo-o com solução salina balanceada (BSS).[33] Se uma mistura de OVD e BSS permanecer na AC durante o tratamento a *laser*, pode ocorrer uma capsulotomia incompleta (▶ Fig. 24.9).[36] A única ressalva em relação ao preenchimento da AC com OVD refere-se a olhos propensos a reverter o bloqueio pupilar (olhos com fraqueza zonular). Isso pode ocorrer no intraoperatório se o OVD preencher a AC e for injetado somente na AC. Nesses olhos, a evacuação do OVD e a elevação da margem pupilar são eficazes para reverter o bloqueio pupilar reverso e, em olhos predispostos, a injeção de OVD em ambos os lados da íris e evitar um transbordamento da OVD pode minimizar a chance de bloqueio pupilar reverso.[37] Como alternativa, remover todo OVD após a colocação do anel e antes do tratamento com *laser* pode ser prudente para esses olhos. Quantidades residuais de OVD na cápsula da lente levam a uma variação no índice de refração em toda a AC e, consequentemente, podem levar a um foco diferencial da energia do *laser*, que por sua vez pode levar a uma penetração incompleta na cápsula anterior (▶ Fig. 24.8).[31]

Foi sugerido anteriormente que o uso de maior energia de *laser* e maior profundidade de tratamento eram necessários para o tratamento com *laser* na presença de OVD.[38] Em uma investigação recente, porém, de Freitas *et al.* observaram que a mudança no índice de refração a partir do repreenchimento da AC homogêneo com seis OVD diferentes não mudou suficientemente a posição de foco do feixe de *laser* para causar capsulotomias incompletas durante a FLACS.[39] A presença de pequenas bolhas de ar no OVD, no entanto, poderia causar uma transmissão não uniforme do feixe de *laser* de femtossegundo. A presença de uma bolha com um diâmetro da mesma ordem de magnitude que a bolha de cavitação a *laser* poderia atrapalhar o caminho do feixe.[40] Até que sejam relatadas mais experiências clínicas, acreditamos que, para garantir a eficácia do *laser* na criação de uma capsulotomia completa, pode ser prudente aumentar a energia e ampliar a porta de tratamento nos olhos onde um dispositivo de expansão da pupila foi colocado antes do tratamento com *laser* (▶ Fig. 24.9).

24.7.3 Resumo das Recomendações

Com base na literatura publicada e na experiência dos autores, as considerações a seguir são importantes sobre o uso da FLACS em pupilas pequenas:

- Ao usar um dispositivo de expansão de pupila antes da FLACS, garanta um preenchimento homogêneo do OVD sem bolhas de ar na AC ou, de preferência, um preenchimento homogêneo com BSS livre de OVD.
- Verifique a integridade da AC antes de prosseguir com o tratamento com *laser*, pois qualquer penetração para inserir dispositivos de dilatação da pupila ou injeções intracamerais pode resultar em vazamento da incisão e instabilidade da AC.
- Confirme o contorno da cápsula conforme a imagem da OCT antes de prosseguir com o tratamento com *laser* e inspecione

Tabela 24.6 Diretrizes para Realizar a FLACS em Olhos com Pupilas Pequenas

Não fazer	Fazer
▪ Realizar etapas intraoperatórias, como a colocação de um expansor de pupila, se o *laser* de femtossegundo não estiver localizado dentro de uma sala de cirurgia estéril	
▪ Usar parâmetros padrão de energia de *laser* de femtossegundo para capsulotomia	▪ Ajustar parâmetros para aumentar a energia e a profundidade da penetração
▪ Prosseguir com o tratamento a *laser* se a câmara anterior tiver preenchimento não homogêneo ou bolhas de ar	▪ Minimizar a variação no índice de refração em toda a câmara anterior, assegurando o preenchimento homogêneo do dispositivo viscocirúrgico oftálmico para colocação do anel de Malyugin/viscomidríase
▪ Esquecer de revisar cuidadosamente a tomografia de coerência óptica intraoperatória para considerar o bloqueio pupilar reverso intraoperatório	▪ Inspecionar cuidadosamente o contorno da cápsula anterior para confirmar que não há distorção do expansor da pupila

cuidadosamente a capsulotomia no intraoperatório para garantir que ela esteja completa (▶ Tabela 24.6).[35,36]

Referências

[1] Grewal DS, Schultz T, Basti S, Dick HB. Femtosecond laser-assisted cataract surgery-current status and future directions. Surv Ophthalmol. 2016;61(2):103-131
[2] Conrad-Hengerer I, Dick HB, Schultz T, Hengerer FH. Femtosecond laserassisted capsulotomy after penetrating injury of the cornea and lens capsule. J Cataract Refract Surg. 2014;40(1):153-156
[3] Nagy ZZ, Kránitz K, Takacs A, Filkorn T, Gergely R, Knorz MC. Intraocular femtosecond laser use in traumatic cataracts following penetrating and blunt trauma. J Refract Surg. 2012;28(2):151-153
[4] Grewal DS, Basti S, Singh Grewal SP. Femtosecond laser-assisted cataract surgery in a subluxated traumatic cataract. J Cataract Refract Surg. 2014;40(7):1239-1240
[5] Schultz T, Ezeanosike E, Dick HB. Femtosecond laser-assisted cataract surgery in pediatric Marfan syndrome. J Refract Surg. 2013;29(9):650-652
[6] Szepessy Z, Takács Á, Kránitz K, Filkorn T, Nagy ZZ. Intraocular femtosecond laser use in traumatic cataract. Eur J Ophthalmol. 2014;24(4):623-625
[7] Martin AI, Hodge C, Lawless M, Roberts T, Hughes P, Sutton G. Femtosecond laser cataract surgery: challenging cases. Curr Opin Ophthalmol. 2014;25(1):71-80
[8] Nagy ZZ, Takács AI, Filkorn T, et al. Laser refractive cataract surgery with a femtosecond laser after penetrating keratoplasty: case report. J Refract Surg. 2013;29(1):8
[9] Grewal DS, Basti S, Singh Grewal SP. Customizing femtosecond laser-assisted cataract surgery in a patient with a traumatic corneal scar and cataract. J Cataract Refract Surg. 2014;40(11):1926-1927
[10] Conrad-Hengerer I, Hengerer FH, Joachim SC, Schultz T, Dick HB. Femtosecond laser-assisted cataract surgery in intumescent white cataracts. J Cataract Refract Surg. 2014;40(1):44-50
[11] Shingleton BJ, Crandall AS, Ahmed II. Pseudoexfoliation and the cataract surgeon: preoperative, intraoperative, and postoperative issues related to intraocular pressure, cataract, and intraocular lenses. J Cataract Refract Surg. 2009;35(6):1101-1120
[12] Crema AS, Walsh A, Yamane IS, Ventura BV, Santhiago MR. Femtosecond laser-assisted cataract surgery in patients with Marfan syndrome and subluxated lens. J Refract Surg. 2015;31(5):338-341
[13] Conrad-Hengerer I, Hengerer FH, Schultz T, Dick HB. Effect of femtosecond laser fragmentation of the nucleus with different softening grid sizes on effective phaco time in cataract surgery. J Cataract Refract Surg. 2012;38(11):1888-1894
[14] Abell RG, Kerr NM, Vote BJ. Toward zero effective phacoemulsification time using femtosecond laser pretreatment. Ophthalmology. 2013;120(5):942-948
[15] Schultz T, Conrad-Hengerer I, Hengerer FH, Dick HB. Intraocular pressure variation during femtosecond laser-assisted cataract surgery using a fluidfilled interface. J Cataract Refract Surg. 2013;39(1):22-27
[16] Federman JL, Schubert HD. Complications associated with the use of silicone oil in 150 eyes after retina-vitreous surgery. Ophthalmology. 1988;95(7):870-876
[17] Hutton WL, Azen SP, Blumenkranz MS, et al. The effects of silicone oil removal. Silicone Study Report 6. Arch Ophthalmol. 1994;112(6):778-785
[18] Abrams GW, Azen SP, Barr CC, et al. The incidence of corneal abnormalities in the Silicone Study. Silicone Study Report 7. Arch Ophthalmol. 1995;113(6):764-769
[19] Grewal DS, Singh Grewal SP, Basti S. Incomplete femtosecond laser-assisted capsulotomy and lens fragmentation due to emulsified silicone oil in the anterior chamber. J Cataract Refract Surg. 2014;40(12):2143-2147
[20] Torricelli AA, Santhanam A, Wu J, Singh V, Wilson SE. The corneal fibrosis response to epithelial-stromal injury. Exp Eye Res. 2016;142:110-118
[21] Hou JH, Crispim J, Cortina MS, Cruz JdeL. Image-guided femtosecond laserassisted cataract surgery in Peters anomaly type 2. J Cataract Refract Surg. 2015;41(11):2353-2357
[22] Hayashi K, Hayashi H, Nakao F, Hayashi F. Outcomes of surgery for posterior polar cataract. J Cataract Refract Surg. 2003;29(1):45-49
[23] Vasavada AR, Raj SM. Inside-out delineation. J Cataract Refract Surg. 2004;30(6):1167-1169
[24] Vasavada AR, Vasavada V, Vasavada S, Srivastava S, Vasavada V, Raj S. Femtodelineation to enhance safety in posterior polar cataracts. J Cataract Refract Surg. 2015;41(4):702-707
[25] Titiyal JS, Kaur M, Sharma N. Femtosecond laser-assisted cataract surgery technique to enhance safety in posterior polar cataract. J Refract Surg. 2015;31(12):826-828
[26] Hashemi H, Seyedian MA, Mohammadpour M. Small pupil and cataract surgery. Curr Opin Ophthalmol. 2015;26(1):3-9
[27] Chang DF. Use of Malyugin pupil expansion device for intraoperative floppyiris syndrome: results in 30 consecutive cases. J Cataract Refract Surg. 2008;34(5):835-841
[28] Nagy ZZ, McAlinden C. Femtosecond laser cataract surgery. Eye Vis (Lond). 2015;2:11
[29] Nagy ZZ. New technology update: femtosecond laser in cataract surgery. Clin Ophthalmol. 2014;8:1157–1167
[30] Schultz T, Joachim SC, Stellbogen M, Dick HB. Prostaglandin release during femtosecond laser-assisted cataract surgery: main inducer. J Refract Surg. 2015;31(2):78-81
[31] Conrad-Hengerer I, Hengerer FH, Schultz T, Dick HB. Femtosecond laserassisted cataract surgery in eyes with a small pupil. J Cataract Refract Surg. 2013;39(9):1314-1320
[32] Dick HB, Gerste RD. Plea for femtosecond laser pre-treatment and cataract surgery in the same room. J Cataract Refract Surg. 2014;40(3):499-500
[33] Kránitz K, Takács AI, Gyenes A, et al. Femtosecond laser-assisted cataract surgery in management of phacomorphic glaucoma. J Refract Surg. 2013;29(9):645-648
[34] Roberts TV, Lawless M, Hodge C. Laser-assisted cataract surgery following insertion of a pupil expander for management of complex cataract and small irregular pupil. J Cataract Refract Surg. 2013;39(12):1921-1924
[35] Kankariya VP, Diakonis VF, Yoo SH, Kymionis GD, Culbertson WW. Management of small pupils in femtosecond-assisted cataract surgery pretreatment. Ophthalmology. 2013;120(11):2359-2360, 2360.e1
[36] Grewal DS, Basti S. Incomplete capsulotomy using femtosecond laser with a pupil expansion device. J Cataract Refract Surg. 2014;40(4):680-682
[37] Grewal DS, Basti S. Intraoperative reverse pupillary block during femtosecond laser-assisted cataract surgery in a patient with phacomorphic angle closure. J Cataract Refract Surg. 2014;40(11):1909-1912
[38] Dick HBGR, Gerste RD, Rivera RP, Schultz T. Femtosecond laser-assisted cataract surgery without ophthalmic viscosurgical devices. J Refract Surg. 2013;29(11):784-787
[39] de Freitas CP, Cabot F, Manns F, Culbertson W, Yoo SH, Parel JM. Calculation of ophthalmic viscoelastic device-induced focus shift during femtosecond laserassisted cataract surgery. Invest Ophthalmol Vis Sci. 2015;56(2):1222-1227
[40] Aglyamov SR, Karpiouk AB, Bourgeois F, Ben-Yakar A, Emelianov SY. Ultrasound measurements of cavitation bubble radius for femtosecond laserinduced breakdown in water. Opt Lett. 2008;33(12):1357-1359

25 A Ascensão da Lente Intraocular com Aplicação do *Laser* de Femtossegundo

Samuel Masket

Resumo

A Disfotopsia Negativa (ND) é uma complicação pós-operatória enigmática e desagradável que ocorre apenas na condição que é considerada ser a cirurgia de catarata contemporânea "perfeita" com o uso de uma IOL no saco capsular sobreposto por uma capsulotomia anterior curvilínea contínua. A ND é melhorada, dispensada ou prevenida, quando a lente se sobrepõe à cápsula anterior; essa disposição pode ter algumas desvantagens com o modelo de IOL e métodos cirúrgicos atuais. No entanto, a IOL recém-desenvolvida fixa a cápsula anterior em um sulco na lente. A IOL Morcher 90S (Masket) cumpre esse objetivo, ao mesmo tempo que apresenta outras vantagens: fixação na capsulotomia melhora a centralização óptica, reduz a inclinação óptica, capacita a predição mais adequada da posição efetiva da lente (ELP) e reduz as aberrações ópticas de nível mais elevado com IOLs multifocais. Nenhum caso de ND foi observado com a capsulotomia assistida por IOLs.

Palavras-chave: Disfotopsia negativa (ND), captura óptica reversa (ROC), IOL fixada pela capsulotomia

25.1 Introdução

A disfotopsia negativa (ND) representa uma consequência óptica indesejada da cirurgia de catarata contemporânea.[1] De modo geral, os pacientes queixam-se de um crescente temporal escuro que pode simular o uso de "antolhos de cavalo". No entanto, uma luz cintilante temporal pode acompanhar o ponto cego, sugerindo um elemento simultâneo de disfotopsia positiva (PD). Embora os pacientes tenham queixa de bloqueio temporal de sua visão, a perimetria automatizada muitas vezes apresenta-se normal nesses casos.[2] Apesar de a incidência real da condição não ter sido amplamente estudada, evidências de Osher sugerem que a condição pode afetar 12 a 15% dos casos logo após a cirurgia, com incidência crônica de aproximadamente 3% em 1 ano.[3] Considerando que cerca de 3 milhões de cirurgias de catarata são realizadas anualmente nos Estados Unidos, a condição pode impactar quase 100.000 casos em todo ano. A disfotopsia representa a única maior fonte de queixas do paciente após a cirurgia de catarata não complicada.[4] Embora a etiologia de ND seja debatida, alguns aspectos são consistentes: está associada apenas ao que é considerada ser uma cirurgia anatomicamente "perfeita" ou "quase perfeita" (▶ Fig. 25.1), está associada à qualquer lente intraocular (IOL) da câmara posterior "no interior do saco", os sintomas melhoram com a dilatação da pupila e podem agravar-se com a constrição pupilar, não sendo associado ao sulco colocado ou às IOLs da câmara anterior. Além disso, diferente da ND ocorrendo em um olho, não existem fatores de identificação significativos que poderiam indicar aqueles pacientes que estariam em risco para a condição.

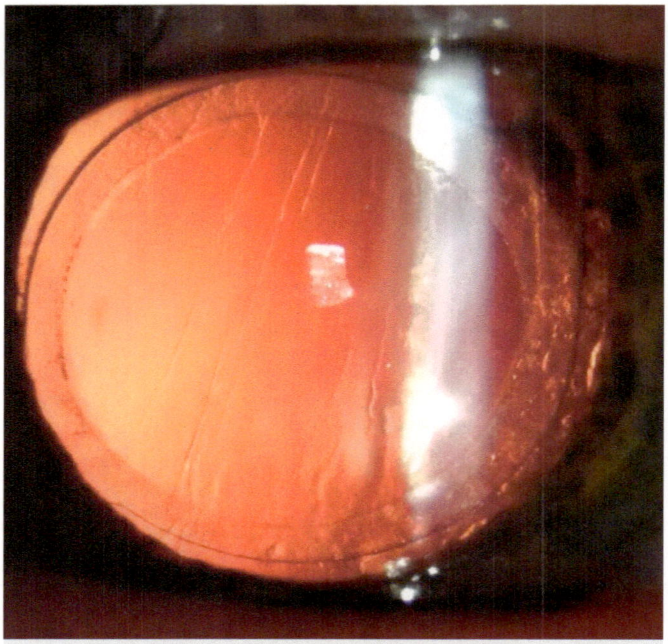

Felizmente, a maioria dos pacientes afetados observa melhora com o tempo, sugerindo a neuroadaptação. No entanto, quando pacientes manifestam os sintomas além do período de 6 meses, a resolução espontânea é improvável, e as estratégias não cirúrgicas provaram não ter qualquer valor. De forma alternativa, as armações dos óculos com peças temporais espessas podem trazer alívio sintomático considerando que bloqueiam os raios de luz temporais, que parecem ser o estímulo para a ND. De outro modo, os pacientes podem-se beneficiar da cirurgia. Como previamente relatado, as estratégias cirúrgicas benéficas incluem a elevação da borda óptica anterior a capsulotomia anterior (referida como "captura óptica reversa ou anterior"; ▶ Fig. 25.2), a troca de uma fixação do saco para a disposição do sulco da IOL ou o implante da lente em "*piggyback*" ou polipseudofacia.[2,5,6,7] Como foi observado, a troca no interior do saco para um IOL de material e modelo variado não provou ser benéfica universalmente.[2,5] Embora a colocação do sulco ciliar pareça impedir a ND, existem desvantagens dessa estratégia com relação à descentralização da IOL na síndrome da irritação da íris, contração do saco capsular e opacificação da cápsula posterior fibrótica.[2] Em nossa prática clínica, nós aplicamos o manejo cirúrgico da ND em 47 casos. A ▶ Tabela 25.1 indica o grau de sucesso de estratégias cirúrgicas variadas (▶ Fig. 25.3). Em relação à captura óptica reversa, pode ser considerada tanto terapêutica para casos estabelecidos ou preventiva para o segundo

Figura 25.1 Uma sobreposição em 360 graus da cápsula anterior no topo da lente intraocular "no saco" parece ser a via final comum para a disfotopsia negativa.

Tabela 25.1 Sucesso de Várias Estratégias Cirúrgicas Contra a Disfotopsia Negativa (ND), Apresentado na Forma de Tabela

Estratégias cirúrgicas para ND (*n* = 47)	
Estratégia	**Olhos tratados com sucesso**
Curva óptica reversa (ROC) primária	15/16
ROC secundária	12/13
Troca de saco-sulco	3/4
Troca de saco-saco	0/3
Lente intraocular em "*piggyback*" ou polipseudofacia	8/11

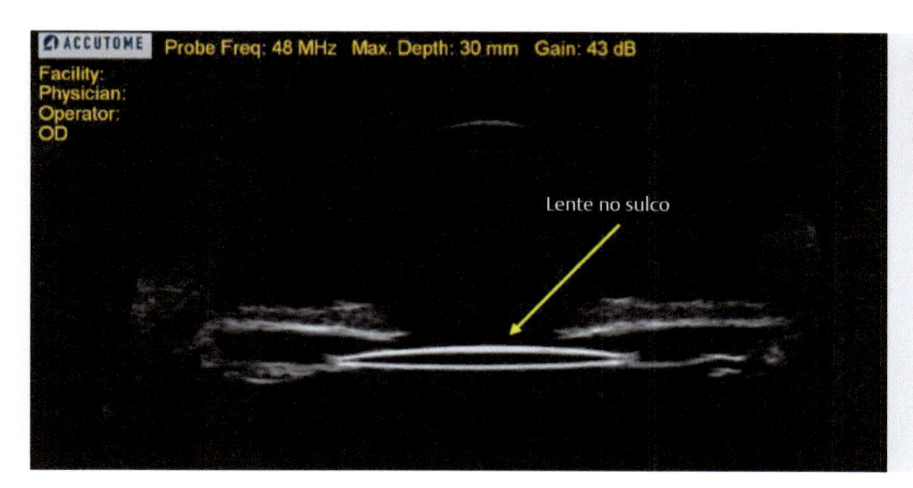

Figura 25.2 Vista biomicroscópica ultrassônica (UBM) de uma lente na câmara posterior acrílica de peça única com prolapso óptico anterior à capsulotomia e a alça remanescente no saco capsular após captura óptica reversa (ROC) secundária.

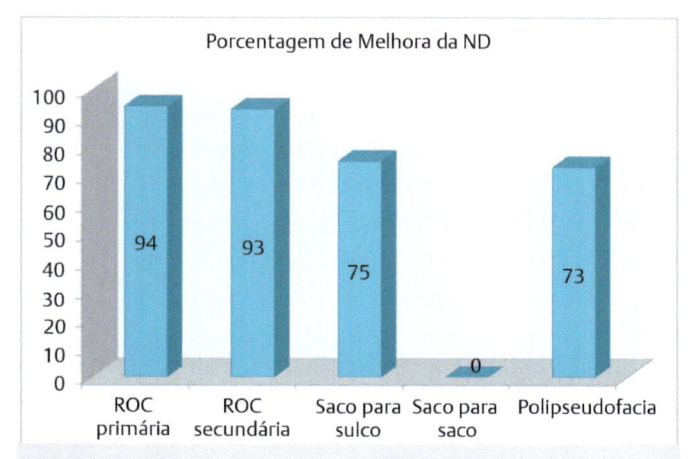

Figura 25.3 Sucesso de várias estratégias cirúrgicas contra a disfotopsia negativa (ND), representado em forma de tabela.

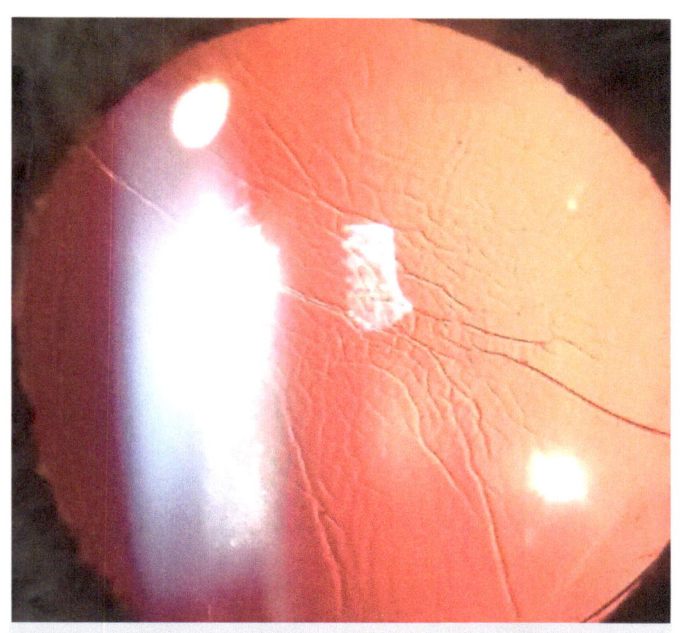

Figura 25.4 Opacificação da cápsula posterior fibrótica observada pouco tempo depois da cirurgia de catarata com a captura óptica reversa primária.

olho de pacientes sintomáticos ou para pacientes em geral. Como pode ser notado, a captura óptica reversa provou ser bem-sucedida em 27 de 29 casos. No entanto, a captura óptica reversa primária também pode estar associada ao início rápido da opacificação da cápsula posterior fibrótica (PCO; ▶ Fig. 25.4). Uma estratégia com algum grau de sucesso que nós não tentamos é o relaxamento a *laser* da capsulotomia nasal anterior.[8,9]

Deste modo, a melhor informação disponível sugere que a colocação do sulco ou a captura óptica reversa da IOL corrigirá ou irá prevenir a ND, mas pode estar associada a determinadas complicações. Por conseguinte, o enigma é criar o efeito óptico da colocação do sulco, enquanto mantém a fixação do saco capsular da IOL. Com essa finalidade, uma nova lente intraocular antidisfotópica foi concebida e desenvolvida para evitar os problemas associados à simples fixação do sulco, permitindo que a porção principal da lente permaneça no saco capsular e previna os sintomas de ND. Como observado na ▶ Fig. 25.5, o conceito é ter uma porção da sobreposição óptica na capsulotomia anterior para simular o efeito óptico da colocação do sulco ciliar. Um sulco circunferencial na periferia da borda da superfície anterior permite a capsulotomia anterior. O restante da lente e das alças permanece nos limites do saco capsular, reduzindo a chance de rápida PCO fibrótica. Além disso, a borda quadrada posterior da lente atua como uma IOL tradicional para reduzir a migração equatorial da célula epitelial na lente que atravessa a cápsula posterior. A lente pode ser esférica, multifocal ou tórica, e a cirurgia para o seu implante é considera-

da quase uma rotina. Finalmente, a captura da lente na borda da capsulotomia anterior fornece estabilidade prolongada da lente juntamente com uma excelente centralização e ausência da inclinação da lente quando combinada com a capsulotomia anterior bem posicionada e de tamanho adequado. Como consequência, a IOL é bem acoplada com a capsulotomia automatizada, tal como aquela realizada com o *laser* de femtossegundo. Se a capsulotomia pode ser centralizada no eixo visual, o potencial existe para reduzir consideravelmente ou eliminar as aberrações ópticas de nível mais elevado, particularmente com as IOLs multifocais. Além disso, a fixação da lente no interior da capsulotomia anterior pode fornecer uma posição efetiva da lente (ELP) pós-operatória mais previsível, permitindo potencialmente maior acurácia dos resultados refrativos da cirurgia de catarata.

Uma adaptação comercial da IOL esquemática observada anteriormente foi fabricada por Morcher (Morcher GmbH, Stuttgart, Alemanha) como modelo 90S (Masket IOL). O dispositivo, observado na ▶ Fig. 25.6, ▶ Fig. 25.7, ▶ Fig. 25.8 e ▶ Fig. 25.9, obteve a marcação de CE e foi implantado em 39 olhos de 39 pacientes em

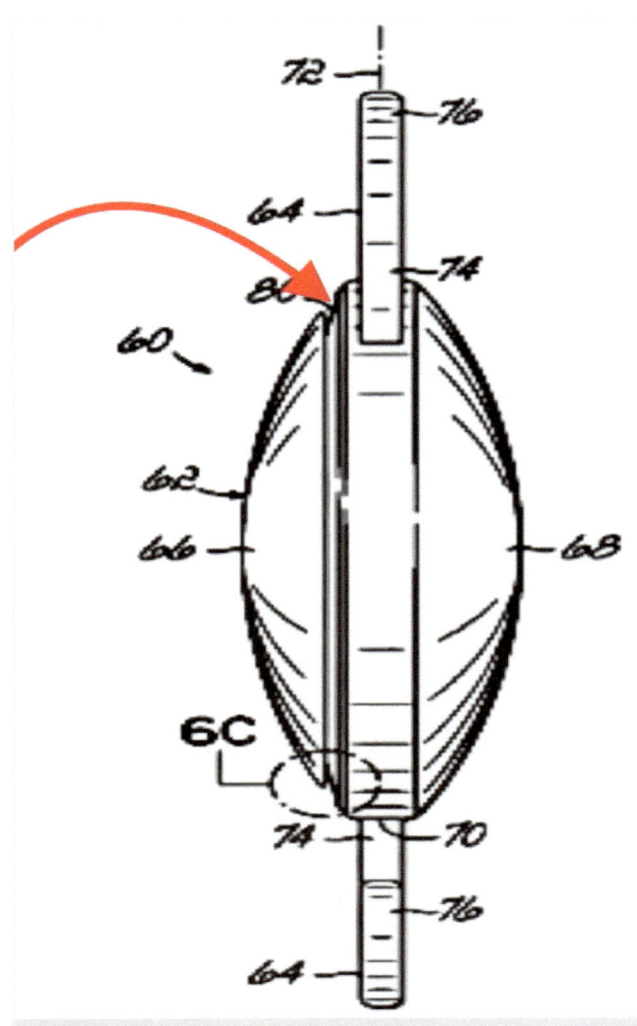

Figura 25.5 Desenho esquemático do modelo de lente intraocular da Patente EUA #8652206B2. Observar o sulco (indicado pela seta) que permite a capsulotomia anterior.

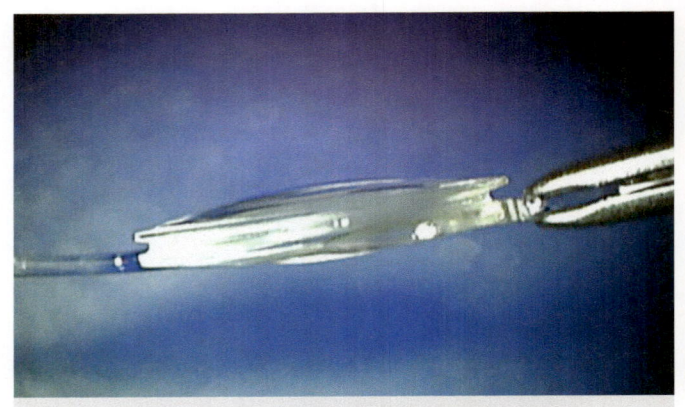

Figura 25.6 Vista lateral do Morcher 90S (Masket IOL). A lente intraocular apresenta um sulco que permite a capsulotomia anterior.

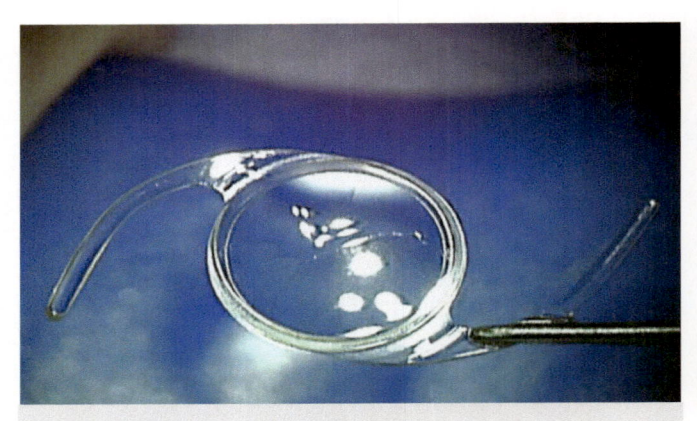

Figura 25.7 Visão geral do Morcher 90S.

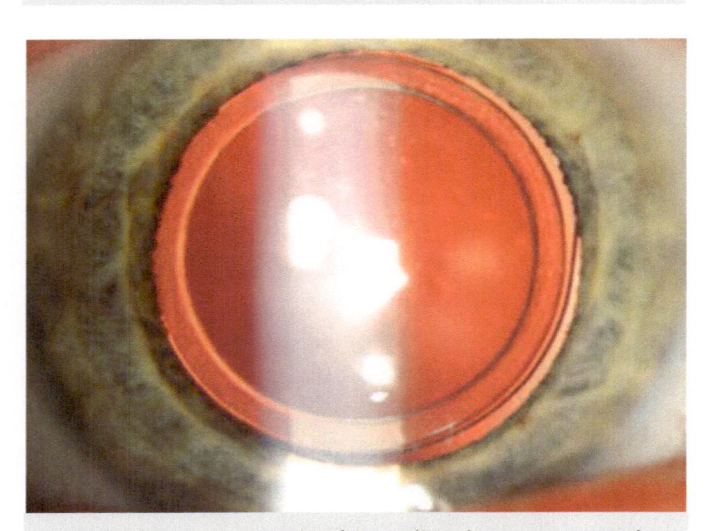

Figura 25.8 Vista pós-operatória do caso clínico humano com Morcher 90S *in situ*. Observar a excelente centralização da lente intraocular e o sulco periférico no qual a capsulotomia anterior foi capturada. (Esta imagem é fornecida com cortesia de Burkhard Dick e Tim Schultz.)

investigações clínicas limitadas. As medidas de desfecho para a investigação incluíram a presença ou ausência de ND, presença da ausência de PD, irritação da íris e opacificação da cápsula posterior.

Pacientes qualificados para a cirurgia de catarata de rotina em adultos foram considerados para a IOL 90S. Os critérios de exclusão incluem a pupila mal dilatada, miose intraoperatória, capsulotomia anterior incompleta e zonulopatia. A cirurgia foi realizada em várias regiões, incluindo Bochum, Alemanha (Professor Burkhard Dick e Dr. Tim Schultz); Budapeste, Hungria (Dr. Peter Vamosi); Munique, Alemanha (Dr. Tobias Neuhann); Viena, Áustria (Professor Oliver Findl); Alicante, Espanha (Professor Jorge Alio); e Maastricht, Holanda (Professor Rudy Nuijts).

A capsulotomia anterior foi realizada tanto com um *laser* de femtossegundo (29 casos) ou manualmente, com ou sem um dispositivo guia de medição (dez casos); a capsulotomia ideal tem diâmetro de 4,9 mm e perfeitamente centralizada. De maneira interessante, todos os casos com capsulotomia a *laser* alcançaram a fixação da IOL no interior da capsulotomia, enquanto dois dos dez casos manuais falharam em obter a fixação capsular no sulco da lente quando a capsulotomia foi dimensionada inadequadamente. Após a facoemulsificação de rotina e a limpeza da cápsula, a IOL 90S é injetada no interior do saco capsular sob o OVD no modo tradicional. O OVD é removido de trás do implante, e uma quantidade adicional é instilada novamente na frente do complexo saco-IOL. A critério do cirurgião, os ganchos de Sinskey ou instrumentos de pressão-tração são utilizados para envolver a borda da lente, elevá-la e proteger a borda da capsulotomia anterior no interior do sulco óptico. O manejo pós-operatório é mantido em relação à

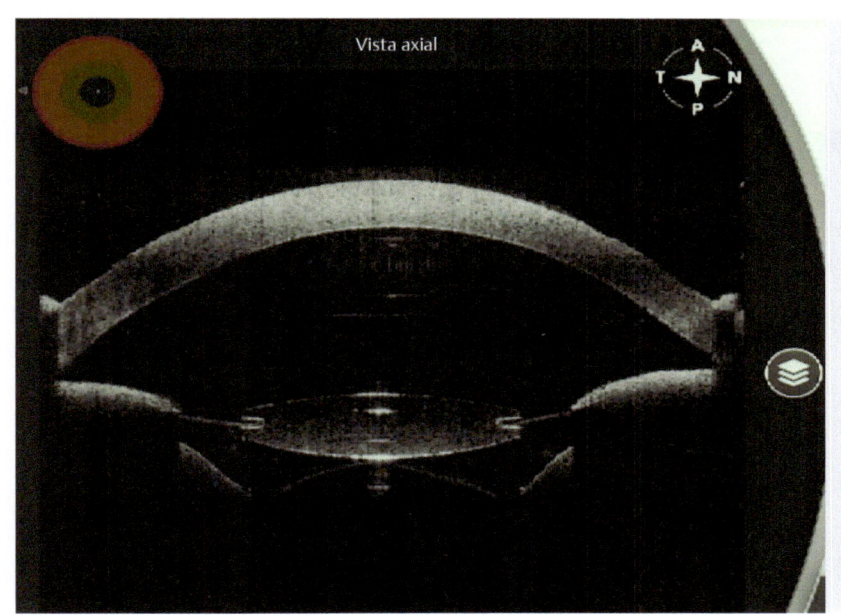

Figura 25.9 Vista da tomografia de coerência óptica de Morcher 90S *in situ* em olho de porco após implante. Observar o sulco periférico mantendo a borda da capsulotomia anterior. (Esta imagem é fornecida em cortesia de Burkhard Dick e Tim Schultz.)

cirurgia de rotina da catarata. Complicações cirúrgicas não foram observadas. No entanto, três olhos desenvolveram "bloqueio capsular" pós-operatório precoce. Destes, dois olhos desenvolveram captura da margem pupilar no sulco por causa da distensão do saco capsular; um destes casos foi resolvido com a dilatação farmacológica, enquanto o outro caso foi corrigido cirurgicamente.

Em relação aos resultados em um período de 6 a 24 meses, nenhum paciente relatou espontaneamente sintomas de ND, nem observaram quando foi perguntado especificamente em um questionário o que foi desenvolvido para avaliação do dispositivo. Dois pacientes apresentaram PD associada à opacificação da cápsula posterior; ambos foram tratados com a capsulotomia a *laser*. Três casos foram submetidos à capsulotomia posterior a *laser*. Embora o número de casos seja muito pequeno para chegar a conclusões absolutas, parece que o conceito de ter uma porção de cobertura óptica na capsulotomia anterior evita a ND. Além disso, realizar a fixação da lente pela capsulotomia anterior traz outras vantagens potenciais: estas incluem a melhor estabilidade da IOL, centralização da IOL, ausência de inclinação da IOL e, potencialmente, uma ELP mais previsível após a cirurgia. A última pode aumentar a acurácia de resultados ópticos da cirurgia, e o primeiro reduz as aberrações de nível mais elevado associadas às IOLs multifocais. Embora não existam atualmente outras IOLs no mercado, que sejam desenvolvidas para combater ou prevenir a ND, duas outras IOLs que são fixadas pela borda capsular estão em uso ou em investigação. Um dispositivo, o conceito de "lente no interior do saco capsular" (Morcher), desenvolvido por Tassignon, incorporou tanto as capsulotomias anteriores e posteriores em um sulco equatorial. A lente é livre de alças e tem duas placas ovais opostas. Nenhum dos milhares de pacientes com esse modelo relatou ND (comunicação pessoal, Professora Marie-Jose Tassignon, 2014). Entretanto, a capsulorrexe posterior de rotina e a possível vitrectomia anterior são necessárias para o método de "lente no interior do saco", limitando sua atratividade em relação a um espectro amplo de cirurgiões de catarata. Atualmente, existe uma outra IOL assistida pela capsulotomia, a Oculentis Lentis® IOL (Oculentis®, Reino Unido) que integra os ensaios clínicos iniciais na Europa. Apresenta um modelo háptico (em alça) em placa com um sulco que permita a capsulotomia anterior. Não está associada a qualquer caso de ND (comunicação pessoal, Professor Julian Stevens).

As IOLs que são capturadas pela capsulotomia anterior essencialmente selam o saco capsular, contribuindo para o potencial do "saco capsular" com a distensão do saco capsular. A remoção completa do OVD por trás da lente na cirurgia é considerada útil; contudo, modificar a lente com fenestração na borda é totalmente preventiva. Além disso, a capsulotomia posterior, como praticada com o método de "lente no saco capsular" também é curativa. Uma modificação da IOL 90S com fenestração óptica está em desenvolvimento.

Em resumo, há um interesse crescente em IOLs que são fixadas pela capsulotomia anterior. Lentes dessa natureza são acopladas de modo mais adequado com a capsulotomia automatizada, atualmente pelo sistema a *laser* de femtossegundo. O Morcher 90S (Masket IOL) é especialmente concebido para esse propósito e parece alcançar o objetivo original do modelo de eliminação da ND.

Referências

[1] Davison JA. Positive and negative dysphotopsia in patients with acrylic intraocular lenses. J Cataract Refract Surg. 2000;26(9):1346-1355
[2] Masket S, Fram NR. Pseudophakic negative dysphotopsia: Surgical management and new theory of etiology. J Cataract Refract Surg. 2011;37(7):1199-1207
[3] Osher RH. Negative dysphotopsia: long-term study and possible explanation for transient symptoms. J Cataract Refract Surg. 2008;34(10):1699-1707
[4] Tester R, Pace NL, Samore M, Olson RJ. Dysphotopsia in phakic and pseudophakic patients: incidence and relation to intraocular lens type(2). Cataract Refract Surg. 2000;26(6):810-816
[5] Vámosi P, Csákány B, Németh J. Intraocular lens exchange in patients with negative dysphotopsia symptoms. J Cataract Refract Surg. 2010;36(3):418-424
[6] Burke TR, Benjamin L. Sulcus-fixated intraocular lens implantation for the management of negative dysphotopsia. J Cataract Refract Surg. 2014;40(9):1469-1472
[7] Makhotkina NY, Berendschot TT, Beckers HJ, Nuijts RM. Treatment of negative dysphotopsia with supplementary implantation of a sulcus-fixated intraocular lens. Graefes Arch Clin Exp Ophthalmol. 2015;253(6):973-977
[8] Folden DV. Neodymium:YAG laser anterior capsulectomy: surgical option in the management of negative dysphotopsia. J Cataract Refract Surg. 2013;39(7):1110-1115
[9] Cooke DL, Kasko S, Platt LO. Resolution of negative dysphotopsia after laser anterior capsulotomy. J Cataract Refract Surg. 2013;39(7):1107-1109

26 Incorporando o *Laser* de Femtossegundo na Prática Clínica Diária

Stephen Slade ▪ *Bennett Walton*

Resumo

A colocação do sistema a *laser* em uma clínica, centro de cirurgia ou hospital deve maximizar a eficiência durante o período de cirurgia. A operação do *laser* pode ser realizada em uma abordagem com dois cirurgiões ou com um técnico adicional que parece ser um investimento rentável para centros de grande movimento. A comunicação sobre o uso do *laser* deve enfatizar a probabilidade de alcançar uma boa acuidade visual (até 90% de 0,5 D do alvo), embora a necessidade de ainda utilizar os óculos em algumas circunstâncias deva ser reforçada. A seleção cuidadosa do paciente é essencial para um resultado cirúrgico bem-sucedido em casos de problemas refrativos, assim como em indicações terapêuticas. Qualquer opacidade óptica, por exemplo, pode limitar a penetração do *laser*, incluindo a cicatrização, arco senil, deposição de ferro ou córnea *verticilata*. Como em qualquer tecnologia, existe uma curva de aprendizagem, e a segurança do paciente deve sempre vir em primeiro lugar.

Palavras-chave: Seleção do paciente, comercialização, custo, eficiência, economia

26.1 Introdução

26.1.1 Eficiência Financeira: Determinando Qual *Laser*

A incorporação bem-sucedida de qualquer nova tecnologia em uma prática clínica requer o uso cirúrgico eficaz, assim como o planejamento financeiro e operacional eficiente. Sendo assim, o custo de locação ou as opções de compra de diferentes *lasers* devem ser balanceados com as funcionalidades cirúrgicas oferecidas por *lasers* individuais quando consideradas em uma casuística e estratégia de crescimento de um determinado procedimento. Alguns consultórios ou centros cirúrgicos necessitarão apenas da funcionalidade da córnea ou da catarata, enquanto outros desejam uma ampla variedade de habilidades descritas em capítulos anteriores. Para referência, as habilidades cirúrgicas de alguns dos *lasers* de femtossegundo de uso amplo mais comum na cirurgia de catarata e de córnea são apresentadas na ▶ Fig. 26.1. Considerando que os contratos de locação e compra variam significativamente, discussões específicas estão além do escopo deste debate. Por causa da natureza destrutiva do *laser* em relação aos componentes ópticos em um sistema de femtossegundos, nenhum *laser* é idêntico a qualquer outro. Por essa razão, os parâmetros de um determinado *laser* podem ser inadequados para outro e podem explicar a variação na frequência de capsulotomia incompleta na literatura. Para um dado ponto de separação, parâmetros muito baixos ou muito altos podem causar cortes incompletos, visto que aqueles muito baixos cortam insuficientemente o tecido, enquanto os mais elevados criam bolhas que previnem disparos adjacentes a partir da incisão. Os *lasers roll-on/roll-off* estão disponíveis atualmente e parecem ser um sistema eficiente para maximizar o uso do *laser* e repartir os custos. Estes *lasers*, que podem apresentar alterações nos parâmetros entre os dias de cirurgia ou mesmo um *laser* diferente em uma área metropolitana agitada, podem não fornecer, contudo, a mesma função cirúrgica previsível.

26.1.2 Eficiência Operacional: Colocação do *Laser* e Fluxo do Paciente

A colocação do sistema a *laser* em uma clínica, centro cirúrgico ou hospital deve maximizar a eficiência durante os dias de cirurgia. A maioria das clínicas ou centros meramente refrativos já apresenta anos de experiência com a otimização do fluxo de pacientes. Esta discussão concentrará na incorporação do *laser* na sala de operação, se aplicada nas cirurgias de catarata, em transplantes ou outros procedimentos na sala operatória.

O posicionamento do sistema a *laser* de femtossegundo dentro de uma sala de operação apresenta tanto vantagens e desafios. Geralmente, as vantagens são cirúrgicas em natureza, enquanto as desvantagens encontram-se na eficiência perdida. A miose ocasionada pela liberação de prostaglandina, a partir da capsulotomia anterior com *laser* de femtossegundo, durante a cirurgia de catarata é bem descrita,[1] e minimizar o transporte tardio entre as etapas cirúrgicas microscópicas e de *laser* de femtossegundo pode reduzir a dificuldade cirúrgica em decorrência dessa miose. Para casos com pequenas pupilas ou sinéquias posteriores, a dilatação pupilar suficiente pode ser obtida cirurgicamente, com estabilização das feridas, e o *laser* de femtossegundo pode ser utilizado uma vez que o acesso visual à lente seja restaurado. Nesses casos, manter uma sala estéril é claramente vantajoso. Para o transplante de córnea com as incisões por *laser* de femtossegundo, o tecido doador pode ser preparado em uma sala de operação (OR) estéril, enquanto o paciente já está pronto na mesma sala para a preparação da córnea receptora no sistema de femtossegundo, de modo que um cirurgião pode prevenir a saída do tecido doador preparado, para realizar a porção do *laser* em outro paciente em uma sala diferente. Um aspecto importante é que, alguns modelos de *laser* permitem o uso facilitado do *laser* na OR, dependendo do modelo pórtico e se o modelo apresenta uma cama permanente ou acomoda uma maca cirúrgica. Uma revisão cuidadosa da história de tipos de casos é importante; o *laser* reduzirá a eficácia do centro sob um aspecto geral?

Em muitas situações, a melhor eficácia pode ser obtida com o *laser* fora de uma sala de operação. Os pacientes podem ser movidos, preparados e cobertos tanto no *laser* ou na OR sem prevenir o uso concomitante de outro espaço, permitindo uma maior utilização do tempo dispendioso na OR. O posicionamento da sala não operatória é geralmente dependente do espaço disponível. Quando possível, manter o fluxo unidirecional do paciente na mesma maca cirúrgica em todo o processo pré-operatório até o pós-operatório é ideal. Um compartimento de passagem do *laser* pode auxiliar em conciliar os benefícios da eficiência da não OR e a utilização com as transições imediatas e fáceis entre as fases (Thompson VM, comunicação pessoal, 17 de setembro, 2015; ▶ Fig. 26.2).

Alguns têm defendido uma abordagem com dois cirurgiões, na qual um cirurgião é responsável pela porção *laser*, e o outro realiza o restante da cirurgia na OR,[2] que remete ao conceito microcirúrgico de linha de montagem clássica de Fyodorov.[3] A relação com o paciente e a comunicação entre cirurgiões provavelmente seria abordada de modo diferente neste modelo, uma vez que novas questões seriam criadas. Se o mesmo cirurgião realiza ambos os procedimentos, a porção do *laser* pode servir quase como um teste para o procedimento cirúrgico e aumentar o conforto do paciente

Incorporando o *Laser* de Femtossegundo na Prática Clínica Diária

a

Laser de femtossegundos da córnea

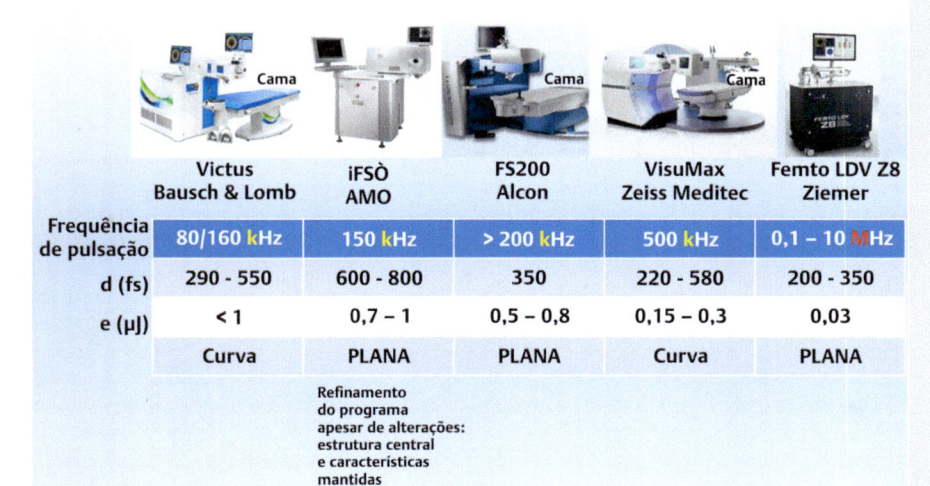

	Victus Bausch & Lomb	iFSÒ AMO	FS200 Alcon	VisuMax Zeiss Meditec	Femto LDV Z8 Ziemer
Frequência de pulsação	80/160 kHz	150 kHz	> 200 kHz	500 kHz	0,1 – 10 MHz
d (fs)	290 - 550	600 - 800	350	220 - 580	200 - 350
e (µJ)	< 1	0,7 – 1	0,5 – 0,8	0,15 – 0,3	0,03
	Curva	PLANA	PLANA	Curva	PLANA
		Refinamento do programa apesar de alterações: estrutura central e características mantidas			

Figura 26.1 Comparação resumida de alguns dos principais sistemas a *laser* de femtossegundo capazes de aplicação na cirurgia de catarata e refrativa da córnea.

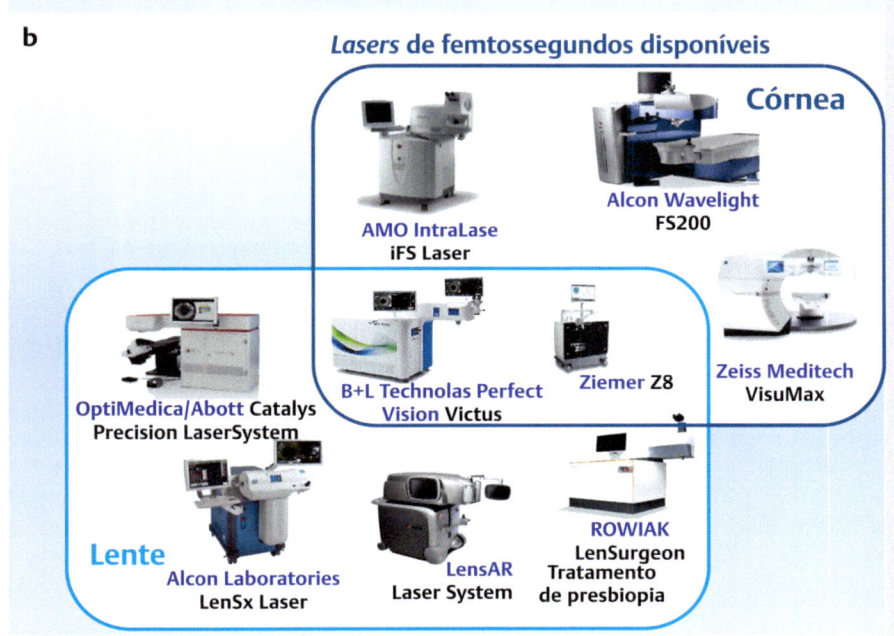

b

Lasers de femtossegundos disponíveis

Córnea
- AMO IntraLase iFS Laser
- Alcon Wavelight FS200
- B+L Technolas Perfect Vision Victus
- Ziemer Z8
- Zeiss Meditech VisuMax

Lente
- OptiMedica/Abott Catalys Precision LaserSystem
- Alcon Laboratories LenSx Laser
- LensAR Laser System
- ROWIAK LenSurgeon Tratamento de presbiopia

Lasers de femtossegundos: aplicações refrativas na córnea

	Victus Bausch & Lomb	iFS AMO	FS200 Alcon/Wavelight	LenSx Alcon	VisuMax Zeiss Meditec	Femto LDV Z8 Ziemer
Retalho	✓	✓	✓	✓	✓	✓
Cortes arqueados	✓	✓	✓	✓	⊘ (ceratotomia circular)	✓
Pocket	✓	✓	✓	⊘	⊘	✓
Túnel	✓	✓	✓	⊘	✓	✓
Pen. PKP	✓	✓	✓	⊘	✓	✓
Lam. PKP	✓	✓	✓	⊘	✓	✓
					ReLex (SMILE)	

Figura 26.2 Neste modelo, que apresenta a passagem pelo compartimento a *laser*, o fluxo circular permite transições eficientes, uniformes (*setas*) entre as fases do cuidado em um centro cirúrgico de duas salas para maximizar a eficiência do cirurgião.

com o cirurgião; com dois operadores, pode haver mais confusão para quem "realmente" realizou o procedimento com o paciente.

Independentemente de seu posicionamento, o emprego de um técnico adicional para auxiliar tanto na corrida do *laser* ou na velocidade da circulação na sala pode ser um investimento rentável para locais de grande movimento. Quando os cálculos pré-operatórios são claramente documentados, um técnico pode programar todos os dados relevantes do *laser*, enquanto o cirurgião ainda está terminando o caso anterior na OR. Em muitas práticas eficazes, um procedimento de verificação do sítio é realizado, o anestésico é instilado, e o espéculo é colocado antes de o cirurgião chegar ao procedimento a *laser*. Nesses casos, é indispensável que o cirurgião verifique totalmente todos os parâmetros, o local da cirurgia e o procedimento correto, além de manter a lubrificação do olho com solução salina balanceada para evitar os efeitos da exposição da córnea. A realização de anestesia adequada antes do *laser* de femtossegundo é similarmente importante para a eficácia, pois a acoplagem mais adequada e mais segura requer que o paciente permaneça relaxado e cooperativo.

26.2 Custos e Comercialização

26.2.1 Casos de Rotina

Em muitos países, o uso do *laser* de femtossegundo em procedimentos, de outro modo, cobertos pela assistência de saúde governamental e pela maioria das seguradoras privadas, incluindo cataratas e ceratoplastia, não gera aumento no pagamento. De fato, a colocação do *laser* em um centro cirúrgico ambulatorial Medicare certificado pode ter implicações adversas sobre o pagamento para o centro. Por esse motivo, realizar a cirurgia como um procedimento refrativo, geralmente empregando a correção do astigmatismo ou uma IOL com correção de presbiopia utilizando a cirurgia de catarata, permite aos cirurgiões cobrir as despesas do *laser* através da cobrança dos pacientes por esses serviços não cobertos.[4] Com o aumento da complexidade técnica das opções cirúrgicas e requisitos de faturamento, seria compreensível que muitos cirurgiões recomendassem aos seus pacientes na linguagem técnica, descrevendo exatamente como o astigmatismo será reduzido. De qualquer modo, como em todas as áreas da medicina, a compreensão e comunicação sobre o nível do paciente e recorrendo à experiência do paciente são fatores cruciais. A implementação bem-sucedida do uso de rotina do *laser* de femtossegundo na prática clínica requer tanto habilidades técnicas e interpessoais.

Visto que a melhor escolha e o resultado visual para um determinado paciente devam ser a primeira prioridade, a psicologia do consumidor também pode ter uma função na interação do paciente. Nos Estados Unidos, de acordo com o Centers for Medicare & Medicaid Services, os *lasers* de femtossegundo são faturáveis para casos que utilizam as IOLs de correção da presbiopia para o planejamento diagnóstico, cirúrgico adicional e posicionamento da lente. Os *lasers* podem também ser faturados para incisões astigmáticas com qualquer IOL. Muitas práticas cobram individualmente diferentes componentes adicionais, como a aberrometria intraoperatória, incisões relaxantes manuais da córnea, incisões relaxantes da córnea com o uso do *laser* de femtossegundo ou lentes acomodativas, tóricas ou multifocais. Agrupando-os em alguns pacotes de estilo de vida permite um menu mais simplificado e focado no resultado do paciente. A simplificação ressalta novamente o foco nos desejos de estilo de vida do paciente. A primeira opção de pacote cirúrgico seria geralmente aquela fornecida pelo governo ou seguradora de saúde. Nos Estados Unidos, por exemplo, isso normalmente inclui a biometria, a facoemulsificação manual e o implante de IOL monofocal esférico. Desde que a probabilidade de atingir um alvo de emetropia sem técnicas avançadas é bem-sucedida para aproximadamente 55% dos pacientes, nós recomendamos orientar que os pacientes devam aguardar a necessidade do uso de óculos para visualizar de forma mais adequada em todas as distâncias.[5] Uma segunda opção de pacote com redução dos óculos monofocais — geralmente a distância — poderia incluir as topografias avançadas ou pré-operatórias múltiplas, a extração de catarata assistida por *laser* de femtossegundo, aberrometria intraoperatória, correção do astigmatismo com *laser* ou lente monofocal tórica e qualquer outra correção visual com *laser* que poderia ser indicada em ou em torno de 3 meses após a cirurgia. Com um pacote avançado, a probabilidade de estar em 0,5 D do alvo poderia melhorar até cerca de 90%, com o retoque refrativo disponível para os 10% restantes.[6] Um terceiro pacote de amplitude visual poderia incluir uma IOL multifocal ou acomodativa. A capsulotomia a *laser* poderia ser oferecida nesses pacotes, considerando que muitos abrirão a cápsula posterior antes de realizar a correção visual a *laser* no pós-operatório, mas muitos cirurgiões escolhem cobrar o procedimento separadamente com base na necessidade médica isolada. Cada uma das duas opções superiores, que deveria ter nomes de pacotes específicos, teria um preço diferente em que o paciente poderia pagar.

Para cirurgiões que oferecem o pagamento das atualizações em dinheiro, os pacotes exemplificados anteriormente refletem os princípios na literatura da economia e psicologia, incluindo aqueles da paralisia de escolha,[7] em que as pessoas tendem a responder a muitas escolhas por não optar a qualquer uma delas, além da preferência por opções intermediárias entre a série de procedimentos disponíveis.[8] Ao definir o preço de diferentes opções, os cirurgiões e administradores na prática clínica devem estar cientes da influência de alternativas dominadas assimetricamente, como quando uma opção é excessivamente cara ou demasiadamente barata em relação às demais, o que pode ajudar a definir a escolha do consumidor para as opções de valor mais elevado. Por causa do corpo de pesquisa em psicologia do consumidor, o suporte para a atribuição de preços do pacote monofocal assistido por *laser* é o mesmo, se a lente tórica mais cara ou monofocal padrão é utilizada, sendo que este preço deve levar em consideração a frequência da lente tórica para a distribuição equilibrada dos custos. De forma similar, uma opção acomodativa ou multifocal mais cara deve ter, de preferência, o mesmo preço. Alguns pacientes serão candidatos para um e não para outro tipo de lente, e a atribuição de preço mais uniforme do pacote auxilia somente na prevenção da paralisia da escolha, mas também agiliza o aconselhamento financeiro do paciente e as cobranças com maior simplicidade. Os administradores na prática devem ser capazes de analisar os componentes do custo de modo suficientemente preciso para manter as margens de lucro pretendidas com esses menus simplificados.

Divulgar o uso do *laser* é um meio aceitável de comercialização e deve-se ter maior cuidado para reivindicar apenas os benefícios do *laser* apoiados por informações. Dependendo da prática individual, isso pode incluir uma capsulotomia mais precisamente circular,[9] tempo menor de facoemulsificação[10] e melhor desfecho refrativo pós-operatório[11] do que os casos não assistidos por *laser*. A confiança inerente em uma relação paciente-médico deve ser mantida particularmente quando o cuidado médico cruza com a cirurgia refrativa de livre comércio. De forma similar, as regulamentações de pagamento e faturamento podem ser muito específicas ao utilizar um *laser* de femtossegundo para dar assistência na cirurgia, e o faturamento honesto e direto é essencial para a implementação bem-sucedida do *laser* de femtossegundo na prática clínica. Os autores recomendam a consulta com especialistas em faturamento em sua área, se houver qualquer questão sobre manter as práticas de cobrança mais responsáveis.

26.2.2 Casos Terapêuticos

Como mencionado em outros capítulos, o uso do *laser* de femtossegundo na cirurgia de catarata pode beneficiar bastante os pacientes com fatores de risco pré-operatórios, como cataratas polares posteriores, descentralização das lentes cristalinas e fraqueza zonular. O uso do *laser* de femtossegundo pode ser justificado em tais casos, mesmo sem um pacote refrativo ou de presbiopia e existem considerações únicas para esses casos. O custo do *laser* pode ou não ser transmitido ao paciente, dependendo das diferentes regulamentações nacionais. É importante dirigir uma petição para as companhias de tecnologia em *laser* para a redução da taxa do *laser* em cada situação, visto que o centro de cirurgia terá que absorver o custo adicional para o paciente carente. A marca deve ser diferente em tais casos a partir dos pacotes refrativos, pois a equipe médica e os pacientes devem estar cientes do que foi prometido ao paciente. Uma prática utiliza marcas como os pacotes refrativos ReLACS ou a cirurgia refrativa de catarata assistida por *laser*, versus TLACS ou cirurgia terapêutica de catarata assistida por *laser* (Thompson VM, comunicação pessoal, 17 de setembro, 2015). A distinção entre o uso terapêutico isolado e o uso do pacote refrativo ajuda a eliminar as observações incorretas da equipe do consultório aos pacientes terapêuticos sobre melhorias no LASIK previstos erroneamente (ceratomileuse *in situ* assistida por excimer laser) ou outras ofertas no pacote refrativo, que podem ajudar a estimular as expectativas exatas do paciente.

26.3 Seleção do Paciente

A avaliação clínica cuidadosa é essencial para um resultado cirúrgico bem-sucedido. Outros capítulos abordam os pacientes que são particularmente adequados ao uso do *laser* de femtossegundo. Vários fatores, contudo, podem tornar um paciente um mau candidato ao tratamento com *laser* de femtossegundo, quando modalidades sem aplicação do *laser* estão disponíveis. De modo geral, essas questões são semelhantes aos casos tratados com LASIK e incluem limitações anatômicas para a sucção adequada, opacidade que poderia limitar a penetração do *laser* e também questões de cooperação e tranquilidade do paciente. O acoplamento e a sucção adequada são necessários para os pulsos a *laser* adjacentes para formar uma incisão ou plano cirurgicamente útil. Visto que os diâmetros de sucção variam com a interface do *laser* no paciente, de uma sucção conjuntival mais ampla para uma sucção menor da córnea, os cirurgiões devem estar familiarizados com uma determinada interface ou dispositivo. Pterígios, pinguéculas e a cicatrização pós-vitrectomia podem afetar a adequação da sucção ao redor do limbo. Mesmo uma inserção anterior na cápsula de Tenon localizada de modo anormal pode afetar a estabilização adequada durante a sucção pela apresentação da conjuntiva mais frouxa sob a interface do paciente. Qualquer opacidade óptica pode limitar a penetração do *laser*, incluindo a cicatrização, arco senil, deposição de ferro ou córnea *verticilata*. A cirurgia refrativa anterior pode resultar em uma superfície corneana mais inclinada ou mais plana do que a curvatura da interface, podendo causar o aparecimento de estrias na córnea após a sucção. Nós continuamos a realizar a cirurgia de catarata assistida por *laser* de femtossegundo após a ceratotomia radial com questões raras, apesar da aplicação de um impulso de energia para esses pacientes. Muitas técnicas foram descritas para cataratas maduras ou má dilatação da pupila, e essas condições ocasionalmente necessitam de etapas intraoculares seguidas pelo retorno ao *laser*. Se o *laser* estiver fora de uma área estéril, o risco de infecção de um olho aberto – embora possivelmente suturado – deve ser equilibrado com o benefício do *laser*.

Embora a cooperação do paciente seja sempre importante para a cirurgia, o *laser* de femtossegundo ideal requer a fixação do paciente e a falta de tremor. O equilíbrio entre a anestesia e a cooperação é particularmente relevante para os pacientes pediátricos ou com demência. Um cirurgião deve estar sempre preparado para interromper rapidamente qualquer procedimento no caso de movimento súbito do paciente, além de evitar as complicações em caso de ocorrência de movimento muito rápido. Entretanto, com a seleção cuidadosa do paciente e graus apropriados de relaxamento, o *laser* de femtossegundo pode ser utilizado para a maioria dos pacientes. Todavia, como em qualquer tecnologia, existe uma curva de aprendizagem, e a segurança do paciente deve sempre vir em primeiro lugar.

Referências

[1] Schultz T, Joachim SC, Stellbogen M, Dick HB. Prostaglandin release during femtosecond laser-assisted cataract surgery: main inducer. J Refract Surg. 2015;31(2):78-81

[2] Ocular Surgery News. OSN round table, part 2: How to become a better femtosecond laser cataract surgeon. http://www.healio.com/ophthalmology/cataract-surgery/news/print/ocular-surgery-news/%7Bcfe9d869-5caa-4c5b-8b24-c95a09c606d3%7D/osn-round-table-part-2-how-to-become-a-betterfemtosecond-laser-cataract-surgeon. Published 2014. Accessed December 7, 2015

[3] Kishkovsky S. Svyatoslav Fyodorov, 72, eye surgery pioneer. The New York Times. June 4, 2000. http://www.nytimes.com/2000/06/04/world/svyatoslavfyodorov-72-eye-surgery-pioneer.html. Accessed December 1, 2015

[4] Centers for Medicare & Medicaid Services. Laser-assisted cataract surgery and CMS Rulings 05–01 and 1536-R. November 16, 2012. https://www.cms.gov/medicare/medicare-fee-for-service-payment/ascpayment/downloads/cmspc-ac-iol-laser-guidance.pdf. Accessed December 8, 2015

[5] Behndig A, Montan P, Stenevi U, Kugelberg M, Zetterström C, Lundström M. Aiming for emmetropia after cataract surgery: Swedish National Cataract Register study. J Cataract Refract Surg. 2012;38(7):1181-1186

[6] Conrad-Hengerer I, Al Sheikh M, Hengerer FH, Schultz T, Dick HB. Comparison of visual recovery and refractive stability between femtosecond laser-assisted cataract surgery and standard phacoemulsification: six-month follow-up. J Cataract Refract Surg. 2015;41(7):1356-1364

[7] Schwartz B. More isn't always better. Harvard Business Review. June, 2006. https://hbr.org/2006/06/more-isnt-always-better. Accessed December 7, 2015

[8] Rodway P, Schepman A, Lambert J. Preferring the one in the middle: further evidence for the centre-stage effect. Appl Cogn Psychol. 2012;26(2):215-222

[9] Kránitz K, Takacs A, Miháltz K, Kovács I, Knorz MC, Nagy ZZ. Femtosecond laser capsulotomy and manual continuous curvilinear capsulorrhexis parameters and their effects on intraocular lens centration. J Refract Surg. 2011;27(8):558-563

[10] Mayer WJ, Klaproth OK, Hengerer FH, Kohnen T. Impact of crystalline lens opacification on effective phacoemulsification time in femtosecond laserassisted cataract surgery. Am J Ophthalmol. 2014;157(2):426-432.e1

[11] Chee SP, Yang Y, Ti SE. Clinical outcomes in the first two years of femtosecond laser-assisted cataract surgery. Am J Ophthalmol. 2015;159(4):714-719

27 *Laser* de Femtossegundo e Segmento Posterior

Dilraj S. Grewal

Resumo

Os *lasers* de femtossegundo são promissores na ablação intrarretiniana guiada por OCT para remoção de tecidos, com um novo nível de precisão, tratamento de flutuadores vítreos, indução de descolamento vítreo posterior assistido por *laser*, assim como na cirurgia de glaucoma pela criação de aberturas na malha trabecular. No entanto, ainda existem desafios significativos a serem superados para a condução do *laser* nessas situações.

Palavras-chave: *Laser* de femtossegundo, retina, segmento posterior, humor vítreo, descolamento vítreo, flutuadores vítreos, ruptura óptica induzida por *laser*, ablação intrarretiniana, trabeculectomia com *laser* de femtossegundo

27.1 Introdução

Embora a precisão do *laser* de femtossegundo tenha revolucionado os campos da cirurgia refrativa e de catarata, seu uso no segmento posterior ainda está em fase muito inicial. Várias aplicações foram sugeridas para os *lasers* de femtossegundo no segmento posterior, mas nenhuma ainda está disponível comercialmente. Existem várias considerações anatômicas que limitam as aplicações do *laser* de femtossegundo no segmento posterior e previnem sua comercialização até o momento. O tecido tratado com o *laser* de femtossegundo necessita ser avascular e transparente. Atualmente, isso limita o uso do *laser* na córnea, humor aquoso, humor vítreo e cristalino. A esclera pode-se tornar potencialmente transparente com soluções hiperosmóticas, tornando possível as incisões esclerais. Para a utilização do *laser* de femtossegundo no segmento posterior, o nível de energia deve ser baixo o suficiente, de modo que não cause dano térmico colateral do tecido da córnea ou cristalino ao longo do caminho do raio *laser*. O *laser* de femtossegundo apresenta uma curva de aprendizagem, mas os procedimentos refrativos e de catarata realizados com o *laser* demonstraram que é uma curva curta com resultados altamente reprodutíveis, e isso deve ser aplicável também na condução do segmento posterior. Ao contrário da energia térmica produzida pelos *lasers* visíveis e infravermelho, como os sistemas de neodímio-ítrio alumínio garnet (Nd:YAG), as altas energias de fótons dos *lasers* de femtossegundo podem levar à fotodisrupção do tecido, sem elevação significativa da temperatura do tecido-alvo. A absorção de fótons de alta energia a partir dos *lasers* de femtossegundo liberados em níveis de fluxo fotodisruptivo pelos tecidos-alvo, permite um dano colateral mínimo. Na cirurgia vitreorretiniana, uma das principais vantagens dos *lasers* de femtossegundo seria no tratamento seletivo e preciso da tração vítrea, além de baixa energia e ausência de lesão térmica colateral. Os tratamentos têm o potencial para fornecer mais precisão e reprodutibilidade do que a cirurgia manual convencional ou mesmo uma alternativa não cirúrgica, assim expandindo o arsenal de tratamentos da retina.

Este capítulo revisa a literatura atual em relação ao impacto dos *lasers* de femtossegundo no segmento posterior, assim como as várias possibilidades de aplicações futuras do *laser* de femtossegundo para a cirurgia vitreorretiniana e de glaucoma.

27.2 Segurança da Condução Atual do *Laser* de Femtossegundo no Segmento Posterior

O efeito da condução do *laser* com o uso dos equipamentos de última geração do *laser* de femtossegundo demonstrou ser seguro na mácula. As medidas pós-operatórias da espessura macular utilizando a tomografia de coerência óptica (OCT) demonstraram ser semelhantes à facoemulsificação convencional e à cirurgia de catarata assistida por *laser* de femtossegundo (LCS).[1]

Durante o procedimento com o *laser* de femtossegundo, um anel de sucção é aplicado para evitar os movimentos oculares e a direção errônea do *laser*, exercendo a pressão sobre a região da *pars plana* no limbo. Estudos clínicos e experimentais realizados anteriormente demonstraram que a aplicação do anel de sucção causa flutuações curtas, mas consideráveis (até 40 mm Hg com a plataforma LenSx, Alcon, Fort Worth, TX) na pressão intraocular (IOP),[2] que podem induzir várias alterações na estrutura ocular — da deterioração das células caliciformes da conjuntiva até a retina. Durante a aplicação da sucção do microcerátomo na ceratomileuse *in situ* assistida por excimer laser (LASIK), onde um maior aumento na IOP ocorre, a redução na espessura do cristalino e um aumento da distância vítrea foram descritos, sugerindo tração anterior no segmento posterior.[3] Essas alterações podem causar descolamento hialoide posterior, anormalidades na circulação coroidal transitória, hemorragia macular e atrofia óptica.[4,5]

27.3 Incidência de Edema Macular Cistoide com LCS

Com expectativas crescentes derivadas da cirurgia de catarata, a incidência de edema macular subclínico, após a cirurgia de catarata sem intercorrências, tornou-se uma importante consideração. Um aumento da espessura retiniana perifoveal com OCT pode ser detectável a partir da primeira semana até 6 meses e picos em 4 a 6 semanas após a cirurgia, em olhos pseudofácicos.[6,7]

Em um estudo realizado com 220 olhos, Conrad-Hengerer *et al.*[8] relataram que a LCS não influenciou a taxa de edema macular cistoide (CME) pós-operatório. A espessura do ponto central foi similar em 4 dias, 1, 3 e 6 meses do pós-operatório na LCS e grupos tratados pela técnica de facoemulsificação convencional. A flarefotometria a *laser* revelou níveis mais elevados no grupo padrão na primeira visita pós-operatória após 2 horas da cirurgia em comparação ao grupo tratado com *laser*. Resultados semelhantes foram relatados por Ecsedy *et al.*[1] em uma série avaliando 20 olhos. Nagy *et al.* relataram que o CME foi detectável principalmente na camada nuclear externa, tanto nos grupos com LCS e tratados com facoemulsificação convencional, mas foi significativamente menor empregando a plataforma com *laser* de femtossegundo.[9]

27.4 Aplicações Futuras: Revisão de Patentes Atuais

Esta seção revisa as patentes atualmente registradas para estimar as futuras aplicações dos *lasers* de femtossegundo na cirurgia vitreorretiniana.

Os pulsos de femtossegundo de intensidade apropriada podem induzir a absorção não linear no foco do raio *laser*, causando ruptura do tecido no foco, deixando o tecido fora do foco em sua maior parte intacto. As aberrações oculares anteriores ao local do alvo podem causar a distorção espacial no raio *laser*, resultando em um aumento do limiar na energia de pulso: para a fotodisrupção e dano correspondente ao tecido circundante. A dispersão dentro da região anterior do olho pode causar uma extensão temporal no pulso do *laser*, fornecendo uma segunda fonte de distorção, resultando em um aumento do limiar de energia de pulso para fotodisrupção e dano correspondente ao tecido circundante. Esse é o motivo pelo qual não é viável direcionar os pulsos transcorneanos para as estruturas retinianas e pré-retinianas.[10]

O sistema a *laser* de femtossegundo ideal para aplicações vitreorretinianas seria capaz de romper precisamente o tecido pré-retiniano e retiniano, a localização-alvo no tecido vítreo pré-retiniano ou microestrutura retiniana, com um elemento de imagem para dar origem à imagem do sítio-alvo, produzindo uma imagem *in vivo* e um elemento óptico adaptativo para corrigir pulsos a *laser*, compensando as aberrações ópticas do tecido ocular anterior ao humor vítreo e à retina. O elemento óptico adaptativo pode compreender um espelho deformável, um modulador de fase e outro mecanismo adequado para ajuste das propriedades ópticas do pulso a *laser*.[10]

O conceito de um *laser* de femtossegundo guiado por OCT para tratar o tecido-alvo na cavidade vítrea de um olho também foi concebido anteriormente. A localização-alvo pode ser analisada por um sistema de imagem por OCT para dar assistência ao operador na centralização dos pulsos com *laser* de femtossegundo a um sítio-alvo desejado.

27.5 Ablação Intrarretiniana Assistida por *Laser* de Femtossegundo e Guiada por OCT

Em um estudo realizado com suínos, Hild *et al*. utilizaram *lasers* de femtossegundo infravermelhos próximos para a irradiação *in vitro* de espécimes de retina suína. Os *lasers* foram empregados para a remoção tecidual, assim como para a microscopia de varredura em *laser* multifóton. A ablação da camada de fibras nervosas foi realizada em energias de pulso de 1,0 a 3,9 nJ, sugerindo que os *lasers* de femtossegundo não amplificados podem permitir a cirurgia precisa controlada pela imagem rápida de alta de resolução do alvo.[11]

Bausch & Lomb (Rochester, NY) registraram uma patente, em 2012, de um *laser* de femtossegundo guiado por OCT para a medida da superfície retiniana, permitindo a ablação intrarretiniana.[12] A técnica foi desenvolvida para realizar uma ablação com o propósito de reduzir o tecido de cicatrização na retina, que foi primeiramente identificado utilizando a OCT. Com o intuito de preservar a funcionalidade da retina, é importante que a superfície da retina não seja indevidamente manipulada. Isso requer a remoção do tecido de cicatrização da retina com extrema precisão e eficácia. Durante o procedimento, a remoção do tecido de cicatrização a partir do interior da retina pode necessitar de tolerâncias operacionais tão pequenas quanto 10 a 50 μm. Os sistemas a *laser* de femtossegundo podem ser operados para realizar a ablação tecidual por ruptura óptica induzida por *laser* (LIOB) dentro de tais tolerâncias. A unidade de imagem inclui um analisador para criar e avaliar a imagem tridimensional da retina.

Van de Velde registrou uma patente, em 2010, de um oftalmoscópio eletrônico que combinou um oftalmoscópio a *laser* de varredura e OCT acoplados a um *laser* de femtossegundo para a fotodisrupção retiniana seletiva da camada fotorreceptora da retina.[13] Os pulsos de femtossegundos são destinados a limitar o impacto tecidual destrutivo do *laser* no epitélio pigmentar da retina, pela condução de energia à camada fotorreceptora de modo limitado e poupando a coriocapilar e as camadas internas da retina.

27.6 Dispositivo de Cirurgia a *Laser* de Femtossegundo no Humor Vítreo

A Carl Zeiss Meditec (Jena, Alemanha) idealizou um dispositivo, em 2011, para um instrumento de cirurgia a *laser* de femtossegundo do humor vítreo do olho.[14] O dispositivo consiste em um *laser* de pulsos ultracurtos com larguras de pulso de aproximadamente 300 fs, energia de pulso de aproximadamente 1 a 2 μJ e taxas de repetição de pulso de aproximadamente 500 kHz. O sistema a *laser* seria acoplado a um sistema de varredura para permitir a variação espacial do foco em três dimensões e um sistema de navegação com base em OCT acoplado a ele. Os métodos de mensuração, como a triangulação e a projeção de franja, forneceriam informação da localização de áreas do alvo terapêutico na retina ou no humor vítreo. A condução do *laser* no corpo vítreo seria controlada de modo que não exceda os limites de exposição radioativa da retina. A energia e a densidade de potência são com base em um modelo óptico computado localmente na retina, e as sequências temporal e espacial dos pulsos aplicadas são variáveis, até que a exposição radioativa atinja o limite máximo.

O humor vítreo apresenta três áreas de adesão máxima. Estas áreas são o ligamento de Wieger na periferia da cápsula posterior do cristalino, base vítrea de Salzmann na região da *ora serrata* e anel de Martegiani próximo da papila (▶ Fig. 27.1). Essas regiões são frequentemente os pontos de origem da tração vitreorretiniana máxima. Utilizando o *laser* de femtossegundo, as incisões "de alívio" minimamente invasivas podem ser potencialmente realizadas na região dessas três zonas. Para a incisão na área da base vítrea de Salzmann, uma lente com espelhos defletidos integrados (denominado lente de três espelhos) poderia ser utilizada para centralizar a radiação a *laser* na periferia extrema do olho. Um sistema de espelho adaptativo poderia ser introduzido no caminho do raio *laser* para compensação das distorções da frente de onda que ocorrem durante a focalização da radiação a *laser* no olho no ângulo agudo exigido de incidência e, assim, aumentando a qualidade de incisão. De acordo com a invenção, com uma incisão próxima do ligamento de Wieger, um descolamento vítreo anterior pode ser induzido. Isso pode ser realizado em conjunto com a cirurgia de catarata para reduzir potencialmente a taxa de laceração e descolamento da retina.

O descolamento da retina pode ocorrer por causa das forças de tração das traves vítreas que conectam o humor vítreo descolado parcialmente até a retina. Em casos com um descolamento localizado da retina causado pela tração vítrea sobre a laceração retiniana, o *laser* pode cortar seletivamente o cordão vítreo envolvido. Para a localização de tais estruturas, um sistema de mensuração por OCT é integrado no dispositivo a *laser*. Um sistema de coagulação a *laser* (Nd:YAG de dupla frequência com um comprimento de onda de 532, 561 ou 659 nm) pode ser sobreposto pela via coaxial no raio *laser* de femtossegundo para coagular pequenos vasos sanguíneos hemorrágicos e realizar uma retinopexia a *laser* simultaneamente.

A aplicação é caracterizada por um dispositivo de manipulação cirúrgica do segmento posterior com a radiação a *laser* ul-

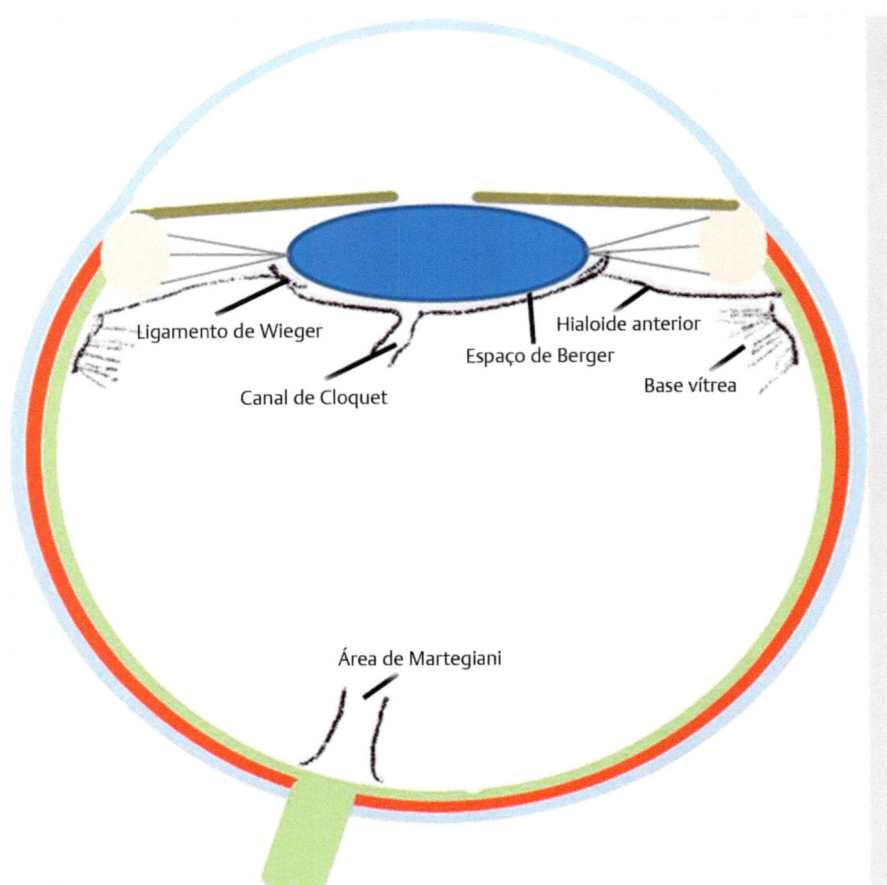

Figura 27.1 Diagrama do olho mostrando a relação do vítreo às outras estruturas intraoculares.

tracurta, incluindo um sistema óptico de imagem e um sistema de varredura, que capacita o posicionamento do foco da radiação a *laser* em uma orientação espacial tridimensional no segmento posterior. O aparelho compreende um sistema óptico que inclui um sistema de condução do raio que produz uma imagem no instrumento de varredura ou no espelho ou causa um deslocamento lateral da posição focal na proximidade da pupila do olho, e o olho é acoplado a uma lente de contato com um sistema de sucção a vácuo no dispositivo.

Nos casos de um descolamento localizado da retina, que é causado pela ação de distensão das traves no descolamento vítreo, o *laser* pode ser utilizado para agravar as traves vítreas, causando a força de tração. Em olhos com CME, um canal fino pode ser potencialmente criado entre o cisto e a cavidade vítrea, permitindo a saída do fluido cístico intrarretiniano.

27.7 *Laser* de Femtossegundo para o Tratamento de Flutuadores Vítreos

Mordaunt *et al.*, em 2015, propuseram um método de uso do *laser* de femtossegundo para o tratamento de flutuadores vítreos.[15] O *laser* de femtossegundo promove a ablação a *laser* (p. ex., liquefaz e/ou vaporiza) do vítreo-alvo, assim como quaisquer depósitos, como os flutuadores que também podem estar localizados (suspensos) no canal óptico central. Em alguns casos, o vítreo liquefeito/vaporizado pode então ser aspirado e substituído por fluido. O sistema de imagens é utilizado para criar um perfil anatômico do humor vítreo que identifica a relação tridimensional entre o cristalino e a retina antes da emissão do *laser*.

27.8 Descolamento Vítreo Posterior Induzido por *Laser* de Femtossegundo

Em uma patente distinta publicada, no início de 2016, Mordaunt *et al.* descreveram o uso de um raio *laser* de femtossegundo focalizado para induzir um descolamento vítreo posterior.[16] O propósito é aliviar as forças de tração da interface vitreorretiniana. A separação incompleta do vítreo a partir do disco óptico e da mácula pode resultar na síndrome da tração vitreomacular. De forma similar, a tração do vítreo na periferia da retina pode resultar em lacerações e no descolamento da retina.

Dentro desse conceito, um canal óptico cilíndrico será criado pela luz focada pela lente do cristalino, através do humor vítreo e na retina. O canal teria um diâmetro em corte transversal superior a 5 mm e estenderia da superfície posterior da lente do cristalino para a membrana limitante interna (ILM) da retina. As margens de segurança seriam incluídas com o canal óptico e estabelecidas apropriadamente ao redor do canal óptico. Áreas locais de adesão na interface entre o vítreo cortical e a ILM podem ser diretamente removidas por fotoablação pela LIOB para retirada de tecidos aderentes. As fibras de colágeno no humor vítreo, que exercem a tração na retina, também podem ser agravadas pela criação de planos de corte da LIOB no humor vítreo. Também foi sugerido que as bolhas de cavitação, formadas no humor vítreo durante a emissão dos pulsos de *laser* de femtossegundo, irão coalescer em bolhas maiores com elevada tensão superficial. Essas bolhas maiores também facilitarão a liberação da adesão vitreorretiniana residual, em um processo semelhante à vitreólise pneumática.[17]

Com base na localização das adesões vitreorretinianas, um volume de tecido-alvo seria identificado para incluir uma porção do córtex vítreo e uma porção da ILM justaposta entre si na área de adesão.

27.9 *Lasers* de Femtossegundo na Cirurgia de Glaucoma

Na cirurgia de glaucoma, o *laser* de femtossegundo poderia criar potencialmente aberturas na malha trabecular. As possibilidades existem para as trabeculectomias a *laser* de femtossegundo que fornecerão melhores canais para a drenagem aquosa subconjuntival, sem incisão da superfície ocular.[18]

A esclerectomia profunda não penetrante (NPDS) é um procedimento de filtração não perfurante utilizado para o tratamento cirúrgico de glaucoma de ângulo aberto não controlado clinicamente. Toyran *et al.*,[19] em 2005, publicaram um estudo *in vitro* que testou a viabilidade do uso de pulsos de *laser* de femtossegundo para fistulizar a malha trabecular humana e concluíram que, com o tempo apropriado de exposição e energia de pulso, a fotodisrupção de femtossegundos pode ser empregada para criar a ablação de espessura parcial e total na malha trabecular humana sem lesionar os tecidos circundantes. Subsequentemente em um estudo com olhos de cadáveres, Bahar *et al.* demonstraram a fotodisrupção escleral da subsuperfície na cirurgia de NPDS, utilizando o *laser* de femtossegundo (▶ Fig. 27.2).[20] Sacks *et al.* relataram a fotodisrupção na subsuperfície da esclera tanto pelo uso do *laser* de femtossegundo com um comprimento de onda de 1.700 nm ou pela desidratação da esclera *in vitro*.[21] Shi *et al.* demonstraram a criação de uma esclerostomia minimamente invasiva em um estudo realizado com olhos de coelho.[22]

O potencial do processamento da energia de pulso em nível de nanojoules com um oscilador de femtossegundo no tratamento de glaucoma foi demonstrado com um *laser* de comprimento de onda de 800 nm.[23]

Mais recentemente, Jin *et al.* descreveram a criação de uma esclerectomia com nível de energia em nanojoules por pulso através do *laser* de femtossegundo em fibra com comprimento de onda de 1.040 nm, *in vitro*, com pequeno dano colateral.[24] Demonstraram quatro tipos de padrões de incisão, incluindo a fotodisrupção na subsuperfície, incisão em fenda, "incisão em *spot*" e ablação cuboide com uso potencial em cirurgias de glaucoma.

O racional é a emissão de energia de femtossegundos para que os tecidos-alvo sejam tratados para efetuar precisamente a fotodisrupção controlada, possibilitando os portais para a saída de fluido aquoso no glaucoma, de modo que minimize as respostas de reparação, inflamação e cicatrização do tecido-alvo. O sistema em *laser* de femtossegundo utiliza um sistema de acoplamento com um goniolente ou uma fibra óptica *ab* interna que precisamente tem como alvo os tecidos de obstrução de saída para efetuar a remoção da obstrução do fluxo de saída. Esse direcionamento pode incluir a localização do canal de Schlemm, detectado pela OCT ou a espectroscopia fotoacústica.[25] Os pulsos de *laser* criam uma abertura em uma malha trabecular de um olho do paciente para conduzir o fluido de uma câmara anterior para o canal de Schlemm.

Embora os *lasers* de femtossegundo ofereçam maior potencial em revolucionar a cirurgia incisional de glaucoma, a cirurgia moderna de glaucoma está mudando para os *microstents* que poderiam limitar potencialmente a adoção de uma cirurgia incisional adicional.

27.10 Conclusão

A ablação com *laser* de femtossegundo permite as cirurgias não invasivas com resolução de submicrons. Em conjunto com as plataformas avançadas de imagem, como a OCT, os *lasers* de femtossegundo apresentam um grande potencial na cirurgia do segmento posterior. A clivagem precisa guiada por imagem do humor vítreo e da retina fornece aos *lasers* de femtossegundo o potencial para revolucionar a cirurgia de retina no futuro. No entanto, essas novas indicações estão atualmente em desenvolvimento e ainda não estão prontas para uso. É difícil determinar a previsão para a disponibilidade comercial dessas tecnologias.

É razoável prever que a tecnologia com *laser* de femtossegundo expandirá em indicações adicionais do segmento posterior com benefício complementar aos pacientes, em virtude da melhoria contínua da tecnologia. É possível que possa haver um equipamento com capacidade para realizar vários procedimentos distintos nas diferentes subespecialidades. O *laser* de femtossegundo é uma tecnologia extraordinária, cujas aplicações são quase ilimitadas na oftalmologia. As novas aplicações terapêuticas irá expandir as aplicações do *laser* e melhorar a assistência ao paciente. Com o aperfeiçoamento da tecnologia e maior adoção, é inevitável que as indicações da cirurgia assistida por *laser* de femtossegundo na oftalmologia estarão além do que está disponível no momento.

Referências

[1] Ecsedy M, Miháltz K, Kovács I, Takács A, Filkorn T, Nagy ZZ. Effect of femtosecond laser cataract surgery on the macula. J Refract Surg. 2011;27(10):717-722
[2] Vetter JM, Holzer MP, Teping C, et al. Intraocular pressure during corneal flap preparation: comparison among four femtosecond lasers in porcine eyes. J Refract Surg. 2011;27(6):427-433
[3] Mirshahi A, Kohnen T. Effect of microkeratome suction during LASIK on ocular structures. Ophthalmology. 2005;112(4):645-649

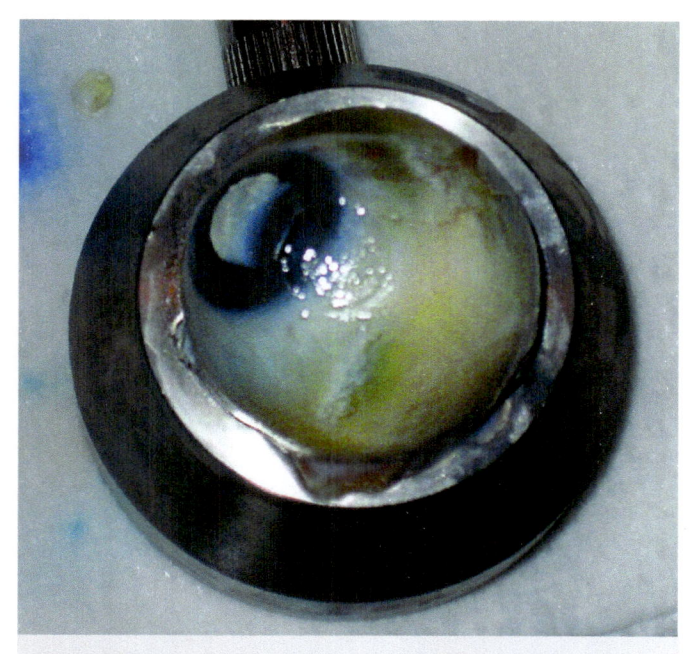

Figura 27.2 Fotografia do primeiro retalho escleral circular com base límbica, diâmetro de 7 mm e espessura de 200 μm, realizado em olho de cadáver utilizando o *laser* de femtossegundo. O retalho foi dissecado empregando-se uma espátula de Siebel e dissectores da córnea e elevado sobre a córnea.

[4] Luna JD, Artal MN, Reviglio VE, Pelizzari M, Diaz H, Juarez CP. Vitreoretinal alterations following laser in situ keratomileusis: clinical and experimental studies. Graefes Arch Clin Exp Ophthalmol. 2001;239(6):416-423

[5] Smith RJ, Yadarola MB, Pelizzari MF, Luna JD, Juárez CP, Reviglio VE. Complete bilateral vitreous detachment after LASIK retreatment. J Cataract Refract Surg. 2004;30(6):1382-1384

[6] von Jagow B, Ohrloff C, Kohnen T. Macular thickness after uneventful cataract surgery determined by optical coherence tomography. Graefes Arch Clin Exp Ophthalmol. 2007;245(12):1765-1771

[7] Perente I, Utine CA, Ozturker C, et al. Evaluation of macular changes after uncomplicated phacoemulsification surgery by optical coherence tomography. Curr Eye Res. 2007;32(3):241-247

[8] Conrad-Hengerer I, Hengerer FH, Al Juburi M, Schultz T, Dick HB. Femtosecond laser-induced macular changes and anterior segment inflammation in cataract surgery. J Refract Surg. 2014;30(4):222-226

[9] Nagy ZZ, Ecsedy M, Kovács I, et al. Macular morphology assessed by optical coherence tomography image segmentation after femtosecond laser-assisted and standard cataract surgery. J Cataract Refract Surg. 2012;38(6):941-946

[10] Krueger RR, Lubatschowski H, Inventors; Cleveland Clinic Foundation, assignee. Precise disruption of tissue in retinal and preretinal structures. US Patent 20090048586 A1. February 19, 2009

[11] Hild M, Krause M, Riemann I, et al. Femtosecond laser-assisted retinal imaging and ablation: experimental pilot study. Curr Eye Res. 2008;33(4):351-363

[12] Grant RE, Mordaunt DH, Inventors; Bausch & Lomb Incorporated, assignee. Oct-guided femtosecond laser to measure a retinal surface for use in performing an intra-retinal ablation. Google Patent WO/2013/059502. April 25, 2013

[13] Van de Velde FJ, Inventors; Van de Velde, FJ, assignee. Electronic ophthalmoscope for selective retinal photodisruption of the photoreceptor mosaic. US Patent US8851679 B2. October 7, 2014

[14] Dick M, Reich M, Blum M, Inventors; Carl Zeiss Meditec Ag, assignee. Device and method for vitreous humor surgery. US Patent US20130131652 A1; May 23, 2011

[15] Mordaunt DH, Merkur AB, Lin DTC, Inventors; Google Patents, assignee. Treatment systems for vitreous floaters. US Patent WO2015184373 A1. December 3, 2015

[16] Mordaunt DH, Merkur AB, Lin DTC, Inventors; Google Patents, assignee. System and method for inducing a post-operative posterior vitreous detachment. US Patent US20160023020. January 28, 2016

[17] Yu G, Duguay J, Marra KV, et al. Efficacy and safety of treatment options for vitreomacular traction: a case series and meta-analysis. Retina. 2016;36(7):1260-1270

[18] Boyle EL. Femtosecond laser offers potential for additional indications. EyeWorld. 2013:September

[19] Toyran S, Liu Y, Singha S, et al. Femtosecond laser photodisruption of human trabecular meshwork: an in vitro study. Exp Eye Res. 2005;81(3):298-305

[20] Bahar I, Kaiserman I, Trope GE, Rootman D. Non-penetrating deep sclerectomy for glaucoma surgery using the femtosecond laser: a laboratory model. Br J Ophthalmol. 2007;91(12):1713-1714

[21] Sacks ZS, Kurtz RM, Juhasz T, Mourau GA. High precision subsurface photodisruption in human sclera. J Biomed Opt. 2002;7(3):442-450

[22] Shi Y, Yang XB, Dai NL, et al. External sclerostomy with the femtosecond laser versus a surgical knife in rabbits. Int J Ophthalmol. 2012;5(3):258-265

[23] Hou DX, Butler DL, He LM, Zheng HY. Experimental study on low pulse energy processing with femtosecond lasers for glaucoma treatment. Lasers Med Sci. 2009;24(2):151-154

[24] Jin L, Jiang F, Dai N, et al. Sclerectomy with nanojoule energy level per pulse by femtosecond fiber laser in vitro. Opt Express. 2015;23(17):22012-22023

[25] Berlin MS, Inventor; Google Patents, assignee. Methods and apparatuses for the treatment of glaucoma using visible and infrared ultrashort laser pulses. US Patent US20120283557 A1. November 8, 2012

28 Armadilhas: Complicações Induzidas pelo *Laser* de Femtossegundo

Gerd U. Auffarth ▪ *Hyeck-Soo Son* ▪ *Branka Gavrilovic*

Resumo

As complicações induzidas pelo *laser* de femtossegundo (Fs-*Laser*) podem estar associadas a aspectos centrais da tecnologia do *laser*, assim como à aplicação desse sistema em termos de curva de aprendizagem do cirurgião. A fixação da interface entre o *laser* e o olho pode levar ao dano direto (*p. ex.*, hemorragia conjuntival) ou fixação insuficiente com aplicação comprometida da energia *laser*. As opacificações da córnea podem interferir negativamente na aplicação da energia, resultando em capsulotomias incompletas. O desenvolvimento de gás dentro do cristalino ou câmara anterior pode interferir na aplicação de energia ou lesionar diretamente as estruturas oculares. Isso inclui – dependendo do tipo de interface – dano no nervo óptico relacionado com a pressão aplicada durante o procedimento de acoplamento, principalmente em olhos com glaucoma. A curva de aprendizagem do cirurgião está principalmente relacionada com sua familiarização com uma nova tecnologia ainda em desenvolvimento. A definição do perfil de indicação dos pacientes ainda está passando por mudanças, dependendo das melhorias técnicas adicionais. Estudos iniciais sobre a cirurgia de catarata com Fs-*Laser* relataram o rompimento capsular anterior e a ruptura da cápsula posterior como uma complicação específica do Fs-*Laser*. Atualmente, isso foi minimizado, mas ainda pode ser parte da curva de aprendizagem com sistemas individuais por *laser*. O desempenho das incisões da córnea por Fs-*Laser* (paracentese e incisão principal) ainda é discutido de modo controverso com vários sistemas no mercado. Como o Fs-*Laser* pode ser aplicado apenas na parte transparente da córnea, as incisões podem ser localizadas bem centralmente. Além disso, é relatado que as incisões da córnea podem ter um impacto negativo nas células do endotélio corneano.

Palavras-chave: Laser de femtossegundo, interface, desenvolvimento de gás, rompimentos capsulares, ruptura da cápsula posterior, curva de aprendizagem, complicações

28.1 Introdução

A cirurgia de catarata é o procedimento cirúrgico intraocular mais amplamente realizado. A capsulotomia anterior e a facoemulsificação constituem etapas fundamentais da cirurgia de catarata, visto que a qualidade desses procedimentos influencia os resultados cirúrgicos e as taxas de complicação.[1,2,3] Embora cirurgiões experientes possam alcançar facilmente altas taxas de sucesso com precisão e baixas taxas de complicação, a cirurgia de catarata ainda permanece uma tarefa árdua para estagiários e cirurgiões inexperientes, para os quais as complicações deletérias não são incomuns. Avanços contínuos na tecnologia e aumento nas expectativas dos pacientes em relação a melhores resultados visuais e de segurança levaram ao desenvolvimento de novos dispositivos médicos, como *lasers* de femtossegundo (Fs-*Lasers*), que foram implementados com sucesso desde o início do século XXI e são reconhecidos por apresentarem acurácia e perfil de segurança elevados.[1,2,3,4,5,6] Relatos prévios avaliando os desempenhos dessa tecnologia demonstram evidência de aumento na precisão, reprodutibilidade e resultados refrativos após a capsulotomia anterior realizada por Fs-*Lasers* em comparação à cirurgia manual de catarata.[1,3,7,8] Além disso, os Fs-*Lasers* levaram à redução de casos de descentralização e inclinação da lente intraocular (IOL) no pós-operatório, permitindo um posicionamento mais confiável e previsível da IOL.[7]

No entanto, apesar dos resultados iniciais promissores, os benefícios relatados do Fs-*Laser* necessitam que um cirurgião passe por uma familiarização adequada e experiência clínica com a tecnologia.

28.1.1 A Curva de Aprendizagem

Em uma série de casos prospectivos, Roberts *et al.* estudaram 1.500 olhos submetidos à cirurgia de catarata assistida por *laser* de femtossegundo (FLACS) e dividiram os casos em dois grupos, o primeiro grupo compreendendo os primeiros 200 casos, durante os quais os cirurgiões são inicialmente expostos ao sistema de Fs-*Laser*, e o segundo grupo consistindo em 1.300 casos subsequentes durante os quais presume-se que os cirurgiões sejam experientes.[1] Comparando-se os dois grupos, observou-se que as taxas de complicação diminuíram significativamente no segundo grupo em relação ao primeiro grupo, com as taxas de complicações capsulares importantes, como rupturas anteriores que reduziram de 4 para 0,31%, rupturas posteriores de 3,5 para 0,31% e deslocamentos posteriores da lente de 2 para 0%. A ▶ Tabela 28.1 apresenta uma comparação das taxas de complicação intraoperatória entre os dois grupos.

O acoplamento inicial da lente também constituiu uma dificuldade técnica necessitando de habilidade adequada, visto que o

Tabela 28.1 Comparação da Complicação Intraoperatória entre os Grupos (Grupo 1: Primeiros 200 Casos; Grupo 2: 1.300 Casos após a Curva de Aprendizagem)

Complicações	Grupo 1 (*n* = 200)		Grupo 2 (*n* = 1.300)		Valor de *p*
	N	%	N	%	
Rupturas de sucção	5	2,50	8	0,61	0,023
Incisões manuais da córnea	26	13,00	25	1,92	< 0,001
Constrição pupilar	19	9,50	16	1,23	< 0,001
Microaderências da cápsula anterior	21	10,50	21	1,62	< 0,001
Rupturas radiais anteriores	8	4,00	4	0,31	< 0,001
Rupturas da cápsula posterior	7	3,50	4	0,31	< 0,001
Deslocamento posterior do cristalino	4	2,00	0	0,00	< 0,001

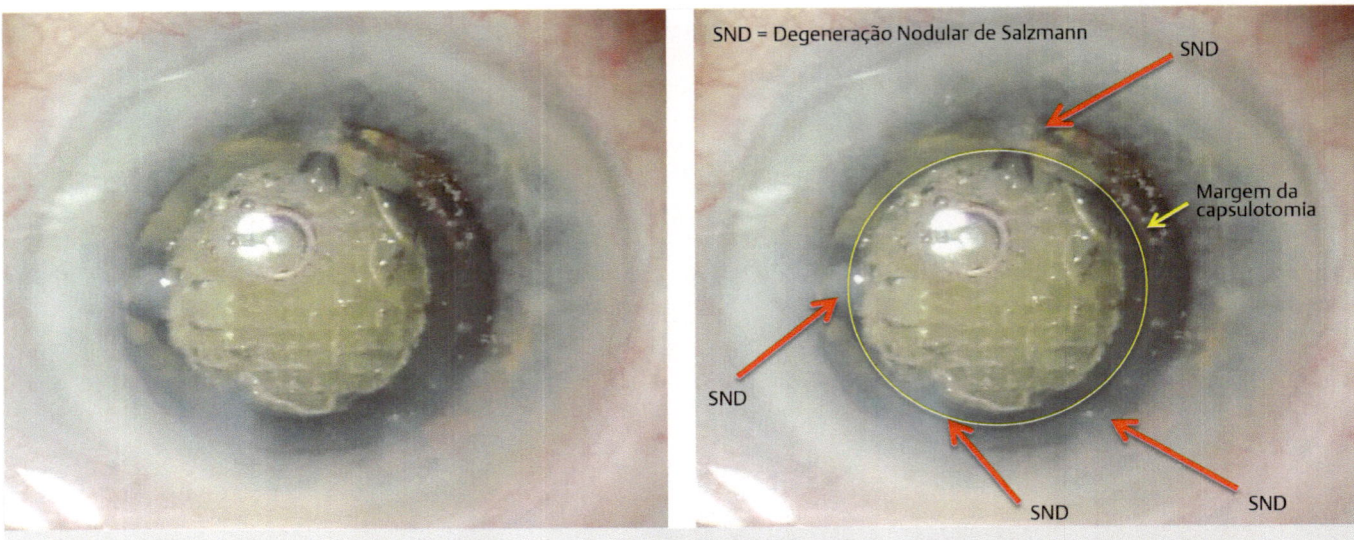

Figura 28.1 Capsulotomia intacta com *laser* de femtossegundo em opacidades da córnea. (Degeneração nodular de Salzmann).

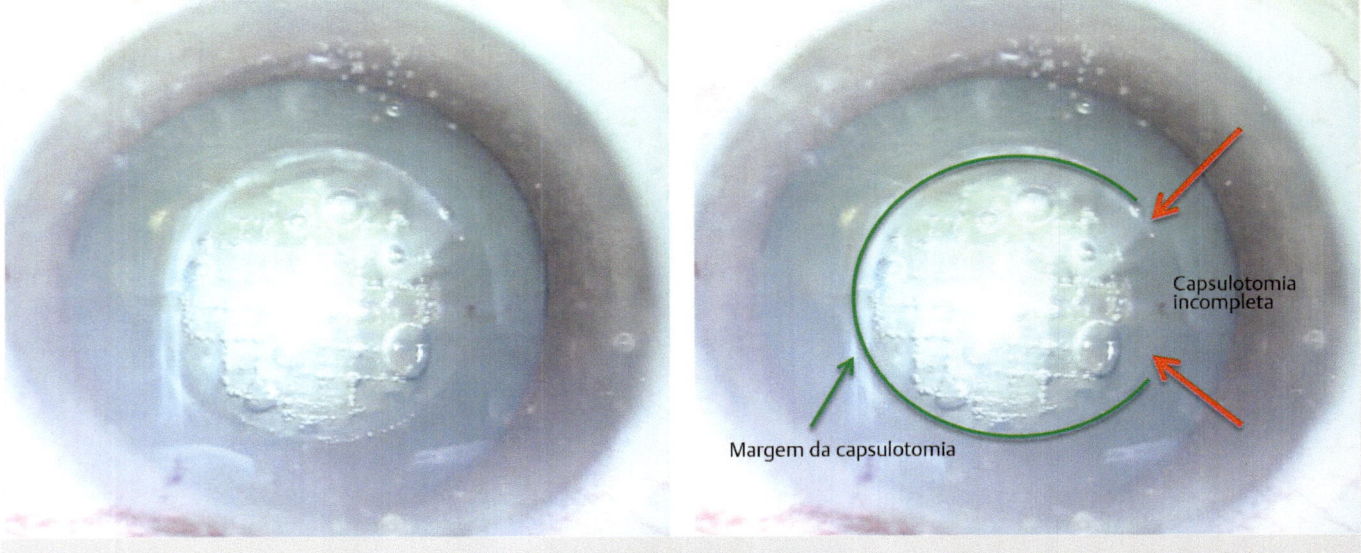

Figura 28.2 Capsulotomia incompleta com *laser* de femtossegundo causada por uma bolha de ar na interface durante a aplicação do *laser*.

alinhamento subótimo da lente acarretou capsulotomias incompletas ou perda da sucção periférica (▶ Fig. 28.1, ▶ Fig. 28.2). É importante ainda observar os possíveis problemas associados ao sistema de acoplamento, como a presença de quaisquer patologias da superfície ocular que podem interferir na penetração do raio *laser* ou agravamento potencial de condições preexistentes, ou seja, glaucoma ou neuropatia óptica, com a aplicação da pressão no acoplamento.[9] No segundo grupo, Roberts *et al.* observaram uma diminuição no número de tentativas de acoplamento de 1,5 para 1,05 por caso e nas taxas de quebras da sucção que dificultam as incisões a *laser* da córnea, de 2,5 para 0,61%, defendendo, portanto, a verdadeira segurança e eficácia do sistema a *laser* após os cirurgiões tornarem-se familiarizados com o procedimento.[1]

Esses resultados são comparáveis aos resultados analisados por Bali *et al.*,[4] que conduziram um estudo de coorte prospectivo, consecutivo com os primeiros 200 olhos submetidos à cirurgia de catarata com *laser* de femtossegundo e dividiram os casos em quatro grupos consecutivos de 50 casos para avaliar a curva de aprendizagem dos cirurgiões. Apesar das altas taxas de complicação nos casos iniciais, os autores estabeleceram uma curva de aprendizagem evidente e encontraram uma redução rápida e significativa em números de tentativas de acoplamento, casos de miose após o procedimento a *laser* e capsulotomias livres de flutuação após a experiência. A ▶ Tabela 28.2 demonstra a comparação do número de complicações durante os procedimentos a *laser* e de facoemulsificação nos quatro grupos consecutivos.

Em conjunto com a redução nas taxas de complicação intraoperatória e de curva de aprendizagem evidente associadas ao uso do Fs-*Laser*, o pré-tratamento com *laser* antes da cirurgia de catarata também foi observado reduzir significativamente o tempo total de facoemulsificação. Abell *et al.* observaram que quando a catarata era pré-tratada com *laser*, o tempo médio de facoemulsificação efetivo (EPT) demonstrou uma redução estatisticamente significativa de 84% para todos os graus de catarata, com mais de 57% dos casos, apresentando um EPT médio inferior a 2 segundos e 80% dos casos tendo um EPT médio inferior a 4 segundos.[8,10] Os

Tabela 28.2 Comparação dos Parâmetros Intraoperatórios entre Diferentes Grupos de Pacientes Dificuldades e complicações durante o procedimento a laser versus facoemulsificação									
Grupo (casos por grupo)	Procedimento a laser		Facoemulsificação						
	Número médio de tentativas de acoplamento por paciente	Ruptura de sucção	Incisão da córnea assistida por ceratomo	Constrição pupilar	Microaderências na capsulotomia anterior	Ruptura radial anterior	Ruptura capsular posterior e perda vítrea	Deslocamento posterior do cristalino	Casos com capsulotomias livres de flutuação
1 (1–50)	1,9	1	11	12	9	4	4	1	3
2 (51–100)	1,8	2	8	2[a]	5	3	2	2	3
3 (101–150)	1,2[a]	1	4	3[a]	4	1	1	1	15[a]
4 (151–200)	1,2[a]	1	5	2[a]	3	0	0	0	14[b]

[a] p < 0,01.
[b] p < 0,05.

autores também demonstraram que uma redução de EPT de quase zero pode ser obtida, se a operação for conduzida por um cirurgião experiente que é familiarizado com o tratamento a *laser*, técnicas de fragmentação da lente e também com os parâmetros de facoemulsificação. Menor quantidade de energia de facoemulsificação gasta está associada a uma redução no edema corneano pós-operatório e na perda de células endoteliais da córnea, que por sua vez aumentam o perfil total de segurança do pré-tratamento com Fs-*Laser* e levam à recuperação visual mais precoce.

A alta acurácia e reprodutibilidade do sistema Fs-*Laser* têm sido confirmadas amplamente por vários estudos clínicos.[1,3,4,5,7,8] A conclusão bem-sucedida de um pré-tratamento a *laser* antes da cirurgia de catarata pode levar à capsulotomia mais estável, EPT reduzido, assim como recuperação visual mais rápida. Além disso, como o emprego do sistema de *laser* envolve uma curva de aprendizagem definitiva, quantidade suficiente de tempo deve ser utilizada para ganhar experiência antes de atingir as taxas de complicação comparáveis aos melhores relatos publicados de cirurgia manual de catarata.

28.2 Aspecto Técnico

28.2.1 Procedimento de Acoplamento

A conexão do Fs-*Laser* com o olho do paciente é realizada por uma interface que pode ser aplicada em diferentes maneiras. Alguns Fs-*Lasers* são conectados pela colocação de um anel de sucção no olho do paciente e adição de um líquido ou interface gelatinosa. Alguns *lasers* são conectados pelo contato direto sobre a córnea ou com uma interface com uma lente de contato especial. Este processo pode ser complicado por uma órbita estreita, uma abertura palpebral comprometida, perda de sucção durante a aplicação do *laser* ou hemorragia conjuntival causada pelo anel de sucção.

Nagy *et al.* observaram em uma análise retrospectiva das primeiras 100 complicações intraoperatórias na FLACS, incluindo a quebra da sucção (2%), vermelhidão conjuntival ou hemorragia (34%).[5] Após a melhora da interface do paciente, não houve recorrência da quebra da sucção. O movimento ocular ou da cabeça do paciente, o acoplamento impróprio e a conjuntiva frouxa são considerados como principais fatores de risco para rompimento da sucção. A colocação precisa da interface do paciente e a anestesia pré-operatória adequada são os fatores mais importantes na prevenção da quebra de sucção. Finalmente, os autores aconselham o uso de um apoio de cabeça do paciente, em vez de uma almofada suave, que pode empurrar a cabeça do paciente para baixo durante a inserção da interface do paciente, causando a perda da sucção.[5]

Schulz *et al.* relataram o movimento abrupto da cabeça da paciente durante a fragmentação da lente, que levou à perda da sucção, porém, o *laser* continuou o disparo por uma fração de um segundo. Uma IOL foi implantada sem complicações. Embora o paciente tenha atingido a acuidade visual de 20/20 em 6 semanas após a cirurgia, a perda de sucção em outro ponto do tempo durante o tratamento a *laser*, tal como durante a capsulotomia, pode resultar em corte incompleto e complicações mais graves.[11]

Em um estudo de coorte prospectivo, consecutivo realizado por Bali *et al.*, os primeiros 200 olhos foram submetidos à cirurgia de catarata a *laser* (LCS) com o objetivo de relatar as complicações intraoperatórias.[4] No final, os autores notaram uma dificuldade inicial durante o acoplamento do sistema no olho do paciente, acarretando em cinco casos de perda de sucção. Apesar de não ter ocorrido qualquer impacto no procedimento cirúrgico ou no resultado final, o acoplamento da lente pode criar uma inconveniência para cirurgiões inexperientes que ainda não estão familiarizados com o dispositivo de fixação da sucção.[12]

A comparação da interface de imersão do líquido à aplanação corneana de contato durante o estágio de acoplamento do tratamento a *laser* foi estudada por Talamo *et al*. Esses pesquisadores observaram que um contato curvo pode levar à formação de capsulotomia incompleta durante o tratamento a *laser* causada por pregas corneanas. Uma interface líquida eliminou as pregas corneanas, melhorou a estabilidade do globo e permitiu menor aumento na pressão intraocular (IOP) e hemorragia subconjuntival reduzida.[13]

28.2.2 Complicação da Capsulotomia

Estudos laboratoriais iniciais, principalmente utilizando olhos de suínos, concluíram que a capsulotomia com Fs-*Laser* é pelo menos igual ou ainda mais poderosa que as capsulotomias convencionais manuais.[14] Estudos mais recentes, principalmente em humanos, indicam possível fraqueza das bordas na capsulectomia.[15,16,17,18]

Abell *et al*.[19] estudaram em uma série de casos de coorte prospectiva, comparativa com 1.626 pacientes submetidos à LCS ou facoemulsificação para comparar a incidência de rupturas na cápsula anterior. Observaram que houve uma taxa significativamente mais elevada de rompimentos na cápsula anterior no grupo que realizou a LCS (15/804, 1,87%) do que o grupo com cirurgia de catarata por facoemulsificação (1/822, 0,12%). Em sete casos, o rompimento na cápsula anterior estendeu-se até a cápsula posterior. Portanto, a conclusão é que a integridade da capsulotomia anterior pelo sistema a *laser* parece ser comprometida por perfurações em selo postal e pulsos adicionais irregulares, possivelmente por causa de movimentos oculares de fixação. Isso pode levar a um aumento na taxa de lacerações da cápsula anterior, e cuidado adicional deve ser tomado durante a cirurgia após a realização do pré-tratamento com Fs-*Laser*.[8]

Em uma série de casos retrospectivos de 170 olhos que receberam capsulotomia anterior ou capsulotomia anterior combinada e fragmentação do cristalino utilizando um sistema de Fs-*Laser* (LensAR) sem contato antes da facoemulsificação, Chang *et al*.[6] apresentaram os seguintes resultados: 151 olhos (88,8%) apresentaram botões na cápsula livre de flutuação; nove olhos (5,3%) tiveram ruptura radial na cápsula anterior que não se estendeu à região equatorial ou posterior da cápsula; e um olho (0,6%) apresentou ruptura da cápsula posterior.

Nagy *et al*. Observaram, na análise retrospectiva das primeiras 100 complicações intraoperatórias da LCS, a presença de microaderências e pontes capsulares (20%), além de rupturas anteriores (4%).[5]

Kohnen *et al*. tentaram examinar as alterações morfológicas na estrutura da borda de espécimes de capsulotomia derivados do Fs-*Laser* utilizando interfaces variáveis do paciente e diferentes energias de pulso do *laser*. Nesse estudo, as capsulotomias assistidas por Fs-*Laser* foram realizadas em 30 olhos utilizando o LenSx Fs-*Laser*. A cirurgia foi realizada tanto com uma interface de contato curva e rígida (grupo 1, 15 olhos) ou uma interface curva com uma lente de contato gelatinosa entre a córnea e a interface (grupo 2, 15 olhos). A energia de pulso com *laser* foi definida para 15 μJ no grupo 1, e para 5 μJ no grupo 2.[15]

A microscopia de luz apresentou incisões capsulares anteriores contínuas com uma linha de demarcação evidente ao longo da borda de corte, assim como de microaderências e pontes, que foram mais pronunciadas no grupo 1. Concluíram que uma interface da lente de contato gelatinosa com uma energia de pulso com *laser* subsequente de 5 μJ resultou em microaderências e pontes menores, bordas mais lisas e uma linha de demarcação mais regular e mais fina nas bordas da amostra de capsulotomias realizadas por Fs-*Laser* em comparação a uma aplicação de interface curva e rígida de 15 μJ.

Sandor *et al*. compararam as propriedades mecânicas da abertura da cápsula anterior realizada com a capsulotomia por Fs-*Laser* em diferentes configurações de energia nos espécimes de cápsula anterior do cristalino de suínos em técnica *ex-vivo*. Os pesquisadores realizaram as capsulotomias com três diferentes energias de pulso: 2 μJ (grupo de baixa energia), 5 μJ (grupo de energia intermediária) e 10 μJ (grupo de alta energia). As aberturas da cápsula foram estiradas com equipamento de teste universal até a sua ruptura. O perfil morfológico das bordas do corte capsular foi avaliado utilizando a microscopia eletrônica de varredura. O grupo com alta energia apresentou força de ruptura significativamente inferior (108 ± 14 mN) comparado ao grupo com energia intermediária (118 ± 10 mN. $p < 0,05$) e ao grupo com baixa energia (119 ± 11 mN; $p < 0,05$), mas a diferença entre os grupos de energia intermediária e de baixa energia não foi significativa ($p = 0,9479$). Concluíram que as aberturas da cápsula anterior criadas em um nível de alta energia foram ligeiramente mais fracas e menos extensíveis do que aquelas criadas em níveis baixos ou intermediários, possivelmente em razão do efeito térmico aumentado da fotodisrupção.[20]

28.2.3 Escape de Gás/Síndrome do Bloqueio Capsular

Durante o tratamento com *laser*, as bolhas de gás podem comprometer a energia do *laser* (▶ Fig. 28.3), resultando em ruptura da capsulotomia ou durante um impacto positivo que cria um tipo de pneumodissecção (▶ Fig. 28.4).

Roberts *et al*. descreveram em um relato de caso de síndrome do bloqueio capsular (CBS) durante a LCS. Os pesquisadores apresentaram dois casos de ruptura da cápsula posterior com deslocamento do cristalino no humor vítreo decorrente da CBS que segue a hidrodissecção após o pré-tratamento com *laser*. Ambos os casos ocorreram em pacientes idosos com cataratas maduras, que são fatores de risco conhecidos para CBS. Por conseguinte, o desenvolvimento de gás intracapsular e as alterações induzidas pelo *laser*

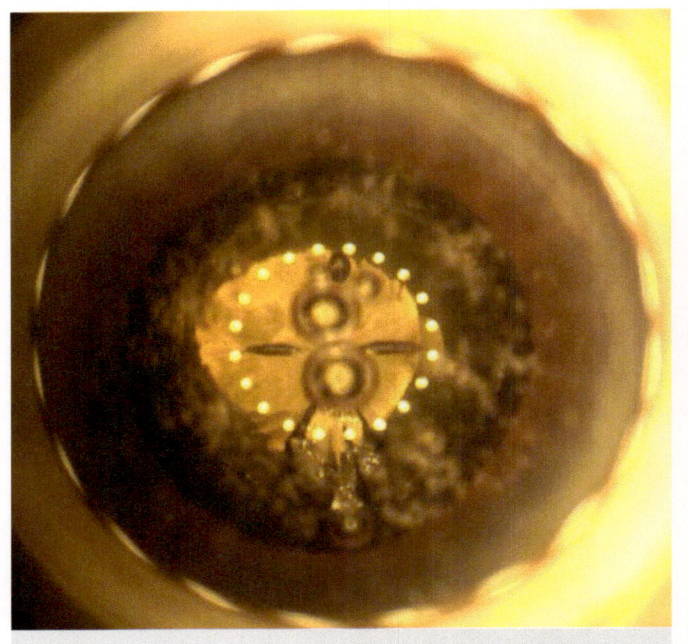

Figura 28.3 Desenvolvimento elevado de gás na câmara anterior durante a aplicação do *laser* de femtossegundo.

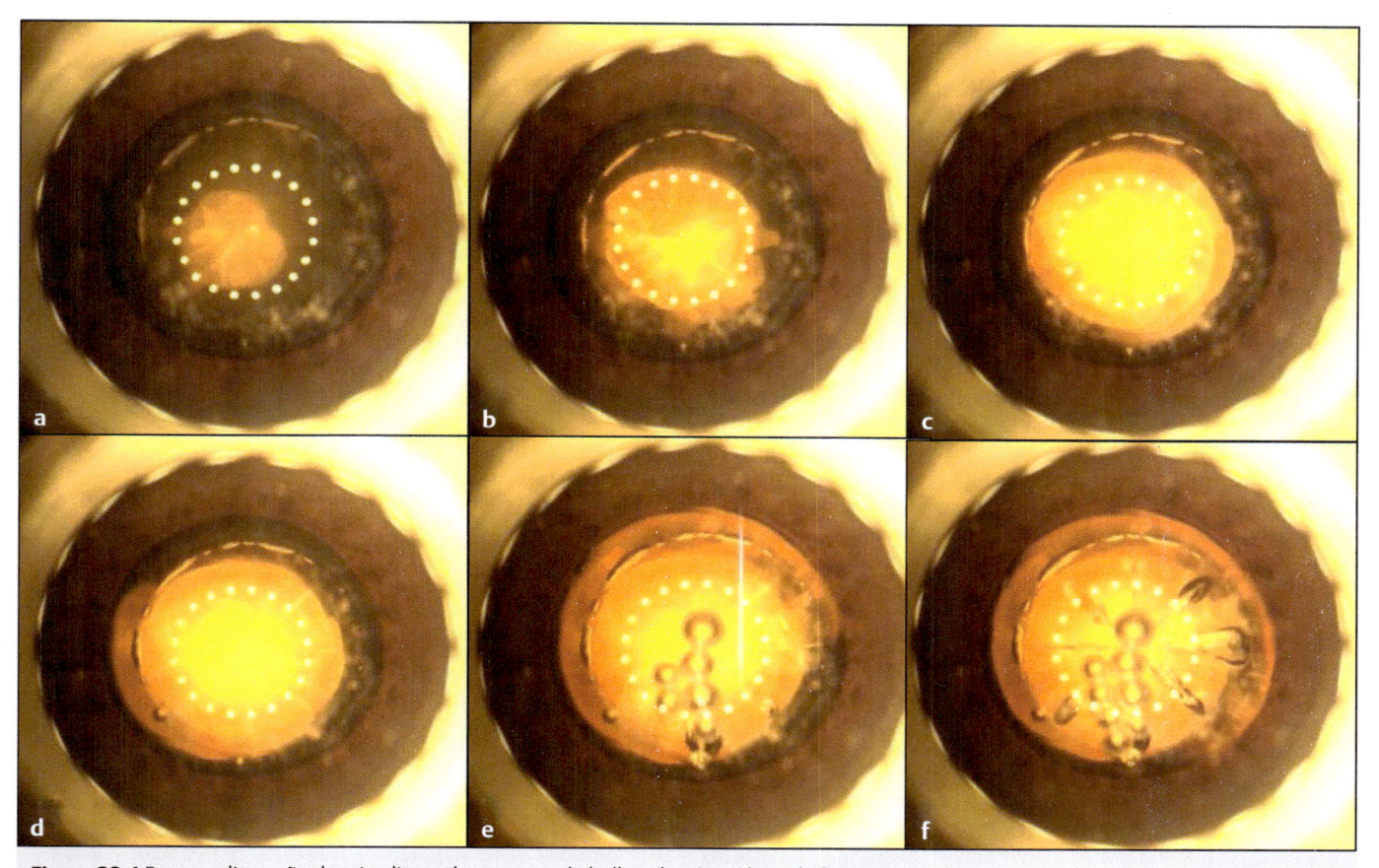

Figura 28.4 Pneumodissecção do cristalino pela presença de bolhas de gás no *laser* de femtossegundo.

no córtex são únicos na LCS e podem representar fatores de risco adicionais para CBS intraoperatória em pacientes de alto risco.[2]

Em um estudo de coorte prospectivo e consecutivo, Bali *et al.* analisaram os primeiros 200 olhos submetidos à LCS, com o intuito de relatar as complicações intraoperatórias. Apresentaram três casos de ruptura da cápsula posterior em consequência do bloqueio capsular intraoperatório. A causa do bloqueio capsular é atribuída à presença de gases desenvolvidos durante o tratamento com *laser* que aumenta a pressão intracapsular. Quando a hidrodissecção subsequente causa o aumento adicional da pressão, a explosão capsular posterior pode ocorrer.[4]

Grewal *et al.*[21] descrevem no relato de caso:

Manifestações clínicas e o manejo cirúrgico de dois pacientes com escape prematuro de bolhas de gás durante a formação de CCI com um Fs-Laser. A criação de CCI com Fs-Laser deve ser realizada com cautela ou evitada em pacientes com cicatrizes na córnea, distrofias e cirurgia prévia da córnea, tais como LASIK, RK ou CK. Se a ruptura epitelial for observada durante a criação de CCI ou após a porção do Fs-Laser do procedimento, um cerátomo deve ser utilizado para produzir uma incisão alternativa, e uma sutura é colocada para assegurar que a área do escape seja fechada.

28.2.4 Variação da Pressão Intraocular durante a Cirurgia de Catarata Assistida por *Laser* de Femtossegundo

Com a cirurgia de catarata assistida por *laser*, pacientes significativamente mais idosos são expostos a aumentos de IOP por vários minutos durante o tratamento. Esses indivíduos estão em risco mais elevado para complicações do que pacientes com cirurgia refrativa saudáveis e relativamente jovens. Nos Estados Unidos, até 39% dos indivíduos com idade superior a 65 anos estão sob anticoagulação permanente com aspirina, e a perfusão do nervo óptico é mais baixa.[12,22,23,24] Além disso, a incidência de glaucoma crônico de ângulo aberto e hipertensão ocular, assim como de doença oclusiva da retina, aumenta com a idade.[12,22,23,24] Portanto, a influência do aumento de IOP durante o procedimento de FLACS é de interesse significativo.

Baig *et al.* realizaram séries de casos prospectivos, nos quais registraram a IOP antes, durante e após a sucção. A IOP aumentou de 17,2 ± 3,2 mm Hg antes da sucção para 42,1 ± 10,8 mm Hg, quando a sucção foi ativada. Portanto, os autores orientam a seleção cuidadosa do paciente, pois os pacientes com glaucoma avançado, atrofia óptica, doença vascular da retina e neuropatia óptica isquêmica podem ser vulneráveis a essa hipertensão ocular aguda ou flutuação da IOP.[25]

Schultz *et al.* avaliaram de modo prospectivo a IOP antes e após a LCS utilizando a interface preenchida por fluido. A IOP absoluta foi mensurada com um tonômetro de Schiotz modificado antes e após a cirurgia de catarata assistida por *laser* com e sem uma interface preenchida por fluido (Liquid Optics Interface, Catalys Precision Laser System). O estudo avaliou 100 olhos. A IOP pré-operatória média foi de 15,6 ± 2,5 mm Hg (SD). Com a aplicação do anel de sucção e do vácuo, a IOP média aumentou para 25,9 ± 5,0 mm Hg e permaneceu praticamente constante após o procedimento com *laser* (27,6 ± 5,5 mm Hg). Após a remoção do anel de sucção, a IOP média foi de 19,1 ± 4,4 mm Hg. A IOP após 1 hora da cirurgia não foi significativamente maior do que

29 *Laser* de Femtossegundo: Direções Futuras

Wendell John Scott

Resumo

A cirurgia de catarata com *laser* (LCS) de femtossegundo representa um principal avanço, possível pela sinergia de muitas tecnologias, incluindo os sistemas de imagem. Existem vários desafios que incluem a análise de imagens e tratamento em tempo real, emissão do raio, configurações do *laser*, assim como a interface do paciente. A LCS oferece novas modalidades cirúrgicas, como a biometria intraoperatória com base na OCT, a capsulotomia posterior assistida por *laser* e tem um impacto sobre ambos, os equipamentos de facoemulsificação, bem como os futuros modelos de IOL. A LCS redefinirá o modo como nós realizamos o procedimento e conduzirá a muitas inovações.

Palavras-chave: Sinergia, imagem em tempo real, sistema de emissão do raio, interface do paciente, capsulotomia, prevenção pós-catarata, customização, capsulotomia posterior primária com *laser*, modelo de lente intraocular, equipamento de facoemulsificação, localização do sistema de *laser*

29.1 Direções Futuras

Quando realizar a cirurgia de catarata, o que nós, como oftalmologistas, desejamos? Como a cirurgia de catarata com *laser* (LCS) de femtossegundo nos ajudará a realizá-la? Nós queremos incisões reprodutíveis da córnea que são impermeáveis e consistentes. Buscamos uma capsulotomia perfeita. Desejamos que a remoção do cristalino necessite de mínima ou nenhuma energia com o intuito de reduzir o dano aos tecidos oculares. Nós buscamos implantes que são desenvolvidos para apresentar qualidade e função óptica ideal sem a necessidade de qualquer comprometimento. Por exemplo, os modelos atuais de borda da lente intraocular (IOL) desenvolvidos para diminuir a opacidade da cápsula posterior também causam disfotopsia. De fato, temos o intuito de eliminar a complicação mais comum da cirurgia de catarata, a opacificação da cápsula posterior. Nós desejamos a biometria quantitativa em tempo real, o *software* inteligente com aprendizagem adaptativa e o tratamento integrado guiado por computador em tempo real e o monitoramento com segurança. Nós queremos a determinação da potência individualizada da IOL, que elimina o erro refrativo. Desejamos reduzir as complicações e o erro humano. Nós buscamos a tecnologia que auxilie a nos tornar melhores cirurgiões.

O início da cirurgia de catarata assistida com *laser* de femtossegundo auxiliou ainda mais os oftalmologistas na busca pela cirurgia perfeita e tornou visível as melhorias em cada etapa do procedimento. A cirurgia de catarata avançou muito. A conversão para procedimentos extracapsulares foi criticada em razão da opacificação da cápsula posterior que, no momento, exigiu um retorno à cirurgia. No entanto, o desenvolvimento da IOL avançou por causa da extração da catarata extracapsular com uma cápsula posterior intacta e da capacidade para colocar a IOL no saco capsular. O advento do *laser* de YAG (ítrio alumínio garnet), que foi o primeiro método não invasivo para tratar a opacificação da cápsula posterior, removeu uma barreira filosófica e o argumento dado por aqueles que se opuseram à cirurgia de catarata extracapsular. Em seguida, a facoemulsificação foi desenvolvida e em conjunto, a IOL dobrável. Esses avanços levaram à pequena incisão sem sutura na cirurgia de catarata. Ao longo do processo, observaram-se muitas controvérsias, e os especialistas argumentaram que o procedimento já foi muito bem-sucedido, e que novos procedimentos foram desnecessários e possivelmente prejudiciais, principalmente no caso da facoemulsificação. Parece familiar? Na verdade, a curva de aprendizagem foi acentuada, e o equipamento de facoemulsificação não foi sofisticado pelos padrões de hoje. Mesmo após muitos avanços tecnológicos, a taxa de complicação inicial da transição de cirurgiões experientes para a facoemulsificação, em 1997, foi relatada ser de 21,7%.[1] Levou mais de 20 anos para a maioria dos oftalmologistas adotar a facoemulsificação. Como a facoemulsificação, a LCS representa um principal avanço tecnológico e, como a facoemulsificação, é disruptiva pois modifica o modo essencial como os oftalmologistas realizam a cirurgia de catarata e força-nos a repensar cada etapa do procedimento. Felizmente, ao contrário da facoemulsificação, a curva de aprendizagem da LCS não é uma barreira significativa, e a adoção do procedimento está avançando mais rapidamente.

O procedimento de LCS é possível pela sinergia de muitas tecnologias, incluindo os sistemas de imagem tridimensional dos olhos, que localizam o alvo tecidual cirúrgico e o exibem em uma interface gráfica para o cirurgião. O desafio é fazer essa imagem em tempo real, incluindo o tratamento real. Deste modo, o *laser* reage mais como o cirurgião, por exemplo, visualizando o tecido-alvo e realizando os ajustes, quando necessários. Atualmente, é possível para a posição do olho, em relação à imagem do olho, realizar alterações antes da emissão do raio *laser*, pois o movimento leve dos olhos é possível. Com a imagem em tempo real fornecendo autorregulação constante e vinculada ao sistema de emissão do raio *laser*, a acurácia, a velocidade de tratamento e a segurança serão melhoradas ainda mais.

A potência e o desempenho são dois aspectos importantes do *laser* de femtossegundo. Em comparação à córnea, a emissão de energia necessária para o tratamento do cristalino é várias vezes maior. Por exemplo, se você tem um carro de corrida, você não pode esperar ganhar a corrida, se o seu motor for muito pequeno. Muitos sistemas de *laser* foram desenvolvidos a partir de *lasers* utilizados para sistemas aplicados à córnea. Esses *lasers* necessitam apenas de tratamento para 150 μm, pequenos diâmetros de feixe e baixa energia com uma taxa de repetição alta. O tratamento do cristalino requer tratamento com profundidades tão grandes quanto 8 a 9 mm, e energia mais elevada em razão da perda durante a propagação do raio. A energia mais elevada também é necessária porque o diâmetro do feixe obtido é maior em razão das limitações focais do ângulo do cone em nível de profundidade mais elevado. Portanto, como o carro de corrida, o tamanho do motor é importante, e novas gerações de alguns *lasers* de femtossegundo para a cirurgia de catarata terão motores do *laser* maiores do que a geração precedente, particularmente aqueles desenvolvidos a partir de sistemas com base na análise da córnea.

Certamente, há mais do que considerar quanto ao desempenho do procedimento do que apenas a potência. Igualmente importante é o sistema de raio *laser*. A orientação do tecido corneano, que pode ser diretamente aplanada e é de profundidade limitada, é muito diferente em relação ao procedimento de catarata, no qual o tecido-alvo inclui a córnea, a cápsula e o cristalino. Essa amplitude de profundidade do raio *laser*, juntamente com a imagem integrada, torna significativa a complexidade do sistema de emissão e também é um fator principal que diferencia o desempenho do *laser* entre os sistemas. Os sistemas atuais utilizam um cone fixo que focaliza o ângulo de todas as profundidades do tecido-alvo. Isso leva ao comprometimento. Se o sistema de emissão for ideal para a profundidade da incisão da córnea, pode não ser tão eficiente na profundidade do cristalino e vice-versa. O aperfeiçoamento do foco de raio *laser*, tal como o sistema de emissão com um ângulo de focalização do cone variável, que otimiza a emissão do *laser* para cada profundidade do tecido-alvo, é necessário para melhorar os sistemas atuais.

A interface do paciente é tanto um tipo sólido rígido, uma combinação sólida e gelatinosa ou na forma líquida. O tipo sólido rígido, adquirido do modelo para tratamentos da córnea, é vantajoso para incisões da córnea, mas causa o surgimento de pregas posteriores na córnea, acarretando direcionamento incorreto do raio *laser*. Isso pode causar a conclusão imprecisa da capsulotomia. Uma interface de combinação sólida-gelatinosa (SoftFit, Alcon) é composta de uma superfície de contato gelatinosa em hidrogel sobre uma interface sólida curva e foi desenvolvida para permitir melhor moldagem na córnea, causando menos distorção e menos aumento da pressão intraocular. O Victus® (Bausch & Lomb) utiliza uma interface curva que toca apenas o ápice com o líquido preenchendo o espaço entre a córnea e a interface em outra parte, assim reduzindo o risco de pregas posteriores na córnea. Duas companhias, AMO e LensAR, utilizam um líquido. Duas unidades, Catalys® e LensAR®, utilizam a interface líquida. Este tipo não deforma a córnea e requer menos vácuo e, portanto, causa menor aumento na pressão intraocular. De importância particular é a capacidade de reaplicar a interface líquida mesmo após a realização da incisão. Isso permite que o *laser* de femtossegundo seja utilizado de forma mais eficaz como uma ferramenta na cirurgia de pacientes com a necessidade para procedimentos de pupilas pequenas antes da capsulotomia e para o uso após a remoção da catarata na capsulotomia posterior primária com *laser*. A desvantagem da interface líquida com baixo vácuo é que um pequeno grau de movimento ocular ainda é possível. Isso se torna menos problemático com a redução da imagem e dos tempos de tratamento, que certamente continuarão a tornar-se mais rápidos.

A capsulotomia perfeita é o objetivo de todos os cirurgiões. A capsulotomia demonstrou repetidamente ser mais circular do que a capsulorrexe curvilínea contínua (CCC) manual e contribui para a melhor previsibilidade da posição efetiva da lente na IOL. Mas como compará-la em resistência? Uma publicação levantou a questão sobre as rupturas da cápsula anterior, sugerindo que a resistência à tração é comprometida pelo padrão de tratamento, referindo-se como um "padrão de selo de postagem".[2] Embora a taxa relatada fosse maior do que sua própria taxa manual, utilizando a técnica de CCC, foi ainda menor do que a relatada na literatura com as técnicas manuais, com a exceção de um estudo. Taxas subsequentes de capsulotomia de femtossegundos foram relatadas como sendo excepcionalmente baixas.[3,4] No entanto, a resposta de porque as rupturas da cápsula anterior existem é uma indicação de que ilustra a necessidade de aperfeiçoamento contínuo da nova tecnologia. Neste caso, as configurações da capsulotomia padrão foram desenvolvidas a partir de estudos de cápsula em suínos. A cápsula de suínos é três a quatro vezes mais espessa do que a cápsula humana. A energia do pulso de *laser* de femtossegundo requer mais do que um efeito de pulso vertical na cápsula de suínos para concluir o corte. Portanto, a sobreposição dos pulsos verticais é necessária. Para a cápsula humana, isso não é verdadeiro. Um pulso de *laser* corta a cápsula. Os pulsos sobrepostos correm o risco de atingir a cápsula humana duas vezes. O deslocamento horizontal da cápsula, que pode ocorrer por causa das alterações na elasticidade capsular a partir da incisão inicial da cápsula, movimento do paciente, formação de gás subcapsular ou uma combinação de todos esses fatores, pode levar à interação dos pulsos de *laser* aberrantes com a cápsula que estão fora do eixo vertical entre si. Isso poderia, em essência, criar um ponto fraco na cápsula fora do eixo e horizontalmente radial à capsulotomia. A presença de marcas aberrantes na cápsula foi observada em todas as plataformas de *laser* no estudo mencionado anteriormente. Por que isso ocorre? Teoricamente, isso reflete o fato de que as configurações da capsulotomia com *laser* não foram otimizadas para a cápsula humana. As configurações-padrão, utilizadas no estudo, são muito próximas. Os defeitos na cápsula podem ser reduzidos pelo aumento na configuração do espaço vertical. Isso é um contrassenso. Inicialmente, poderia se pensar que as irregularidades na capsulotomia são resultantes da incisão inadequada com o *laser*, levando o cirurgião a realizar o espaçamento vertical bem próximo entre si.[5] Esta é uma mudança na direção errada. Visto que nós aprendemos mais sobre os efeitos clínicos das configurações do *laser*, nós continuaremos a aperfeiçoar ainda mais as configurações. Esses parâmetros irão variar dependendo da patologia do olho e do cristalino. O fato é que a pior taxa relatada de ruptura da cápsula anterior na capsulotomia com *laser* de femtossegundo, realizada com o equipamento de *hardware* e de *software* de primeira geração e configurações não refinadas, é inferior à média relatada para a capsulorrexe manual, sendo um ponto inicial notável para uma nova tecnologia. A capsulotomia com *laser* de femtossegundo é sólida. Nossa compreensão sobre isso está melhorando. Novas aplicações da tecnologia de femtossegundo como o *laser* Ziemer nanojoules, que utiliza a energia mais baixa, taxas de repetição mais altas e pontos de sobreposição do *laser*, podem melhorar ainda mais a capsulotomia. Com a compreensão dessas variáveis e a otimização das configurações pelos médicos em cada plataforma e patologia, nós iremos aperfeiçoar cada vez mais a perfeição e a segurança da capsulotomia.

O tratamento com *laser* de femtossegundo do cristalino permite a remoção da catarata com menos energia ultrassônica ou sem energia ultrassônica. Essencialmente, nós estamos empregando os pulsos de *laser* para fragmentar a lente cristalina. Pela primeira vez, o cirurgião tem a capacidade para utilizar a "microusinagem" do cristalino para desmontá-lo. Qualquer padrão e combinação de configurações é possível. A única limitação é a quantidade de energia liberada ao longo do tempo, pois isso é limitado por agências regulatórias de acordo com os parâmetros de segurança aceitos. O uso de uma malha com formação cúbica demonstrou ser eficaz em reduzir o tempo de ultrassom. Como todos sabem, a densidade do cristalino varia do centro para a periferia. É aceitável que as configurações de aplicação do pulso de *laser* variem, dependendo da densidade da catarata. A biometria intraoperatória permite que possamos mensurar a densidade do cristalino da posição central para periférica e da porção posterior para a anterior. No futuro, a customização do tratamento do cristalino será com base nas medidas intraoperatórias com as configurações pré-programadas aplicadas ao tratamento tanto do padrão e distribuição de energia. Isso resultará em microusinagem precisa ou a denominada "suavização" da catarata, aumentando a eficiência e velocidade do tratamento e limitando a energia do *laser* para a quantidade mínima necessária para o resultado ideal.

Pela primeira vez, nós oftalmologistas temos, atualmente, um modo seguro e eficaz para remover a cápsula posterior que está dentro da capacidade técnica de todos os cirurgiões, graças ao *laser* de femtossegundo e as iniciativas pioneiras do Professor Dr. Burkhard Dick.[2] Nós temos agora a capacidade para melhorar as vidas de todos os pacientes que têm o retorno da perda gradual da visão *após* serem submetidos à cirurgia de catarata. A cirurgia de catarata é a cirurgia mais comum no mundo, e a maioria dos pacientes desenvolve opacificação da cápsula posterior. Infelizmente, nem todos os pacientes têm acesso ou a oportunidade econômica para serem submetidos ao tratamento necessário com *laser* YAG. O custo do tratamento é significativo. Nós também observamos que os pacientes com IOLs para correção da presbiopia apresentam uma incidência muito mais elevada de capsulotomia com *laser* de YAG. Por fim e não menos importante, os pacientes pediátricos com catarata necessitam desse tratamento. A capsulotomia posterior primária com *laser* de femtossegundo é uma grande etapa adiante em nossa capacidade técnica e nossa compreensão sobre o *laser* de femtossegundo como uma ferramenta na sala de operação.

Entre as diversas perspectivas fascinantes para a LCS de femtossegundo, os melhores resultados refrativos da IOL são aqueles que merecem consideração especial. No futuro, quando olhamos para trás, nós veremos que as medidas de aberrometria intraoperatória em frente de onda, como a ORA e a Clarity, foram uma etapa na direção correta. Foram uma resposta à necessidade de melhores resultados. As medidas e fórmulas pré-operatórias não poderiam fornecer a previsibilidade que nós precisamos. Podem não predizer confiavelmente a posição efetiva da lente (ELP) da IOL. Infelizmente, nem poderia com a aberrometria intraoperatória. No entanto, o conceito de uso da biometria intraoperatória levantou o próximo nível necessário para melhorar nossos resultados refrativos. O uso da OCT intraoperatória (tomografia de coerência óptica) é excepcionalmente preciso e fornece novos pontos de dados a serem considerados. Dados obtidos de um recente estudo, realizado por Joseph Ma, em Toronto, demonstraram que esses novos pontos de dados podem, de fato, prever mais confiavelmente a posição da lente pós-operatória do que as fórmulas tradicionais. Para utilizar totalmente essa informação, novas fórmulas precisam ser desenvolvidas e validadas.[6]

Essa informação combinada com novas fórmulas de IOL nos levará a um novo nível de previsibilidade. Dr. Warren Hill foi o primeiro a adotar a estatística não tradicional e o algoritmo de engenharia adaptativa, emprestando-os do mundo automotivo e aplicando-os para os cálculos da IOL. A RBF (função de base radial) utiliza o reconhecimento padrão para identificar as relações não lineares. A identificação desses fatores pode permitir que possamos melhorar a previsibilidade da IOL. Quando esses dados são combinados com nossos dados pré-operatórios e resultados pós-operatórios, a RBF torna-se um algoritmo de reconhecimento padrão poderoso que irá melhorar nossa previsibilidade da IOL além de quaisquer métodos atualmente existentes, incluindo a aberrometria intraoperatória. Isso será um desenvolvimento bem recebido, principalmente em pacientes com cirurgia pós-refrativa.

Como o *laser* de femtossegundo afetará o modelo de IOL? Nós já discutimos sobre a capsulotomia posterior primária pelo sistema de *laser* com o propósito único de remover a cápsula. O uso da cápsula posterior como um dispositivo funcional, fazendo parte do procedimento que o torna um ativo para o desenvolvimento de IOL em vez de um passivo. Já vimos novos produtos, como o modelo de saco na lente, possíveis graças à capsulotomia com *laser*. Neste caso, as potências da capsulotomia anterior e posterior são utilizadas para fixar a óptica, durante a eliminação do problema de opacidade da cápsula posterior e redução da variabilidade refrativa. Outro exemplo, utilizado com os modelos atuais de lente, é o da fixação de IOL tórica. Esta é empregada em casos de IOLs tóricas rotacionadas espontaneamente. Nessas situações, a IOL pode ser rotacionada para a posição desejada, uma capsulotomia posterior com *laser* realizada e a IOL capturada na capsulotomia posterior para colocação meridiana segura e permanente.[6] Além dos modelos de IOL atuais, nós desejamos uma IOL que seja acomodativa. Independente de qual material é utilizado, o saco capsular continuará sendo provavelmente um ponto de fixação interna para a IOL. A capacidade de customizar a capsulotomia, anterior e posterior, pode ser uma parte essencial da cirurgia e a função da IOL.

O *laser* de femtossegundo conduzirá ao desenvolvimento adicional de equipamentos de facoemulsificação e outras tecnologias de remoção da catarata. Até este ponto, as iniciativas foram direcionadas para a emissão de energia ultrassônica no modo mais eficiente pela modulação da largura do pulso, intervalo e movimento da ponteira. O outro tipo de energia, aquele que se torna mais importante quando a lente foi pré-fragmentada pelo *laser* de femtossegundo, é a energia de força de cisalhamento criada pelo vácuo. O vácuo gerado pelo princípio de Venturi é mais eficiente, pois está sendo aplicado na ponta como determinado pelo cirurgião. Atinge altos níveis e é constante, dessa forma, extrai os pedaços da lente fragmentada em direção à ponta. Isso permite ao cirurgião manter a ponta no círculo central de segurança e a capacidade para utilizar altos níveis de vácuo necessários para reduzir significativamente a energia ultrassônica. Com esse tipo de sistema, o Professor Dr. Burkhard Dick *et al.* demonstraram que é possível atingir a facoemulsificação com energia zero em 90% do tempo. Os sistemas peristálticos utilizam rolos sobre um sistema de tubos para gerar o vácuo. O vácuo não é criado rapidamente ou liberado instantaneamente. O vácuo não é gerado até que a ponta seja fechada. Em altos níveis de vácuo, uma onda pós-oclusão indesejada ocorre em decorrência do acúmulo de vácuo no sistema de tubos que ainda está presente quando o material da lente é eliminado da ponta. A fim de evitar isso, as medidas de pressão indireta da câmara anterior guiada por sensor são acopladas com a infusão forçada de BSS (solução salina balanceada) para auxiliar na estabilização da câmara anterior. No entanto, mesmo com esse avanço, é difícil para os sistemas peristálticos operar com segurança na faixa do nível de vácuo de 500 a 600 mm Hg necessário para tornar possível a facoemulsificação zero. Com os sistemas com base em Venturi, existe também uma razão para preocupação quando a ponta é desobstruída de material da lente, pois o vácuo sob controle do cirurgião pode ser mantido deprimido por mais tempo do que o pretendido. Portanto, com ambos os sistemas seria útil ter a pressão intraocular mantida constantemente. O desenvolvimento futuro será almejado para medir diretamente a pressão da câmara anterior intraoperatória, de modo que possa ser acoplada diretamente à infusão e, assim, capaz de controlar todas as situações fluídicas. Outra área será a implantação de aplicações a vácuo mais avançadas. O alto vácuo intermitente aplica mais energia com força de cisalhamento ao cristalino e aumenta a eficiência, dessa forma, diminuindo a necessidade de energia ultrassônica.

Onde o laser deve ser posicionado? Depende do uso pretendido. Se o sistema for limitado para uso em pacientes sem qualquer tipo de patologia da córnea, dilatação ótima e recursos financeiros adequados, então deve ser localizado em uma sala de tratamento. Neste caso, é coerente minimizar a despesa reservada para o espaço. Se for utilizado como ferramenta de cirurgia e empregado em casos complexos que podem necessitar de procedimento cirúrgico, como um dispositivo de expansão da pupila ou sinequiálise antes da capsulotomia, então deve ser situado na sala de operação. Também, se a anestesia geral for exigida, deve ser alocado no centro cirúrgico. No momento, a maioria dos sistemas não está localizada na sala de operação. Com base em avanços futuros que serão realizados com o *laser* atuando como ferramenta intraoperatória, a decisão de posicionar o *laser* na sala de operação seria lógica. O custo de reservar totalmente um bloco operatório para o *laser* é uma questão. Esses problemas apresentam barreiras de entrada e favorecem grupos maiores com economia de escala e volume cirúrgico. Nós podemos observar a consolidação. Demonstrou-se que uma instalação com duas salas de operação com *laser* utilizada por um cirurgião "para ganhar tempo" pode ser eficaz. Essa escolha requer utilização total e um modelo de negócio abordando o custo por caso. Os centros especializados em cirurgia de catarata utilizando o sistema de *laser* com vários cirurgiões e o uso completo podem estar presentes em nosso futuro.

A LCS de femtossegundo redefinirá o modo que nós realizamos cada etapa do procedimento e conduz a inúmeras inovações. De equipamentos de aspiração/faco a modelos de IOL e os cálculos do poder desses procedimentos, avanços empolgantes surgirão. Como toda tecnologia, o custo diminuirá com o aumento de volume e a participação ampla. Melhorias na precisão, segurança e resultados serão os principais fatores determinantes. A compreensão e a escolha do consumidor não devem ser ignoradas, pois os consumidores escolherão o procedimento com *laser* e, quando o fizerem, provavelmente selecionarão também outros produtos com tecnologia avançada, como de redução do astigmatismo e correção de presbiopia. Um novo dia de inovação da tecnologia disruptiva está aqui, e o futuro da LCS de femtossegundo é próspero.

Referências

[28] Robin AL, Smith SD, Natchiar G, Ramakrishnan R, Srinivasan M, Raheem R, Hecht W. The initial complication rate of phacoemulsification in India. Investigative Ophthalmology & Visual Science 1997, Vol. 38:2331-2337.

[29] Abell RG, Davies PE, Phelan D, et al. Anterior capsulotomy integrity after femtosecond laser-assisted cataract surgery. Ophthalmology 2014;121:1:17-24.

[30] Day AC, Gartry DS, Maurino V, Allan BD, Stevens JD. Efficacy of anterior capsulotomy creation in femtosecond laser-assisted cataract surgery. J Cataract Refract Surg 2014;40:12:2031-2034.

[31] Roberts TV, Lawless M, Sutton G et al. Anterior capsule integrity after femtosecond laser-assisted cataract surgery. J Cataract Refract Surg 2015;41:1109-1110.

[32] Schultz T, Joachim SC, Noristani R, Scott W, Dick HB. Greater vertical spacing to improve femtosecond laser capsulotomy quality. J Cataract Refract Surg 2017;43:353-357.

[33] Scott WJ, Owsiak RR. Femtosecond laser-assisted primary posterior capsulotomy for toric intraocular lens fixation and stabilization. J Cataract Refract Surg 2015;41:1767-1771.

Índice Remissivo

Entradas acompanhadas por um *f* em itálico ou **t** em negrito indicam figuras e tabelas, respectivamente

A

Aberração
   de alta ordem, 41
Abertura
   numérica, 3
Ablação
   com *excimer*, 2
   induzida por plasma, 2
   técnica de, 40
Acessibilidade
   geométrica, 4
Acuidade visual
   alterações, *80f*
Ametropia
   residual, 48
Anel corneano
   segmentos do
      intraestromal, 53
         implantação, 53
Anéis
   intracorneais, 75
      criação de canal, 82
         com *laser* de femtossegundo, 82
         complicações, 84
      criação do túnel, 81
      laser de femtossegundo para, 75
         centralização satisfatória, 77
         para a infecção, 75
            pressão a vácuo
               baixa, 77
         mais eficaz, 78
         personalização do tamanho
            do túnel, 77
         profundidade estável, 78
Argônio
   laser de, 2
Armadilhas
   complicações induzidas
      por *laser* de femtossegundo, 191
         aspecto técnico, 193
            complicação da capsulotomia, 194
            escape de gás, 194
            procedimento
               de acoplamento, 193
         curva de aprendizagem, 191
         inflamação e alterações
            maculares, 196
         variação da pressão intraocular, 195
Árvore de natal
   padrão de corte
      descrição, 70
Astigmatismo, 53
   correção com
      laser de femtossegundo, 73
         dados atuais, 73
         extração da lentícula
            por pequena incisão, 74
         introdução, 73
         perspectiva, 74
         principais incisões, 73
   pós-ceratoplastia, 149

B

Bigorna
   padrão de corte
      descrição, 68
      desvantagens, 69
      vantagens, 69
Bolhas
   camada opaca de, 45
   da câmara anterior, 46
   de cavitação, 2

C

Capsulotomia
   ansiedade do paciente, 139
   aplicação do *laser*, 135
   cápsula retida, 137
   cápsulas calcificas, 140
   cataratas brancas, 140
   cataratas pediátricas, 140
   centralização da, 131
   coloração da cápsula, 136
   confirmação por imagem, 132
   duração do tratamento, 132
   erros do *laser*, 137
   estabelecendo um senso de escala, 134
   força da, 140
   história, 129
   inserção viscoelástica, 136
   liberação de prostaglandina, 141
   mal de Parkinson, 139
   movimentos causados pela respiração, 141
   organização da sala e cirurgia, 130
   pinçamento
      por sucção, 139
   posterior, 3, 140
      minicapsulotomia, 159
      opacificação da
         futuro sem? 156
      saco na lente
         e técnicas de evolução, 154
            da bolsa na lente, 156
            de resgate, 160
            primária
               assistida a *laser*, 154
   preparação do paciente, 130
      anestesia, 130
      comunicação, 131
      dilatação das pupilas, 130
      mobilidade do paciente, 130
      posicionamento, 130
   prevenção de miose, 135
   princípios, 129
   recursos das plataformas
      disponíveis, 129
   remoção da cápsula, 136
      técnica *Dimple Down*, 136
   rupturas capsulares, 141
   seleção de pacientes, 130
   sinéquias posteriores, 138
   tamanho da, 131
   técnica de retomada, 137
   técnica de três etapas
      para pupilas pequenas, 138
   tratando pupilas
      de tamanho limítrofe, 134
Cartola
   padrão de corte
      descrição, 67
      desvantagens, 67
      vantagens, 67
Catarata(s)
   brancas, 140
   cirurgia de
      laser de femtossegundo em, 14
         aspectos básicos, 118
            acoplamento, 119
            controle, 121
               configuração e equipe, 121
            introdução, 118
            obtenção de imagens, 120
            primeiros *lasers*, 118
               cinco plataformas, 119
      configuração e infraestrutura, 123
         aquisição de equipamentos
            e questões
               de implementação, 124
            de sistema *laser* de
               femtossegundo, 124
         centro cirúrgico, 125
            fluxo de trabalho no, 126
         logística e treinamento
            da equipe clínica, 127
         marketing e comunicação, 128
      em comorbidades oculares, 167
         cataratas polares
            posteriores, 174
               desafios cirúrgicos, 174
         cicatrizes da córnea, 173
            desafios cirúrgicos, 173
            evidência relatada, 173
         desafios cirúrgicos, 167
         evidência relatada, 167
         instabilidade zolunar, 167
         olhos com cirurgias prévias, 169
            evidência relatada, 169
         pupilas pequenas
            desafios cirúrgicos, 175
            evidência relatada, 175
         recomendações, 169
            resumo das, 172
         seleção de pacientes, 167
      pediátrica
         introdução, 162
      prática clínica
         e difusão da tecnologia, 123
         penetração da cirurgia, 124
         status e ambiente regulador, 124
   pediátricas, 140
Ceratectomia
   fotorrefrativa (PRK), 2, 20
      conceito, 21

lamelar
  com *laser* de femtossegundo
    para tratamento de leucomas de córnea, 88
      avaliação oftalmológica, 88
      caso clínico, 90
      desfechos clínicos, 89
      indicações, 88
      técnica cirúrgica, 89
Ceratomileuse *in situ*
  assistida por *laser* de femtossegundo (LASIKI), 20
    complicações e tratamento, 44
      ametropia residual, 48
      complicações relacionadas com a interface, 46
        ceratopatia estromal induzida por pressão, 47
        ceratopatia infecciosa, 47
        ceratopatia lamelar difusa, 46
        ceratopatia tóxica central, 47
        crescimento epitelial, 47
        heme de interface, 47
        síndrome da sensibilidade luminosa transitória, 46
      complicações relacionadas com o retalho, 45
        bolhas da câmara anterior, 46
        camada opaca de bolhas, 45
        retalho delgado nebuloso, 46
        ruptura vertical de gás, 45
      introdução, 44
      problemas da superfície ocular, 47
      problemas ópticos, 44
    dicas em cirurgia de, 29
      arquitetura do retalho, 32
      introdução, 29
      manuseio do retalho, 33
      padrões de clivagem
        ar indesejável, 31
        pontes teciduais, 30
      princípios de funcionamento
        compreendendo os, 29
    ectasia corneana
      pós-operatória, 48
    resultados clínicos, 36, 40
      criação do retalho, 37
        ângulo do corte lateral, 39
        espessura, 37
        femtossegundo ou microcerátomo, 37
        integridade, 38
        variabilidade, 37
      introdução, 36
      eficácia, 40
        impacto da plataforma *excimer* e da técnica de ablação, 40
        métrica adicional do resultado, 41
        resultados visuais, 40
      resultados do femtossegundo em comparação ao microcerátomo, 41
      experiência do paciente e resultados subjetivos, 42
      segurança, 40

      tópicos adicionais, 42
        estudos comparando *lasers* de femtossegundo, 42
        LASIK com retalho fino, 42
    o futuro
      versus outros desenvolvimentos tecnológicos, 51
Ceratopatia
  com *laser* de femtossegundos
    lamelar
      anterior e posterior, 58
      penetrante
        indicações, vantagens e desvantagens, 62
    estromal
      induzida por pressão, 47
        pós-operatório, 47
        tratamento, 47
    infecciosa, 47
      diagnóstico, 47
      fatores de risco, 47
    lamelar
      difusa, 46
        características, 46
        estágios, 46
        sintomas, 46
        tratamento, 46
    tóxica
      central, 47
        sintomas, 47
Ceratopigmentação
  com *laser* de femtossegundo
    para indicações cosméticas, 93
    e terapêuticas, 91
      avaliação oftalmológica, 93
      contraindicações
        à tatuagem de córnea, 92
      indicações, 92
        cosmética, 92
        para pigmentação de córnea, 92
        terapêutica, 92
      introdução, 91
      técnica cirúrgica,
Ceratoplastia
  com ceratocone recorrente, 82
  endotelial automatizada
    com desnudamento da membrana de Descemet, 52
  lamelar, 58
    anterior, 59
      profunda, 59
    categorias, 58
    com *laser* de femtossegundo, 59
      penetrante com diferentes perfis de corte, 62
      vantagens, 60
    posterior
      com *laser* de femtossegundos, 60
  penetrante, 52
    tratamento, 53
  térmica
    a *laser*, 2
Ceratotomia
  astigmática, 53, 147
  radial, 82

Circular
  padrão, 66
    padrão de corte, 66
    descrição, 66
    desvantagens, 66
    vantagens, 66
Cirurgia
  de catarata, 14
    laser de femtossegundo na, 14
  de córnea
    e refrativa, 13
    laser de femtossegundo na, 13
  refrativa
    all-in-one
      a *laser* de femtossegundo, 23
        introdução, 23
        o que esperar do futuro, 28
        questões abertas, 27
        resultados de longo prazo, 26
        segurança, 26
        técnicas cirúrgicas
          de extração de lentícula refrativa, 23
            com incisão pequena, 25
        trauma cirúrgico, 27
Choque
  ondas de, 2
Clivagem
  padrão de, 31
Cogumelo
  padrão de corte, 68
    descrição, 68
    desvantagens, 68
    vantagens, 68
Córnea
  incisão da, 146
    astigmatismo pós-ceratoplastia, 149
    base, 146
    ceratotomia astigmática, 147
    complicações, 149
    das portas, 150
    nomogramas, 148
  presbiopia na, 102
    tratamento cirúrgico da, 102
      o *laser* de femtossegundo no, 102
      opções e limitações, 102
        compensação cirúrgica, 106
        intracor, 106
        Icolens, 104
        inlays, 104
          de abertura pequena, 104
          de óptica refrativa, 103
          de remodelamento de córnea, 102
          para compensação cirúrgica, 102
      resumo, 102
Crescimento epitelial, 47
  características, 47
  ocorrência, 47
  tratamento, 47
Cristalino
  tratamento cirúrgico
    da presbiopia no, 109
      laser de femtossegundo no, 109
      opções e limitações, 109
        anatomia e fisiologia
          da acomodação
          e da presbiopia, 109

fotodisrupção
  para restauro
    da acomodação, 110
    cataratogênese
      e segurança, 111
    conceitos básicos, 110
    futuro, 116
    parâmetros do *laser*
      e padrões terapêuticos, 113
        estudos clínicos, 114

D

Decagonal
  padrão de corte, 66
    descrição, 66
    desvantagens, 67
    vantagens, 67
Desenvolvimentos tecnológicos
  o futuro da *ceratomileuse in situ*
    com *laser* de femtossegundo *versus*, 51
      em cirurgia LASIK primária, 51
      introdução, 51
      retratamento de LASIK, 52
      tipos de *lasers* de femtossegundos
        usados em LASIK, 52

E

Ectasia
  corneana
    pós-operatória, 48
Etapas cruciais I
  capsulotomia, 129
Etapas cruciais II
  fragmentação da lente, 142
Etapas cruciais III
  incisão da córnea
    principal e lateral, 146
Excimer laser(s), 20
  de fluoreto de argônio, 20
  disponíveis no mercado, 21
  e cirurgia refrativa
    combinada à reticulação de córnea
      Femto-LASIK combinada
        à CXL, 97
          aspecto da técnica cirúrgica, 99
  uso do, 20

F

Fechadura e chave
  padrão de corte, 68
    descrição, 68
    desvantagens, 68
    vantagens, 68
Femtossegundo
  fundamentos da tecnologia, 1
    ablação induzida por plasma, 2
      formação do plasma, 2
      ondas de choque
        e bolhas de cavitação, 2
    considerações sobre os sistemas, 3
      abertura numérica, 3
      acessibilidade geométrica, 4
      proporção da imagem do raio, 3

razão de Strehl, 5
segurança do *laser*, 3
interação *laser*-tecido, 1
  efeitos fotoquímicos, 1
  fotoablação, 2
    definição, 2
  fotocoagulação, 1
    definição, 1
laser, 5
  excitação do meio de *laser*, emissão
    espontânea
    e estimulada, 5
  modos de operação do *laser*, 7
  tipos de laser de femtossegundo, 9
    amplificador regenerativo, 9
    com cavidade esvaziada, 10
    de fibra, 9
  travamento do modo *laser* de
    femtossegundo, 8
LASIK, 21
  hoje, 21
FLAK
  desvantagens, 63
  indicações, 62
  vantagens, 62

G

Gancho
  de Sinskey, 64f
Glaucoma
  cirurgia de
    laser de femtossegundo em, 18

H

Heme
  de interface, 46

I

Implante
  de ICR, 81
  na cápsula do cristalino, 116
    conceitos básicos, 116
    laser de femtossegundo no, 117
    pontos principais, 117
Interface
  heme de, 46
  problemas relacionados com a, 46

L

Laser, 5
  após-PKP, 54
  acrônimo, 5
  amplificadores regenerativos, 9
  com cavidade
    esvaziada, 10
  de argônio, 2
  de femtossegundo
    aplicações inovadoras, 88
    ceratomileuse in situ
      assistida por, 20, 36

ceratoplastia com
  diferentes perfis de cortes
    penetrante, 62
  lamelar
    anterior e posterior, 58
    introdução, 58
cirurgia refrativa *all-in-one*
  a *laser* de femtossegundo, 23
  desenvolvimento do, 11
  direções futuras, 198
  disponíveis no mercado, 21
  em medicina e oftalmologia, 11, 12
    aplicações em cirurgia de glaucoma
      e retina, 18
    conceitos básicos, 11
    desenvolvimento do, 11
    na cirurgia de catarata, 14
    na cirurgia de córnea e refrativa, 13
    no ajuste pós-operatório, 16
  incorporando na prática diária, 182
    custos e comercialização, 184
      casos de rotina, 184
      casos terapêuticos, 185
    eficiência financeira, 182
    eficiência operacional, 18
    seleção do paciente, 185
  no tratamento cirúrgico
    da presbiopia na córnea
      opções e limitações, 102
  padrões de corte, 65
    árvore de natal, 70
    bigorna, 68
    cartola, 67
    cauda de andorinha, 70
    circular, 66
    cogumelo, 68
    corte da língüeta no sulco, 71
    decagonal, 66
    fechadura e chave, 68
    meia cartola, 67
    zigue-zague, 69
  plataformas de, 63
  tipos de, 9
de fibra, 9
dicas em cirurgia de ceratomileuse *in situ*
  assistida por, 29
meio de
  excitação do, 5
modos de operação do, 7
  lista de, **7t**
  travamento, 8
níveis, 6
princípio, 5
pulsos, 7
  duração dos, 8
segurança do, 3
tecido
  interação, 1
uso do, 6
LASIK, 2, 20
  expansão potencial
    das aplicações do procedimento,
    história da, 20
    ceratectomia fotorrefrativa, 20
    femtossegundo, 21
      após cirurgia de córnea, 52
      avanços na cirurgia, 54

excimer lasers disponíveis no
    mercado, 21
hoje, 21
lasers disponíveis no mercado, 21
tipos disponíveis, 52
retratamento
    com laser de femtossegundo, 52
sem retalho
    FLEx, relex e SMILE, 54
        complicações/limitações potenciais
            da SMILE, 55
Lente
    fragmentação da, 142
        energia do laser, 143
        imagem intraoperatória da, 142
        padrões de, 143
        técnicas de, 143
            benefícios, 143
            complicações, 143
    intraocular
        ascenção da
            com aplicação do laser de
                femtossegundo, 178
        potência da, 16
            ajuste pós-operatório, 16
Lentícula refrativa
    extração
        por pequena incisão, 74
    técnicas cirúrgicas
        de extração, 23
            com incisão pequena, 25
                resultados, 26
                técnica cirúrgica, 25
            por femtossegundo, 23
                resultados, 23
                técnica cirúrgica, 23

M

Mal de Parkinson, 139
Medicina
    aplicações do laser
        de femtossegundo na, 12

Meia cartola
    padrão de corte, 67
        descrição, 67
        desvantagens, 68
        vantagens, 67
Microcerátomo, 37, 41

N

Nomogramas, 148

O

Oftalmologia
    laser na, 11
        de femtossegundo, **14t**
Olho seco
    tratamento para, 48
Ondas
    de choque, 2

P

Parkinson
    mal de, 139
Plasma
    ablação induzida por, 2
    formação do, 2
        processo de, 2
Plataforma excimer
    impacto da, 40
Pontes
    teciduais, 30
Problemas
    ópticos, 44

R

Raio
    imagem do, 3
Razão
    de Strehl, 5
Retalho
    arquitetura do, 32
    complicações relacionadas com o, 45

criação do, 37
    femtossegundo
        e microcerátomo, 37
delgado nebuloso, 46
espessura do, 37
fino
    LASIK com, 42
integridade do, 38
manuseio do, 33
variabilidade do, 37
Retina
    cirurgia de
        laser de femtossegundo em, 18

S

Segmento posterior
    laser de femtossegundo e, 186
        ablação intrarretiniana, 187
        aplicações futuras, 186
        cirurgia de glaucoma, 189
        descolamento vítreo
            posterior, 188
        dispositivo de cirurgia, 187
        incidência de edema macular, 186
        segurança, 186
        tratamento de flutuadores vítreos, 188
Síndrome
    da sensibilidade luminosa
        transitória, 46
Sinskey
    gancho de, *64f*
Strehl
    razão de, 5
Superfície ocular
    problemas da, 47

Z

Zigue-zague
    padrão de corte, 69
        descrição, 69
        desvantagens, 70
        vantagens, 70